BIOLOGISCHE ALLGEMEINPROBLEME DER MEDIZIN

KONSTITUTION · DIATHESE · DISPOSITION

AUSGEWÄHLTE VORTRÄGE UND ABHANDLUNGEN

VON

M. VON PFAUNDLER

MIT EINEM PORTRÄT UND 54 ABBILDUNGEN

ZU DESSEN 75. GEBURTSTAGE

HERAUSGEGEBEN VON

B. DE RUDDER

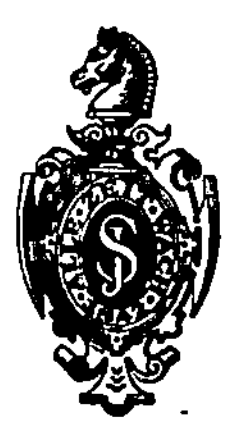

SPRINGER-VERLAG BERLIN HEIDELBERG GMBH

1947

M. von PFAUNDLER   B. de RUDDER
INNSBRUCK, 7. VI. 1872   ESCHENBACH I. BAY., 11. VIII. 1894

ISBN 978-3-642-53122-4   ISBN 978-3-642-53121-7 (eBook)
DOI 10.1007/978-3-642-53121-7

VERÖFFENTLICHT UNTER DER ZULASSUNG NR. US-W-1093
DER NACHRICHTENKONTROLLE DER MILITÄRREGIERUNG.

(UNTER VERWALTUNG DER AMERIKANISCHEN MILITÄRREGIERUNG).
1500 EXEMPLARE.

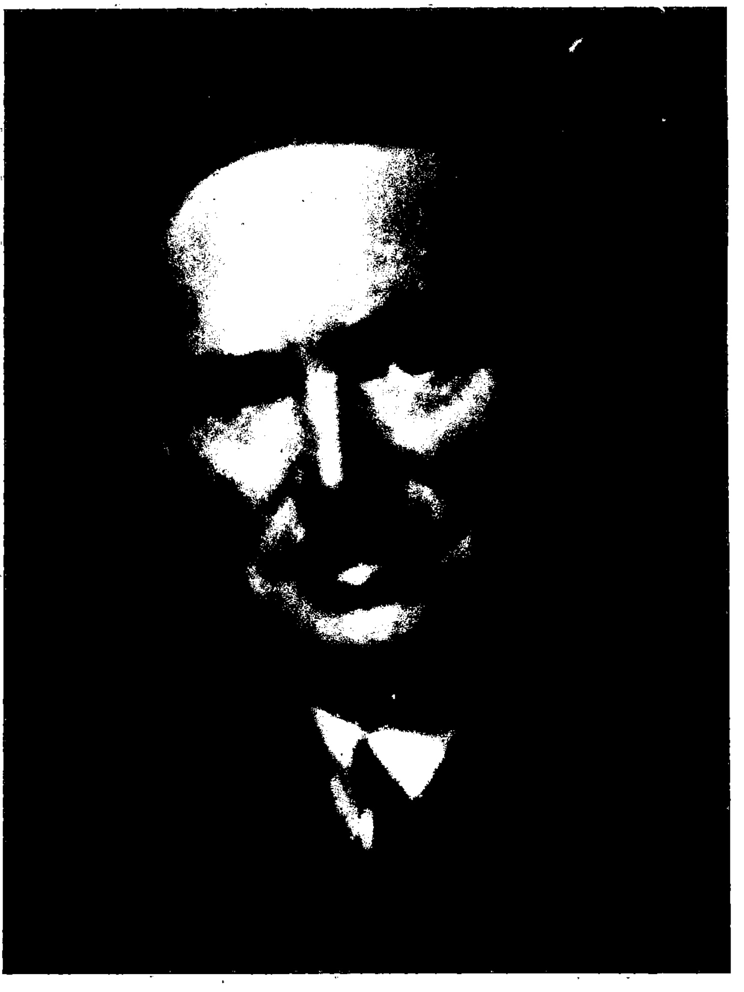

Springer-Verlag, Berlin und Heidelberg.

Dem Arzt,

dem Forscher und Lehrer

am 75. Geburtstag

ein Denkmal

Dem Hause seines Wirkens

und eigener Lehrstätte

zur Erinnerung

Kommenden Ärzten und Forschern

als Baugrund

Inhalt.

Einführung.

Tausende Ärzte, die an der Universität München in den dreieinhalb Jahrzehnten, in denen PFAUNDLER dort lehrte (1906—1939), ihrem klinischen Studium nachgingen, sind zu den traditionellen Frühnachmittagsstunden in den braunschwarzen, steil ansteigenden Sitzreihen des oft überfüllten, kleinen Hörsaals gesessen und haben PFAUNDLERS Vorlesung ein Leben lang in unauslöschlicher Erinnerung behalten. Kaum bewegt stand die schlanke Gestalt des Vortragenden im langen weißen Mantel neben dem Demonstrationstisch, während des Sprechens zuweilen wie mit einem zweiten, eigene Wege gehenden Ich ein neben ihm sitzendes Kind streichelnd oder mit den Fingern im Haar eines kleinen Mädchens spielend. Es gibt fesselnde Redner, denen die Worte zu schwierigsten Satzkonstruktionen wie selbstverständlich zufließen und die mit Pathos und Beredsamkeit, untermischt mit Humor und geistvollen Sentenzen ihre Zuhörer fesseln und es gibt andere, die mit nackten, unerbittlich präzise gesetzten Worten, mit einer zwingenden, nur ganz gelegentlich von etwas Sarkasmus gewürzten Logik ihr Auditorium dazu zwingen, ihren Gedankengängen zu folgen. PFAUNDLER gehörte ganz und gar dem letzteren Typus an. Seine Art vorzutragen — in Sprachstil und Klangfarbe stets den gebürtigen Österreicher verratend — hatte etwas ungemein Eindringliches, fachlich Überlegenes, was auf Tagungen und großen Kongressen selbst den lässigsten oder skeptischsten Zuhörer bezwang. Stets sprach PFAUNDLER vollkommen frei. — Man erzählt von seinem Diathesenreferat auf dem Wiesbadener Internistenkongreß 1911 als damals jugendlicher Ordinarius, wie kurz nach Beginn seines Vortrages aus der ersten Reihe, wo nur die Auguren zu sitzen pflegten, die halblaute Bemerkung fiel, daß man „hier in Wiesbaden frei vortrage". PFAUNDLER habe daraufhin, ohne auch nur den Tonfall seiner Stimme zu verändern, eine vor ihm liegende Mappe zugeklappt und das große Referat Wort für Wort mit der ihm eigenen Präzision der Sprache gehalten, wofür ihm das tief beeindruckte Auditorium mit einem Beifallssturm gedankt habe. — Jede Vorlesung war ein geschlossenes Ganzes. Man konnte nach Jahren eigenen ärztlichen Wirkens PFAUNDLER über ein allgeläufiges Krankheitsbild in der Vorlesung hören, man war immer wieder gefesselt vom Aufbau seines Vortrages, von der Art, wie er die Gedanken reihte, wie er Allgemeines und

Neues in das vermeintlich gewohnte Bild flocht. Niemals ließ Pfaundler sich im Vortrag gehen, niemals begnügte er sich einem kleinen oder weniger kundigen Hörerkreis gegenüber mit gewohnten „Schallplatten" oder lässiger Formulierung. So stellt die mitten in die Problematik des Konstitutionsbegriffes greifende Arbeit S. 81 nichts anderes dar als einen Bericht, mit dem er 1921 nur vor den Mitarbeitern seiner Klinik einige Referatenabende einleitete. Sein Vortrag „Klinik und Fürsorge"[1] wurde in mehrmonatlicher Vorbereitung ausgearbeitet für eine Tagung eines kleinen Kreises bayerischer Fürsorgerinnen in Bad Reichenhall, zu der Pfaundler von dem ihn hochschätzenden „Vater der bayerischen Fürsorge", Geheimrat Dr. Josef Meier, eingeladen worden war.

Pfaundlers tiefe Wirkung als klinischer Lehrer, aus der ihn zahllose Ärzte kennen, ist ohne seine Persönlichkeit als Kliniker und Forscher undenkbar. Wer das Glück hatte, ihn an den Krankenbetten seiner Klinik zu erleben, bewunderte an ihm den Arzt, der mit geschultem diagnostischem Blick, mit feinster Beobachtungsgabe und jener Gründlichkeit des aller Naturäußerung offenen Forschers den ihm anvertrauten Kranken gegenüberstand. Er war allen seinen Schülern Lehrmeister des Arztseins. Er fühlte mit der kleinen, ihm anvertrauten Kreatur, und er verlangte diese Fürsorglichkeit und die Schonung des Kranken bei allem diagnostischen und therapeutischen Streben. Unklare Fälle bildeten bei jeder Visite die „Zibeben im Kuchen", wie er sie einmal nannte; er wurde nicht müde, sie zu studieren, er besaß jenes so vielen bedeutenden Klinikern eigene Gedächtnis für selbsterlebte Krankheitsfälle und für heranzuziehende weitere Beobachtungen aus der Literatur der ganzen Welt. Mit diesem Können schälte er scharfsinnig neue Krankheitsbilder heraus, nicht selten dann deren Publikation jüngeren Mitarbeitern überlassend. Für den „Anamnestikus", der seine Aufzeichnungen zu signieren und für sie einzustehen hatte, war es oft nicht ganz leicht, bei den Visiten „zu bestehen". Der Status der Krankengeschichte war „mit Liebe und feinem Pinsel zu malen". Pfaundler sprach von seiner Klinik gern als von einem Mikrokosmos, in dem alle Kräfte möglichst harmonisch dem Dienst am Kranken sich ein- und unterzuordnen haben. Das einst übernommene bescheidene Haus, eine Stiftung aus der Mitte des vorigen Jahrhunderts, wurde unter wohldurchdachter Nutzung jedes Quadratmeters Grundstückfläche eine besteingerichtete moderne Klinik. Aber, wie Pfaundler bei der Eröffnungsfeier eines Neubauflügels sich ausdrückte, eine Klinik mit Laboratorium, keineswegs ein Laboratorium mit Krankenbetten.

---

[1] Gesdh.fürs. Kindesalt. 1, 3 (1925).

So reichte denn auch weit durch das ganze Land der Ruf dieses „HAUNER-
schen Kinderspitals" als wirkliches Asyl für Kranke, das zudem auch
die seltene Einrichtung einer stets bestens versorgten Kinderchirur-
gischen Abteilung besaß. Dieser Ruf trug der Klinik jenes ungewöhnlich
interessante klinische Krankengut ein, das in vielen diagnostischen und
therapeutischen Arbeiten seinen Niederschlag und seine Auswertung
fand. Diese am Krankenbett entstandenen klinischen Arbeiten hier
auch nur zu würdigen, führte zu weit. Sie umfassen das Gesamtgebiet
der Kinderheilkunde sowohl nach Altersstufen — man lese nur etwa
PFAUNDLERS an Gründlichkeit unerreichte Physiologie des Neugeborenen im DÖDERLEINschen Handbuch [2] — wie nach Krankheitsgruppen, wo von den Infektions- und Stoffwechselkrankheiten über die
Hämatologie und Neurologie bis zu den Mißbildungen und „multiplen
Abartungen" immer wieder Wichtiges und Neues zu berichten war.

Aus diesem vielfältigen klinischen Wirken aber erwächst PFAUNDLERS
eigentliches Forschungsgebiet, und es ist nur aus dieser sorgfältig be-
obachtenden und abwägenden Arbeitsweise heraus verständlich. Das
Lebensgeschehen liefert ihm fortlaufend unmittelbar jene Fülle em-
pirischen Tatsachenmaterials, vor die forschender Menschengeist seit
je sich gestellt sieht und um deren Deutung sich alle biologische Forschung müht. Für den Arzt hebt sich aus jener Fülle in der Gestalt
des ,Erkrankens und Sterbens immer wieder jene Gruppe von komplexen Lebenserscheinungen heraus, die seit alters her mit den „Numina"
Konstitution, Diathese, Disposition und Resistenz belegt wurden. Ihr
Walten und Wirken in gespanntem Aufmerken zu belauschen, ihren
wechselvollen Manifestationen nachzugehen, ihr inneres Wesen auf
biologisch Bekanntes und Erkanntes zurückzuführen, diesen Aufgaben
dient die Forschungsarbeit der ganzen zweiten Lebenshälfte PFAUND-
LERS. Den Umfang dieser Arbeitsleistung allein in zeitlicher Hinsicht
ahnt nur derjenige, dem es vergönnt war, gelegentlich dabei „zusehen"
zu dürfen. Sachlichem Einwand und neuen Tatsachen stets aufge-
schlossen Rechnung tragend war PFAUNDLER aber auch als Forscher
so unbeirrbar im Durchmessen seines Weges, wie er es als Lehrer und
Kliniker war. Er schielte nie nach äußerem Beifall und hatte diesen
nicht nötig.

Krankheit und Tod in einer abgeschlossenen Gesamtbevölkerung
oder in einem Bevölkerungsausschnitt, in einem biologischen Kollektiv

---

[2] PFAUNDLER: Physiologie, Ernährung und Pflege des Neugeborenen einschließlich des Lebensschwachen. Sonderausgabe aus DÖDERLEINS Handbuch der
Geburtshilfe, Bd. I. München 1924.

also, sind zu fassen in Zahlen von Morbidität, Mortalität, Letalität. Vergleichen von Zahlen geschieht durch Rechnen. Aber Rechnen ist bei PFAUNDLER niemals Selbstzweck, niemals bloße Liebhaberei für Zahlen, Formeln, Indices — im Gegenteil, sein Scharfsinn zerpflückte so manchen gerade in seiner Zeit empfohlenen „Index". Nur selten ist sogar Anlaß, in diesem Rechnen über „die vier Grundrechnungsarten" der Elementarschule hinauszugehen. Rechnen und rechnendes Prüfen ist für PFAUNDLER nur Mittel zur Abwägung von Arbeitshypothesen oder zur Sicherung empirischer Tatsachen. Tiefes Wissen um Erscheinungen des Lebens, fortlaufende Selbstkontrolle und Überprüfung alles Erarbeiteten am Krankenbett aber unterscheidet PFAUNDLERS Arbeitsweise grundsätzlich von der des reinen Statistikers, mit dem er nur gewisse rechnende Methoden teilt. Die an Erkranken und Sterben sich abzeichnenden, zahlenmäßig faßbaren Größen ergeben dem Forscher immer wiederkehrende Verhältnisse untereinander, Verhältnisse nach Altersklassen, in Sippen, zwischen den beiden Geschlechtern. Sie sprechen für den mit höchster geistiger Spannung Horchenden und für den mit der Problematik und den Ergebnissen der modernsten Biologie, speziell der Genetik Vertrauten von inneren Gesetzen, die in Organismen walten müssen, von funktionalen Beziehungen zwischen Lebensvorgängen, die sich überlagern, durchkreuzen. Diese harren nur kritischer Analyse. Um solche Beobachtungen und das ernste Bemühen, sie zu deuten, geht es in den hier ausgewählten Arbeiten; denn nur um eine Auswahl konnte es sich handeln. Diese Arbeiten aus vier Jahrzehnten spiegeln den Forschungskern PFAUNDLERS wider, um den er rang, bis Zeitumstände und körperliche Hemmnisse weitere Tätigkeit unmöglich machten.

Es ist selbstverständlich, daß sich um einen so schweren Kern manche zwischenliegende Forschungsarbeit ankrystallisierte. Sie kann hier nur ganz fragmentarisch angedeutet werden. Die Beschäftigung mit Altersstufen und ihrem verschiedenen Verhalten führte zum Studium des Wachstums, das als Phänomen nach vielfachen Vorarbeiten in den klassischen, seinerzeit mit dem HEUBNER-Preis ausgezeichneten „Körpermaßstudien"[3] auf breiter Basis behandelt wird. Hier wie noch oft zeigt sich auch PFAUNDLERS so einzigartige Fähigkeit, Probleme exakt-naturwissenschaftlich zu durchdenken und zu formulieren, methodisch anzugehen und zu behandeln — im Kern wohl Erbstück vom Vater her, der Ordinarius der Physik an der Universität Graz war und

---

[3] Z. Kinderhk. 14, 1 (1916). Als Monographie: Berlin: Springer 1916.

dem er gerade die Körpermaßstudien widmete. Probleme von Disposition und Resistenz grenzen weiter an Fragen der Immunität, für die neben dem meisterhaften Kongreßreferat über die Masernimmunität auf der gemeinsamen Tagung der Deutschen Gesellschaft für innere Medizin und der Deutschen Gesellschaft für Kinderheilkunde 1929 in Wiesbaden [4] nur noch an jene oft zitierte Mitteilung über „stille Feiung" [5] erinnert sei. Endlich ist der über volle 10 Jahre sich erstreckenden, an Gründlichkeit wohl einmaligen „Studien über Frühtod, Geschlechtsverhältnis und Selektion" [6] zu gedenken mit ihrer begrifflichen Klärung der Mangelgeburt und ihrer neuartigen Analyse der Kyemsterblichkeit und der perinatalen Sterblichkeit. Die hier erstmals veröffentlichte Arbeit über das Geschlechtsverhältnis bildet ein unmittelbares, abschließendes Ergebnis dieser Studien.

Wollte man versuchen; PFAUNDLERs Forschungsarbeit in kürzestem Ausdruck zu formulieren, so müßte man ihn den Biologen seines Faches nennen, dem es in sorgfältiger Naturbeobachtung mit gründlichstem Wissen und scharfem gedanklichen Durchdringen gelang, zu Grundproblemen der Medizin Entscheidendes und Exaktes zu sagen.

Manche der hier wiedergegebenen Arbeiten sind keine leichte Lektüre. Aber es ist nicht unsere Schuld, daß die Natur so kompliziert ist. Wer willens ist, Lebenserscheinungen trotz dieser ihrer Kompliziertheit nachzugehen, wer bereit ist, sich von letzterer nicht abschrecken zu lassen, der wird beim Studium dieser in ihrer ganzen Diktion klassischen Abhandlungen trotz ihrer mancherorts nicht zu vermeidenden Anforderung einem Verständnis grundsätzlicher Lebensvorgänge ein gut Stück Weges näher kommen.

PFAUNDLER war niemals äußerer Ehrung zugänglich, noch seines 70. Geburtstages sollte auf seinen ausdrücklichen Wunsch an alle damaligen und einstigen Mitarbeiter nirgends gedacht werden. So möge er diesen Band zu seinem 75. Geburtstage verzeihen — er hat in jahrzehntelangem Mühen die Quader selbst behauen und geglättet, die hier zu seinem Denkmal gefügt.

---

[4] Verh. dtsch. Ges. inn. Med. Wiesbaden 1929.

[5] Münch. med Wschr. 1928 I, 45.

[6] Z. Kinderhk. 57, 185 (1935); 60, 467 (1939); 62, 351 (1941); 63, 1 (1942); 64, 1 (1943).

1. Über Wesen und Behandlung der Diathesen im Kindesalter.

Mit 2 Abbildungen.

$\varDelta\iota\acute{\alpha}\vartheta\varepsilon\sigma\iota\varsigma$ = Dispositio = Bereitschaft. Im vorliegenden Falle ist eine besondere, eine erhöhte Bereitschaft (1) zu Erkrankungen, und zwar zum Auftreten bestimmter Zeichen und Zeichengruppen gemeint (His). Die Frage nach dem Vorkommen von Diathesen im Kindesalter kann demnach auch so formuliert werden: Gibt es Kinder, die mehr als andere, mehr als es dem Durchschnitt der Gesamtheit entspricht, mehr als art- und altersgemäß, physiologisch ist, Bereitschaft zu bestimmten Gesundheitsstörungen aufweisen? Diese Frage hat man wohl zu keiner Zeit anders als mit einem strikten „Ja“ beantwortet. Die schlichte ärztliche, ja die laienhafte Beobachtung zwingt zu solcher Bejahung, — ganz unabhängig davon, welche Vorstellungen man über Wesen und Entstehung von Krankheiten im allgemeinen habe. Die Lehre von den Diathesen hat denn auch alle Wandlungen des pathologischen Denkens überdauert. Wenn in den letzten Dezennien das Studium ektogener Krankheitsursachen die Aufmerksamkeit von den endogenen Momenten auch zeitweise abgelenkt hatte, so macht sich neuerdings, und zwar in den meisten Fächern ein Rückschlag bemerkbar. Nach His ging aber die Wandlung hauptsächlich von der Pädiatrie aus.

Der Kinderarzt wird in der Tat alltäglich und eindringlich hingewiesen auf die Konkurrenz innerer mit äußeren Krankheitsursachen, auf die Bedeutung der individuellen Anlage für die Krankheitsentstehung. Unter völlig gleichartigen Pflege- und Ernährungsverhältnissen sieht er das *eine* Kind prächtig gedeihen, das *andere* in kürzester Zeit erkranken und zugrunde gehen, und zwar an Zuständen, die ihm der Anatom oft nicht recht aufzuklären vermag. Ein tadellos gepflegtes und bisher niemals krank gewesenes Brustkind wird rachitisch, ein anderes ekzematös, ein „rationell“ genährtes Flaschenkind zeigt hartnäckige Verdauungsstörung, ein anderes Neigung zu Krämpfen. Nicht als ob es etwa gelänge, in solchen Fällen alle exogenen Schäden auszuschließen — gewisse *unvermeidbare* oder durch verbreitete Bräuche bedingte äußere Noxen mögen bei den genannten Erkrankungen wohl im Spiele sein — diese treffen aber auch die gesundbleibenden Kinder, folglich können sie nicht *allein* maßgeblich sein; es muß vielmehr eine individuelle Krankheitsbereitschaft mitspielen. Das ist die zwingende Logik, die die Pädiater aller Zeiten an die Diathesen hat denken lassen.

Der Kinderarzt hat hier manches voraus zu sicherer Erkenntnis. Die oft ganz kurze Spanne Zeit der extrauterinen Entwicklung bis zum Eintreten der ersten Krankheitszeichen vermag er eher zu überblicken: daß anderweitige durchgemachte Krankheiten mit im Spiele seien, kann er unter günstigen Umständen manchmal mit Sicherheit ausschließen; er hat den kindlichen Körper oft gleich einem noch unbeschriebenen Blatte vor sich und sieht das Naturexperiment der sog. spontanen Erkrankung unter den reinsten Bedingungen, in relativ durchsichtiger Weise ablaufen. Wenn nun in solchen Fällen eine Krankheitsbereitschaft zutage tritt, die über die art- und altergemäße hinausgeht, dann muß eine Abwegigkeit in der Anlage vorliegen, deren allfälliges familiäres Auftreten sich auch wieder dem *Kinderarzte* leichter offenbart.

Die erste Krankheit auf dem Gebiete der kindlichen Pathologie, deren diathetische Grundlage studiert wurde, ist wohl die *Skrofulose*. Die Annahme, daß hier der sichtlich vermehrten (und veränderten) Reaktion auf exogene Schäden eine anlagemäßige Besonderheit zugrunde liege, hat sich vor Jahrhunderten dem ärztlichen Verstande aufgedrängt, und diese Lehre hat die eingreifendsten Revolutionen im pathologischen Denken überdauert. Sie fand ihren Ausdruck zu humoralpathologischen Zeiten und wurde auch in die Solidar- und Cellularpathologie übernommen, natürlich in entsprechend veränderter Fassung. Erst der Nachweis des Tuberkels als eines spezifischen Produktes erworbener Erkrankung und des Tuberkelbacillus als selbständigen exogenen Schädlings in gewissen typisch skrofulösen Krankheitsherden drohte jene Vorstellung zu verwischen; ja manche schlugen schon vor den Namen Skrofulose gänzlich fallen zu lassen, da dieses Leiden nur eine dem Kindesalter eigentümliche Form von Tuberkulose darstelle.

Naheliegend war es nun beide Lehren zu vereinen und zu prüfen, ob nicht das Zusammenwirken einer angeborenen Diathese und einer später erworbenen Infektion das Wesen der Skrofulose besser aufzuklären vermöge. Diese *Zweiheitslehre* findet man angedeutet in manchen alten Beschreibungen, in denen ein primärer Symptomenkomplex, ein Vorstadium der Skrofulose von dieser selbst sensu strictiori unterschieden wird. Man kann der Präzision dieser am Krankenbette gemachten Beobachtungen und ohne Tuberkulinproben gezogenen Schlüsse seine Bewunderung nicht versagen. Historische Ausführungen können uns heute nicht weiter beschäftigen; es sei nur erwähnt, daß jenes erste Vorstadium der Skrofulose von THOMAS WHITE (1788) als „*Diathesis inflammatoria*", von VIRCHOW gleicherweise als „*entzündliche Diathese*" bezeichnet wurde.

In der nachkochschen Periode kam dann insbesondere der Breslauer Pathologe PONFICK (1900) zurück auf die Frage dieser der Skrofulose zugrunde liegenden angeborenen Diathese, die er als eine über die Altersdisposition hinausgehende und auch qualitativ abweichende „Neigung zu lebhafterer exsudativer und proliferativer Reaktion" definiert. Endlich sind allerjüngst (1909) gleichzeitig und unabhängig voneinander MORO, ESCHERICH und CZERNY auf verschiedenen Wegen zu Auffassungen über das Wesen der Skrofulose gelangt, die zwar nicht identisch, aber nahe verwandt sind, insofern sie alle das Bild dieser Krankheit recht plausibel aus dem Zusammenwirken einer Diathese mit der tuberkulösen Infektion herleiten (2).

Welches sind nun Wesen und Charakter der bei Skrofulose so bedeutsam mitspielenden Krankheitsbereitschaft ? Diese kennenzulernen ist die Skrofulose selbst kein geeignetes Objekt, weil bei ihr zwei Momente konkurrieren und sich wechselseitig beeinflussen. Dies eben hat so verwirrend gewirkt und die Einsicht erschwert, daß man früher zumeist keine *reinen* Fälle von Diathesen studierte und auch ein zuverlässiges Mittel tuberkulöse Infektion im Einzelfalle auszuschließen nicht besaß. Die Massenanwendung der KOCHschen Tuberkulindiagnostik in ihren unschädlichen cutanen und percutanen Modifikationen erst sicherte einmal die Erkenntnis von der komplexen Natur der Skrofulose und eröffnete nun die weitere Möglichkeit auch ihren endogenen Faktor zuverlässig isoliert und eingehend zu studieren.

Diesen Faktor nannte man — wie erwähnt — entzündliche Diathese. Die Bezeichnung lymphatische Konstitution, auch Lymphatismus, war ursprünglich nicht etwa ein Synonym dazu, sondern man stellte sich vor, daß eine ererbte Disposition zur Hyperplasie des lymphatischen Gewebes das *Primäre* und eine Blutveränderung (nach HEUBNER vergleichbar der alten humoralen Skrofelschärfe HUFELANDS), für die VIRCHOW den WHITEschen Namen übernahm (3), die *Folge* einer Funktionsstörung der erkrankten Lymphdrüsen sei. Mit dem Kredit dieser Lehre schwand auch die Unterscheidung und die Bezeichnungen entzündliche, lymphatische Diathese, Lymphatismus und ähnliche wurden promiscue gebraucht; für den, der beim Worte „lymphatisch" nicht nur an das lymphatische Parenchym, sondern im Sinne der alten Autoren auch an Ausschwitzungen von „Lymphe", nämlich von entzündlichen Krankheitsprodukten denkt, wird die Bedeutung beider Namen eine einheitlichere.

Und diese Namen treffen ganz gut den symptomatischen Charakter des Zustandes: es handelt sich tatsächlich im Wesen um eine erhöhte Bereitschaft zu systemisierten Lymphgewebsschwellungen und zu exsudativen Prozessen an Haut und Schleimhäuten. Bei älteren Kindern pflegen davon die lymphatischen Hyperplasien, bei jüngeren die Integumenterscheinungen mehr in den Vordergrund zu treten; darnach wurde von manchen die Bezeichnung Lymphatismus, von anderen die Bezeichnung entzündliche Diathese bevorzugt, wobei allerdings auch die

Tabelle: *Manifestationen der exsudativen Diathese.*

	Primäre	Sekundäre	Begleiterscheinungen der sekundären Manifestationen (wesentlich „nervöser" Natur)
An der äußeren Haut	Gneis, Milchschorf, Intertrigo, Prurigo	Ekzem, Impetigo, Abscesse	Heftiger Juckreiz, große Unruhe, Schreckhaftigkeit, Schlafstörung
An Schleimhäuten	(Flüchtige) desquamative und Schwellungszustände in verschiedenen Gebieten (an der Zunge Lingua geographica)	Exsudative Prozesse als: Angina palatina Angina pharyngea Pharyngitis (Gastro-Enteritis)[1]	Hohes Fieber, Husten, Erbrechen, Nahrungsverweigerung (Erbrechen, Pylorospasmus, Kolik, Obstipation, mucomembranöse Diarrhöen)
		Coryza Laryngitis Bronchitis Bronchiolitis	(Heuschnupfen) Pseudocroup (Krampfhusten) Bronchiales Asthma
		Conjunctivitis Phlyktäne Blepharitis	(Blepharospasmus)
		Balanitis Vulvovaginitis	(Dysurie, Ischurie) Enuresis (?)
An lymphatischen Organen	Hyperplasie der Gaumen- und Rachenmandel Hyperplasie tastbarer Lymphdrüsen in der Halsregion und an Gelenkbeugen.		

bei verschiedenen Autoren wechselnde Auffassung des Lymphatismus als einer primären oder aber einer den Oberflächenprozessen (mit Eiterinfektion) folgenden, also rein sekundären Veränderung mitspielte. Während nun die bis vor kurzem fortdauernde Konfusion der Skrofulose mit dem Lymphatismus das Studium des letzteren erschwerte und auf keinen grünen Zweig kommen ließ, hat sich der Ausbau der Lehre von der entzündlichen Diathese als sehr fruchtbar erwiesen, da hier auf ein Lebensalter zurückgegriffen werden konnte, in dem die tuberkulöse Infektion gar nicht oder nicht in irreführender Weise mitspielt und überdies der anlagemäßige Charakter recht deutlich zum Vorschein kommt. Dadurch hat die seit 1905 datierende von CZERNY unternommene Rekonstruktion der entzündlichen Diathese unter dem Namen *exsudative Diathese* so große Bedeutung gewonnen.

Die exsudative Diathese ist — wie es dem Begriffe einer Krankheitsbereitschaft entspricht — zunächst ein klinisch streng latenter Zustand.

---

[1] Von CZERNY nicht erwähnte Manifestationen stehen in Klammern.

Niemand kann es einem Neugeborenen sicher ansehen, ob es sich in diesem Zustande befindet.

Gewisse mehr oder weniger markante und zumeist ektogene Schäden können den Zustand dann manifestieren. Es treten im ersten Lebensjahre vorwiegend die Hautsymptome und die in vorstehender Übersicht als primär bezeichneten Schleimhautprozesse auf. Ihnen folgen zumeist die sekundären Schleimhautprozesse, die sich häufig mit Begleiterscheinungen nervöser Art verknüpfen und die stärkeren Schwellungen der lymphatischen Organe. Durch die oft lange persistierenden Veränderungen im Vereine mit teils auffallend graziler, teils aber pastöser Körperbeschaffenheit und Hautblässe kann auch ein pathologischer Habitus zustande kommen. Klinische Einzelheiten müssen hier außer Betracht bleiben (4).

Eine weitere Form besonderer Krankheitsbereitschaft ist ARNOLD PALTAUFs Status thymico-lymphaticus, auf dessen klinische Bedeutung im Kindesalter zuerst hingewiesen und dessen Pathologie hier ausgebaut zu haben eines von ESCHERICHs unvergänglichen Verdiensten ist (1896). Auch der Status thymico-lymphaticus ist klinisch oft rein latent. Jeder Kinderarzt ist gelegentlich schon überrascht worden von einer sog. „Mor thymica“. Andere Male freilich wird früher oder später die Latenz eine unreine, es treten als habituelle Zeichen auf das pastöse Aussehen (d. h. die Trias der Hautblässe, der Muskelschlaffheit, der Einlagerung wäßrigen Fettes) und besonders ausgesprochen, fast universell die Hyperplasie der lymphatischen Organe einschließlich Milz, Zungenfollikel, innerer Lymphdrüsen und Thymus[1]. Die Krankheitszustände, zu denen bei Status thymico-lymphaticus besondere Bereitschaft vorliegt, erscheinen im Kindesalter teils unter gastrointestinalen, teils unter kardialen Zeichen. Sie pflegen aber so exzessiv rasch aufzutreten und zu verlaufen, daß die Agone das Krankheitsbild verwischt oder sie führen gar in der seit PALTAUF bekannten charakteristischen Weise zum plötzlichen Tod aus scheinbar völligem Wohlsein. Auch zu exsudativen Dermatosen (wie Prurigo) und zu tetanischen Erscheinungen disponiert der Status lymphaticus nach ESCHERICH und FINKELSTEIN.

In den Jahren 1900—1902 unterbreitete der Pariser Kinderarzt COMBY der Fachwelt seine reichen Erfahrungen über den „kindlichen Arthritismus“, einen gleichfalls unter die Krankheitsbereitschaften zu rechnenden Zustand. Die Lehre von dieser kindlichen Diathese ist freilich ebensowenig rein neuzeitlichen Ursprunges wie jene von der exsudativen; ihre Quellen findet man Jahrhunderte zurückliegend und da und dort kann man Vorläufer der jetzigen Konzeption erkennen.

---

[1] Dieses Organ darf hierher gerechnet werden, da nunmehr endlich festzustehen scheint, daß es neben seiner epithelialen eine echt lymphoide Gewebskomponente besitzt.

COMBY war aber wohl derjenige, der den Rahmen dieser Diathese auf
dem Gebiete der kindlichen Pathologie am weitesten ausdehnte, der sich
bei dem von ihm verlangten ,,embrasser de ce gros problème dans son
ensemble" als der liberalste erwies. Alles was von den alten Diathesen
noch übriggeblieben ist, nachdem die Bakteriologie, wie er meint, mit
der tuberkulösen, der syphilitischen und der skrofulösen Diathese aufgeräumt habe, rechnet COMBY dem Arthritismus zu, dessen Begriff und
dessen für den Gebrauch des Kinderarztes unglücklichen Namen er der
Pathologie des Erwachsenen entlehnt. Das von COMBY aufgenommene
Inventar der arthritischen Manifestationen umfaßt nicht allein alles,
was CZERNY einige Jahre später für die exsudative Diathese in Anspruch
nahm, sondern auch eine Reihe von weiteren Allgemeinzeichen (z. B.
selbständige Temperaturbewegungen, chlorotische Blutbeschaffenheit,
Körperschwäche), zahlreiche substantielle und funktionelle Störungen
in allen Organsystemen, endlich echte Gicht, Zuckerkrankheit, Steinkrankheit und Fettsucht. Stabilisierte Veränderungen erzeugen nach
COMBY zwei oder drei verschiedene Typen des ,,Habitus". Solche Weit-
herzigkeit forderte manchen Widerspruch heraus; in Deutschland
scheinen COMBYs Veröffentlichungen übrigens nicht sehr viel Beachtung
gefunden zu haben.

Es kann keinem Zweifel unterliegen, daß die drei bisher erwähnten
Diathesen, die lymphatisch-exsudative, die arthritische und der Status
thymico-lymphaticus-einander sehr nahe stehen, und wenn jemand behaupten würde, daß sie im Grunde ein und dasselbe seien, nur von verschiedenen Standpunkten aus betrachtet, so könnte man ihn kaum
widerlegen. HEUBNER glaubt nicht fehl zu gehen in der Annahme, daß
sich sein· Lymphatismus (= Status thymico-lymphaticus PALTAUF-
ESCHERICH) mit der exsudativen Diathese deckt. In der Tat besteht
Gemeinschaft des Habitus, vieler Manifestationen, der pathologischen
Reaktion auf Mästung, der therapeutischen auf bestimmte Diätform,
der Neigung zu plötzlichem Tode (der sog. Ekzemtod und die Mors
thymica sind ein und dasselbe). CZERNY u. a. halten den Status lymphaticus für eine Teilerscheinung der schwersten Formen von exsudativer
Diathese[1]. Diese aber ist der Grundstock für COMBYs Arthritismus,
aus dessen reicher Neurosymptomatik in CZERNYs späteren Schriften
über die Exsudative manche Züge wiederkehren.

Man wird allerdings sagen, daß auf den Status thymico-lymphaticus
der Anatom PALTAUF durch einen charakteristischen *Obduktionsbefund*

---

[1] THIEMICH meinte allerdings noch 1900, daß die Auffassung des sog. Status
lymphaticus als Ausdruck einer Konstitutionsanomalie nicht gerechtfertigt sei
und daß man überhaupt·keine Veranlassung habe, von diesem Begriff Gebrauch
zu machen. Für ihn steht der Status thymico-lymphaticus als Residuum gewisser Schädigungen auf einer Stufe mit Abmagerung und Schlaffheit der Haut-
decken, die man doch nicht als Konstitutionsanomalie betrachte.

aufmerksam geworden ist, von dem bei exsudativen und arthritischen Kindern nicht viel verlautet. Das dürfte aber daran liegen, daß bei dem Status lymphaticus als dem extremen Zustande noch ausgesprochener die Disposition zu plötzlichem Tode und damit häufiger die Gelegenheit zur Aufdeckung der Hyperplasien besteht. Erliegen exsudative Kinder rasch, so zeigen sie Ähnliches. Siechtum, namentlich Zehrkrankheiten aber machen den Befund an dem lymphoiden System, besonders jenen am Thymus rückgängig. Vielleicht verhält sich die Sache auch so, daß im allgemeinen plötzlich Verstorbene retrospektiv dem Status thymico-lymphaticus, Überlebende und chronisch krank Gewesene derselben Kategorie aber der exsudativen Diathese zugerechnet werden. Übrigens bleibt der anatomischen Forschung auf dem Gebiete der letzteren noch vieles oder alles zu tun.

Daß das Gebiet des Arthritismus gegenüber jenem der exsudativen Diathese ein so buntes wurde, mag zum Teil an dem ungewöhnlich großen, alle kindlichen Altersklassen umfassenden und wohl auch qualitativ besonders gearteten Material des Beobachters gelegen sein, zum größeren Teil aber daran, daß COMBY offenbar zur Abgrenzung seiner Diathese von anderen Gesichtspunkten ausging.

So scheint es denn zulässig, die besagten drei Diathesen zum Zwecke der folgenden Analyse vorläufig zusammenzufassen.

Um in das Wesen dieser Diathesengruppe einzudringen, wird es zunächst nötig sein, die auf den ersten Blick verwirrende Fülle der einzelnen Manifestationen einigermaßen zu sichten. Dies ist schon in der Tabelle (S. 9) versucht worden und es scheint ziemlich gut zu gelingen. Die scheinbar so heterogenen Elemente des ganzen Mosaiks ordnen sich doch ungezwungen zu natürlichen Reihen an.

Da sind *zunächst* die in Intervallen verschiedener Dauer rezidivierenden katarrhalischen Prozesse an den Schleimhäuten des Respirations-, des Digestions-, des Urogenitaltraktes und an den Sinnesorganen; daß diese untereinander wesensverwandt sind, wird man sicher zugeben, ebenso, daß ihnen als homologe Erscheinungen am äußeren Körperintegument die exsudativen Dermatosen (der schwerer verlaufenen Fälle) an die Seite gestellt werden dürfen. Die Unterschiede zwischen den Krankheitserscheinungen an den Schleimhäuten und an der äußeren Hautdecke sind auch nach CZERNY nur durch die verschiedene Reaktion der beiden Oberflächen gegenüber gleichwertigen pathogenen Reizen bedingt (vgl. Masern-Exanthem und -Enanthem).

Eine *zweite*, meines Erachtens wohl auch homogene Reihe ist gegeben durch die Schwellung der lymphatischen Gewebe: tastbare und verborgene Lymphdrüsen, Tonsillen und Thymus.

Eine *dritte* Reihe läßt sich entwickeln aus den Zeichen der zum Teil habituellen und ziemlich unscheinbaren, vielfach aber auch katastrophal einbrechenden Ernährungs- und Stoffwechselstörungen, denen u. a. zugehören: labile Körpermaße und -temperatur, starke Wasser-, Salz- und Fetteinlagerung: Melliturie, Hyperglykämie, Acetonurie.

Das oft auffallend symmetrische Auftreten von Milchschorf und Intertrigo sowie andere Wahrnehmungen ließen MORO (vgl. auch HALL) diese Reizzustände als angioneurotische Entzündungsprozesse im Sinne KREIBICHs deuten. Solche Auffassung leitet über zu einer *weiteren* Gruppe von fakultativen Erscheinungen, für die Störungen im Bereiche der vegetativen Innervation, etwa eine Interferenz zwischen der sympathischen und der autonomen Innervation, verantwortlich gemacht werden. Solche sind z. B. angiospastische Pseudoanämie, Farbenwechsel, erythematöse Hautflecke, Dermographie, Urticaria, Kongestionen, Schweiße, Frostbeulen, Papillenanomalien, Schwindel, Ohnmachten, Migränen, Puls-Irregularität und Bradykardie, endlich gewisse hyperperistaltische enterospastische und dysurische Phänomene (s. auch unter „Begleiterscheinungen" Tabelle S. 9).

Scheinen die Beziehungen dieser Zeichen zur obigen Diathesen-Trias schon mehr lockere, so gilt das in erhöhtem Maße von den allgemein neuropathischen Symptomen, als: Unruhe, Jaktation, Schreckhaftigkeit, objektlose Angst und Furcht, Hypersensibilität, Schlafstörungen, choreiforme Zuckungen, Tremor, Hyperreflexie.

Eine ziemlich abgerundete Gruppe von Erscheinungen ist endlich jene der Tetanie oder Spasmophilie. ESCHERICH, MORO u. a. sind geneigt, sie der lymphatischen Diathese des frühesten Kindesalters zuzurechnen. Andere wollen sie abtrennen.

Es ergeben sich hier also schon *Schwierigkeiten in der Abgrenzung*, und solche belasten die ganze Diathesenlehre in stereotyper Weise. Sie fordern einige allgemeine Bemerkungen. Anfangs pflegen die Grenzen jeder Diathese enger gesteckt, dann aber mit zunehmender Erfahrung mehr und mehr hinausgerückt, über immer neue Gebiete erweitert zu werden, bis sie schließlich ganz und gar verschwimmen: besonders verlockend ist es auch, die breiten Brücken zu beschreiten, die die verschiedenen Diathesen miteinander verbinden; das ursprünglich noch scharf umschriebene Feld überdeckt endlich die halbe oder ganze Pathologie, büßt dadurch an Prägnanz und Charakter ein (5). So drohen die einzelnen Diathesen schließlich in „*Pandiathesen*" zu entarten und unterzugehen. Das jüngste Beispiel dafür auf dem Gebiete der Kinderheilkunde scheint mir STOELTZNERs Versuch, unter dem Namen der „Oxypathie" nicht allein Arthritismus, exsudative und lymphatische Diathese, sondern auch Spasmophilie, Milchnährschaden, Säuglingsatrophie und Rachitis (Allgemeinerscheinungen) zu umfassen. Die Warnung, Dinge zusammenzufügen und mit gemeinsamen Namen zu benennen, deren Zusammengehörigkeit noch unerwiesen ist, dünkt einem in solchem Falle sehr am Platze. Die Reaktion gegen jenes Streben verlangt anstatt der Synthese Analyse. Diese allein verspreche Fortschritte, wie ein solcher z. B. in CZERNYs Lehre gegenüber jener COMBYS und anderer früherer Autoren von vielen erkannt wird. Man solle sich bemühen, klinisch enger umgrenzte Begriffe zu schaffen, für deren Rahmung sich wissenschaftlich gesicherte Grundlagen ergeben. Divide et impera! Solche Forderung scheint sehr plausibel und kerngesund. Wir kommen darauf unten von neu gewonnenen Gesichtspunkten aus zurück.

Man hört sagen, die Tendenz zur uferlosen Erweiterung der einzelnen Diathesen liege nur an falscher Auffassung und Fragestellung des einzelnen. Wer alles einbezieht, was sich nach zunehmender eigener und fremder Erfahrung wiederholtermaßen simultan oder sukzessiv mit dem ursprünglichen Diathesenkern kombiniert, müsse freilich solche Irrwege geleitet werden. Andererseits aber kann man die Aufnahme doch auch nicht auf durchaus *konstante* Manifestationen beschränken. Abgesehen davon, daß solches mit dem Begriff der Krankheitsbereitschaft kollidieren würde, gibt es doch in der ganzen Pathologie keinen Zustand, der auch nur eine Trias von Symptomen in jedem Einzelfall reproduzieren würde! Sollen also nur die am häufigsten wiederkehrenden Krankheitselemente einbezogen werden? Solches statistisches Vorgehen wäre immer ein willkürliches. Wo wäre die Grenze für die Aufnahme der einzelnen Störung anzusetzen? Bei einer Frequenz ihres Vorkommens in 90 oder 60 oder 30% der Fälle? Es liegt auf der Hand, daß man so nicht weiterkommt. Man wird einen inneren, wesentlichen Zusammenhang der einzelnen Manifestationen verlangen, oder aber ein bestimmtes Kriterium anatomischer oder physiologischer oder biochemischer Art. Mit der Suche nach solchen Zusammenhängen und Kriterien wird man auch dem Wesen der Diathesen am besten naherücken.

Die Frage wird also — zunächst hinsichtlich der lymphatisch-exsudativen Gruppe — dahin lauten, ob die Krankheitsäußerungen, die hier den Kern bilden, nach Wesen, nach Art ihres Auftretens oder der betroffenen Gewebsbezirke gewisse, sie charakterisierende Besonderheiten an sich haben, ferner ob zwischen ihnen in kausaler Hinsicht ein durchgreifender innerer Zusammenhang irgendwelcher Art besteht.

Da ergibt sich denn, daß zwar jedes einzelne Zeichen (also beispielsweise eine Intertrigo oder ein Conjunctivalkatarrh, eine Balanitis mit Dysurie und ähnliches) auf rein ektogener Basis entstehen kann, also *an sich nichts Charakteristisches* bietet, daß sich aber *im Auftreten, in der Verknüpfung, in der Lokalisation* der Symptome bei den Diathesen doch gewisse Eigenarten offenbaren, die dem Ganzen Stil und Richtung geben:

1. Die Manifestationen dieser Diathesen treten auf aus geringfügigem Anlaß, oft scheinbar spontan; sie etablieren sich auffallend rasch, sie erreichen in Kürze große Intensität; es sind oft Eruptionen, Krisen, Paroxysmen. Auch der Rückgang pflegt ein sehr rascher, kritischer, augenscheinlich von inneren Ursachen diktierter zu sein.

2. Sie sind häufig von auffallend schweren, sog. reflektorischen nervösen Erscheinungen begleitet. Man spricht bei den Katarrhen von einem „spasmodischen Charakter". Einige dieser Begleiterscheinungen sind in der Tabelle auf S. 9 angegeben.

3. Im Gegensatz zu anderen Störungen sind sie nicht in Zeiten körperlichen Niederganges und Siechtums, sondern gerade bei scheinbar gutem Gedeihen, bei starker Körperfülle und Blüte zu gewärtigen.

4. Sie zeigen sich vielfach gesetzmäßig und auch noch innerhalb des betroffenen Gewebsbezirkes streng lokalisiert (Landkartenzeichnung nur auf der Zunge, Gneis vorwiegend am Scheitel, Milchschorf auf Wangen, Kinn und Stirne, Lichen an Stamm und Gliedern).

Die kausalen Zusammenhänge zwischen den einzelnen symptomatischen Elementen in der vermeinten Diathesengruppe sind zum Teil *unmittelbare* und schon heute durchsichtige. Auf dem Boden des Ekzems entstandene Pyodermien können ohne Zweifel zu stärkeren Schwellungen der regionären Lymphdrüsen führen, Hyperplasie der lymphatischen Gewebe am Rachenring zu Pharyngostenose usw. Das andere Extrem wäre ein *ganz indirekter* Zusammenhang, bei dem äußere Umstände als Mittelglieder hereinspielen. Solcher Art ist offenbar der Zusammenhang zwischen gewissen neuropsychischen Störungen bei älteren Kindern und dem übrigen Symptomenkomplex. In der privaten Praxis begegnet man bei lymphatischen Kindern auffallend häufig solchen Erscheinungen, wie beispielsweise: halb willkürliches Erbrechen, Nahrungs- und Stuhlverweigerung, Enuresis, Masturbation, Tic und Grimmassieren, Schlafstörungen, schwere Affektausbrüche und Ungezogenheit. Da man solche Dinge bei lymphatisch gewesenen Kindern des Proletariates und kleinbürgerlichen Standes nach MORO und KOLB bei weitem seltener trifft, kann kein innerer Zusammenhang das ausschlaggebende sein; das Bindeglied ist vielmehr ein exogenes: es liegt nach CZERNYS sowie nach meinen Erfahrungen großenteils in gewissen erziehlichen und anderen Milieuschäden, die Kinder mit ausgesprochener Krankheitsbereitschaft jeglicher Art elektiv in vermehrtem Maße treffen.

Die Zusammenhänge, deren Studium aber am meisten Gewinn für die Aufdeckung des Wesens der Diathesen verspricht, sind anderer Natur. Dies zu erläutern, diene folgendes: Das Myxödem ist ein abwegiger Zustand, den vielleicht mancher unter die Diathesen rechnen würde („strumöse Diathese" der Alten), wenn seine Pathologie nicht schon nach anderer Richtung recht durchsichtig geworden wäre. Das Studium des Myxödems hat nun ergeben, daß zwischen dem habituell gewordenen Krankheitszeichen an der Schilddrüse einerseits (Fehlen derselben, kropfige Entartung) und vielen anderen Erscheinungen (Skelet- und Muskelaffektionen, Integumentveränderungen, psychischen Anomalien, Stoffwechsel- und sexuellen Störungen) andererseits zweifellos ein *Subordinationsverhältnis* besteht. Die Schilddrüsenaffektion ist das fundamentale Element, auf das die übrigen Manifestationen der „Diathese" fast restlos zurückgeführt werden können und müssen. Es existiert hier also *ein bestimmter Angelpunkt, eine Wurzel, das ganze System von Zeichen hat* ein einziges Zentrum: eben durch diese Erkenntnis ist heute die Pathologie des Leidens eine so übersichtliche, instruktive und die Therapie eine so erfolgreiche geworden.

Es ist nun zu prüfen, ob die besprochene Diathesengruppe im Kindesalter gleicherweise ein solches unizentrisches System darstellt, ob auch hier die Erscheinungen von einem Punkte aus zu erklären und allenfalls zu kurieren sind. Das Beispiel des Myxödems hat schon gelehrt, daß auch die größte Mannigfaltigkeit und scheinbare Verschiedenheit der Zeichen diese Möglichkeit keineswegs von vorneherein ausschließt.

Es leuchtet ein, daß von verschiedenen Organen aus die verschiedensten pathologischen Reaktionen zu gewärtigen sind, wenn nur die Beschaffenheit des auf alle einzelnen Teile des Körpers einwirkenden Blutes von der Norm abweicht. Dieser Grundgedanke der Dyskrasenlehre war seinerzeit der Idee von den allgemeinen Krankheitsbereitschaften so sehr förderlich. Daran hat sich übrigens im Grunde genommen auch nicht viel geändert, wenn man später den Ausgangspunkt der abnormen Säftemischung in ein bestimmtes geschädigtes Organ oder Gewebssystem verlegte. Dieses wird dann eben das zentrale Element, und die „Dyskrasie" ist das Fehlen oder der Überschuß eines bestimmten Bestandteiles, etwa eines Hormones im Blute.

An Versuchen, nach diesem Schema die Trias entzündlich-lymphatisch-arthritische Diathese und Status thymico-lymphaticus oder eines ihrer Glieder pathogenetisch aufzuklären, hat es nicht gefehlt. Der Ausgangspunkt wurde z. B. in dem *hyper*plastischen Thymus oder übrigen Lymphoidgewebe oder in dem *hypo*plastischen Chromaffinsystem gesucht. Es existieren verschiedene Hypothesen, die die Erscheinungen des Status thymico-lymphaticus auf eine gestörte Thymusfunktion zurückführen wollen; die einen von ihnen nehmen aber eine krankhaft *gesteigerte* und die anderen eine krankhaft *herabgesetzte* Thymusfunktion an. Das charakterisiert wohl am besten den Stand der Frage. Die experimentellen Grundlagen der „Hyperthymisation" nach Švehla, Hart u. a. sind erschüttert (vgl. Biedl), aber auch die Hypothymisationslehren erfreuen sich keineswegs allgemeinen Kredites.

Jünger, aber nicht besser gestützt sind die Hypothesen, die an die Hypoplasie des chromaffinen Systems bei PALTAUFschem Status anknüpfen. Das Streben, in der so schwer angreifbaren Frage von einem realen anatomischen Befund, etwa der Massenzu- oder -abnahme eines Drüsensystems mit innerer Sekretion Ausgang zu nehmen, berührt ja sehr sympathisch; dabei darf aber nicht vergessen werden, daß ein Organ von abnormer Größe keinen abnormen Parenchymwert und ein Parenchym von abnormer Masse keine abnorme Funktion zu haben braucht, daß es ferner bei Systemen, die sich aus zerstreuten Gewebsherden zusammensetzen, oft schwierig, ja kaum möglich sein mag, die Gesamtmasse richtig abzuschätzen. Nach LUBARSCH stellen sich einer quantitativen Wertung des gesamten chromaffinen Systems unüberwindliche Schwierigkeiten entgegen. Ähnlich mag es beim lymphoiden System liegen. Aber auch, wer sich auf den Augenschein verlassen will, wird zugeben müssen, daß von einem *gesetzmäßigen* Vorkommen eines hyperplastischen Thymus oder hypoplastischen Nebennierenmarkes beim Status thymico-lymphaticus keine Rede sein kann. Auch auf eingehende histologische Untersuchungen sich stützende Anatomen (BARTELund STEIN) diagnostizieren diesen Zustand in Fällen mit recht kleinem Thymus. HEDINGER u. a. vermißten dabei die Chromaffinverluste.

Nebst Dyskrasien, die von den Veränderungen des lymphoiden Systemes abhängig sein sollten, hat man auch diesen übergeordnete angenommen. Es sollte das primäre eine angeborene funktionelle Schwäche der im Dienste der Verdauung sensu latiori (einschließlich des intermediären Stoffwechsels) stehenden Elemente sein. Dadurch sollen ungenügend vorbereitete Nährstoffe oder ,,abnorme Stoffe alimentärer Herkunft" an die Zellen herantreten, die aphysiologische Reize ausüben. Prinzipiell dasselbe könne Überernährung bei einer nur relativen Insuffizienz der Verdauungsarbeit herbeiführen. Nach EHRLICHs Lehre müssen solche aphysiologische Reize in analoger Weise wirken, wenn sie von Nährstoffen·ausgehen, wie wenn sie von echten Antigenen, z. B. solchen bakteriellen Ursprunges, gesetzt würden (antigenartige Wirkung von Nährstoffen [PFAUNDLER, FINKELSTEIN]).

Überernährung kann zu lymphoider Hyperplasie führen. Dies wußte man seit langer Zeit, und zwar nicht allein von dem Thymus, sondern auch von den Lymphknoten. Namentlich die Zusammenhänge zwischen Störungen des Fettstoffwechsels und lymphoider Hyperplasie werden lebhaft erörtert (6) und ihre Deutung liegt vielleicht wirklich in der Teilnahme des lymphoiden Parenchyms an Fettverdauungsvorgängen, wofür eine Fülle von Tatsachen herbeigebracht werden kann (BERGEL). Bei primärer Fettverdauungsstörung dürfte dann eine ausgleichende Mehrarbeit und Hyperplasie des Lymphoidgewebes gewärtigt werden. Exsudativ-lymphatische Erscheinungen manifestieren sich — wie erwähnt — besonders gerne in Perioden starker Gewichtszunahme und Fülle (nicht zu verwechseln mit gutem Ernährungszustande!); die Mors thymica ereignet sich nach starken Mahlzeiten.

Solche Erwägungen sind in der Tat ganz plausibel, aber sie haben doch bestenfalls nur Geltung für die Vorgänge bei der Ernährung *nach der Geburt*. Im Fetalleben bleiben die vermeinten Ernährungsstörungen ebenso wie viele andere Manifestationen — wohl infolge protektiver Leistung des mütterlichen Organismus (vgl. Myxödem) — latent und können derart nicht die Urheber von *früh einsetzenden Entwicklungshemmungen und Mißbildungen* verschiedenster Organsysteme (z. B. jene des Gefäßsystems) sein, wie solche auch neuerdings von maßgeblicher Seite dem Status lymphaticus zugeteilt werden (vgl. Bartel, Neusser).

Die auf dem Gebiete des kindlichen Arthritismus bestehenden, durchweg unzureichend gestützten Hypothesen gehen gleichfalls von einer abnormen Veranlagung der Verdauungszellen aus und wollen die verschiedenen Organmanifestationen durch Zirkulation von abnormen Nahrungszersetzungsprodukten, wie Säuren (Harnsäure), Purinbasen und anderen Extraktivstoffen erklären.

Eine zweite allgemeine Möglichkeit, von einem Zentrum aus eintretende Fernwirkungen in allen Teilen des Körpers zu erklären, sieht von jeder Dyskrasie ab, sie rechnet mit dem anderen Instrument des Consensus partium, mit der nervösen Beeinflussung. Da es sich zumeist um Störungen der Funktion innerer Organe handelt, kommt in erster Dinie das vegetative Nervensystem in Betracht. Der Hinweis auf vasomotorischen Ursprung verschiedener Zeichen der kindlichen Diathesen findet sich denn auch mehrfach in der Literatur, er mußte aber bei dem Stande des Wissens auf diesem Gebiete ziemlich lange unfruchtbar bleiben. Noch das Wertvollste, das solche Erwägungen zutage gefördert haben, ist die „Vasomotorenprobe" Moros (s. u.).

Eine geistvoll erdachte Hypothese jüngsten Datums verbindet den Gedanken der Hormondyskrasie mit jenem einer vegetativen nervösen Störung; es ist die Hypothese von Eppinger und Konsorten, die von den Verfassern ausdrücklich auch auf den hier vermeinten Diathesenkomplex im Kindesalter gemünzt worden ist. Ausfall an sympathicotonisierendem Adrenalin bei Chromaffin-Hypoplasie oder aber Vermehrung des vagotonisierenden Autonomins (Cholin und seine Derivate?) bei Hyperplasie lymphatischer Organe könne das Gleichgewicht der zwischen der autonomen Innervation einerseits und der ihr allenthalben entgegengespannten sympathischen Innervation andererseits stören; es resultiere daraus eine habituelle (Hyper-)Vagotonie, die der krankhaften Disposition zugrunde liegt. Unter den zu gewärtigenden

Krankheitszeichen zählen EPPINGER und HESS manche aus abnormer
Wirkung glatter Muskeln, abnormer Drüsensekretion und Cutanreaktion
resultierende auf, die man der exsudativ-lymphatischen und arthritischen Diathese zuschreibt. Selbst die rätselhafte Hypereosinophilie
soll in diese Gruppe gehören. Die so ansprechende und konkrete Hypothese hat vor den unbestimmten alten Annahmen von „Sympathicus-
oder Vagusneurosen" jedenfalls das eine voraus, daß sie klinischer
Prüfung zugänglich ist. Wir haben uns damit, namentlich mit dem
Effekt von Pilocarpin-, Atropin- und Adrenalin-Medikation, vor einigen
Monaten zu beschäftigen begonnen, leider ohne bisher zu affirmativen
Ergebnissen zu gelangen.

„*Zum Teil*" glauben EPPINGER und HESS sagen zu können, „daß
sich die exsudative Diathese, der der Status lymphaticus nahestehe
. . . dem weiteren Begriffe der Vagotonie unterordnen läßt und insofern eine infantile Form derselben darstellt." Und *darauf* kommt
es hier an, daß auch die weiten symptomatischen Möglichkeiten, die
das gestörte Wechselspiel zwischen autonomem und sympathischem
System erschließt, nicht ausreichen, um auch nur das Feld der relativ
umschriebenen exsudativen Diathesen zu decken. Dieses und gar jenes
des Arthritismus lassen sich nach den genannten Autoren selbst mit
den vagotonischen Zeichen nicht erschöpfen, ja manches ihnen Zugehörige ist der Vagotonie nicht allein fremd, sondern direkt konträr
(Hyperglykämie, Melliturie, Gastratonie).

Man kann wohl sagen, daß diese Versuche einen gemeinsamen
Ursprungs und Ausgangspunkt für die Gesamtheit der Manifestationen
irgendeiner jener Diathesen zu finden, bisher ebensowenig durch-
schlagenden Erfolg hatten, wie jegliche daraus erwachsene Organ- und
andere spezifische Kausaltherapie.

Es erübrigt noch eine auf ganz anderem Gebiete liegende Möglichkeit einheitlicher Deutung des ganzen Komplexes; sie ist gewissermaßen eine morphologische und rein solidarpathologische (7). Die Ursache
der Störung in der Funktion verschiedenster Organe wird nicht in
irgendeinen an anderer Stelle liegenden und von dort aus in die
Ferne wirkenden Herd verlegt, sondern in das Gewebe des kranken
Organes selbst. Das Unitarische dieser Auffassung beruht darin, daß
die Sedes morbi eine bestimmte Gewebsgruppe darstellt, die zwar im
fertigen Organismus weit verbreitet und zerstreut ist, in frühen Ent-
wicklungsstadien aber eine morphologische und genetische Einheit
bildet. Eine Reihe französischer Forscher sprechen vom Arthritismus
als einer „fibroplastischen" (BAZIN), „fibrösen" (HUCHARD) Diathese
und CAZALIS sieht in dem Bindegewebe das eigentliche Substrat der
abnormen Veranlagung und der Krankheitserscheinungen. Diese Auffassung kann eine Stütze in den anatomischen Befunden BARTELS und

STEINs bei Status lymphaticus finden, denen zufolge die ersten histologischen Erscheinungen der Entwicklungsstörung an den Lymphdrüsen vorwiegend im Stützgerüst hervortreten. Immerhin ist auch dieser Rahmen offenbar zu eng. Es liegt sehr nahe, auf die genetisch nächstverwandten Gewebsgruppen, mit einem Worte *auf die Abkömmlinge des Zwischenkeimblattes oder Mesenchyms* zurückzugreifen. Diesem entstammt das gesamte Bindegewebssystem, das Stützgewebe, das Gefäßsystem, das lymphatische Gewebe, die glatte Muskulatur der Gefäße, des Darmes und verschiedener anderer Organe. Am Aufbau des äußeren und des inneren Körperintegumentes beteiligt sich das Mesenchym durch Lieferung des Hautfaserblattes und des Darmfaserblattes. Es liegt auf der Hand, daß fast alle der für die entzündlich-lymphatisch-arthritische Diathesengruppe charakteristischen Erscheinungen auf eine angeborene Minderwertigkeit, Reizbarkeit, Abnutzbarkeit der Mesenchymderivate zurückgeführt werden können (8).

Daraus ergibt sich zunächst nun die Frage, ob eine elektive Schädigung des Mesenchyms in früh-embryonaler Zeit überhaupt als möglich angenommen werden darf. Herr WILHELM ROUX hatte die große Freundlichkeit, mir diese Frage zu beantworten, und zwar hat er sie entschieden bejaht. In vielen entwicklungsmechanischen Experimenten wurde beobachtet, daß diffuse Einwirkungen auf den Embryo in diesem nur bestimmt qualifizierte und also auch bestimmt lokalisierte Teile erheblich verändert.

So sah ROUX z. B. nach Einwirkung von Borsäurelösung Zerstörung und Abfallen des Epithels der Medullarplatte: Analoges kommt durch etwas konzentrierte Salzlösungen, durch bestimmte chemische Agenzien, durch Wärme, elektrischen Strom, also durch die verschiedenartigsten Schäden zustande. Zur Entwicklung einer bleibenden Diathese wäre es nach ROUX freilich erforderlich, daß den Schaden wieder gut machende Regulationen ausbleiben und daß das geänderte Plasma völlige Assimilations- und Vermehrungsfähigkeit behalte. Beides sei wohl möglich. Auch für die Übertragung der neuen Eigenschaften auf weitere Generationen von Zellen, die sog. intrapersonelle Vererbung, bestehen sichere Belege.

Es fragt sich nun, ob die konkrete Beobachtung einer Auffassung der Diathesen als geschlossener, kausal gebundener Einheiten günstig ist. Wenn von einem bestimmten Zentrum aus die vielfältigsten Schäden verursacht werden sollen, oder wenn das Mesenchym als Ganzes geschädigt wurde, dann ist wohl zu erwarten, daß sich beim einzelnen Individuum im allgemeinen auch *alle* zugehörigen krankhaften Dispositionen vertreten finden oder daß sich diese Dispositionen wenigstens in einer gesetzmäßigen Weise gruppieren. Ich habe versucht, diese Frage an 100 länger beobachteten, sonst aber ohne besondere Wahl meinen privaten Aufzeichnungen entnommenen Fällen zu prüfen, Fällen, die ich nach den vorliegenden Schilderungen der infantilen arthritischen oder der sog. neurolymphatischen Diathese zugerechnet hatte. Das Auftreten von Manifestationen aus den verschiedenen schon oben aufgezählten Zeichenkreisen, nämlich dem lymphatischen, dem exsudativen, dem vagotonisch-vasomotorischen, dem primär-neuropathischen und dem dystrophischen wurde nach dem wiederholt erhobenen Befunde und nach genauer Anamnese festgestellt. Die nebenstehende Abb. 1 liefert eine Übersicht des Ergebnisses. Es stellt sich heraus, daß in den 100 Fällen *alle* überhaupt möglichen Kombinationen und Variationen der besagten Zeichenkreise vorkommen, und zwar in einem Frequenzverhältnis, das durch die allgemeinen Wahrscheinlichkeitsgesetze beherrscht wird [s. S. 49]. Es bleibt freilich zunächst der Einwand, daß ja solche Erhebung nicht direkt die einzelnen Bereitschaften, auf die es ankommt, die lymphatische, die exsudative usw. *selbst*, sondern nur deren Manifestationen trifft: diese sind noch von der Einwirkung mannigfacher auslösender Momente abhängig, die im Einzelfalle möglicherweise nicht vollzählig vorgelegen

Nr.	1	2	3	4	5
6	O	O	O	O	O
16			O	O	O
21			O		O
22	O	O	O	O	O
24	O	O			
36	⊙	O	O		O
44	O	O			O
45					O
47	O	O	O	O	
49	O			O	O
55		O	O	O	O
56	O	O	O	O	O
59		O	O	O	
66	O		O	O	
75	O	O	O		O
77	O	O		O	
96	O	O			O
108		O	O		O
121		O	O	O	O
122		O			
123	O	O		O	O
124		O	O	O	
129	O	O	O		O
139	O	O	O		
146	O	O		O	O
149		O		O	
151	O	O		O	O
153		O			
156		O		O	
160	O	O		O	O
164		O		O	O
168		O		O	
172	O	O		O	
173			O	O	

Nr.	1	2	3	4	5
179	O	O			
180	O	O	O	O	
184	O	O			O
185a		O			
185b		O	O		O
187		O	O	O	O
188		O		O	O
196				O	O
204	O		O		
216	O	O	O		O
222			O	O	O
223	O	O			
224			O		O
228	O	O			
236		O		O	O
245	O				
249	O	O	O		
252	O			O	
255	O		O	O	O
260	O	O		O	
263		O	O		
266	O		O		O
269	O	O		O	
270		O	O		
277				O	O
289		O	O	O	
310		O	O	O	O
312	O	O	O	O	O
320		O		O	
339	O	O		O	O
344	O	O		O	
365		O	O		
368	O	O	O	O	O
369			O	O	O

Nr.	1	2	3	4	5
371			O	O	O
373			O		O
381			O		O
395			O		O
400	O	O	O		
418	O				O
420		O	O	O	O
425	O	O	O		
441		O			O
448	O	O	O		O
462	O	O	O		
469	O	O	O	O	
470	O	O		O	
477	O	O			
482	O	O	O		
488	O		O		O
502			O	O	
511		O			O
512		O	O		
537	O	O	O		O
544	O	O			O
558	O		O		O
567		O	O		O
569	O	O	O		O
570			O		O
575		O		O	O
580		O		O	O
581	O	O			O
583		O		O	O
585	O	O		O	O
594	O	O	O		O
599		O	O	O	O

Abb. 1 (Tafel I des Originals). *100 Fälle von „infantilem Arthritismus"*. Die Nummern bezeichnen die einzelnen Fälle, die danebenstehenden Kreise in 5 Spalten bedeuten das Vorkommen von Manifestationen der einzelnen Teilbereitschaften bei dem betr. Individuum, und zwar: Kreis in Spalte
1 Lymphatischer Zeichenkreis.
2 Exsudativer Zeichenkreis.
3 Vagotonischer Zeichenkreis.
4 Neuropathischer Zeichenkreis.
5 Dystrophischer Zeichenkreis.

haben. Dem ist aber unter anderem entgegenzuhalten, daß sich unter den dargestellten, so heteromorphen Fällen eine erhebliche Zahl findet, die Geschwister mit geringer Altersdifferenz betrifft, Individuen, die gemeinsam, nach gleichen Prinzipien, in gleichem Milieu und gewissermaßen pauschaliter aufgezogen, wohl auch ziemlich gleichartigen Lebensbedingungen bzw. exogenen Schäden ausgesetzt worden sind. *Es dürfte*

also der Schluß wohl zulässig sein, daß die Gesamtdiathesen in eine An-
zahl von Sonderbereitschaften zerfallen, die ziemlich selbständig auftreten
können, die keinesfalls einander subordiniert, voneinander direkt abhängig
sind. Von einer gemeinsamen Wurzel, von einem unizentrischen System
wie beim Myxödem kann hier nicht die Rede sein; es handelt sich viel-
mehr um ein **plurizentrisches System,** *um ein zwar häufiges, aber nicht*
zwangsmäßiges Zusammentreffen von einander koordinierten Sonderbereit-
schaften.

Die Abgrenzung dieser kleineren Einheiten von Diathesen in obiger
Aufstellung ist übrigens eine nur provisorische und soll in keiner Weise
vorgreifen.

Es ist nun dem *Ursprung der mehrwurzeligen Diathesen* nachzuforschen. Darüber, daß die pathologische Veranlagung, die bei
den Exsudativen, den Arthritikern und beim Status thymico-lymphaticus zum Ausdruck kommt, *eine angeborene* sei, herrscht völlige
Übereinstimmung (9). Bei dem frühzeitigen Auftreten gewisser Manifestationen auf kaum oder gar nicht nachweisbare äußere Schäden
kann in dieser Hinsicht wohl kein Zweifel entstehen. Sind die besagten
Diathesen kongenital, so sehe ich a priori noch *drei verschiedene Möglich-*
keiten ihres Ursprunges; sie könnten hervorgegangen sein:

1. aus einer Schädigung des befruchteten Keims oder des Embryos
im Mutterleibe: *Embryophthorie;*

2. aus einer Schädigung des noch unbefruchteten mütterlichen
oder väterlichen Keimes: *Blastophthorie;*

3. aus einer dem Keimplasma von früher her anhaftenden besonderen
Veränderung: *echte Vererbung.*

Im ersten Falle ist ein gehäuftes Auftreten des Zustandes zunächst (10) höchstens bei Zwillingen zu gewärtigen, im zweiten Falle bei
Geschwistern, im dritten Falle im Stammbaum.

Die erste Anschauung, daß die in Rede stehenden Diathesen vom
Fetus erworben sein sollen, wird meines Wissens von niemanden
mehr vertreten. Man weiß jedenfalls, daß eine Reihe von schweren
infektiösen und toxischen Schäden, denen die Mütter in der Schwangerschaft ausgesetzt sind, wie Tuberkulose, Lues, Alkoholismus usw. die
fragliche Veranlagung *nicht* zustande kommen lassen (CZERNY); daß
diese andererseits oft bei Fehlen aller nachweisbaren Einflüsse solcher
Art resultieren. Gegen die Embryophthorie spricht ferner (mit gewisser
Einschränkung) das Moment der familiären Häufung. Diese These von
der familiären Häufung der vermeinten Zustände hat darunter gelitten,
daß man sie vielfach auf ganz unzureichende Basis stellte. Die „Souche
arthritique" schien manchen schon dann gegeben, wenn irgendwo in
der Aszendenz ein Fall oder gar noch ein zweiter von Fettsucht, Zuckerharnruhr, Gicht, Rheumatismus, Migräne, Steinkrankheit, Neuro- oder

Psychopathie vorgekommen war. Bei der Häufigkeit dieser Zustände in gewissen Alters- und Bevölkerungsklassen fordern solche Erhebungen ziffernmäßigen Nachweis und *schreien* förmlich nach der Gegenprobe am Kontrollmaterial. Solches vermißte ich in der pädiatrischen Literatur über exsudative Diathese und Arthritismus durchweg. Moro und Kolb haben es bei ihren Studien über das konstitutionelle Ekzem der Säuglinge in unserem Ambulatorium unternommen, diese Lücken teilweise auszufüllen. Nach ihnen kommen Manifestationen der exsudativen, spasmophilen und neuropathischen Gruppe insgesamt an den Geschwistern der Ekzemkinder fast 6mal häufiger vor als bei den Geschwistern der Kontrollkinder. Die Frequenz von Gicht, „Rheuma", Diabetes und Migräne bei den Eltern der Ekzemkinder ist dagegen nur wenig höher als bei jenen der Kontrollkinder. Wichtiger wäre hier die Nachforschung über die im *frühen* Lebensalter sich manifestierenden Störungen bei den Eltern gewesen. Diese scheitert aber natürlich dann, wenn nicht Großeltern mit ausreichendem Erinnerungsvermögen zur Auskunft verfügbar sind (Czerny) oder aber Aufzeichnungen in den leider noch wenig verbreiteten „Lebensbüchern". Keinesfalls kann man auf solche Behelfe in einer öffentlichen Sprechstunde rechnen. Ich strebe daher seit Jahren darnach, sie aus der Privatklientel nutzbar zu machen; besonders bedeutsam scheint es mir, die Krankheitsanlagen in der Aszendenz der exsudativen und rachitischen Kinder zu verfolgen; freilich begegnen solche Erhebungen großen Schwierigkeiten; mehr als 3 Generationen konnte ich (bei Berücksichtigung der *infantilen* Pathologie) in keinem einzigen Falle zuverlässig überblicken und meine Sammlung von Stammbäumen ist auch noch nicht groß.

An diesen Stammbäumen, wovon 3 Exemplare hier (Abb. 2) reproduziert sind, sieht man *zunächst* auch wieder starke Variation in der Zusammensetzung der Anlagefehler bei den einzelnen Individuen. Es mag sein, daß da und dort eine bestandene Krankheitsanlage mangels manifestierender Schäden zeitlebens latent und damit der Feststellung entrückt geblieben ist; doch dürfte dieses Moment keine sehr große Rolle spielen. Faßt man die *Gesamtheit* der Pathologie des Einzelfalles ins Auge, so müßte man von einer vorwiegend „heteromorphen" Übertragung sprechen, anders wenn man die komplexen Diathesen in ihre einzelnen Glieder auflöst. Gerade solche einzelne Glieder, z. B. das dystrophische, finden sich häufig familiär und bei Geschwistern, ohne daß man kombinierte Diathesen von der Ordnung der exsudativen, arthritischen usw. feststellen könnte.

In solchen Fällen — etwa bei einem Brustkinde, das trotz ausreichender Nahrung nicht zunehmen will — ohne weiteres von „exsudativer Diathese" zu sprechen, scheint mir nicht richtig.

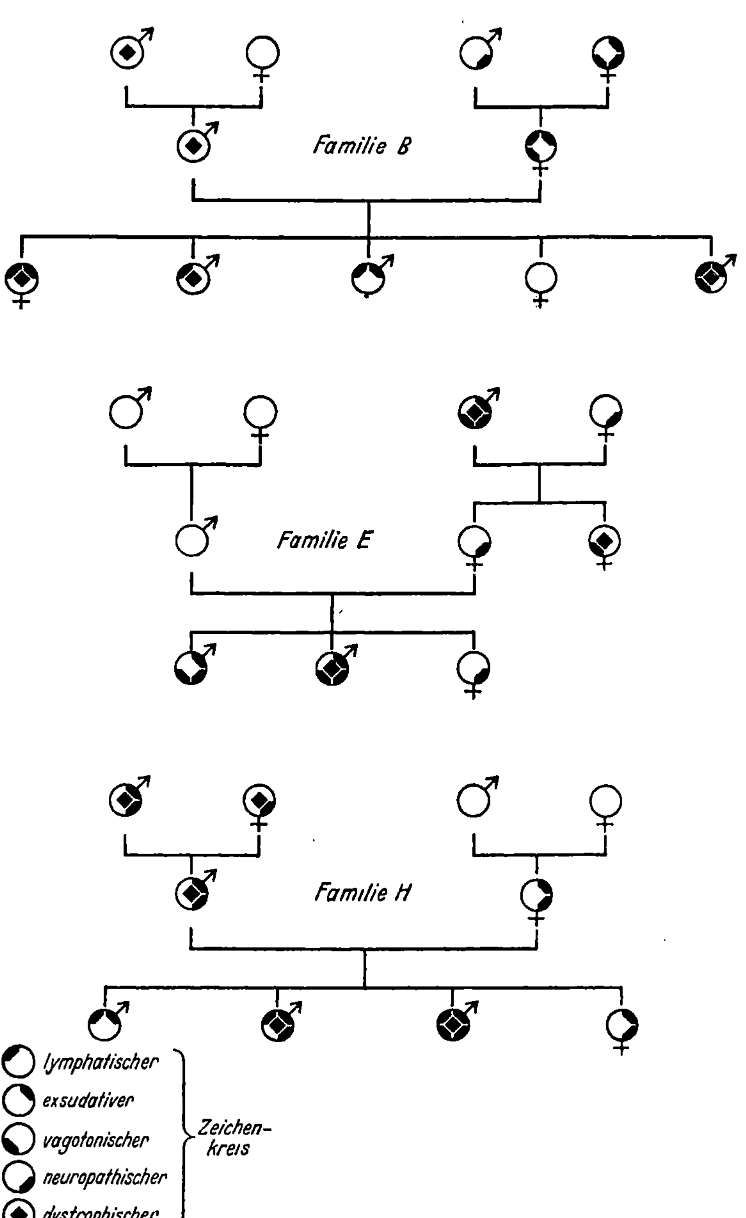

Abb. 2 (Tafel II des Originals). „*Infantiler Arthritismus*" im Stammbaum. Die in jedes Geschlechtszeichen eingesetzten Zeichen bedeuten die Abwesenheit bzw. Anwesenheit von Manifestationen der fünf Teilbereitschaften bei dem betreffenden Individuum.

Zweitens ergibt sich hier nicht bloß das häufige Betroffensein der Geschwister, sondern auch das der Aszendenten. Erratisches Auftreten von Krankheitsbereitschaften (d. h. solchen, die in den zwei vorausgegangenen Gliedern fehlen) ist seltener [1].

Drittens: Als *Überträger* funktionieren häufiger die Mütter als die Väter, wie dies auch schon von Czerny hinsichtlich der exsudativen Diathese (und von Siegert hinsichtlich der Rachitis) angegeben worden war. Als *Empfänger* hingegen überwiegen die Knaben sehr beträchtlich. Ich war überrascht bei der Zusammenstellung meines Materials an (über 200) Fällen dieser Gruppe einem Zahlenverhältnis von genau 2 : 1 zwischen den Knaben und Mädchen zu begegnen [2]. Bei der für beide Geschlechter durchaus gleichartigen Lebensführung bis zur Periode der ersten Manifestationen muß sich die höhere Frequenz auf die *Anlage* beziehen. Weibliche Überträger können anscheinend von der Krankheitsanlage — jedenfalls von der Erkrankung — freibleiben.

Viertens. Zweimal rückte das Auftreten der ersten Krankheitszeichen (Melliturie mit paroxysmaler Acetonurie und Asthma, bzw. Dermatose mit intestinalen und neuropathischen Erscheinungen) in drei Generationen zeitlich sukzessive vor, nämlich in immer jüngeres Alter: mit diesem „*Anteponieren*" war das eine Mal auch Zunahme der Zeichen nach ihrer Schwere verbunden.

Wie ersichtlich, bietet die familiäre Verbreitung dieser Krankheitsbereitschaften manche Züge echter Vererbung dar — ähnlich wie sie etwa die endogenen Neurosen oder gar die Bluterkrankheit und der Daltonismus [Rotgrünblindheit] aufweisen. Ob und inwieweit erworbene Keimschädigung neben der Vererbung mit im Spiele ist, läßt sich allgemein schwer entscheiden. Man muß jedenfalls festhalten, daß nach der herrschenden Lehre auch Schäden, die auf das Ei *vor* seiner Differenzierung, ja sogar vor seiner Befruchtung einwirkten, elektiv treffen können.

Nach Lubarsch sind allerdings „organbildende Keimbezirke", die His und Roux als Voraussetzung für die Möglichkeit einer solchen elektiven Schädigung eines bestimmten Organsystems bei Blastophthorie fordern, nur in der Eizelle, nicht in der Samenzelle vorhanden. Danach können einzelne Systeme treffende Krankheitsveranlagungen im väterlichen Organismus nicht entstehen. Solche Erwägung kann im Einzelfall zur Entscheidung beitragen. Die dystrophische Veranlagung im Falle der Familie B. wäre z. B. doch weit ungezwungener durch echte Vererbung im Mannesstamme als durch fünfmalig wiederholte Keimschädigung im Organismus der Mütter zu erklären.

Die Vererbungslehre läßt uns wissen, „daß alle körperlichen und geistigen Eigenschaften, alle artidentischen (physiologischen) sowie

---

[1] Solange der Paltaufsche Status vorwiegend am Leichentisch diagnostiziert wird, kann man nicht erwarten, daß viel über sein Vorkommen bei Eltern und deren Kindern geschrieben steht. Häufung bei Geschwistern wird mehrfach berichtet (s. Friedjungs Sammelreferat).

[2] Bei Ekzem fand Hebra 2:1, Wilson gleichfalls 2:1, Hall sogar 3,5:1, Moro und Kolb 1,3:1.

gelegentlichen artfremden (pathologischen) Merkmale des einzelnen Menschen sich gesetzmäßig entwickeln aus materiell gegebenen Anlagestücken im Keimplasma der Eltern, das seinerseits materiell in ununterbrochener Reihe aus dem Keimplasma der zahllosen Aszendenten sich zusammensetzt". Diese Anlage- oder Bestimmungsstücke nennt man *(ganz unpräjudizierlich!)* Determinanten.

Determinanten beider Art (physiologische und pathologische) können durch eine oder mehrere Generationen latent bleiben. Gelegentlich auftretende, überschüssige (dem Durchschnitt der Artvertreter fehlende) Determinanten ergeben die sog. Plusvariationen (Beispiel: Polydaktylie), gelegentliches Fehlen normaler Determinanten ergibt Minusvariationen (Beispiel: Daltonismus). *Nach* MARTIUS *sollen aber auch Determinanten mit modifizierten Eigenschaften vorkommen und diese sollen für die Pathogenese innerer Krankheitszustände besonders bedeutsam sein, da aus ihnen ererbte Funktionsanomalien, speziell funktionelle Minderwertigkeiten bei anscheinend normalen Strukturverhältnissen der Organe resultieren.* Solche erbliche funktionelle Minderwertigkeit bestimmter Organe und Gewebssysteme kann als Grundlage für die erblichen Krankheitsbereitschaften betrachtet werden. Als Beispiel hierfür führt MARTIUS u. a. die orthotische Albuminurie, die Chlorose, das Bronchialasthma, das Heufieber, aber auch die Trias Diabetes, Gicht, Fettsucht an. Bei ihnen allen gebe sich zu erkennen, daß in den betroffenen Geweben durch geringfügige, von günstig Veranlagten kaum bemerkte Schäden abnorme, nämlich durch die Reizgröße nicht genügend motivierte, „illegitime" Reaktionen ausgelöst werden. Auf eine Kritik dieser (von LUBARSCH) jüngst angegriffenen) Lehre kann hier nicht eingegangen werden. Es scheint aber, daß sie mit den auf dem Gebiete der Vererbung von kindlichen Diathesen vorliegenden Tatsachen sehr gut vereinbar wäre, und zwar in zweierlei Hinsicht:

Erstens kann diese Lehre der scheinbar willkürlichen Mutation der Teilbereitschaften im Einzelfalle gerecht werden. Jede dieser Teilbereitschaften, also die dem lymphatischen, die dem exsudativen, dem vagotonischen, dem neuropathischen, dem dystrophischen, und die dem spasmophilen Zeichenkreise zugrunde liegende könnte — auf je eine bestimmte modifizierte Determinante zurückführbar — aus dem beiderseitigen elterlichen Keimplasma in das Ei übergehen oder dauernd ausgeschieden werden, oder endlich auch eine Generation latent passieren — ganz ebenso, wie dies nach Erfahrungen des täglichen Lebens von vielen erblichen, körperlichen und geistigen Eigenschaften, Eigenarten, Begabungen usw. gilt. Auch diese treten vielfach zwar gerne gruppiert (blaue Augen, rotblonde Haare, rote Wangen, Neigung zur Entstehung von Sommersprossen, labiles Gemüt usw.), aber doch oft in scheinbar willkürlicher Mutation auf.

Von diesem Gesichtspunkte aus erscheint der Versuch einer „Abgrenzung" dessen, was man seit alters Diathesen nennt, prinzipiell verfehlt. Sowenig wie man Gruppen jener erblichen Eigenarten auf physischem und psychischem Gebiete streng „abgrenzen" kann, sowenig ist dies bei den komplexen Diathesen nach Art der exsudativen (im Sinne Czernys) oder der arthritischen möglich; alle diese sind schon *kombinierte* Krankheitsbereitschaften.

Zweitens entspricht die Abartung der einzelnen Systeme bei den kindlichen Diathesen dieser Gruppe ihrem Charakter nach augenscheinlich den Forderungen der Lehre und den oben angeführten Beispielen. Es handelt sich in der Tat um eine funktionelle Minderwertigkeit, deren substantielle Grundlage zunächst zurücktritt. Solches haben Bartel und Stein hinsichtlich des Status thymico-lymphaticus auf Grund anatomischer Untersuchungen jüngst erschlossen; es handle sich dabei um eine primäre mit funktioneller Minderwertigkeit einhergehende Hypoplasie (Entwicklungsstörung) des Lymphdrüsensystems, der andere Hypoplasien beigeordnet sein können („hypoplastische Konstitution"); erst sekundär kommt es nach dem Genannten allenfalls zu Massenzunahme (und auch zu kompensatorischen Schwellungen in anderen lymphatischen Geweben). Auch die Manifestationen der exsudativen und arthritischen Bereitschaft können auf funktionell minderwertige Veranlagung zurückgeführt werden. Diese läßt je nach ihrem Grade bei etwas vermehrter, oder schon bei durchaus physiologischer oder aber gar bei tunlichst geringer Belastung, das Mißverhältnis zwischen Leistungsfähigkeit und Inanspruchnahme, zwischen Kraft und Reiz zustande kommen, das zunächst die funktionellen Störungen und *weiterhin auch substantielle Veränderungen* hervorbringt. Man versteht so, daß manche dieser Reaktionen in gleicher Weise auch bei günstig veranlagten Individuen auftreten können, wenn die Belastung eine exzessiv hohe war.

Die substantiellen Veränderungen, die der aphysiologische Zellreiz setzt, können — wie Lubarsch und Martius an dem Beispiel der Achylia gastrica gezeigt haben — *leicht entzündlicher und degenerativer Art sein.* Sofern sie schon auf leichte pathogene Reize oder gar *auf die natürlichen Lebensreize* zustande kommen, stellen sie als illegitime Reaktionen den „sichtbaren Ausdruck der angeborenen Minderwertigkeit" des betreffenden Organes oder Gewebes dar.

Von der Frage nach dem Wesen der pathologischen Anlage muß jene nach den *manifestierenden Schäden* schärfer abgetrennt werden; als es gang und gäbe ist. Es scheint, daß die Vielfältigkeit der manifestierenden Schäden zumeist unterschätzt wurde. Fast jeder vertritt hier einen gesonderten und mancher einen etwas einseitigen Standpunkt, da er nur die eine oder die andere Gruppe von Manifestationen ins Auge faßt. Die Schleimhautprozesse im Bereiche des Respirationstraktes ließen vorwiegend an infektiöse und an Erkältungsschäden denken, die Störungen im Bereiche von Digestion, Stoffwechsel, Ernährungszustand an alimentäre und toxische Schäden, die Dermatosen an mechanische (Wollwäsche, Kratzen), chemische (Seife), aktinische (Ekzem an entblößten Hautpartien!) und mykotische. Dazu kommen Beobachtungen über das Auftreten von manifesten Zeichen nach Insektenstichen, Impfung, Zahnung (sensible Reize?). Es ist wohl ungewöhnlich schwierig, unter diesen Beobachtungen die Spreu vom Weizen zu sondern; namentlich liegt die Gefahr nahe, daß man sich beeinflussen lasse durch stereotype Wiederkehr gewisser Laienaussagen, die im Grunde nur durch zwangsläufige Vorstellungen von der rein exogenen Natur der Krankheitsursachen diktiert werden (11). Trotz aller Skepsis scheint das Gebiet der manifestierenden Schäden bei exsudativlymphatischer und arthritischer Diathese sehr weit abgesteckt werden zu müssen — so weit, daß *nur ein einziges allen Schäden gemeinsames, also maßgebliches Moment* übrigbleibt, nämlich der (wiederholte) *aphysiologische Zellreiz katexochen.*

Für den Wert der Reizschwelle bestimmend wird dabei das pathogenetische Relationsgesetz: „Je labiler das System von Haus aus veranlagt ist, desto geringfügiger die Stärke der nötigen Auslösung" (MARTIUS). Damit ist schon gesagt, daß in höheren Graden von anlagemäßiger Minderwertigkeit und Krankheitsbereitschaft jener Grenzfall gegeben sein kann, wo schon physiologische Reize, d. h. solche, die die natürlichen Anforderungen des Lebens mit sich bringen, ausreichen, um in gewissen Terminen das Mißverhältnis zwischen Zellleistung und Herausforderung zu schaffen („spontane" Entstehung der Manifestationen).

Den konträren Grenzfall stellt das Auftreten von Manifestationen ohne jegliche pathologische Veranlagung dar. Hier ist in der Relation $\dfrac{\text{Leistungsfähigkeit}}{\text{Inanspruchnahme}}$ oder $\dfrac{\text{Widerstand}}{\text{Schaden}}\left[\dfrac{c}{p},\dfrac{\text{Konstitution}}{\text{pathogenes Moment}}\text{ nach MARTIUS}\right]$ der Nenner so übergroß, daß es quoad Effekt auf die konstitutionelle Beschaffenheit wenig, praktisch gar nicht ankommt. (Mathematisch ausgedrückt: $c/\infty = C/\infty$). An schwersten Infekten, Traumen usw. erkranken und sterben auch bestkonstituierte Individuen.

Es gibt experimentell erzeugte Krankheitszustände bei Tieren, die man irrtümlich für Manifestationen von angeborenen Diathesen oder für den Ausdruck künstlich erzeugter Diathese halten könnte, die aber wohl nur diesen letzteren Grenzfall illustrieren. Ich denke hier z. B. an die durch widernatürliche, einseitige Ernährung bzw. durch starke Überfütterung von MAUREL an Meerschweinchen, von KNAPP bei Ratten erzeugten exsudativen Integumentprozesse (Ekzem, Conjunctivitis). Solche Reaktionen müssen nicht „illegitim", also auch keine Zeugen abnormer Disposition oder Diathese sein.

MARTIUS hat vom Standpunkte des Internisten die Erbschäden (provisorisch) in ein System zu bringen versucht. Nach Ausscheidung der

a) eigentlichen Minus- und Plusvarianten

bleibt die große Gruppe der

b) durch qualitative Abweichung von Determinanten bedingten Zustände.

Diese Gruppe wird nun nach dem Auftreten und den Ursachen der Manifestationen weiter gegliedert:

In der *ersten Untergruppe* wird nicht allein die Anlage, sondern auch die Manifestation voll ausgebildet zur Welt gebracht (Beispiel: Hämophilie, Myotonie [1]).

In der *zweiten Untergruppe* bildet sich die Manifestation erst im extrauterinen Leben, und zwar ist sie an eine bestimmte Entwicklungsphase (Pubertät, senile Involution) geknüpft (Beispiel: Chlorose, Otosklerose).

In der *dritten Untergruppe* bleibt die Manifestation zeitlebens eine bedingte; die Anlage ist nämlich nur insoweit minderwertig, daß gewisse exquisite äußere Schäden leichter als bei günstig veranlagten Individuen zu Störungen führen. Bestimmte Gewebe sind im ganzen Organismus oder in einzelnen Organen mit einem Minus von Lebensenergie begabt, derart, daß sie exogenen Krankheitsursachen verschiedenster Art nicht den genügenden Widerstand entgegensetzen.

In der *vierten Untergruppe* endlich handelt es sich um ganz ähnliche Verhältnisse, nur genügen hier Reize zur Manifestation, die nicht als Schäden im engeren Sinne des Wortes bezeichnet werden können, da sie natürliche Anforderungen des Lebens darstellen. Hier wird die physiologische Funktion selbst zur manifestierenden Ursache, wie es dem Begriffe der Aufbrauchskrankheiten entspricht.

Dem Versuch, die den Kinderarzt namentlich interessierenden Krankheitsbereitschaften diesem System einzuordnen, soll eine *vorläufige Inventarisierung* der kindlichen Diathesen vorangeschickt werden. Bisher war immer nur von der Trias entzündlich-lymphatische, arthritische Diathese und Status thymico-lymphaticus die Rede. Ohne Zweifel fallen noch andere Zustände unter den Diathesenbegriff. Prinzipiell schiene es vielleicht gerechtfertigt, diesen Begriff so weit zu fassen, daß er alle Fälle umschließt, in denen bei der Erkrankung eine gegen die Norm verminderte Widerstandskraft im Spiele war. Damit würde er aber zu weit und zu wenig prägnant werden. Praktisch und in Anpassung an den bestehenden Gebrauch scheint daher doch eine engere Definition empfehlenswert; von Krankheitsbereitschaft sensu strictiori

---

[1] Die konstitutionelle Albuminurie sowie die gastrische Achylie rechnet MARTIUS wohl zu Unrecht hier herein.

wird man nur da sprechen, wo das äußere pathogene Moment gegenüber dem inneren Moment, der Veranlagung erheblich in den Hintergrund tritt. Spezifische Infektionskrankheiten würden nach dieser Definition auch dann nicht zu den Äußerungen einer Diathese zu rechnen sein, wenn das innere Moment erhöhter Krankheitsanfälligkeit bei der Krankheitsentstehung nachweislich im Spiele wäre.

Dagegen scheint es unbegründet zu fordern, daß das endogene disponierende Moment sich auf mehrere oder alle Organsysteme verbreite und sog. Allgemeinerscheinungen oder Stoffwechselstörungen im Vordergrunde der Krankheitsbilder stehen. Weit verbreitet trifft man heute noch die Anschauung, daß Krankheitsbereitschaften und Konstitutionsanomalien universeller Natur sein müßten. An der Entstehung dieses Irrtums war wohl die merkwürdigerweise immer wiederkehrende Verwechslung von Diathese und Dyskrasie — überhaupt die humoralpathologische Lehre — schuld. Auf die Möglichkeit des Vorkommens von strenger lokalisierten Konstitutionsanomalien hingewiesen zu haben, ist ein Verdienst von MARTIUS, das auch derjenige anerkennen wird, der diesem Autor nicht in allen Einzelheiten Gefolgschaft leistet.

Von diesem Gesichtspunkte aus rechne ich den im Kindesalter häufiger sich manifestierenden Diathesen außer den drei schon genannten insbesondere zu: die *Anlage zur Rachitis*, die *Spasmophilie*[1], die *Heterodystrophie*. Mehr lokalisierte Störungen, denen besondere Anlagefehler zugrunde zu liegen scheinen, wären z. B. die *Pylorospasmen* und die *orthotischen Albuminurien* (MARTIUS).

Die Rachitis und die mit ihr so häufig verknüpfte infantile Tetanie und allbekannte und klinisch ziemlich scharf umschriebene Manifestationstypen der rachitischen bzw. der spasmophilen Anlage.

Heterodystrophie nannte ich vor 5 Jahren jene Form ungünstiger Veranlagung hinsichtlich der Verdauungsfunktionen, die bei Mensch (und Tier) verborgen bleibt, soferne und solange der Säugling die naturgemäße Unterstützung von seiten der Mutter findet, die aber unter dem Bilde einer Ernährungsstörung („Dystrophie") manifest wird, wenn diese Unterstützung noch innerhalb der extrauterinen Abhängigkeitsperiode versagt wird, nämlich wenn artfremde ($\xi\tau\varepsilon\varrho o\varsigma$), statt arteigener Nahrung gereicht wird. Kuhmilchdyspepsie, Diarrhoea ablactatorum, Milchnährschaden und andere Namen decken Begriffe, die unter die Heterodystrophie fallen [2].

---

[1] Die gebräuchliche Bezeichnung „spasmophile Diathese" enthält — worauf mich Herr GOETT hinweist — einen Pleonasmus: man sagt besser „spasmogene Diathese" oder „Spasmophilie".

[2] Inwieweit jene anlagemäßige Dystrophie hier hereingehört, die HEUBNER als „schwere Verdauungsinsuffizienz jenseits des Säuglingsalters" bezeichnet, wage ich nicht zu entscheiden. Da die Kranken HEUBNERS zumeist im 1. Jahre Brustkinder waren, andernfalls z. T. auch schon in dieser Periode Ernährungsschwierigkeiten darboten (THIEMICH), ist die Zugehörigkeit nicht ausgeschlossen.

Versucht man diese Diathesen dem obigen System einzuordnen, so findet man, daß sie wohl durchaus der dritten oder vierten Untergruppe angehören. Da diese Untergruppen naturgemäß ohne scharfe Begrenzung ineinander übergehen, so wird die Klassifizierung von unserem Standpunkte aus keinen großen Wert haben.

Zu diesem Systemisierungsversuch wäre im einzelnen noch folgendes zu bemerken:

Zur Gruppe A. In seiner letzten Mitteilung über exsudative Diathese (1909) führt Czerny diese auf einen „angeborenen Defekt im Körperbestande" bzw. „kongenitalen Defekt im Chemismus des Körpers" zurück: Ähnlich bezog Ponfick in dem schon zitierten Vortrag (Aachen 1900) die bei Skrofulose vorliegende, mit vermehrter Neigung zu lebhafter exsudativer und proliferativer Reaktion einhergehende Diathese auf gewisse als fatales Erbteil angeborene „Mängel in der morphologischen wie chemischen Zusammensetzung des kindlichen Organismus". Für solche Vorstellung würde vielleicht der von Garrod jun. gebrauchte prägnante Terminus „chemische Mißbildung" passen. Czerny erläutert den „angeborenen Defekt", indem er das abnorm veranlagte Kind im Gegensatz zum normal veranlagten setzt, das einen so großen Bestand von Körpersubstanz und Reserven mitbringe, daß es — vergleichbar einer aus dem Samen im Wasser wachsenden Pflanze — fast bis zu 9 Monaten mit der an Baumaterial armen Frauenmilch oder einer entsprechenden Ersatznahrung völlig auskommt. Danach würde es sich bei dieser Diathese — Erblichkeit vorausgesetzt — im Grunde um einen Ausfallzustand, also eine richtige „*Minusvariante*" handeln.

Für die besagte Hypothese wurden freilich keinerlei Stützen vorgebracht, obwohl man sie schon vor Jahren hinsichtlich der „Skrofulose" erwogen hat und sie einer experimentellen Prüfung zugänglich ist. Deckt die Analyse ungünstig veranlagter Neugeborener wirklich solche chemische Defekte an Körpersubstanz oder an Reservematerial auf ? Pastöse Kinder, die intra oder post partum zugrunde gehen, würden das erforderliche Material liefern, da der Status lymphaticus nach Czerny Ausdruck der schwersten Formen der exsudativen Diathese ist.

Ein wichtiges Moment in Czernys Lehre ist die Verknüpfung zwischen dem angeborenen und ererbten Defekt im Körperbestand und dem „eigenartigen Nährschaden", der die Symptome der exsudativen Diathese (wer Diathese mit Krankheitsbereitschaft übersetzt, wird sie nicht Symptome, sondern Manifestationen nennen) oder eigentlich nach Czernys Worten erst „die Disposition zum Milchschorf, Gneis usw." auslöst. Hierin ist Czerny wohl von vielen entweder gar nicht oder falsch verstanden worden. Es scheint mir in der Tat, daß die darauf bezügliche Stelle in seinem Salzburger Vortrage schärfer und eindeutiger gefaßt sein könnte: *ich verstehe sie dahin, daß aus jenem „Defekt" im extrauterinen Leben namentlich bei Ernährung mit der an Baumaterial armen Frauenmilch eine Stoffwechselstörung herauswächst; diese ist der „Nährschaden".* Es würde sich demnach um einen *endogenen*, nicht ektogenen Nährschaden handeln. Da das Wort häufiger in letzterem Sinne gebraucht wird, und auch immer von Nahrungseinflüssen die Rede ist, sind Mißverständnisse naheliegend. *Der endogene Nährschaden sei vermutlich eine eigenartige Störung im Fettstoffwechsel.* Dieser Teil der Lehre liefert also wohl noch ein weites Feld zum künftigen Ausbau. Drei Schritte sind aufzuklären: Jener vom „Defekt" zum „Nährschaden", jener vom „Nährschaden" zur Disposition und jener von der Disposition zu den Symptomen.

Die Stoffwechselstörung aber, das Mittelglied in der Dreiphasenfolge, ist wohl das dyskrasische Element der Lehre Czernys, auf das Heubner mehrfach anspielt, der „angeborene Fehler der Säftemischung" (Heubners Vortrag vom 27. Januar 1911).

Die Mehrzahl der als „Minusvarianten" anzusprechenden pathologischen Zustände hat keine engeren Beziehungen zur Gruppe der Diathesen. Es sind Mißbildungen. Entwicklungsstörungen, Aplasien mit somatischen und psychischen Ausfallserscheinungen.

Zur Gruppe B. Der *ersten Untergruppe* müßte vielleicht ein Teil der Fälle von Status thymico-lymphaticus zugerechnet werden. Man erkennt, daß das Einteilungsprinzip für unsere Zwecke kein glückliches ist.

Auch das *Mongoloid*, das im Grunde auf einer Hypoplasie einzelner oder mehrerer Organsysteme beruht, gehört vielleicht hierher, wenngleich sich der äußere Habitus oft nur dem Kenner schon beim Neugeborenen verrät. Während des intrauterinen Lebens und vielleicht noch während der Stillung macht der kindliche Organismus gegen den Ausbruch anlagemäßiger Schäden offenbar Anleihen bei der Mutter.

Der *zweiten Untergruppe* hat ESCHERICH die Rachitis zugeteilt. Man ist in der Tat vielfach geneigt, den Ausbruch der Rachitis, sowie der häufig mit ihr Hand in Hand gehenden Anämie, die ihren höchsten Grad im ausgeprägten JAKSCH-HAYEMschen Typ erreicht, mit einem kritischen Wendepunkt der kindlichen Entwicklung im zweiten Lebenshalbjahr in Zusammenhang zu bringen. Anatomische Forschungen haben aber gelehrt, daß die Rachitis durchschnittlich doch viel früher einsetzt (im zweiten und dritten Lebensmonat hat SCHMORL schon bei mehr als der Hälfte aller Kinder rachitische Veränderungen im Knochenpräparat vorgefunden) und daß sich der Termin ihres Auftretens andererseits auch erheblich hinausschieben kann. Die ihr wesensverwandte Osteomalacie allerdings zeigt recht ausgesprochen die Bindung an gewisse physiologische Phasen. Von Bedeutung scheint aber namentlich, daß das Alter, in dem frühgeborene Kinder rachitisch zu werden pflegen, nicht von dem Konzeptionstermin an, sondern eher vom Geburtstermin an gerechnet mit jenem bei reifen Kindern übereinstimmt. Dies würde dafür sprechen, daß eine gewisse Summation von Schäden des extrauterinen Lebens und nicht eine bestimmte Entwicklungsphase die Manifestationen herbeiführt. Natürlich ist es von ausschlaggebender Bedeutung, daß diese Schäden den rasch wachsenden Knochen treffen.

Zur *dritten und vierten Untergruppe*. Hier ist — wie erwähnt — nicht allein die Trias einzureihen, von der ausgegangen wurde, sondern auch die rachitische Disposition, die Spasmophilie und die Heterodystrophie. Was die manifestierenden Momente im einzelnen betrifft, so decken sie sich mit jenen, die als die „ätiologischen" der Rachitis, Tetanie usw. bezeichnet zu werden pflegen, und es ist hier nicht der Ort, diese umfangreichen Fragen aufzurollen.

Sehr augenfällig tritt bei diesen Diathesen das pathogenetische Relationsgesetz in Erscheinung. Während z. B. das eine Mal rachitische Zeichen erst relativ spät im Gefolge einer schweren Ernährungsstörung oder einer anderen akuten Erkrankung auftreten, sieht man andere Male bei stärker ausgeprägter Bereitschaft — etwa in der Deszendenz von schweren Rachitikern — ein Kind rachitisch werden, das *noch keinen Tag krank* gewesen, das rationell und natürlich ernährt und ideal gepflegt worden war. Die schweren Formen sind allerdings bei solchen Kindern selten. Günstig veranlagte Säuglinge gedeihen oft in mustergültiger Weise bei einem Ernährungs-Regime, das jedem Kinderarzte die Haare zu Berge stehen läßt; solche Beobachtungen können in unheilvoller Weise irrationelle Nährsysteme und -mittel akkreditieren. Heterodystrophisch veranlagte Säuglinge dagegen vermag oft das raffinierteste Vorgehen nicht weiter zu bringen. Viele Kinder machen ernste Rachenerkrankungen durch, ohne daß die mindeste Lymphdrüsenhyperplasie bestehen bliebe: andere akquirieren ‚ solche, ohne merkliche örtliche Affektionen durchgemacht zu haben. HEUBNER bezeichnet den Lymphatismus geradezu „als eine Funktion der Entwicklung, des Wachstums selbst", was für das Extrem der lymphatischen Bereitschaft auch zutreffen mag.

Ferner kommt die Vielfältigkeit der manifestierenden Momente zum Ausdruck. Weder für die Rachitis, noch für die Tetanie, für den Lymphatismus oder die Heterodystrophie darf der Schaden auf eine bestimmte Kategorie beschränkt werden. In neuerer Zeit neigt man vielfach dazu, alles auf quantitativ oder qualitativ fehlerhafte Ernährung zu schieben. Stimmritzenkrampf und Eklampsie, Kraniotabes und „Anaemia splenica", habituelles Erbrechen und Cholera infantum, Ekzem und Prurigo, pastöser und lymphatischer Zustand *sind* nicht Nährschäden [1], aber sie *können* es sein.

In MOROS Statistik tritt z. B. das anamnestische Moment der Überernährung bei den Ekzemkindern gegenüber den Kontrollkindern wenig hervor. HALL studierte Zusammenhänge des Säuglingsekzems mit den verschiedensten Einflüssen und kommt zur Ablehnung aller inneren Momente als auslösender Ursachen; diese seien äußere Reize, durch Kälte, Nässe, Seife, Staub, Bakterien.

Hinsichtlich der auslösenden Ursache für die auf neuro- und psychodegenerativem Gebiete liegenden Erscheinungen des Arthritismus haben wir — wie schon angedeutet — die Ergebnisse eines Naturexperimentes zu verwerten, nämlich zu erheben gesucht, in welcher Frequenz diese Zeichen bei Kindern auftreten, die in den ersten Jahren exsudative Manifestationen geboten haben, und zwar vergleichsweise in proletarischen bis kleinbürgerlichen Kreisen einerseits, in der Klasse der Begüterten andererseits. MORO und KOLB fanden, daß unsere Ambulanzpatienten mit exsudativer Vergangenheit solche Erscheinungen später in einem sehr geringen Prozentsatz zeigten; ich selbst erhob gleichzeitig, daß bei relativ sehr vielen meiner Privatpatienten mit entzündlich-lymphatischer Diathese aus deren Manifestationen weiterhin neuropsychische Symptome gewissermaßen herauswuchsen. Dieses bemerkenswert differente Verhalten kann zwei Gründe haben: es könnten erziehliche und Milieuschäden, die wohl großenteils unter die Polypragmasie rangieren, in der zweiten Kategorie als manifestierende Momente gewirkt haben, während sie in der ersten fehlten. Es könnte aber auch unter den oberen Zehntausend die exsudative Bereitschaft häufiger mit neuropathischer Bereitschaft verknüpft sein. Nach der Anstaltsbeobachtung der Kinder beider Kategorien in der Säuglingsperiode, also unter gleichartigen Lebensbedingungen, ist letzteres nicht *in solchem Maße* der Fall, daß es die weiterhin auftretenden Unterschiede allein zu erklären vermöchte (vgl. COMBY, CZERNY).

Theoretisch wie praktisch gleich bedeutsam ist die Frage nach **Kriterien** bestehender Krankheitsbereitschaft im Kindesalter. Die Forderung nach solchen wird mit großer Strenge erhoben und manche wollen die ganze Diathesenlehre als „unwissenschaftlich" ablehnen, wenn keine zuverlässigen Kriterien für Arthritismus, für exsudative Diathese und die anderen Einheiten dieser Ordnung geboten werden. Die Wissenschaft beginnt eben heute für manche erst im Laboratorium, bei Maß und Zahl, während sie für andere schon am Krankenbett beginnt. Der Hinweis, daß es bei anderen durchaus anerkannten pathologischen Zuständen mit jederzeit greifbaren und zuverlässigen Kriterien auch oft recht schwach steht, wird das Gewissen jener Skeptiker nicht beschwichtigen. Es muß ihre Forderung daher auf Grund der nunmehr

---

[1] Nährschäden hier im kausalen Sinne gemeint = durch Nahrung verursachte oder vermittelte Manifestationen.

gewonnenen Anschauungen über das Wesen der Diathesen ein wenig unter die Lupe genommen werden. Die besagten kindlichen Diathesen sind nach dem Gesagten kombinierte Zustände; sie setzen sich aus einzelnen gewissermaßen zusammengewürfelten und voneinander unabhängigen Einheiten niedrigerer Ordnung zusammen; erst diese letzteren sind einigermaßen geschlossene Systeme von kausalverknüpften Abweichungen. Nur *solche* Systeme aber *lassen den Bestand von Kriterien im vermeinten Sinne gewärtigen,* und jedes Kriterium muß offenbar an einem bestimmten solchen Komplex hängen; da aber wohl jeder dieser Komplexe nur fakultativ zum Bestande der Gesamtdiathese gehört und ihr nicht streng eigentümlich ist, kann es auch keine obligaten und beweisenden Kriterien für diese geben. Ein Zeichen für die vasomotorische Übererregbarkeit z. B. wird ebensowenig *zuverlässig* auf den Bestand von exsudativer Diathese hinweisen, wie die blaue Augenfarbe auf blonde Haare oder sanguinisches Temperament. *Die Forderung nach Kriterien für die kombinierten Bereitschaften ist mit einem Wort verfehlt;* es wäre bedauerlich, wenn sie den, der sie festhalten will, behindern würde, die Lehre von der tatsächlich häufigen Kombination der Teilbereitschaften anzunehmen, wenn sie ihn mit jener „Seelenblindheit" schlagen würde, die nach His nötig ist, um an den Phänomenen vorüberzugehen, die zur Aufstellung der großen Diathesengruppen geführt haben. Im folgenden ist vorwiegend von Kriterien der geschlossenen kleinen Systeme, der Teilbereitschaften, die Rede.

Wenn diesen funktionelle Minderwertigkeiten bestimmter Organe oder Zellsysteme zugrunde liegen, dann muß es prinzipiell wenigstens möglich sein, sie auch in der Latenzperiode auf dem Wege funktioneller Prüfung festzustellen. Bei sukzessiver Mehrbelastung des betreffenden Organes oder Systemes muß früher als in der Norm ein Versagen, ein Mißverhältnis zwischen Inanspruchnahme und Leistungsfähigkeit zum Ausdruck kommen. Jede spontane Manifestation einer Diathese ist ja schon als derartiger Ausdruck anzusehen und dort, wo das exogene auslösende Moment quantitativ einigermaßen abschätzbar ist, auch als Kriterium für bestehende Krankheitsbereitschaft verwertbar. Ein dem Arzte jederzeit verfügbares richtiges diagnostisches Verfahren muß aber mit genau dosierbaren Reizen und ohne Schädigungsgefahr arbeiten. Ein solches Verfahren, anwendbar auf die dystrophische Komponente der Diathesen ist z. B. die systematische Prüfung der Nahrungstoleranz beim Säugling, die namentlich von Finkelstein gelehrt und ausgebildet wurde; durch ihn haben wir auch die ersten Anzeichen der Störung beim Versuch einer zunehmenden Belastung der Verdauungsfunktionen genauer kennengelernt. Wenn sich auch der Toleranzbestimmung im Einzelfall oft noch erhebliche Schwierigkeiten in den Weg stellen, so muß doch prinzipiell der hier jüngst angebahnte Fortschritt in seiner großen Bedeutung für die Ernährungspathologie anerkannt werden.

Die bei solchen Belastungsversuchen angewandte Nahrung, nämlich Milch und die üblichen Milchmischungen, enthalten verschiedene Bestandteile, deren Erledigung im Verdauungstrakt und Stoffwechsel natürlich qualitativ verschiedene Anforderungen stellt und verschiedene Leistungen der Darm- und Zellverdauung herausfordert. Es lag daher nahe, hier weiter zu differenzieren, die Eiweiß-, die Fett-, die Zucker-, die Stärke-, die Salztoleranz *für sich* zu ermitteln. Dem begegnet aber ein prinzipielles Bedenken: gerade das *Zusammenwirken* von Kuhmilchmolkenbestandteilen unter sich und mit Fett scheint den Schaden zu verursachen. Als einziges schon ziemlich feststehendes Ergebnis dieser Versuche wird angesehen, daß die *Eiweiß*toleranz zumeist *nicht* vermindert ist.

Auf dem Gebiete der *exsudativen Manifestationen* spricht Schütz von der Provokation durch probeweise Anwendung „kräftiger Kost" als von einem praktisch verwertbaren diagnostischen Verfahren (? Verf.).

Wie oben erwähnt, löst nach Czerny ein eigenartiger, aus dem angeborenen Körperdefekt sich ergebender Nährschaden, nämlich vermutlich eine Fettstoffwechselstörung, die Symptome der exsudativen Diathese aus. Diese Fettstoffwechselstörung stellt darnach offenbar den Angelpunkt, den wesentlichen Kern des ganzen Krankheitszustandes dar, und es müßte die *besondere, spezifische „Eigenart"* dieser Störung das stets gesuchte biochemische Kriterium für die exsudative Störung oder wenigstens für eine ihrer Komponenten liefern. Es konnten aber darauf gerichtete Untersuchungen eine eigenartige Fettstoffwechselstörung bei exsudativer Diathese bisher nicht aufdecken.

Jüngst publizierten zwei Breslauer Mitarbeiter Czernys, Steinitz und Weigert, Stoffwechselversuche aus den Jahren 1904 und 1905 an zwei exsudativen Brustkindern, aus denen sich ergibt, daß diese Kinder in den ersten Wochen um 10—15% weniger Fett (und Stickstoff) resorbiert, und demgemäß auch etwas weniger zugenommen haben als gesunde Kinder. Birks und namentlich L. F. Meyers Fettresorptionswerte bei (älteren) exsudativen Flaschenkindern erreichen dagegen fast oder ganz die Norm, so daß Freund schließt, die exsudative Diathese gehe im allgemeinen nicht oder wenigstens nicht in hohem Grade mit einer Beeinträchtigung der Fettresorption einher.

Czerny selbst bezeichnet andererseits den *angeborenen Tiefstand der Assimilationsschwelle* für das Fett der *Tier*milch nahezu als Maßstab für die Veranlagung des Säuglings zur exsudativen Diathese. Nach Angabe an anderer Stelle wird auch das Frauenmilchfett unvollkommen ausgenützt. Dystrophische Erscheinungen rufen bei exsudativen Säuglingen nach Czerny einerseits an Baumaterial arme Kostformen hervor (träge Wiedereinholung des Geburtsgewichtes in den ersten Lebenstagen, frühzeitige Verflachung der Gewichtskurve bei Brustkindern), andererseits stark fetthaltige Nährmittel (Milchnährschaden).

Aschenheim fand bei exsudativ-lymphatischen Kindern (in stadio manifestationis) häufig Acetonurie und Mellituriem und meint, die „Assimilationsgrenze" für Kohlehydrate sei bei ihnen in hohem Grade herabgesetzt, was aber Nothmann nur für einzelne Fälle gelten lassen will. Cobliner traf Hyperglykämie (ohne Zuckerausscheidung), und man erinnert sich dabei an die von Comby u. a. angenommene Beziehung des Arthritismus zur Diabetesgruppe. Aber Hüssy konstatierte in dem ketogenen bzw. antiketogenen Effekt von Kohlehydratkarenz und -zufuhr keine wesentlichen Unterschiede zwischen exsudativen und gesunden Kindern.

Vogt hat jüngst erwogen, ob der von ihm bei neugeborenen Kindern aufgefundene hohe Reststickstoff des Harns mit exsudativer Veranlagung zusammenhängt; manches schien dafür zu sprechen, doch vermochte der Autor die sich selbst gemachten Einwände nicht bestimmt zu widerlegen. Die interessante

Tatsache, daß bei Neugeborenen der Reststickstoff hoch ist und gelegentlich *enorme* Werte erreicht, hat uns zu Nachforschungen veranlaßt, welche im Säuglingsharn bisher nicht ermittelten Substanzen Träger dieses Stickstoffrestes sind. SIMON hat an der Münchener Klinik gefunden, daß es sich um Amidosäuren. Oxyproteinsäuren und insbesondere um *Polypeptide* handelt, die der Organismus in den ersten Lebenstagen ungespalten ausscheidet. Der Polypeptidstickstoff kann bis zu 12% des Gesamtstickstoffes im Urin betragen. Mit exsudativer Diathese als solcher hat dies wohl nichts zu tun, dagegen ist es vielleicht bemerkenswert, daß sich alle untersuchten Kinder — soweit ihr Schicksal verfolgt werden konnte — als konstitutionell nicht einwandfrei erwiesen.

Andeutungen CZERNYS, daß der die exsudative Diathese charakterisierende kongenitale Defekt hauptsächlich jene Gewebe betreffe, welche die großen Schwankungen im Wassergehalte ermöglichen, und etwas schärfer präzisierte Vorstellungen, die FINKELSTEIN über die Genese des konstitutionellen Ekzems entwickelte, gaben zu Prüfungen des Salzstoffwechsels und der Wasserbilanz Anlaß. BRUCK fand keine Abweichungen des Mineralstoffwechsels bei Ekzemkindern, FREUND aber Wasseransatz unter Umständen, die solchen de norma nicht erwarten lassen.

Beim infantilen *Arthritismus* hatten französische Autoren an eine der gichtischen analoge Stoffwechselstörung gedacht. GÖPPERT, der es zum ersten Male unternahm, diese Angaben auf hinreichend breiter physiologischer Basis fußend, nachzuprüfen, fand bei zwei fettsüchtigen Knaben (wovon einer arthritische Erscheinungen bot) Harnsäureausscheidungsanomalien, die möglicherweise mit der Fettsucht zusammenhängen, aber eine Identifizierung der bestehenden Störung mit der gichtischen natürlich nicht gestatten. GÖPPERT arbeitete (1899) zu einer Zeit da man noch weit weniger als jetzt über brauchbare Kriterien der gichtischen Stoffwechselstörung verfügte. UFFENHEIMER hat jüngst an der Münchener Klinik die Ausscheidung von Purinkörpern aus einer nach purinfreier Kost verabreichten nucleinreichen Mahlzeit geprüft und teils den normalen, teils einen protrahierten Ausscheidungstyp (wie bei Gicht) angetroffen bei „arthritischen" Kindern, ersteren selbst bei solchen, die eine dystrophische Komponente in ihrer Diathese aufwiesen.

Eine Probe auf *vasomotorische* Übererregbarkeit hat MORO jüngst bei Kindern angewandt. Er beobachtete nach Trockenbohrungen mit dem PIRQUETschen Impfspatel an der Brusthaut das Auftreten einer traumatischen Reaktion in Form von Erythem oder Papelbildung nach ihrem zeitlichen Auftreten und ihrer leicht meßbaren Intensität. Diese „Vasomotorenprobe" war bei 80% der ekzemkrank gewesenen Kinder deutlich und in 32% sehr stark positiv. Physiologische Vergleichswerte in ausreichend großer Zahl liegen übrigens noch nicht vor.

Ein Kriterium vasomotorischer Übererregbarkeit ist nach MORO auch die starke Reaktion der lymphatisch-exsudativen Kinder auf Vaccination und parenterale Einbringung von artfremdem Eiweiß (Neigung zu Serumkrankheit).

Auf anderen Gebieten der kindlichen Krankheitsbereitschaften wurde eine experimentell-funktionelle Diagnostik noch nicht ausgebaut.

Die kindlichen Diathesen bieten vielfach eine *unreine Latenz*, d. h. es bestehen nach und zwischen den eigentlichen Manifestationen gewisse, namentlich diagnostisch bedeutsame habituelle Intervallärzeichen. Solchen verdankt z. B. die „idiopathische Tetanie der Kinder" eine

schärfere Abgrenzung; die erhöhte mechanische und elektrische Erreg-
barkeit im Bereich des animalischen Nervensystems gibt sich hier nach
ESCHERICH durch die Trias der Phänomene von ERB, CHVOSTEK und
TROUSSEAU zu erkennen. Namentlich das erstere hat dank seiner
Meßbarkeit eine wertvolle Handhabe zu experimentellen Studien ge-
boten. Das Facialphänomen für sich kommt übrigens auch gewissen
Formen anlagemäßiger Neuropathie zu, die mit der Spasmophilie nichts
zu tun haben.

Habituelle Zeichen wären auch *Veränderungen des Habitus*, namentlich der „pastöse" bei Status lymphaticus, der übrigens inkonstant ist.
Nach alter Lehre sollen „Habitus" und „Temperament" in innigster
Abhängigkeit von der Körperkonstitution stehen, da sie deren besondere
äußere Erscheinungs- bzw. Reaktionsform sind. Es kommen jedoch
häufig grobe Interferenzen zwischen Habitus und Temperament vor
und Rückschlüsse auf die Körperbeschaffenheit sind im allgemeinen nicht
zuverlässig.

Als Stigma der exsudativen Diathese gilt neuerdings ein kammartiger *Haar-
schopf* bei Neugeborenen (FREUND), der vielleicht aus einem abnormen Verlaufe
des physiologischen Mauserungsvorganges hervorgeht und der lange Zeit per-
sistieren kann. Die mitunter in der Tat höchst markante Erscheinung fand ich
am meisten ausgeprägt bei einem Kinde, das bis zum 6. Lebensmonat mit Back-
hausmilch mächtig überernährt, dennoch vorzüglich gedieh und keine Spur von
exsudativen Manifestationen darbot.

Die Untersuchung des Blutes ergibt nicht selten ein wertvolles und
isoliertes Latenzsymptom bei lymphatisch-exsudativer Diathese, nämlich
Hypereosinophilie. STÄUBLI spricht daher von „eosinophiler Diathese".
Die eosinophil granulierten Zellen erscheinen auch in den „Exsudaten"
an Haut und Schleimhäuten (Asthma, eosinophiler Darmkatarrh).

Mit einer relativen Zahl der eosinophil gekörnten Leukocyten von 4—8% muß
man nach BENJAMIN auch bei anscheinend günstig veranlagten Säuglingen,
namentlich in den ersten Lebenswochen rechnen. Bei lymphatischen und exsudativen Kindern des ersten und zweiten Lebensjahres fanden BENJAMIN und ROSEN-
STERN mehrmals Eosinophilie über 10, ja über 20 und 30%; allerdings wurden
die *exzessiven* Werte fast nur in Perioden von ausgedehnten Manifestationen an
der Haut erhoben. Der negative Befund ist jedoch auch recht häufig und keineswegs gegen Exsudative beweisend.

Die relativen Lymphocytenzahlen sowie jene für das gesamte ungranulierte
System sind in BENJAMINS Untersuchungen bei den lymphatischen Kindern
durchschnittlich niedriger als bei den Kontrollfällen; dies hängt jedoch zum Teil
damit zusammen, daß das Durchschnittsalter der ersteren ein etwas höheres
war, und daß diese Zahlen durch Vermehrung der Eosinophilen sowie durch
Vermehrung der neutrophil Granulierten bei eitrigen Hautaffektionen gedrückt
werden. Andererseits wurde gelegentlich bei exsudativer Diathese des 3. und
4. Lebensjahres durch Monate konstant eine Lymphocytose von 80—85% erhoben.

Umfangreiche Erhebungen über den Komplementgehalt des Blut-
serums bei heterodystrophischen Säuglingen haben in einer Reihe von

Fällen starke Herabsetzung des Wertes ergeben. Auf EHRLICHS Lehren von der Bedeutung der Komplemente für den Assimilationsvorgang fußend erhob ich die Frage, ob der verminderte aktuelle oder potentielle Komplementgehalt des Serums als Ausdruck der cellulären Komplementproduktionsfähigkeit[1] mit der Bereitschaft jener Kinder zu Ernährungsstörungen in Kausalnexus stehe. Vielfältig variierte, zahlreiche Bestimmungen des Komplementwertes in Serumproben ergaben uns teils Resultate, die mit jener Annahme sehr gut im Einklang stehen, teilweise aber auch abweichende; die Frage muß sonach offen bleiben.

Im vorstehenden war durchweg von *angeborenen* Diathesen die Rede. Die Frage, ob eine besondere Krankheitsbereitschaft auch (post partum) **erworben** werden könne, ist zu bejahen. Die wechselnde Altersdisposition ergibt schon unter physiologischen Verhältnissen Schwankungen in der Krankheitsbereitschaft. Diese werden aber nicht dem Begriffe der Diathesen subsumiert werden und bleiben daher hier außer Betracht. Ebenso liegen dem Thema ferner die Fälle, wo im Verlaufe oder in der Rekonvaleszenz einer infektiösen Erkrankung erhöhte Disposition für andere exogene Erkrankungen auftritt, z. B. für Diphtherie nach Masern usw.

Zuverlässige experimentelle Stützen hat in letzter Zeit die Erfahrung gewonnen, daß Einbringung differenter Substanzen in den Körper diesen (in toto oder in parte) gegen gewisse Reize empfindlicher, also nach gewisser Hinsicht krankheitsbereiter machen kann. Man kennt verschiedene Typen solcher „Sensibilisierung". Ein besonders markanter Spezialfall ist folgender: Fluorophyll, ein in verdorbenem Buchweizen enthaltenes, sowie ein in verdorbenem Mais vorkommendes, noch unbekanntes Gift sensibilisieren; durch den Verdauungstrakt aufgenommen, die Haut des Betroffenen derart, daß der kurzwellige Anteil des Sonnen- und diffusen Tageslichtes als aphysiologischer Reiz wirkt und Dermatosen erzeugt. Diese *physikalische Sensibilisierung* ist also die Grundlage einer erworbenen Krankheitsbereitschaft. Von weit allgemeinerem Interesse sind die sog. *biologischen Sensibilisierungen* durch Einwirkung von Antigenen, deren Effekt als Anaphylaxie bezeichnet wird und deren Charakter ein spezifischer ist: nur das sensibilisierende Antigen selbst kann bei neuerlicher Einwirkung Krankheitserscheinungen auslösen. Die schwerste Form der Serumkrankheit („sofortige Reaktion"), das KOCHsche Fieber, die PIRQUETsche Papel beruhen auf erworbener Anaphylaxie nach Sensibilisierung. Vielleicht gehört aber auch die Pollenkrankheit und manches andere unter dem Bilde einer Spontanerkrankung auftretende Phänomen in diese Reihe[2].

---

[1] Nicht als „Maß für die Gesamtkonstitution", da dieser Begriff sehr anfechtbar ist!

[2] Vgl. hierüber MORO: Experimentelle und klinische Überempfindlichkeit. LUBARSCH-OSTERTAG, 1910.

Hinsichtlich der Skrofulose wurde folgendes erwogen: Tuberkulöse Infektion in den ersten Lebensjahren setzt Tuberkulinüberempfindlichkeit; die Erfahrungen mit den verschiedenen diagnostischen Tuberkulinproben haben gelehrt, daß bei solchen Individuen papulöse und lichenoide Dermatosen und Schleimhautkatarrhe entstehen, wenn geringe Mengen von tuberkulösen Giften mit dem Integument — namentlich mit dem unscheinbar verletzten oder macerierten Integument — in Berührung kommen. Soferne bei tuberkulösen Individuen eine Ausscheidung des Giftes aus dem Körper auf die Oberflächen oder eine Imprägnation dieser auf anderen Wegen erfolgt, müssen Reaktionen nach Art der PIRQUETschen, der MOROschen und der WOLFF-EISNERschen spontan und immer wieder zustande kommen. Es liegt nahe, skrofulöse Krankheitszeichen so entstanden zu deuten (PFAUNDLER, 1907; ESCHERICH, 1909); doch darf die Skrofulose nicht etwa einfach als eine rein erworbene tuberkulotoxische Anaphylaxie aufgefaßt werden; der Skrofulöse reagiert *auch auf unspezifische* Haut- und Schleimhautreize „illegitim" und auf tuberkulotoxische Reize stärker als ein Tuberkulöser (ohne Skrofulose). Mögen also auch echte anaphylaktische Reaktionen bei der Skrofulose spontan vorkommen, so spielt doch ein anderes, nämlich ein angeborenes konstitutionelles Moment die Hauptrolle (s. o.).

Ähnlich verhält es sich nun offenbar in einer Reihe anderer Fälle. Es gibt Erkrankungen, die ganz unter dem Bilde von anaphylaktischen Reaktionen auftreten, denen aber doch kongenitale Diathesen zugrunde liegen. Zu diesen gehören z. B. die Pollenkrankheit, die Serumkrankheit, insbesondere aber die Reaktionen bei sog. *Idiosynkrasie gegen Nahrungsmittel* und Medikamente. Den Kinderarzt interessiert besonders die *Kuhmilchidiosynkrasie der Säuglinge.* Es gibt Kinder, die auf minimale Mengen von Kuhmilch und Kuhmilchderivaten mit furibunden vergiftungsartigen Erscheinungen erkranken. Solches tritt anscheinend besonders dann auf, wenn man Kinder, die wegen Nichtgedeihens bei Kuhmilch durch einige Zeit natürlich ernährt worden waren, mit Kuhmilch abzustillen versucht — also beim *zweit*maligen Kuhmilchversuche, was an anaphylaktische Phänomene denken läßt. Aber jedesmal handelt es sich hier um Individuen mit ausgesprochen ungünstiger Veranlagung hinsichtlich der Verdauungsfunktionen, um Heterodystrophiker. Bei anderen Idiosynkrasien scheint die Reaktion wohl schon *nach erstmaliger* Einwirkung des Nährstoffes (Hühnereiweiß, Erdbeeren, Hummer usw.) vorzukommen und damit tritt das angeborene konstitutionelle Moment[1] mehr hervor. *Man muß annehmen, daß ungünstige Veranlagung Erscheinungen nach Art der anaphylaktischen besonderen Vorschub leistet*

---

[1] Placentare Übertragung von anaphylaktischen Reaktionskörpern wäre nach gewissen Analogien (Präcipitine, Agglutinine) zwar denkbar, würde sich aber wohl nur in den ersten Lebenswochen bemerkbar machen.

und sie unter Umständen auftreten läßt, die im Experiment am normalen Menschen und am Versuchstier stets zu negativem Ergebnis führen.

FREUND will bei Kuhmilchidiosynkrasie vorübergehend positive PIRQUET-Reaktion bei einem nichtinfizierten Kinde gesehen haben.

Für die vorliegende Frage ergibt sich jedenfalls, daß der anaphylaktische Charakter von Krankheitserscheinungen an sich nicht als beweisend für eine ihnen zugrunde liegende erworbene Diathese gelten kann.

Von der Erwägung ausgehend, daß dystrophisch Veranlagte möglicherweise spezifische „Nährstoff-Anaphylaxien" erwerben könnten, veranlaßte uns, cutane Impfungsversuche mit konzentrierten Nährstoffen an zahlreichen Kindern vorzunehmen. H. SCHMIDT erhielt tatsächlich in einer Reihe von Fällen positive, durch 1—2 Tage persistierende und den PIRQUETschen ähnliche Reaktionen; doch ergaben sich keine weiter verwertbaren Beziehungen.

Die Wirkung der sensibilisierenden Noxen (bei Buchweizenkrankheit, Pellagra, cutanen Tuberkulinproben) kommt insbesondere am Körperintegument zur Geltung; sie wird daher von Dermatologen viel diskutiert und es scheint, daß in den Kreisen dieser solche Beispiele eine stark suggestive Wirkung hatten. BLOCH will auf analoge Art die Dermatosen erklären, die als mehr oder weniger charakteristische Begleiterscheinungen von Ernährungsstörungen und sog. Stoffwechselkrankheiten bekannt sind. „Abnorme Stoffwechselprodukte bewirken eine Umstimmung des Terrains, sei es des ganzen Körpers oder lediglich des Hautorgans, so daß nun die Haut auf ektogene und endogene Reize anders, pathologisch reagiert. Das ist der Weg, auf dem die Mehrzahl der Stoffwechseldermatosen zustande kommt." Der Zucker z. B. (oder ein anderer im Blute auftretender pathologischer Bestandteil), soll bei Diabetes die Haut überempfindlich und dadurch zu Ekzemen und anderen Erkrankungen geneigt machen. Diese Überempfindlichkeit, die BLOCH als „chemische Allergie" bezeichnet, wäre also ein Beispiel erworbener Krankheitsbereitschaft. Der Beweis, daß es sich so verhält, steht aber noch aus. Es müßte erwiesen werden, daß die „Allergie" auch gesetzmäßig auftritt bei experimentellem Diabetes und daß sie gleich BLOCHs Trichophytin-Allergie cellulärer Natur (Transplantationsversuch!), nicht etwa durch eine die Wucherung von Krankheitskeimen oder andere Schädigungen begünstigende Beschaffenheit des Blutes vorgetäuscht ist. Beobachtungen, die BLOCH selbst anführt, weisen der Auffassung meines Erachtens andere Wege. In der Deszendenz von Zuckerkranken kommen nämlich *dieselben Dermatosen ohne Diabetes* vor. Demnach wäre die Allergie der Haut der Stoffwechselstörung nicht subordiniert, sondern koordiniert. Auch hier hat vielleicht das Streben, die einzelnen Glieder der Diathese zwangsweise einander unterzuordnen und alles von einem einzigen Punkte aus zu erklären, irregeleitet. Weit ungezwungener ist die Annahme, daß auch beim Diabetes und anderen Stoffwechselkrankheiten ein plurizentrisches System von fakultativ auftretenden, einander beigeordneten und voneinander unabhängigen Gliedern, nämlich angeborenen Minderwertigkeiten vorliegt. Die Allergie der Haut wäre dann nicht sekundär und erworben, sondern im Grunde gleichen Ursprungs und Wesens wie die Disposition zur diabetischen Stoffwechselstörung. Solche Auffassung schränkt das Gebiet der erworbenen Diathesen ein.

Diesen zuzurechnen sind vielleicht Folgezustände einseitiger Ernährung bei Säuglingen, z. B. der „Mehlnährschaden". Nach LEUBES Lehre kann durch unzweckmäßige und einseitige Nahrung eine Störung in der Zellarbeit eintreten, die kraft der Beharrungstendenz („Tenazität") der Zelltätigkeit eine permanente, zäh eingehaltene Eigenschaft der Zellen wird.

Das Übel der exsudativ-lymphatischen und arthritischen Diathese an der Wurzel anzufassen durch *eugenetische Bestrebungen* liegt nicht im Rahmen der eigentlichen ärztlichen Tätigkeit. Daß man Keime, die mutmaßliche Träger von abweichenden Determinanten sind, von der Aufzucht gänzlich ausschalte, die pathologische Rasse der Exsudativen, Lymphatischen und Arthritischen so gewaltsam ausrotte, ist natürlich undurchführbar. Man müßte darauf abzielen, die Paarung von Keimen tunlichst zu verhindern, in denen gleichgerichtete und sich erfahrungsgemäß dann oft summierende Abartungen anzunehmen sind; aber selbst das ist vorläufig ziemlich utopisch.

Für den Arzt bleiben drei Aufgaben auf dem Gebiete der kindlichen Diathesen:

1. die Bekämpfung bestehender Manifestationen,

2. die Verhütung von Manifestationen bei bestehender Krankheitsbereitschaft und

3. die Bekämpfung der bestehenden Bereitschaft als solcher.

Die praktische Scheidung dieser drei Aufgaben stößt auf Schwierigkeit, weil fast alle Therapie hier empirisch und in ihrer eigentlichen Wirkungsweise nicht durchsichtig genug ist.

Daß man eine bestehende Diathese günstig beeinflusse, d. h. die Krankheitsbereitschaft selbst mindere, liegt wohl nicht ganz außer dem Bereiche der Möglichkeit. Wurden uns doch jüngst sogar Medikamente von solcher Zauberkraft verheißen! Eine Bereitschaft zu Störungen, die im wesentlichen auf krankhaft erhöhtem Vagustonus beruht, müßte nach wohl fundierten Schlüssen durch Adrenalin oder Atropin wenigstens zeitweise vermindert, beseitigt werden können. Eine Substitutionstherapie würde (nach berühmtem Muster!) glänzendes versprechen, wenn Ausfall von Chromaffinfunktion die wesentliche Ursache einer Diathese wäre. In einigen Dutzend Fällen von spasmophilen und vagotonischen Manifestationen hat uns aber bisher die interne und subcutane Verabreichung von Adrenalin und Atropin in den höchsten zulässigen Dosen im Stich gelassen. Möglich ist, daß noch nicht die richtige Applikationsweise getroffen wurde.

Manches verspricht das „*Prinzip der spezifischen Schonung*" (LEUBE), darauf beruhend, daß man den minder leistungsfähigen Zellbezirken ein möglichst geringes Maß von Arbeit in der Richtung zumutet, in der ihre Funktion geschädigt ist. Nach Analogien bei den Stoffwechselkrankheiten kann damit nicht allein Manifestationen vorgebeugt, sondern auch der habituelle Zustand selbst günstig beeinflußt werden. Daß das Prinzip auch bei kindlichen Diathesen anwendbar ist, beweisen Erfahrungen bei der Heterodystrophie. Während einer Schon- oder Leerkostperiode steigt nachweislich die Nahrungstoleranz bei solchen Säuglingen häufig an; sie hebt sich dann oft weiterhin — etwa bei Deckung des Erhaltungsbedarfes — und kann allenfalls die Norm erreichen. Analog wirkt bei der exsudativ-lymphatischen Gruppe wohl die Fernhaltung von anderen Schäden, wie Kältereiz (daher keine Kaltwasserabhärtung von Lymphatikern!), Hautreizen (daher Bedeckung der zu Exsudation neigenden Hautpartien, Verhütung des Kratzens usw.) und Übermaß von Sinnesreizen.

Man darf sich vielleicht vorstellen, daß die verschiedenen minderwertigen Systeme bei Diathesen gleich Instrumenten aus schlechtem Material und von schlechter Arbeit noch dann am besten leistungsfähig bleiben, wenn man „darauf möglichst wenig spielt" — im Gegensatz zur soliden Ware und Meisterarbeit, die durch Gebrauch eher gewinnt.

Ausgehend von Erfahrungen an Erwachsenen und von der Annahme, daß Hyperkulturschäden im Spiele seien, empfahlen französische Autoren beim Arthritismus der Kinder ein *vorwiegend vegetabiles, einfaches, knappes, zuckerarmes Kostregime mit wenig Mahlzeiten* (neben alkalischen Mineralwässern, hydropathischen Kuren und Körperübungen). CZERNY ging einen bedeutsamen Schritt weiter und schied auch ganz oder teilweise Ei, Milch und deren Derivate aus, die nach seiner Ansicht als Hauptkomponenten der sog. kräftigen Kost auf dem Wege der Mästung zu Schaden führen. Säuglinge erhalten eine Milchration, die einem Energiequotienten von etwa 80 entspricht (HEUBNER). Eine Reihe von Erscheinungen (namentlich Obstipation, Hautblässe, Lichen urticatus, ferner spasmophile Zeichen) pflegen auf solche Verordnung in der Tat bald günstig zu reagieren; manche andere, namentlich gewisse dem Rahmen der exsudativen Diathese zugerechnete vagotonische, vasomotorische und neuropathische, aber auch lymphatische Zeichen, die Landkartenzunge usw. reagieren nach *meiner* Erfahrung wenig, spät oder gar nicht. Milchschorf und Säuglingsekzem erfordern zum mindesten daneben noch örtliche Behandlung; die Wirkung jener Kost kommt meines Erachtens bei ihnen recht deutlich nur dann zum Vorschein, wenn durch sie die Körperfülle mehr und rascher reduziert wird, als es der Arzt gerne sieht. Keinesfalls möchte ich empfehlen, die günstige Reaktion auf antiexsudative Diät oder die ungünstige auf Mästung als zuverlässiges Kriterium für die Einreihung oder Ausscheidung bestimmter Manifestationen in den Kreis der exsudativen Diathese zu betrachten. Veritable diätetische *Wunderkuren* zu machen gegen „dystrophische Nervosität", gleich SIEGERT, war mir nicht beschieden; auch zur Verwandlung von Skrofulose in Tuberkulose gehört wohl mehr als bloß Milch-, Ei- und Zuckerkarenz.

Die Beurteilung günstiger Erfolge solcher Diät bei psychisch defekten Kindern (HEUBNER) ist wohl sehr schwierig.

Eine verständige psychotherapeutische Behandlung des Kindes — zu deutsch Erziehung und Lebensweise — namentlich richtiges Landleben und regelmäßiger Verkehr mit Altersgenossen, Vermeidung von Polypragmasie und Fernhaltung von neuropathischen, hypochondrischen Personen, Krankenmilieu, schweren Affekten (CZERNY) leistet schon bei jüngeren Kindern Wertvolles, freilich in erster Linie nur vorbeugend gegen gewisse sekundäre Schäden.

Nicht zu verwechseln mit solchen Einflüssen ist der Effekt der sog. Schockwirkung auf gewisse halbsomatische Manifestationen, der durch operative Eingriffe (Adenotomie, Appendektomie, Phimosenoperation, Magenspülung usw.), *aber auch durch gewaltsame Eingriffe in die Lebensweise* vermittelt wird. Wenn Verstopfung, Enteritis, nervöses Erbrechen, Anorexie, Krampfhusten, Asthma, Enuresis, wenn gewisse Schlafstörungen und Dermatosen bei Aufenthalts- und Umgebungswechsel binnen 24 Stunden oder in 2—3 Tagen verschwinden, dann schreibe ich dies weniger dem Heilklima oder einer Heilquelle oder der bakterienarmen Luft, als vielmehr solcher im Wesen freilich noch unaufgeklärter Schockwirkung zu[1].

Anmerkungen.

1. Lediglich in *diesem* Sinne gebrauche ich die Bezeichnung Diathese, nicht aber für Symptome oder Symptomkomplexe, noch für Krankheiten selbst.

2. MORO (Münch. Ges. Kinderhk. 15. Jan. 1909, Dtsch. med. Wschr. 1909, Nr 18) fand bei seinen Studien über tuberkulöse Anaphylaxie bei Kindern „skrofulose-verdächtige" mit anfangs negativer Reaktion („Vorstadium!"), später stark positiver Reaktion. Er stellte weiter anamnestisch fest, daß bei der überwiegenden Mehrzahl der echt skrofulösen Kinder im 1. Lebensjahre Symptome vorhanden waren, die als Kennzeichen der lymphatischen Konstitution gelten. Er kommt zu folgenden Schlüssen: „Der äußere Symptomenkomplex des Lymphatismus weist mit jenem der Skrofulose weitgehende Ähnlichkeiten auf. Unter Umständen

---

[1] Hinsichtlich therapeutischer und semiotisch-diagnostischer Einzelheiten vgl. des Verfassers Aufsatz „Über kombinierte Krankheitsbereitschaften im Kindesalter." Therap. Mh. 1911.

vermag einzig und allein der Ausfall der Tuberkulinreaktion die Entscheidung zu treffen. Der Grund, warum zwei ätiologisch anscheinend so verschiedenartige Zustände zu so ähnlichen Krankheitstypen führen können, liegt wahrscheinlich darin, daß die lymphatische Konstitution den Boden darstellt, auf dem eine gelegentliche Tuberkuloseinfektion zur Entwicklung der Skrofulose führt. Die angeborene Konstitutionsanomalie wäre also gewissermaßen die Vorbedingung für die Entwicklung der Skrofulose. In der Tat ließen sich anamnestisch bei der überwiegenden Mehrzahl der skrofulösen Kinder im ersten Lebensjahre Symptome feststellen, die wir heute allgemein als besondere Kennzeichen der lymphatischen Konstitution anzusehen geneigt sind."

„Das wesentlichste Merkmal der lymphatischen Konstitution besteht in der großen Neigung des Organismus zu Entzündungsreaktionen hartnäckiger und rezidivierender Natur, an denen sich primär oder sekundär das lymphatische Gewebe in ausgesprochener Weise beteiligt. Die gleiche Eigentümlichkeit finden wir bei der Skrofulose wieder. Diese erhöhte Reizbarkeit der Haut, der Schleimhäute und des lymphatischen Gewebes bei Skrofulose wird aber nicht erst durch die Tuberkuloseinfektion erworben, sondern ist als vornehmste Äußerung der angeborenen lymphatischen Diathese anzusehen. Im innigsten Zusammenhang mit der diesen Kindern angeborenen großen Neigung zur reaktiven Entzündung steht die oft enorm gesteigerte Empfindlichkeit Skrofulöser gegenüber dem Tuberkulin."

ESCHERICH (K. K. Gesellschaft der Ärzte in Wien, 12. Febr. 1909, Wien. klin. Wschr. 1909, Nr 7): „Schon vor dem Auftreten der ersten skrofulösen Erscheinungen zeigen die Kinder die Merkmale der unter dem Namen des Status lymphaticus bekannten Konstitutionsanomalie, die auch während der ganzen Krankheitsdauer nachweisbar bleiben. ... Als Skrofulose im modernen Sinne des Wortes wäre nur die auf dem Boden der lymphatischen Konstitution entstandene und durch die Neigung zu Oberflächenkatarrhen charakterisierte Form der infantilen Tuberkulose zu bezeichnen.

CZERNY (Salzburger Naturforscherverslg Sept. 1909, Jb. Kinderhk. 70). „Bekannt ist, daß viele Kinder nach Masern sehr anfällig bleiben, und ebenso bekannt ist die Kombination der Symptome der exsudativen Diathese mit vereiterten Tuberkuloseherden, welche früher als das typische Bild der Skrofulose betrachtet wurde. Daß es sich dabei nur um die Kombination zweier Krankheitszustände und nicht um ein einheitliches Krankheitsbild handelt, beweist über jeden Zweifel unsere gegenwärtige Erfahrung, daß wir durch Ausschluß der Nährschäden trotz des Bestandes der floriden Tuberkulose, die Symptome der exsudativen Diathese zum Verschwinden bringen. Wer heute in die Tuberkulosebaracke der Breslauer Kinderklinik kommt, sieht keine Skrofulose im alten Sinne des Wortes mehr, er sieht blühende Kinder mit Tuberkulose. Die Skrofulose ist verschwunden, weil wir durch entsprechende Ernährung die Nährschäden korrigieren und dadurch die exsudative Diathese nicht aufkommen lassen."

CZERNY meinte übrigens schon 1900 (Jb. f. Kinderhk. 51), „daß zur Entstehung von Skrofulo-tuberkulose, abgesehen von der Infektion, noch eine besondere Disposition notwendig ist und wir uns diese nur als einen Defekt in der chemischen Zusammensetzung des Körpers vorstellen können" (vgl. PONFICK). Später hat er die Erscheinungen der vermeinten konstitutionellen Grundlage als „skrofulöse" bezeichnet, die Skrofulose also von der Tuberkulose gänzlich abtrennen wollen. Erst 1905 (Jb. Kinderhk. 61) ließ CZERNY diesen Versuch fallen und wählte den Namen „exsudative Diathese" mit der Begründung, daß man mit der Bezeichnung Skrofulose die Frage nach der Beziehung oder Identität mit der Tuberkulose provoziere und sich dabei in eine vom Standpunkte des Klinikers ganz unfruchtbare Kontroverse verliere.

Rückblickend muß man es heute doch wohl als berechtigt anerkennen, daß damals die enge Verknüpfung der Begriffe Skrofulose und Tuberkulose beibehalten worden ist und auch zugeben, daß die Diskussion über die Beziehungen beider ein bedeutsames Ergebnis zutage gefördert hat.

Anklänge an diese Lehre sind auch in der neueren Literatur vor den eben zitierten Autoren zu finden. Als Beispiel sei erwähnt Cazalis (Contribution à la Pathogénie de l'Arthritisme. Paris: Octave Doin 1895): De même, en effet, que le lymphatisme est une prédisposition morbide constituée par une faiblesse, par une déchéance native du tissu lymphatique (et la scrofule, qui certainement existe avant l'invasion du bacille de Koch, n'est qu'un lymphatisme aggravé), de même que 'le lymphatisme a ses affections spéciales, et constitue un terrain favorable au développement de certaines maladies, de la tuberculose par exemple, de même aussi le système conjonctif est, chez l'arthritique le plus souvent par quelque déchéance ou tare originelles, un tissu de moindre résistance, ce qui expliquera chez lui la fréquence et le grand nombre des maladies de ce système.

Meines Erachtens wäre es übrigens irrig zu gewärtigen, daß etwa jedes „exsudative" Kind, das mit Tuberkulose infiziert wird, oder auch nur jedes, das an *aktiver* Tuberkulose erkrankt, skrofulös (im geläufigen Sinne des Wortes) werde. Die Seltenheit dieses Krankheitsbildes in prononzierter Form bei den Kindern der oberen Zehntausend, die sehr oft exsudativ sind, sehr oft mit kräftiger Kost ernährt und gemästet und recht häufig mit Tuberkulose infiziert werden, läßt annehmen, daß hier doch gewisse andere Faktoren noch im Spiele sein müssen, die auch durch ungünstige Aufenthalts- und Pflegeverhältnisse nicht erschöpft werden. Ich sah oft genug Kinder im Spielalter aus fast proletarischem Milieu mit aktiver Tuberkulose und exsudativen Erscheinungen — etwa Landkartenzunge —, deren Zustand aber niemand als skrofulös bezeichnen würde. Möglicherweise ist die Landkartenzunge als Zeuge der exsudativen Diathese nicht ganz verläßlich. Vielleicht ist aber doch auch zu unterscheiden zwischen jenen Fällen von Diathese, die sich vorwiegend (primär) im lymphatischen und jenen, die sich im exsudativen oder einem andern der Zeichenkreise manifestieren. Eine allzu schematische Auffassung würde hier jedenfalls den Tatsachen Zwang antun.

Wer in entzündlichen Reaktionen Wehrprozesse sieht, wird erhöhte Bereitschaft zu solchen Reaktionen bei einem infektiösen Prozeß als ein dem günstigen Ablauf des Infektes förderliches Moment ansehen. Den relativ gutartigen Charakter der Skrofulose gegenüber der Tuberkulose erklärt Moro tatsächlich in diesem Sinne. Czerny dagegen rühmt dem therapeutischen Vorgehen gegen den konstitutionellen exsudativen Teilfaktor der Skrofulose nach, daß es solche Kranke in „blühende Kinder mit Tuberkulose" verwandeln könne.

3. Diese Verwendung der Whiteschen Bezeichnung „Diathesis inflammatoria" für eine ausgesprochen humoral aufgefaßte Folgeveränderung scheint mir nicht gerechtfertigt, denn White dachte *durchaus* solidarpathologisch. Auf diesen verhängnisvollen Schritt scheint es zurückzugehen, daß merkwürdigerweise späterhin die Begriffe Diathese (Krankheitsbereitschaft) und Diakrise (veränderte Säftemischung) vielfach verwechselt, jedenfalls für nahe verwandt gehalten und die beiden Namen geradezu promiscue gebraucht wurden. Vgl. Hering: Münch. med. Wschr. 1911, Nr 14. Bei der Bezeichnung Diathese dachten viele, z. B. Comby ohne weiteres an etwas Humorales. Auch der exsudativen Diathese Czernys wurde von Heubner, wie mir scheint nicht ganz mit Recht zugemutet, daß sie *primär* humoral gedacht sei: „Jedenfalls dürfte die Annahme wieder zur Geltung gelangt sein, die Hufeland ablehnte und Virchow mit Entschiedenheit zurückwies, daß der exsudativen Diathese und der Skrofulose primär eine mangelhafte oder direkte giftige Beschaffenheit der Säfte zugrunde liegt: die Dyskrasie ist

zurückgekehrt" (Berl. klin. Wschr. 1910, Nr 5). In Wirklichkeit handelt es sich in der Auffassung Czernys, wie jener Combys primär um etwas Zelluläres und höchstens sekundär um eine zellulär bedingte Dyskrasie. Dies geht ja schon daraus hervor, daß beide Autoren die Diathesen als erblich bezeichnen. Eine Krankheitsbereitschaft kann sehr wohl erblich sein, aber wie könnte das von einer primären Dyskrasie gelten?

4. In semiogenetischen Einzelheiten kann ich mich der heute geltenden Formulierung der Lehre von der exsudativen Diathese nicht völlig anschließen. Einmal sehe ich keinen zwingenden Grund, die als sekundär bezeichneten Veränderungen, nämlich die einfachen Schleimhautkatarrhe durchweg als — auf dem Boden primärer Manifestationen zustande gekommene — *infektiöse, bakterielle* Prozesse aufzufassen. Meines Erachtens können diese Katarrhe, wie die meisten unmittelbaren Manifestationen der Diathese durch die verschiedensten Reize gesetzt werden, die unter nicht abnormen äußeren Bedingungen *deshalb* aphysiologisch wirken, weil sie ein funktionell minderwertiges Gewebe treffen. Ferner glaube ich nicht, daß alle Lymphdrüsenschwellungen bei exsudativer Diathese die Folge von infektiösen Integumentprozessen seien. Die hierfür beigebrachten Argumente sind nicht überzeugend. Erstens kommen Lymphdrüsenschwellungen gelegentlich schon beim Neugeborenen vor (s. Anm. 9), zweitens kann das Auftreten der Drüsenschwellungen selbst dann, wenn es strenge an gleichzeitige oder vorausgegangene Erkrankung der zugehörigen Oberflächen gebunden wäre, andere Gründe haben, es kann sich nämlich um koordinierte Reaktionen von Integument einerseits, Drüsen andererseits auf, einen das ganze System treffenden Schaden handeln. Analoges gilt von dem Zurückgehen der Drüsen bei Fernhaltung von infektiösen Schäden. Wie wollte man solche auch fernhalten, ohne gleichzeitig die übrigen Lebensbedingungen eingreifend umzugestalten? Bei Status lymphaticus der Säuglinge sieht man oft in besonders hohem Grade die Mesenterialdrüsen betroffen; Czerny aber lehnte (ursprünglich) Manifestationen der exsudativen Diathese im Bereiche des Verdauungstraktes (jenseits des Rachens und mit Ausnahme der Obstipation) überhaupt ausdrücklich ab. Vielleicht spricht auch der „eosinophile Charakter" der „Exsudationen" gegen bakterielle Genese.

Wenn schon Drüsen- und Integumentreaktionen einander durchaus nur *sub*ordiniert gedacht werden sollen, wozu mir kein zwingender Grund vorzuliegen scheint, ließen sich vielleicht sogar Anhaltspunkte für eine *sekundäre* Schleimhautaffektion nach *primärer* Störung im lymphatischen Gewebe gewinnen. Durch die Schleimhäute über lymphatischen Parenchymen findet bekanntlich nach Stöhr eine fortwährende Wanderung von lymphocytären Elementen statt. Die Rachenschleimhaut erkrankt besonders gerne über den Anhäufungen lymphoiden Gewebes. Nimmt man dieses weg, so wächst die Schleimhaut vom Rande her über den Defekt und ist weiterhin im Durchschnitt *zweifellos weniger anfällig*. Die Schleimhaut der Appendix erkrankt besonders dann, wenn sie stark lymphatisch gepolstert war (Shiota).

Die Tonsillenhypertrophien sollen bei exsudativer Diathese eine abnorme Mästungsfolge, die Lymphknotentumoren aber lediglich die Folge von bakteriellen Prozessen sein. Es wäre also die Affektion dieser beiden Teile des lymphatischen Systems prinzipiell verschiedenen, heterogenen Ursprunges?

Ich brauche wohl kaum zu betonen, daß mir das Vorkommen sekundärer Lymphknoten auf eitrige Integumentprozesse wohl bekannt ist, und ich zweifle natürlich auch gar nicht, daß diese Genese z. B. bei impetiginösen Ekzemen der Exsudativen eine große Rolle spielt.

Auch den Thesen über die psychogene Entstehung der Angina pharyngea und über deren Einfluß auf die Obstipation kann ich mich nicht überzeugt anschließen.

5. Die Spasmophilie des frühen Kindesalters verdankt ihren hohen Kredit dem Umstande, daß sie verhältnismäßig eng umgrenzt ist und daß man ihr zuverlässige Kriterien zuschreibt. Wer freilich ganz vorurteilslos an die Frage herantritt, der kann hier gelegentlich auch groben Unstimmigkeiten zwischen dem klinischen Verhalten und dem Ergebnis der etwas überschätzten elektrischen Prüfung begegnen. Die Symptomatik der Säuglingstetanie hat übrigens jüngst auch durch Köppe und besonders durch Ibrahim eine bedeutsame Erweiterung erfahren, durch Einbeziehung von Krampfzuständen am Herzen und an der glatten Muskulatur. Die Herztetanie, die zu plötzlichem Herzstillstand führt, leitet zum Status thymico-lymphaticus über, die Erscheinungen an der glatten Muskulatur zur Vagotonie, der exsudativen und arthritischen Diathese der Kinder.

Wer den Paltaufschen Status für einen eng umschriebenen Zustand hält, den können namentlich Bartels und Neussers neuere Forschungen auf anatomischem bzw klinischem Gebiete eines Besseren belehren. Hiernach ergeben sich Beziehungen zu Hypoplasien des chromaffinen und des Gefäßsystems, des Genitales, zu Feminismus, zu aplastischen Anämien und Lymphomatosen, zu Gliomatose, zur Vagotomie und zu vosomotorischen Störungen, zur Addisonschen und zur Basedowschen Krankheit, zu Hochwuchs, Riesenwuchs und Zwergwuchs und zahlreichen anderen Skeletanomalien, zur Gruppe der fibrösen Diathese und einer Unzahl weiterer Abartungen.

Bei der Eingemeindung benachbarter Diathesen stößt man übrigens auch oft auf Widersprüche. Vom Arthritismus führt manche Brücke zur Stillerschen Asthenie hinüber, aber die letztere schließt angeblich Diabetes, Gicht und Asthma und jede Spur von psychischen Degenerationszeichen aus; sie begünstigt die Phthise, während beim Arthritismus die Tuberkulose günstig zu verlaufen pflegt; wie der Arthritismus, aber im Gegensatz zur exsudativen Diathese soll die Asthenie durch Mastkuren günstig beeinflußt werden. Asthenie und Arthritismus führen zu Magen- und Darmatonie, die bei der sonst symptomatisch nahestehenden Vagotonie von Eppinger und Hess niemals vorkommt. Letztere soll zur exsudativen Diathese zurückführen, geht aber im Gegensatz zu ihr mit erhöhter Zuckerassimilationsfähigkeit einher, usw.

6. Hecker führt eine bei (älteren) lymphatischen Kindern paroxystisch ausbrechende Stoffwechselkatastrophe, nämlich das acetonämische Erbrechen, auf Hypoplasie und Hypofunktion des lymphoiden Systems zurück.

7. Rein zellularpathologisch ist auch Stoeltzners Vorstellung über das Wesen der Oxypathie; es handelt sich dabei nämlich nicht etwa um eine humorale Alkalescenzverminderung, bzw. Hyperacidität, sondern um ein offenbar an Gewebselementen haftendes Unvermögen, Säuren durch Ammoniak anstatt durch fixes Alkali, also auf eine dem Körper unschädliche Weise zu entgiften. Stoeltzner hat seine Hypothese einer experimentellen Prüfung nicht unterzogen. Eine solche Prüfung würde im positiven Falle das stets vermißte biochemische Kriterium der in Rede stehenden Diathesen insgesamt liefern und die Aufstellung der „Pandiathese" nachträglich rechtfertigen.

8. Gewisse Manifestationen der exsudativ-lymphatischen und arthritischen Diathese betreffen die Epidermis, die Verdauungs- und Blasenepithelien, Teile des Nervensystems, also direkte Abkömmlinge des äußeren und inneren Keimblattes. Ob sich die Mesenchymtheorie damit als mit *sekundären* Veränderungen zwanglos wird abfinden können, ist fraglich.

9. Dem widerspricht natürlich nicht, daß die Lymphdrüsenschwellung bei den nach dem Paltaufschen Typ in oder nach der Geburt verstorbenen Kindern häufig fehlt oder zu fehlen *scheint*. (Der Anatom begegnet nämlich gleichfalls oft Schwierigkeiten bei der Feststellung des Lymphatismus an den Leichen jüngster

Kinder.) Auch hierbei handelt es sich ja bereits um eine *Manifestation.* BARTEL und STEIN berichten übrigens von einem Status thymico-lymphaticus mit Vergrößerung aller Lymphdrüsen bei einem am 2. Lebenstage verstorbenen frühreifen Neugeborenen (Fall I; vgl. auch KAYSER und HEDINGER, Jb. Kinderhk. 63). Wenn man das Myxödem bei Thyreoaplasie angeboren nennt, so dürfte auch der Status lymphaticus Anspruch auf dieses Attribut haben, selbst dann, wenn man darunter nur die Manifestation versteht und wenn festgestellt wäre, daß er zur Zeit der Geburt niemals manifest ist.

10. Über die Dauer mehrmaliger Gravidität sich hinziehende Erkrankungen oder Berufs- und Milieuschäden, sowie besondere Lebensgewohnheiten der Mütter könnten natürlich auch eine gleichartige intrauterin erworbene Schädigung mehrerer Geschwister bedingen.

11. Die Schwierigkeiten auf diesem Gebiete illustriert der Meinungswiderstreit hinsichtlich des Einflusses der Impfung sowie der Zahnung als manifestierender Momente der exsudativen Diathese. Auch ein und derselbe Autor nennt zunächst den Einfluß beider Momente gleicherweise weder beweisbar noch widerlegbar, gibt später den auslösenden Einfluß der Vaccination zu (empfiehlt diese in variolafreien Zeiten aufzuschieben), lehnt den Zusammenhang mit der Zahnung aber entschieden ab. Gegen den Einfluß beider Momente kehrt seit KASSOWITZ immer das Argument wieder, es handle sich um Affektionen, die an das Lebensalter gebunden sind, in dem eben zufälligerweise der Zahndurchbruch erfolgt und die Impfung vorgenommen zu werden pflegt. Dieses Argument wird ziemlich hinfällig, wenn die Auslösung von Erscheinungen auch bei der zweiten Dentition und bei der Revaccination vorkommt. Für letzteres hat NEUSSER jüngst sehr ernste Beispiele angeführt: Ausbruch einer lymphatischen Leukämie, bzw. einer sublymphämischen Lymphomatose bei Status lymphaticus nach Revaccination.

Die Luxuskonsumption von Nahrung und von Genußmitteln, die Einwirkung häufiger und starker Sinnesreize bei widernatürlicher Lebensweise sind manifestierende Ursachen, die — zumal jenseits des ersten Lebensjahres in Betracht kommend — als Schäden moderner Hyperkultur zusammengefaßt zu werden pflegen.

2. Kindliche Krankheitsanlagen (Diathesen)
und Wahrscheinlichkeitsrechnung.

Wer heute von Krankheitsanlagen, konstitutionellen Anomalien u.
dgl. spricht, der macht sich schon ziemlich verdächtig und weckt leicht
Opposition; wenn er aber das Wort „Diathesen" in den Mund nimmt,
dann ist er kompromittiert; er begegnet dem Mißtrauen weiter „wissenschaftlicher" Kreise und findet eine allerdings nur in bedenklichen
Mienen und Kopfschütteln sich äußernde Ablehnung. Auf manche
wirkt das Wort Diathese aber förmlich als rotes Tuch und erregt blindes
Wüten. Ein allzu instruktives Beispiel hierfür vorzulegen, kann ich
mir nicht versagen. In dem ärztlichen Bericht der Neuen Freien Presse
über den vorjährigen Kongreß für innere Medizin lesen wir u. a. Folgendes:

„Die Diathesen waren in diesem Jahre als Referatthema angesetzt — dieselben
Diathesen, welche ein Schreckgespenst für jeden naturwissenschaftlich geschulten
Arzt seit jeher bildeten. Wir wähnten uns in die ärgsten Zeiten der Humoralpathologie zurückversetzt, die wir Jüngeren glücklicherweise nur vom Hörensagen
kennen, da wir genau so wie die Mehrzahl der führenden Kliniker in den Traditionen
exakter naturwissenschaftlicher Forschung aufgewachsen sind. Vergegenwärtigen
wir uns doch nur, an welch traurige Periode geistigen Niedergangs und wilder frucht-
loser Philosophie die Humoralpathologie direkt anknüpft, so können wir den ehr-
lichen Haß gegen diesen Unglücksbegriff nicht los werden. ‚Dyskrasie' und ‚Diathese', mit diesen Sphinxbegriffen operierte die sog. medizinische Wissenschaft seit dem grauen Altertum bis zur Mitte des vorigen Jahrhunderts. So lange
lag auch das medizinische Studium brach, und erst als gerade in Wien mit diesen
inhaltslosen Begriffen gründlich aufgeräumt wurde, brach ein Frühling voll Sonnen-
schein für die innere Klinik an..." usw. Nun werden alle bösen Geister, die sich
um die „teuflische" Diathesenlehre bemüht haben, zitiert und es wird gezeigt,
wie verschiedene (Wiener) Heroen das „Natterngezücht" in Grund und Boden
stampften. „Und das soll uns jetzt durch leichtfertiges Spiel mit den glitzernden,
schillernden Begriffen der Diathesen und Dyskrasien wieder entrissen werden?
Sollen wir wieder zurücksinken in die öde Zeit spekulativer Philosophie? Statt
der Ergebnisse der neuesten Forschungen sind uns heuer am ersten Tage des Inter-
nistenkongresses Probleme entwickelt worden, die zum Glück der größte Teil der
Anwesenden nicht verstand, oder aber nicht verstehen wollte. Wir wollen nicht
wieder mit den ihrer Bequemlichkeit halber gefährlichen Begriffen der Diathesen,
Dyskrasien usw. operieren. Wir wollen exakt forschen und wieder forschen, bis
wir volle Klarheit darüber haben, welche genau definierbaren Störungen, sei es in
der Verbrennung oder im Ansatz von Nährstoffen, welche Über- oder Unterfunk-
tionen ganz genau anzugebender Organe bzw. welche pathologisch-anatomischen
Veränderungen derselben den sogenannten Diathesen zugrunde liegen. Dann
— aber nur erst dann — möge man die Diathesen wieder auf die Tagesordnung

setzen, um angesichts der begeisterten Zuhörerschaft den endlichen Sieg der Aufdeckung bestimmter Ursachen von exakt umschriebenen Stoffwechselstörungen klar auseinanderzusetzen. Bis dahin aber hinweg, hinweg mit diesem philosophischen Gezücht von der Tageshelle wissenschaftlicher Versammlungen in das mystische Dunkel, in welches sie gehören.

Wir anerkennen heute nicht mehr wie die Humoralpathologie das Blut als ein selbständiges Organ, das fortzeugend immer Böses muß gebären. Wir wissen heute, daß in diesem edlen Saft, in echt demokratischer Mischung wertvolles Nährmaterial und nutzlose Abfallprodukte, hemmende und anregende innere Sekrete von Organen, sog. Hormone, kreisen. Wir dringen immer tiefer in die Chemie desselben ein. Wir glauben aber nicht mehr daran, daß mit dem Blut allein konstitutionelle Krankheiten von Generation zu Generation fortgeerbt werden..."

Es liegt mir natürlich ferne, diese Zeitschrift durch eine Polemik gegen Zeitungsartikel zu kompromittieren; ich habe das Zitat nur deshalb gebracht, weil ich weiß, daß es trotz aller Ungereimtheiten begeisterte Zustimmung bei vielen ärztlichen Lesern gefunden hat und weil dies die Stellungnahme der Mehrheit zu der Frage charakterisiert. Es gibt in der Tat trotz des verdienstlichen Unternehmens der Leitung des Kongresses für innere Medizin 1911 noch immer viele, die keine Ahnung davon haben, was die Diathesenlehre unserer Tage eigentlich bringt und will, und denen daher auch der Sinn für den unfreiwilligen Humor solchen Ansturmes gegen Windmühlen völlig abgeht.

Immer wieder muß daran erinnert werden: $\delta\iota\acute{\alpha}\vartheta\varepsilon\sigma\iota\varsigma$ = *dispositio* = *Krankheitsbereitschaft*. Gebraucht man das Wort Diathese in diesem auch sprachlich einzig zulässigen Sinne, so enthält es nicht nur keine Naturphilosophie, sondern *auch nicht die mindeste Spur von irgendeiner Hypothese*, sondern ist einfach der unmittelbare Ausdruck einer der schlichtesten, alltäglichsten und meist gesicherten ärztlichen Beobachtungen, nämlich der Erfahrung, daß manche Individuen zu manchen Erkrankungen und Erkrankungsgruppen mehr geneigt sind als andere, daß der Schwellenwert des pathogenen Reizes von Mensch zu Mensch verschieden hoch liegen kann. Die Hypothese fängt erst an, wenn man versucht, den *Grund* dieser Erscheinung, also das ursächliche Wesen der Diathesen zu erklären. Wer gegen die eine oder andere der hierüber vorgebrachten Ansichten etwas Vernünftiges zu sagen weiß, der wird ernste Beachtung finden — im Gegensatze zu jenem, der die Existenz der Diathesen im besagten Sinne leugnet.

So recht bezeichnend für die unzureichende Sachkenntnis mancher neueren Beurteiler ist das fortwährende Durcheinanderwerfen der Worte und Begriffe „Diathese" und „Dyskrasie", dem wir leider auch in der engeren Fachliteratur begegnen. Ersteres bedeutet erhöhte Disposition zu Erkrankungen, ist also ein rein klinisch-ärztlicher Begriff; letzteres bedeutet „fehlerhafte Mischung" (zumeist der Gewebssäfte), also einen physiologisch-chemischen oder biologischen Befund (im Blute).

In letzterem Ausdruck steckt also im Gegensatz zu ersterem eine Hypothese, noch dazu eine etwas unwahrscheinliche, jedenfalls eine erst zu erweisende und eine, die nach exakter Begründung schreit. Es ist jedenfalls unrichtig, anzunehmen, daß den Diathesen Dyskrasien zugrunde liegen *müssen*; mit gewissen Wahrnehmungen über die Erblichkeit der Diathesen ist solches sogar völlig unvereinbar. Die Diathesen haben mit der Humoralpathologie natürlich *nicht das mindeste* zu tun; sie sind völlig cellularpathologisch gedacht und von VIRCHOW selbst sanktioniert.

Ein zweiter Irrtum, der gleichfalls im eigenen Lager gemacht wurde und der sich für die Diathesenlehre verhängnisvoll erweist, ist die Verwechslung von *Diathese* und *Erkrankung*. Es wurde beispielsweise von manchen die exsudative Diathese CZERNYs als Krankheit aufgefaßt und bezeichnet. So spricht man von „*Symptomen*" dieser Diathese. Man zählt in Krankheitslisten neben Cystitis, Pylorusstenose, spinaler Kinderlähmung usw. die exsudative Diathese auf. Das ist — strenggenommen — unzulässig, verfehlt. Verfehlt ist es z. B. auch, wenn jemand, der ein Kind mit einem sog. konstitutionellen Ekzem sieht, damit eine erschöpfende Diagnose gestellt zu haben meint, wenn er sagt: „Das ist eine exsudative Diathese." Nein! Es ist ein Ekzem, hervorgerufen durch einen mehr oder weniger bekannten Reiz exogener oder endogener Natur, der aber hier nur eine ungewöhnlich niedere Schwelle zu überschreiten nötig hatte, um auf dem Boden der besonderen Krankheitsbereitschaft, der Diathese, den sinnfälligen Effekt hervorzurufen. Mindestens darf man über dem allzu lapidaren Ausdruck den wahren Inhalt des Begriffes nicht vergessen. *Damit* könnte ich meinem verehrten Kollegen SCHLOSSMANN[1] vollständig beistimmen, wenn er verlangen würde: Diagnosen *neben* den Diathesen, nicht letztere allein! Nur durch Ausdrucksweisen, wie z. B. „Bronchiolitis bei exsudativer Diathese", „Enuresis bei neuropathischer Diathese" würde man dem Zusammenwirken von konstitutionellem und pathogenem Moment bei der Krankheitsentstehung gerecht.

Auch bei einer so exquisiten Diathese wie der Hysterie ist der Gebrauch dieses Namens für die Manifestationen statt für die Veranlagung noch gang und gäbe.

Um die klinische Diathesenlehre *völlig* voraussetzungslos zu gestalten, ist es — und damit beginnt mein persönlicher Standpunkt — auch erforderlich, *kleinere Einheiten* aufzustellen.

Es gibt zweifellos Kinder, die eine besondere Disposition ihres Körperintegumentes (des äußeren wie des inneren) zu desquamativen und weiterhin entzündlichen Prozessen darbieten (Milchschorf-Ekzem, diverse

---

[1] „Bei der Ausbildung der Ärzte muß daher die geistvollste Theorie immer mehr zurücktreten vor der Schärfung des praktischen Blickes und als Richtschnur dabei sollte gelten: ,*Diagnosen, keine Diathesen*‘." Z. Säugl.fürs. 5, 183 (1911).

Katarrhe und Schleimhautentzündungen). Man kann hier von einer *Diathesis inflammatoria* (allenfalls Diathesis exsudativa im *engeren* Sinne des Wortes) sprechen. Der Umstand, daß ein ziemlich großer Prozentsatz dieser Kinder auch gewisse lymphatische, dystrophische, neuropathische, vielleicht spasmophile Zeichen mit Vorliebe aufweist, hat dazu geführt, daß man den Begriff der exsudativen Diathese erweiterte und auch Dinge, wie die Hyperplasien lymphatischer Organe und gewisse Ernährungsstörungen zu den „Symptomen" der neuen „Krankheit", der exsudativen Diathese (s. lat.), rechnete. Wenn ein Kinderarzt heute beweisen will, daß er in die „moderne" Pädiatrie eingeführt ist, dann diagnostiziert er aus dem Umstande, daß ein Kind, ohne jede sonstige krankhafte Abweichung zu bieten, in den ersten Wochen bei ausreichender Brusternährung nicht ordentlich zunimmt, eine „exsudative Diathese", womit er vielen außerordentlich imponiert. Ich halte solches für verfehlt. Die gelegentliche oder meinetwegen recht häufige Koinzidenz von solchen Ernährungsstörungen mit Äußerungen einer Diathesis inflammatoria berechtigt hierzu nicht und der Umstand, daß es genug Fälle, ja sogar *familiär gehäufte* Fälle einer so einsetzenden Dystrophie gibt, die zeitlebens nicht mit exsudativen (entzündlichen) Erscheinungen reagieren — es wäre denn auf sehr starke Reize, die bei beliebiger Konstitution entzündungserregend sind —, setzt das Unrecht ins Licht.

Die Lehre von der Diathesis inflammatoria enthält keine Hypothese, die Lehre von kombinierten Krankheitsbereitschaften aber gewährt leicht der hypothetischen Annahme Unterschlupf, daß die Kombination der einzelnen Bereitschaften eine zwangsläufige, eine durch wechselseitige Abhängigkeit bedingte sei. Auch die exsudative Diathese CzERNYs und gar dasjenige, was einzelne ihrer Anhänger durch Zufügung immer neuer „Symptome" daraus gemacht haben, ist eine in diesem Sinne *kombinierte* Diathese.

Daß sich Krankheitsbereitschaften gerne kombinieren, ist eine Wahrnehmung, die sich den Ärzten zu allen Zeiten aufgedrängt hat (siehe hierüber unten). Wird das Bild einer ursprünglich einfachen und einheitlichen Diathese bzw. jenes ihrer Manifestationen umrissen, so drängen neu hinzukommende Erfahrungen den Beobachter immer und immer wieder dahin, Neues mit einzubeziehen, das Gebiet zu erweitern und die Grenzen des Begriffes immer mehr und bis ins Uferlose hinauszurücken. Auch die moderne Pädiatrie hat schon eine um den Kern der CzERNYschen Diathese gruppierte Universaldiathese, die Oxypathie STOELTZNERs. Ist man erst soweit, dann kommt die Einkehr. Man erkennt das Unternehmen solcher Erweiterung als verfehlt und von allen Seiten erschallt die Forderung nach engerer Abgrenzung, nach schärferer Umschreibung. Man sieht sich den einzelnen nun damit abmühen nach Maßgabe seines persönlichen Erlebens, seines Überblickes über eine größere oder kleinere Zahl von kombinierten Einzelfällen den Rahmen schärfer und enger zu stecken. Von einem bestimmten Zentrum[1] — beispielsweise von der artikulären Gicht — ausgehend, will er entscheiden: Was gehört noch dazu und was gehört nicht mehr dazu? Die Fettleibigkeit, die Hautgicht, wird vielleicht ohne weiteres als hereingehörig zugestanden, die Nierengicht, die gichtische Keratitis mag noch angehen, beim Diabetes, bei der angeblich gichtischen Lebercirrhose entstehen schon ernste Zweifel; gewisse andere Dinge, die der oder jener mit einbeziehen will, die seien aber entschieden abzulehnen. Die Pneumonie der Gichtiker, nein, das sei erwiesenermaßen eine Infektionskrankheit!

Daß bei der einen oder anderen im Rahmen einer Diathese auftretenden Erkrankung Bakterien im Spiele oder aber offenkundig die „Erreger" sind, das beweist aber natürlich absolut nichts gegen die Auffassung der betreffenden Störung als einer Manifestation der Diathese. Das hieße wieder einmal Krankheit und Krankheitsbereitschaft verwechseln. Exogene Momente der verschiedensten Art, darunter pathogene Keime, sind *selbstverständlich allenthalben* im Spiele bei den Manifestationen der Krankheitsbereitschaften. Die richtige Fragestellung ist lediglich die, ob ein abnormes konstitutionelles Moment für die Krankwerdung und den Krankheitsverlauf *mit* maßgeblich war. Aber auch abgesehen von solchen prinzipiellen Mißverständnissen des Kernes der Lehre sind derartige Diskussionen darüber, was „noch hereingehört und was nicht" und *alle Abgrenzungsversuche* vom klinischen Standpunkte aus ebenso unfruchtbar, als qualvoll; sie werden immer zu einem subjektiven und individuell nach etlichen eindrucksvollen Erfahrungen variierten Ergebnis führen.

In Erkenntnis dessen erhebt sich dann der *Schrei nach dem Kriterium*, der typische Kampfesruf in den periodischen Revolutionen gegen die Diathesenlehre. Man fordert ein untrügliches, zuverlässiges, gemeinsames Erkennungszeichen für alle Manifestationen der Diathese. Dieses Kriterium soll in exakten Zahlen ausdrückbar, es soll womöglich in Büretten abzapfbar sein. Da für die *kombinierten* Diathesen niemand ein solches Universalkriterium namhaft machen kann — was nach meiner Auffassung durchaus in der Natur der Sache liegt —, fällt die Kritik ein vernichtendes Urteil über die „unwissenschaftliche" Diathesenlehre und diese muß so lange verstummen, bis sie eine Ärztegeneration trifft, die wieder geneigter ist, schlichter Beobachtung am Krankenbett, *besonders solcher in der Familienpraxis* neben den bedeutsamen Ergebnissen der Laboratoriumsmedizin das Wort zu lassen.

---

[1] Ich habe diesen Ausdruck, nebenbei bemerkt, auf diesem Gebiete in ganz anderem Sinne gebraucht (s. u.).

Dieses Schicksal der Diathesenlehre ist *darin begründet, daß man sich über das Wesen der Kombination der Sonderkrankheitsbereitschaften falsche Vorstellungen macht.* Man meint immer und immer wieder einen *Kausalnexus* zwischen den verschiedenen Symptomengruppen der großen Diathesen, recte zwischen den häufig miteinander kombinierten Sonderkrankheitsbereitschaften annehmen zu müssen.

Manchmal ist eine solche Annahme in der Tat sehr verlockend. Wenn man z. B. findet, daß Kinder mit häufig wiederkehrenden entzündlichen und infektiösen Hautprozessen (etwa impetiginösen Ekzemen) und ebensolchen Schleimhautprozessen (etwa eitrigen Tonsillitiden) auch Lymphdrüsenschwellungen aufweisen, so sieht man in dem Auftreten der Halsdrüsen- und Mandelschwellungen nach Erfahrungen an konstitutionell einwandfreien Individuen gerne die Folgen der vorausgegangenen Integumenterkrankung und bringt dann den „lymphatischen" Zustand von Kindern mit der entzündlichen Oberflächendisposition in direkte Anhängigkeit von letzterer. Es muß unbedingt zugegeben werden, daß manche Lymphknoten- und Mandelschwellungen bei „exsudativen Kindern" augenscheinlich nach dem vulgären Typus der kollateralen Lymphadenitis bei eitrigen Erkrankungen der betreffenden Region entstehen. Aber es gibt bei solchen Kindern (sowie bei anderen!) daneben auch einen völlig selbständigen, jedenfalls nicht in solchem Sinne kausal abhängigen Massenzuwachs der lymphoiden Gewebsanhäufungen oder eine Disposition zu solchen. Das beweisen die nichtentzündlichen, lymphatischen Hyperplasien, die *vor* jeder eitrigen Lokalaffektion und an nichtregionären Drüsen oder an lymphatischen Organen bestehen, die nicht in solcher Weise reagieren. Schon der Umstand, daß man andererseits geradezu umgekehrt annehmen will, die Schleimhäute über hyperplastischen lymphoiden Organen zeigen wegen eben dieser Beschaffenheit des darunterliegenden Gewebes erhöhte Anfälligkeit (Tonsillen, Appendix usw.), lehrt, wie wenig gesichert die erstere, umgekehrte These ist, die eine gesetzmäßige kausale Abhängigkeit der lymphatischen von der entzündlichen Diathese s. s. postuliert.

Ich habe an anderem Orte[1] zu zeigen versucht, welche Möglichkeiten für einen Kausalnexus zwischen den einzelnen Gliedern der kombinierten Krankheitsbereitschaften aprioristisch überhaupt in Betracht kommen. Als Instrumente des Consensus partium im Körper wurden einerseits Fernwirkungen auf den Bahnen des (vegetativen) Nervensystems, andererseits solche auf den Blutbahnen (sekundäre Dyskrasie) in Betracht gezogen. Keiner der auf diesen Gebieten bisher vorliegenden Versuche ist recht befriedigend. Hiernach wurde von mir

---

[1] His-Pfaundler-Bloch: Über Wesen und Behandlung der Diathesen. Wiesbaden 1911 [s. hier Nr. 1].

erwogen, ob nicht die einzelnen mehr oder weniger umschriebenen Teilbereitschaften, zu denen man durch Analyse der kombinierten Diathese gelangt, *überhaupt einen weit höheren Grad von Selbständigkeit und wechselseitiger Unabhängigkeit haben*, als bisher immer angenommen wurde. Nach bisheriger Auffassung muß das System einer jeden kombinierten Diathese irgendein bestimmtes ätiologisches Zentrum besitzen, von dem die mannigfaltigen pathologischen Organ- und ·Gewebsdispositionen direkt kausal abhängen würden. Nach neuer Auffassung besteht daneben aber die Möglichkeit, *daß jene Systeme keine unizentrischen sind, sondern plurizentrische*, daß z. B. die Oberflächen-Entzündungsbereitschaft ihre besondere Ursache hat und ebenso die Bereitschaft zu vasomotorischen, zu dystrophischen Störungen usw. Diese Auffassung wird meines Erachtens den vorliegenden Beobachtungen weit eher gerecht; sie verlangt nicht, daß man den Tatsachen Zwang antue und sie bricht den Einwänden ihre Spitze, die zumeist gegen die Diathesenlehre vorgebracht wurden. Sie läßt vor allem verstehen, warum man die kombinierten Diathesen nicht abgrenzen kann, und warum es kein Universalkriterium für sie gibt, noch geben wird. Befreit von dem Zwangsgedanken, daß die Gesamtheit der Erscheinungen auf *eine* bestimmte Grundursache zurückgeführt werden müsse, wird man das Diathesenproblem einer neuen und, wie es scheint, aussichtsvolleren Behandlung unterziehen können.

Der Zweck des vorliegenden Aufsatzes ist eine neue Stütze für meine besagte Auffassung beizubringen.

Die Gegner der Diathesenlehre vermissen immer exakte zahlenmäßige Behandlung der einschlägigen Fragen. Hierzu bietet sich allerdings im allgemeinen wenig Gelegenheit. *Eine* derartige Gelegenheit aber trachte ich hier wahrzunehmen.

Wenn es richtig ist, daß die Sonderbereitschaften keine wechselseitige kausale Abhängigkeit besitzen, dann müssen sie in sog. zufälliger Kombination vorkommen, d. h. *ihre Kombination muß den Gesetzen der Wahrscheinlichkeitsrechnung folgen*. Dies muß an einem hinreichend großen Material auch zahlenmäßig erweisbar sein. Ich habe ein Material von hundert privatim genauer beobachteten Fällen der in Frankreich als Arthritismus bezeichneten kombinierten Diathese schon bei früherer Gelegenheit in Form eines Diagrammes[1] dargestellt. Die Gesamtzahl der Zeichen und Zustände, die im Laufe der Jahre bei diesen Individuen angetroffen und nach Auftreten und Verlauf für wesentlich konstitutionell mitbedingte oder modifizierte, also sog. *illegitime Reaktionen* (MARTIUS) auf Schäden gehalten wurden, hatte ich in Zeichengruppen zerlegt, die dem lymphatischen, dem exsudativen (s. s.), dem vasomotorisch-vagotonischen, dem (primär) neuropathischen

---

[1] Vgl. Abb. 1, S. 21).

und dem dystrophischen Kreise angehören. Die Anwesenheit von mehreren und deutlichen Zeichen aus diesen einzelnen Gruppen betrachtete ich als Hinweis auf den Bestand einer lymphatischen, einer exsudativen usw. Teilbereitschaft und stellte das Vorhandensein dieser Teilbereitschaften bei jedem einzelnen der 100 Fälle durch Einzeichnung einer farbigen Scheibe in die besagte Tabelle dar. Schon bei der Betrachtung dieses Schemas fällt auf, wie verschieden und scheinbar regellos sich die einzelnen Teilbereitschaften zu Komplexen zusammenfinden. Ich habe nun geprüft, wie sich die Häufigkeit der einzelnen Kombinationen — berechnet *unter der Voraussetzung völliger Unabhängigkeit der Teilbereitschaften voneinander* — zu der tatsächlich beobachteten Frequenz verhält. Von der gegebenen Gesamtzahl der einzelnen Teilbereitschaften in den 100 Fällen ausgehend, gelangte ich nach den bekannten, einfachen Grundsätzen der Wahrscheinlichkeitsrechnung zu der theoretisch geforderten Häufigkeit der verschiedenen Kombinationen und diese Zahlen sind in folgender Tabelle neben jene der effektiv wahrgenommenen Frequenz gesetzt. Alle Ergebnisse sind in Prozenten ausgedrückt.

Die Summe der Ziffern in jeder der beiden Reihen ergibt die Kontrollzahl 100. Dies besagt: die Summe der einzelnen Wahrscheinlichkeiten für jeden der möglichen Fälle ist 100% oder die Wahrscheinlichkeit, daß *einer* von diesen Fällen vorliegt, beträgt 1, den höchstmöglichen, der Gewißheit entsprechenden Wert.

Sieht man sich die Zahlenreihen dieser beiden Tabellen vergleichend an, so wird man finden, daß die berechneten Frequenzwerte im allgemeinen überraschend gut mit den beobachteten übereinstimmen. Die Kombination (Tabelle 1), die von allen 31 nach der Wahrscheinlichkeitsrechnung die häufigste sein muß (Nr. 1), ist auch effektiv die häufigste; jene, die theoretisch die seltenste sein muß (Nr. 31) ist auch effektiv mit die seltenste. Auch sonst zeigen die Werte meist eine Annäherung, wie sie stärker bei dem relativ noch spärlichen Material nicht erwartet werden kann.

Merklich häufigeres Vorkommen als berechnet zeigen *fünf* Kombinationen, nämlich: Nr. 9, 13, 14, 20 und 24. Sieht man sich diese ausnahmsweisen Fälle näher an, so findet man, daß die ersten drei das Paar: lymphatische plus exsudative, die letzten beiden das Paar: neuropathische plus dystrophische Teilbereitschaft enthalten. Diese beiden Paarbildungen scheinen hiernach in geringem Maße begünstigt; die anderen Paarbildungen müssen dadurch etwas benachteiligt sein. Dasselbe kommt noch deutlicher auf Tabelle 2 zum Ausdruck; die besagten beiden Paare, hier das erste und das letzte, sind in der Tat die *einzigen,* deren (isoliertes und kombiniertes) Vorkommen die berechnete Frequenz um ein Geringes übertrifft.

Gesetzt, daß dies nicht an Zufälligkeiten in der beschränkten Zahl einbezogener Fälle gelegen ist, wäre die Beobachtung — wenigstens bezüglich des Paares lymphatische und exsudative Diathese — sehr leicht erklärlich, ja nach dem oben über das Vorkommen von sekundären Drüsenhyperplasien nach und infolge exsudativer infektiöser Prozesse Gesagten von vornherein zu erwarten. In den

Tabelle 1.

Die 31 möglichen Kombinationen der 5 Teilbereitschaften	% Frequenz ihres Vorkommens	
	berechnet	beob-achtet
1. Lymphat. + exsudat. + vagoton. + dystroph.	7,171	8
2. Lymphat. + exsudat. + vagoton. + neuropath. + dystr.	6,890	5
3. Exsudat. + vagoton. + dystroph.	6,109	3
4. Exsudat. + vagoton. + neuropath. + dystroph. . . .	5,870	6
5. Lymphat. + exsudat. + dystroph.	5,635	5
6. Lymphat. + exsudat. + neuropath. + dystroph. . . .	5,414	6
7. Exsudat. + dystroph.	4,800	4
8. Exsudat. + neuropath. + dystroph.	4,611	5
9. *Lymphat. + exsudat. + vagoton.*	4,396	6!
10. Lymphat. + exsudat. + vagoton. + neuropath.	4,223	3
11. Exsudat. + vagoton.	3,744	4
12. Exsudat. + vagoton. + neuropath.	3,597	3
13. *Lymphat. + exsudat.*	3,453	5!
14. *Lymphat. + exsudat. + neuropath.*	3,318	6!
15. Exsudat.	2,942	3
16. Exsudat. + neuropath.	2,827	2
17. Lymphat. + vagoton. + dystroph.	2,391	3
18. Lymphat. + vagoton. + neuropath. + dystroph.	2,297	1
19. Vagoton. + dystroph.	2,036	4
20. Vagoton. + *neuropath. + dystroph.*	1,956	4!
21. Lymphat. + dystroph.	1,878	1
22. Lymphat. + neuropath. + dystroph.	1,804	2
23. Dystroph.	1,600	1
24. *Neuropath. + dystroph.*	1,538	4!
25. Lymphat. + vagoton.	1,464	1
26. Lymphat. + vagoton. + neuropath.	1,408	1
27. Vagoton.	1,249	0
28. Vagoton. + neuropath.	1,199	2
29. Lymphat.	1,152	1
30. Lymphat. + neuropath.	1,106	1
31. Neuropath.	0,942	0
Summa	100	100

Tabelle 2.

Paargemeinschaft einzelner Teildiathesen.	% Frequenz ihres Vorkommens	
	berechnet	beob-achtet
Lymphat. + exsudat. (allein und in Kombination mit anderen Teilbereitschaften)	40,55	44!
Lymphat. + vagoton. (desgl.)	30,24	28
Lymphat. + neuropath. „	26,46	25
Lymphat. + dystroph. „	33,48	31
Exsudat. + vagoton. „	42,00	38
Exsudat. + neuropath. „	36,75	36
Exsudat. + dystroph. „	46,40	42
Vagoton. + neuropath. „	27,44	25
Vagoton. + dystroph. „	34,72	34
Neuropath. + dystroph. „	30,38	33!

vereinzelten (etwa 4) Fällen, die der Differenz zwischen berechneter und beob-
achteter Häufigkeit zugunsten letzterer zugrunde liegen, mag es sich eben nur
scheinbar um eine abnorme Bereitschaft zu lymphatischen Hyperplasien, in Wirklichkeit aber lediglich um eine kollaterale Drüsenschwellung nach Ekzem, Katarrhen usw., wie sie auch konstitutionell Normale zeigen können, gehandelt
haben. Ähnlich dürfte die Anwesenheit *sekundär* neuropathischer Zustände in
(3) Fällen von Anlage zu Dystrophie eine abnorme neuropathische Bereitschaft
vorgetäuscht haben. Selbst bei einer recht sorgfältigen Auswahl und Beobachtung,
wie sie in den verarbeiteten 100 Fällen vorliegt, können solche Irrtümer ausnahmsweise wohl vorkommen. Daß gelegentlicher Mangel an allen manifestierenden
Schäden eine vorhandene Diathese während der ganzen Beobachtungsdauer oder
der ganzen Kindheit latent lassen kann, wurde schon früher zugegeben (vgl. S. 21).

Es ist sonach erlaubt festzustellen, daß die an einem zu anderen
Zwecken und völlig objektiv schon früher publizierten Material er-
hobenen Frequenzverhältnisse *gegen jede zwangsmäßige Paarung und
Gruppierung und damit auch gegen jede wechselseitige kausale Abhängig-
keit, vielmehr für völlig freie Kombination* der vorläufig aufgestellten
Teilbereitschaften sprechen.

Diese Erörterungen beziehen sich auf die Art der Gruppierung einer
gegebenen Zahl von Teilbereitschaften in einem gegebenen Kreis von
Fällen, die einer kombinierten Diathese zugerechnet worden waren.
Hiervon streng zu trennen sind andere Fragen: *Neigen die Teilbereitschaften überhaupt zur Kombination, und gegebenenfalls, wie ist dies zu
erklären?* Solches zu entscheiden ist natürlich ein *ausgesuchtes* Material
nicht brauchbar; denn unter die Kategorien der exsudativen Diathese
CZERNYs, des Arthritismus, Neurolymphatismus usw. werden eben zumeist diejenigen Fälle eingereiht, die schon eine Kombination von
Krankheitsbereitschaften darbieten. Ich ging also so vor, daß ich bei
hundert hinreichend genau studierten, aber sonst *völlig wahllos* einfach
nach der Reihenfolge des Protokolls vorgenommenen Fällen (zumeist
ältere Kinder aus meiner privaten Klientel) nach dem Vorhandensein
besonderer Krankheitsdispositionen fahndete. Die bei diesen 100 Fällen
erkennbaren 111 Teilbereitschaften verteilten sich derart, daß 53 Kinder
frei waren, 47 je eine bis fünf Teilbereitschaften darboten; rund 86%
der Teilbereitschaften fanden sich kombiniert, nur 14% isoliert vor.
Hieraus ergibt sich ohne Zweifel *eine Neigung der Teilbereitschaften zur
Kombination.*

Um diese zu erklären, muß man auf den Ursprung der Diathesen
zurückgehen. Der Ursprung liegt für die Mehrzahl der Einzelfälle vermutlich in *echter Vererbung funktioneller Minderwertigkeit von Organsystemen;* für eine Minderzahl von Fällen, nämlich dort, wo die Diathese
tatsächlich (nicht bloß scheinbar) Neuerscheinung in einer Generation
ist, in Keimverderbnis mit gleichem Effekt. Wie früher (l. c.) dargelegt, ist es nach mancher Analogie sehr gut vorstellbar, daß eine solche

Keimverderbnis größere embryonale Körpergebietseinheiten, beispielsweise ein bestimmtes Keimblatt, elektiv betrifft und daß daraus kombinierte Systemläsionen hervorgehen. Bei der weiteren Vererbung
solcher kann dann jene scheinbar willkürliche Verwerfung vorkommen,
der man im täglichen Leben hinsichtlich des Überganges elterlicher
Merkmale auf die Nachkommenschaft begegnet und deren Gesetze aufzuklären man neuerdings so erfolgreich begonnen hat. Mit der Sammlung
und Verarbeitung einschlägiger Stammbäume nach solchen Gesichtspunkten beschäftigt, erwähne ich hier nur, daß sich anscheinend auch
aus dem Studium ihres Vererbungstypus ein weiteres Argument gegen
die wechselseitige kausale Verknüpfung der Einzelbereitschaften gewinnen läßt.

3. Über Syntropie von Krankheitszuständen.

Mit 7 Abbildungen.

Ungemein verbreitet in der Literatur trifft man den Hinweis, daß
ein bestimmter Krankheitszustand A sich mit einem anderen Zustande B
„näufig" oder „auffallend oft" verbinde — sei es nun, daß beide Zustände gleichzeitig nebeneinander bestehen oder einander bei einem
und demselben Individuum folgen (Simultan- bzw. Sukzessivkombination). Man will damit meistens andeuten, daß die beiden Zustände
wohl eine gewisse innere Beziehung zueinander haben. Dies zu *wissen*
wäre naturgemäß oft von erheblichem Belang; aber niemand wird verkennen, daß besagte Angabe in einer großen Zahl von Fällen wenig
befriedigt oder nach besagter Richtung überzeugt — selbst dann,
wenn Zahlen beigebracht werden und wenn die Kombinationshäufigkeit
an sich tatsächlich eine große zu sein scheint. Es fehlt nämlich meistens
die Gegenprobe. Wenn z. B. gesagt wird, daß kongenital-luetische Säuglinge in einem erheblichen Prozentsatz rachitisch befunden werden, so
kann daraus bei der großen Häufigkeit der Rachitis überhaupt naturgemäß noch nicht auf besondere Beziehungen zwischen Rachitis und
Lues geschlossen werden; man müßte mindestens erst feststellen, wie
groß die Zahl der Rachitiker unter den nichtluetischen Säuglingen
gleichen Durchschnittsalters im gleichen Material ist, um positive Anhaltspunkte für jenen Schluß zu gewinnen. Die Irrlehre von PARROT
und einigen Nachfolgern, daß die Rachitis (im Einzelfalle) ein Produkt
syphilitischer Infektion sei, wäre kaum entstanden, wenn man sich
hierüber ordnungsgemäß Rechenschaft gegeben hätte.

Bei solcher Sachlage besteht das Bedürfnis, an Stelle der mehr-
weniger willkürlichen Angaben oder Schätzungen über die Häufigkeit
des Zusammentreffens zweier oder mehrerer Krankheitszustände *eine
objektive Maßzahl* zu setzen. Eine solche läßt sich verhältnismäßig
leicht gewinnen. Die Gesamtzahl der Fälle, die das Material zur Prüfung
der Frage darstellen, sei N; die Anzahl der Individuen darunter, die
den Krankheitszustand A bzw. B bieten (sei es isoliert oder kombiniert),
sei n_A bzw. n_B und die Anzahl der Individuen, die beide Zustände vereint bieten, sei n_{AB}; dann wird es durch einfache Überlegung klar,
daß die fragliche Maßzahl s direkt proportional sein müsse den Werten

n_{AB} und N, verkehrt proportional den Werten n_A und n_B, woraus sich

die Formel ergibt $s = \dfrac{n_{AB} \cdot N}{n_A \cdot n_B}$.

Genau dieselbe Formel läßt sich aus den Regeln der Wahrscheinlichkeit ableiten. Die Wahrscheinlichkeit eines Geschehens ergibt sich bekanntlich aus der Zahl der möglichen, dem „Ereignis günstigen" Fälle und jener der möglichen Fälle überhaupt, und zwar durch Teilung der ersteren durch letztere Zahl. Die Wahrscheinlichkeit, daß ein bestimmtes von den N-Individuen den Krankheitszustand A bzw. B biete, ist sonach n_A/N bzw. n_B/N. Die „zusammengesetzte Wahrscheinlichkeit" aber, daß bei einem bestimmten Individuum der Zustand A mit dem Zustande B zusammentreffe, ist nach dem „Multiplikationssatz" $\dfrac{n_A}{N} \cdot \dfrac{n_B}{N} = \dfrac{n_A \cdot n_B}{N^2}$. Die Zahl der nach der Wahrscheinlichkeit in der *ganzen Reihe* vorkommenden Kombinationen von A und B muß das N-fache betragen, also $\dfrac{n_A \cdot n_B}{N}$. Setzen wir nun diesen nach der Wahrscheinlichkeit berechneten Wert $= 1$, so ergibt sich für die tatsächlich sich ergebende Zahl der Kombinationen eine Maßzahl s nach folgender Proportion $1 : s = \dfrac{n_A \cdot n_B}{N} : n_{AB}$ oder $s = \dfrac{n_{AB} \cdot N}{n_A \cdot n_B}$, quod erat demonstrandum.

Der Wert s besagt, um wievielmal die tatsächlich gefundene Zahl der Kombinationen größer bzw. kleiner ist als die theoretisch a priori zu erwartende, nämlich die unter der Annahme, daß reiner Zufall herrsche, sich ergebende. Mit anderen Worten: Wird $s = 1$ befunden oder nur wenig von 1 verschieden, so liegt kein Anlaß vor, anzunehmen, daß besondere Beziehungen der beiden Zustände bestehen, die auf deren Zusammentreffen einseitig im günstigen oder im ungünstigen Sinne wirken; wird aber $s > 1$, dann sind Beziehungen anzunehmen, die das Zusammentreffen begünstigen, wird $s < 1$, dann sind Umstände anzunehmen, die dem Zusammentreffen ungünstig sind. Die Abweichung des Wertes s von dem Werte 1 ist ein Gradmesser für besagte Beziehungen oder Umstände.

Man muß sich wundern, daß von dieser überaus einfachen und durchsichtigen Methode in der klinischen Medizin bisher so wenig Gebrauch gemacht wurde. Es fehlt unseres Wissens sogar noch an einer geeigneten Bezeichnung für die in Frage kommenden Begriffe. Die Bezeichnung „Korrelation" wird wohl in einem verwandten, aber doch nicht identischen Sinne gebraucht, nämlich (nach F. N. ExNER[1]) für den Zusammenhang zwischen zwei *veränderlichen* Größen, zwischen zwei Reihen von Werten, also gewissermaßen dynamisch, nicht statisch; daher verbietet sich die Wahl dieses Ausdruckes für unseren Fall, wenn Mißverständnisse vermieden werden sollen. Wir sehen uns gezwungen für das, was wir meinen, neue Bezeichnungen vorzuschlagen.

---

[1] Über die Korrelationsmethoden. Jena: Georg Fischer 1913.

Wir sprechen unpräjudizierlich von *Syntropie* [1] ($\sigma\acute{v}\nu$ und $\tau\varrho\acute{\epsilon}\pi\omega$), d. h. von einem Sich-gegenseitig-Zuwenden oder -Zuneigen zweier Krankheitszustände. *s* wäre der syntropische Index. Ist er größer als 1, so besteht eben Syntropie (im positiven Sinne), ist er kleiner als 1, dann besteht das Gegenteil; man kann von negativer Syntropie oder besser von *Dystropie* sprechen; zwischen beiden liegt ein neutraler Punkt, praktisch eine neutrale *Zone* von „Neutrotropie".

Die Bedeutung des syntropischen Index für das Studium der Wechselbeziehungen von Krankheitszuständen wollen wir an einer Anzahl von Beispielen erläutern, die das Gebiet der kindlichen Pathologie betreffen. Zu diesem Zwecke wurde vorwiegend das Material der Ambulanz und Poliklinik des Dr. VON HAUNERschen Kinderspitals herangezogen, und zwar zurückgreifend bis in das Jahr 1906, in dem die gegenwärtige Leitung ihr Amt antrat. Die Verwertung ausschließlich klinischen Materials hätte vielleicht den Vorzug größerer Genauigkeit und Zuverlässigkeit in der Erkennung der fraglichen Krankheitszustände, auch tieferen, allseitigen Eindringens in den einzelnen Fall gehabt. Dem stehen aber für das Gros der hier in Betracht gezogenen Krankheiten überwiegende Nachteile gegenüber; vor allem der des kleineren Materials. *Eine ziffernmäßige Angabe über Syntropie kann nur dann Wert beanspruchen, wenn sie sich auf große Zahlen stützt.* Nicht mit Hunderten oder mit Tausenden, sondern mit Zehntausenden von Fällen insgesamt mußten wir uns zu arbeiten vornehmen. Dazu kommt ein Zweites. Neben der *Simultankombination* interessierte uns auch sehr die *Sukzessivkombination* von Krankheitszuständen bei einem Individuum. Letztere festzustellen genügt natürlich auch eine verhältnismäßig lange Dauer der stationären Beobachtung oft nicht; hingegen konnte die ambulatorische Beobachtung in vielen Fällen auf eine ganze Anzahl von Jahren, ja nicht selten auf das gesamte Kindesalter sich erstrecken, und zwar dank einer besonderen Organisation unserer Ambulanz, die gerade mit Rücksicht auf solche Fragen im Jahre 1906 zur Einführung gekommen ist. Es wird nämlich nicht — wie sonst an manchen Orten üblich — die Diagnose der in der Ambulanz erscheinenden oder im Hause besuchten Fälle bloß in ein Protokoll eingetragen, sondern es wird für jedes Kind ein besonderes Krankheitsblatt angelegt, das sich von einer klinischen Krankengeschichte im wesentlichen oft nur durch das Weglassen vieler negativer Befundangaben und durch lapidaren Stil unterscheidet, und dieses Krankheitsblatt wird jedesmal wieder vor-

---

[1] $\sigma\upsilon\nu\tau\upsilon\chi\acute{\iota}\alpha$ heißt der Zufall; bei einem überzufälligen Zusammentreffen könnte man somit auch (worauf uns Herr Oberstudienrat GOETT hinzuweisen die Freundlichkeit hatte) von Hypersyntychie sprechen, was vom philologischen Standpunkt aus korrekter, aber leider wenig zungenläufig und etwas schleppend wäre, zumal man nicht zwei Zustände als solche, sondern ihr Zusammentreffen „hypersyntychisch" nennen müßte.

gelegt und weitergeführt, wenn das betreffende Kind wiederkehrt —
sei es nach wenigen Tagen oder nach einer beliebigen Anzahl von Jahren.
Die erste Frage an alle in der Sprechstunde erscheinenden Mütter
oder Begleitpersonen ist die, ob das Kind schon irgend einmal — gleichgültig wann und aus welchem Grunde — hier vorgestellt oder auf eine
der Spitalsabteilungen aufgenommen worden ist. Im Bejahungsfalle
ermöglicht ein umfangreiches Registratorensystem das betreffende Jour-
nal sogleich auszuheben, das dem ordinierenden Arzte dann vorgelegt
wird und zu weiteren Eintragungen dient. *So gewannen wir zahlreiche,
ziemlich vollständige ärztliche Lebensgeschichten unserer ständigen Klienten.*
Viele diese Ambulanzjournale sind — besonders wo es sich um strittige,
fragliche oder schwere Erkrankungen handelt — ergänzt durch die
Ergebnisse zeitweiliger klinischer Untersuchung. Dieses Material
also ist es hauptsächlich, auf das wir uns im folgenden stützen und
aus dem wir unsere Schlüsse ableiten. Die für die Eintragungen in
der Ambulanz maßgebenden leitenden Ärzte waren stets rangältere
Assistenten bzw. Oberärzte der Klinik; sie standen ihrer Funktion jeweils mehrere Jahre vor und waren mit den Traditionen der Anstalt
völlig vertraut, so daß ihre Tätigkeit als eine gewissermaßen konti-
nuierliche und stabile angesprochen werden kann.

Die Bearbeitung des Materials war eine nichts weniger als rein
mechanische Aufgabe. Es wurde zu diesem Zwecke jedes Krankenblatt mit pädiatrischem Verständnis eingehend studiert[1]. Welche
Gesichtspunkte im einzelnen für die Feststellung des fraglichen Krankheitszustandes und für die Zuteilung des Falles in die verschiedenen
Rubriken unseres Originalexzerptes maßgeblich waren, ist im Anhange
der Arbeit kurz erläutert.

Was die Auswahl der von uns vorläufig aufgenommenen Zustände
anlangt, so ist zu sagen, daß es uns zunächst weniger um die Behandlung
einzelner Spezialfragen zu tun war, als um eine Gewinnung eines Überblickes im ganzen und besonders um das Studium der Methodik
als solcher, um ihre Kritik und die Prüfung ihrer Leistungsfähigkeit.
Absichtlich wurde ein buntes Allerlei von Zuständen ausgewählt, teils
Krankheitsbereitschaften, teils allgemeine, teils Organerkrankungen infektiöser und anderer Art, und zwar 27 an der Zahl, die $\dfrac{27!}{2!\,25!} = 351$
Paarkombinationen (ohne Wiederholung) ergeben mußten. Für alle
diese wurde der syntropische Index berechnet. Eine Koordinaten-
tabelle (Generaltabelle, S. 64/65) stellt das ziffernmäßige Ergebnis dar,
und zwar findet man dort rechts oberhalb der Diagonale angegeben, wie

---

[1] Ich muß auf die Konstatierung Wert legen, daß diese mehr als 1 Jahr be-
anspruchende Arbeit von meiner Mitarbeiterin [L. VON SEHT] *allein* geleistet wurde.
PFAUNDLER. [Vgl. dazu die Anmerkung am Ende des Bandes.]

General-

	1. Dystrophie	2. Rachitis	3. Exsudative Diathese	4. Spasmophilie	5. Vasomotorismus	6. Neuropathische Verfassung	7. Psychopath. Verfassung	8. Hämorrhagische Diathese	9. Klin sch manifeste Tuberkul. und Skrofulose	10. Lues	11. Infektiöse und habituelle Enteritis	12. Ikterus	13. Obstipatio	14. Helminthiasis
1. Dystrophie	—	1147	1032	97	106	16	θ	13	32	1,02	91	11	367	23
2. Rachitis	0,99	—	803	287	145	42	4	18	206	24	308	10	464	41
3. Exsudative Diathese	1,11	0,91	—	74	152	38	θ	10	89	39	165	16	307	31
4. Spasmophilie	0,93	2,89	0,93	—	12	2	θ	θ	7	θ	31	θ	46	1
5. Vasomotorismus	0,37	0,54	0,70	0,50	—	191	1	18	73	13	115	8	98	33
6. Neuropathische Verfassung	0,08	0,24	0,28	0,13	4,55	—	θ	18	71	θ	54	6	94	33
7. Psychopath. Verfassung	θ	0,48	θ	θ	0,49	θ	—	θ	2	1	2	θ	2	2
8. Hämorrhag. Diathese	0,25	0,36	0,25	θ	1,49	2,34	θ	—	38	3	17	12	22	6
9. Klinisch manif. Tuberkulose u. Skrofulose	0,09	0,60	0,32	0,23	0,87	1,33	(0,77)	2,46	—	4	137	5	88	38
10. Lues	0,89	0,22	0,45	θ	0,49	θ	(1,22)	(0,62)	0,12	—	4	3	35	2
11. Infektiöse und habituelle Enteritis	0,12	0,68	0,45	0,76	1,04	0,76	0,58	0,84	0,97	(0,90)	—	39	114	76
12. Ikterus	0,17	0,17	0,33	θ	0,55	0,65	θ	4,47	0,27	0,51	1,58	—	19	11
13. Obstipatio	0,86	1,14	0,94	1,26	0,99	1,49	(0,65)	0,21	0,69	0,88	0,68	0,88	—	53
14. Helminthiasis	0,09	0,32	0,30	0,09	1,06	1,66	(2,08)	1,05	0,93	0,16	(1,45)	1,67	1,13	—
15. Angina	0,22	0,35	0,46	0,33	0,78	0,94	(0,88)	1,11	0,60	0,17	0,90	0,72	0,87	0,98
16. Bronchitis	1,03	1,12	0,85	0,95	0,71	0,38	0,58	0,60	0,30	0,36	0,85	0,49	1,06	0,68
17. Pneumonie	0,55	1,06	0,62	0,91	0,46	0,15	θ	0,67	0,39	0,53	1,02	0,53	0,98	0,56
18. Vitium cordis. organ.	0,02	0,06	0,13	0,48	1,40	1,25	θ	5,76	0,83	(0,87)	0,57	θ	0,93	0,37
19. Hyperthyreose	0,03	0,31	0,18	θ	1,93	4,94	θ	0,94	1,90	0,18	0,48	0,34	0,32	0,88
20. Nephritis und Albuminurie	0,14	0,34	0,35	θ	1,29	3,85	(1,60)	5,15	1,28	0,98	0,53	0,23	0,72	0,74
21. Akuter Gelenkrheumatism.	0,02	0,15	0,06	0,23	0,91	0,95	θ	(2,76)	0,79	θ	0,18	θ	0,40	(0,64)
22. Skoliose	0,10	1,68	0,25	0,20	0,67	1,99	(2,42)	(1,64)	2,23	0,19	0,62	(1,01)	0,55	0,32
23. Impetigo	0,34	0,44	0,68	0,43	0,77	0,37	0,34	0,23	0,45	0,37	0,65	0,29	0,53	0,50
24. Erythema exsudativum	0,20	0,30	0,32	θ	1,40	0,27	θ	7,65	1,78	θ	0,62	θ	0,58	0,37
25. Chorea minor	θ	0,09	0,11	θ	0,35	2,21	θ	(1,93)	0,28	θ	0,11	θ	0,12	0,37
26. Enuresis	0,06	0,41	0,11	0,14	0,94	3,41	15,31	0,57	0,49	0,52	0,51	0,36	0,28	1,17
27. Eklampsie	2,61	1,40	1,27	θ	0,48	0,25	θ	(0,66)	0,25	0,40	0,62	θ	2,20	0,34
	1.	2.	3.	4.	5.	6.	7.	8.	9.	10.	11.	12.	13.	14.
Zahl d. Zustände (kombiniert und isoliert) n_A, n_B usw.	5874	5566	4459	500	1362	866	42	249	1737	546	2291	301	2059	642

tabelle.

15.	16.	17.	18.	19.	20.	21.	22.	23.	24.	25.	26.	27.		
Angina	Bronchitis	Pneumonie	Vitium cordis organ.	Hyperthyreose	Nephritis und Albuminurie	Akuter Gelenk-rheumatismus	Skoliose	Impetigo	Erythema ex-sudativum	Chorea minor	Enuresis	Eklampsie		
143	1884	271	1	5	12	1	6	137	5	0	9	282	Dystrophie	1.
209	1944	492	3	52	26	6	92	167	7	2	42	143	Rachitis	2.
223	1176	231	5	24	23	2	11	208	6	2	29	103	Exsudative Diathese	3.
18	148	38	2	0	0	1	1	15	0	0	2	0	Spasmophilie	4.
115	299	52	16	79	26	9	9	72	8	2	36	12	Vasomotoris-mus	5.
88	102	11	9	128	43	6	17	22	1	8	83	4	Neuropathische Verfassung	6.
4	6	0	0	0	1	0	1	1	0	0	18	0	Psychopath. Verfassung	7.
30	47	14	11	7	19	5	4	4	8	2	4	3	Hämorrhag. Diathese	8.
112	164	57	12	99	33	10	38	54	13	3	24	8	Klinisch manif. Tuberkulose u. Skrofulose	9.
10	62	24	4	3	8	0	1	14	0	0	8	4	Lues	10.
223	605	196	11	33	18	3	14	104	6	1	33	26	Infektiöse und habituelle Enteritis	11.
23	45	13	0	3	1	0	3	7	0	0	3	0	Ikterus	12.
192	677	168	16	25	22	6	11	75	5	1	16	82	Obstipatio	13.
68	136	30	2	17	7	3	2	22	1	1	21	4	Helminthiasis	14.
—	800	159	35	51	88	37	19	142	16	7	31	18	Angina	15.
0,85	—	585	22	96	66	23	42	345	13	8	61	187	Bronchitis	16.
0,62	0,80	—	3	6	24	2	10	83	5	2	6	37	Pneumonie	17.
1,31	0,30	0,15	—	12	14	100	1	2	3	34	1	0	Vitium cordis. organ.	18.
0,56	0,36	0,09	(1,71)	—	20	10	15	14	2	4	18	1	Hyperthyreose	19.
1,95	0,51	0,70	4,02	1,61	—	7	3	37	8	1	5	2	Nephritis und Albuminurie	20.
1,67	0,36	0,12	58,55	1,64	2,32	—	0	6	4	11	1	0	Akuter Gelenk-rheumatism.	21.
0,64	0,49	0,43	0,43	(1,83)	(0,73)	0	—	5	2	1	3	2	Skoliose	22.
0,68	0,57	0,50	0,12	0,24	1,29	0,43	0,26	—	1	2	33	17	Impetigo	23.
1,25	0,35	0,51	(3,04)	0,57	4,59	(4,68)	(1,72)	0,12	—	0	2	1	Erythema ex-sudativum	24.
0,55	0,22	0,20	34,73	(1,14)	0,58	12,94	(0,87)	0,25	0	—	1	0	Chorea minor	25.
0,30	0,25	0,09	0,15	0,76	0,43	0,19	0,39	0,61	(0,61)	0,30	—	3	Enuresis	26.
0,32	1,17	0,86	0	0,06	0,26	0	0,39	0,48	0,46	0	0,21	—	Eklampsie	27.
15.	16.	17.	18.	19.	20.	21.	22.	23.	24.	25.	26.	27.		
3044	8727	2343	235	841	416	204	276	1937	118	117	786	516	Summe d. Einzel-zustände: 45354 Summe d. Einzel-fälle N: 28090	

groß die absolute Zahl der aufgefundenen Paarkombinationen tatsächlich war, links unter der Diagonale, welcher Wert sich nach obiger Formel für den Idex s berechnete.

Wir führen eine dieser Berechnungen hier an einem Beispiele durch: Unter 28090 Fällen boten 5566 Rachitis und 546 Lues congenita, 24 Rachitis und Lues vereint. Hiernach beträgt gemäß obiger Formel

$$s = \frac{24 \cdot 28090}{5566 \cdot 546} = 0,2218.$$

Dieser Wert liegt weit unter 1, woraus ersichtlich wird, daß Rachitis und Lues an unserem Material nicht allein eine Syntropie, d. i. ein über den Zufall hinausgehendes Zusammentreffen vermissen lassen, sondern sogar Dystropie aufweisen.

Überblickt man die Gesamtheit der Indices, so findet man, daß 77 von ihnen, das sind 21,9 %, über 1 gelegen sind, 274, das sind 78,1 %, zwischen 1 und 0. Theoretisch, d. h. bei unendlich großem Material, würde „Neutrotropie" nur bei einem Indexwerte von 1,0 anzunehmen sein. Praktisch muß natürlich eine gewisse Fehlergrenze, d. h. eine neutrale Zone von bestimmter Breite in Betracht gezogen werden. A priori möchte man meinen, daß diese Zone sich nach oben und unten gleichweit vom Werte 1 erstreckt. Aus Gründen, auf die wir noch zurückkommen, trifft dies aber für unsere Fälle nicht zu; vielmehr liegt die neutrale Zone hier durchschnittlich etwa bei Werten zwischen 1,0 und 0,60. Die neutralen Indices sind in der Generaltabelle mit kleineren Lettern angegeben. In den bezüglichen Fällen ist die Häufigkeit des Zusammentreffens beider Zustände im wesentlichen wohl vom Zufall bestimmt. In Frage kommt nur, daß sich Umstände, die das Zusammentreffen im günstigen und solche, die es im ungünstigen Sinne beeinflussen, etwa gerade die Waage halten. Indices unter 0,60 weisen im allgemeinen auf Dystropie.

Hierbei ist aber zu berücksichtigen, daß in manchen Fällen, wo es sich um die seltener angetroffenen Krankheitszustände handelt, trotz des ansehnlichen Gesamtmaterials die absolute Zahl der Kombinationen so nieder ist, daß störende Einflüsse wirksam sein können. In diesen Fällen ist der Syntropieindex in der Generaltabelle eingeklammert und in der Regel nicht weiter berücksichtigt.

Allgemeine Prüfung des Verfahrens.

Die Generaltabelle entstand nicht direkt, sondern durch Zusammenziehung zweier bis dahin ganz getrennt voneinander behandelter Teile des Gesamtmaterials. Der erste und größere dieser beiden Teile umfaßt die in der Vorkriegszeit angefallenen (bzw. mit der letzten Eintragung versehenen) Journale, der zweite die aus der Kriegs- und Nachkriegszeit stammenden (bzw. nach 1914 zum letzten Male vor der Arbeit ergänzten). Diese Scheidung wurde nicht so sehr deshalb vorgenommen, weil wir uns bemerkenswerte Ergebnisse des Vergleiches und damit Schlüsse in bezug auf die Kriegspathologie als solche versprochen hätten[1], sondern aus einem anderen Grunde. Wir wollten nämlich erproben, in welchem Maße die Indexzahlen konstant und zuverlässig sind, welche Abweichungen bei einer gewissen Größe des Materials reelle Bedeutung haben und welche nicht, mit einem Worte, inwieweit noch Zufallsstörungen hereinspielen. Zu diesem Behufe verglichen wir die einzelnen Indices, die über die Vorkriegszeit berechnet worden waren, mit den entsprechenden aus der späteren Periode. Das Ergebnis war im ganzen

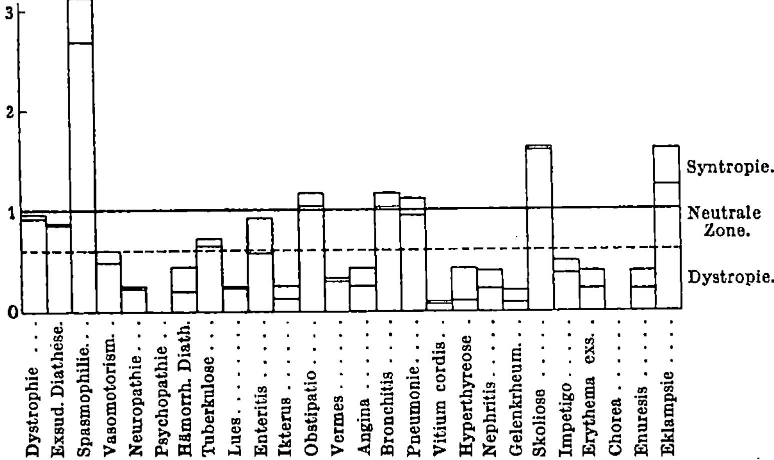

Abb. 3. Syntropie-Indices bei Rachitis. (Die beiden Höhen jeder Säule entsprechen den aus beiden Hälften des Materials berechneten Indexwerten.)

ein recht befriedigendes. Aus Ersparnisgründen müssen wir darauf verzichten, die beiden Tabellen, jene aus der früheren und jene aus der späteren Periode in extenso zu bringen, teilen aber eine Reihe aus diesen getrennten Tabellen mit (Abb. 3), die ersehen läßt, daß die Abweichungen der Werte im ganzen geringfügige sind. In den vereinzelten Fällen, in denen diese Kontrolle eine erhebliche Differenz ergab, wurde der Pauschalwert, den die Generaltabelle verzeichnet, wieder in Klammern gesetzt und nicht weiter berücksichtigt.

Eine weitere Prüfung des Verfahrens wurde damit bezweckt und dadurch ermöglicht, daß wir einerseits einzelne Zustände aufnahmen,

---

[1] In dieser Hinsicht wollen wir beiläufig nur einige der sinnfälligsten Abweichungen anführen: Die relative Frequenz von Enuresis, Impetigo, Enteritis und Tuberkulose unter den aufgenommenen Zuständen betrug bis 1914 0,835%, 2,917%, 2,780% und 4,299%, nach 1914 2,822%, 5,744%, 7,914% und 3,198%. Enuresis und Enteritis sind etwa 3mal so häufig, Impetigo doppelt so häufig, Tuberkulose seltener geworden.

deren Syntropie nicht erst zu prüfen, sondern absolut sichergestellt ist, wie beispielsweise Gelenkrheumatismus und Chorea minor oder Rachitis und Spasmophilie — andererseits solche, die keinerlei Beziehungen zueinander haben, wie etwa Skoliose und Enteritis oder Gelenkrheumatismus und Helminthiasis. Wenn die Methode leistet, was man von ihr verlangt, dann muß sich im ersteren Falle ein hoher Index, in letzterem ein neutraler Index ergeben. Diese Voraussetzung trifft in den gewählten und in anderen Beispielen zu. Die Indexwerte betragen für die beiden ersterwähnten Exempel 12,94 bzw. 2,89, für die letzterwähnten aber 0,62 bzw. 0,64.

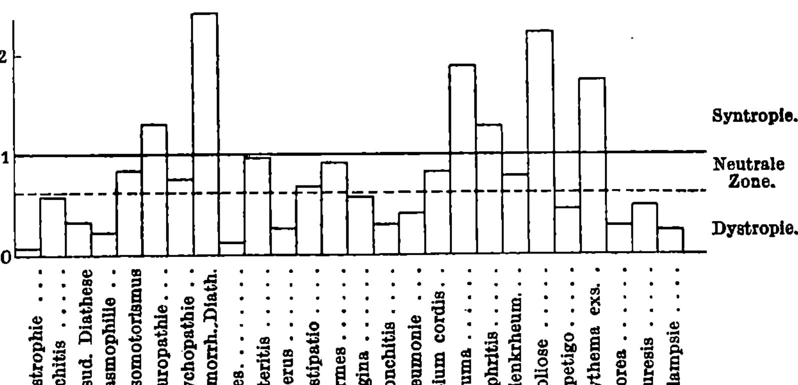

Abb. 4. Syntropie-Indices bei Tuberkulose. (Die Höhe der Säulen mißt die Indexwerte.)

Daß die hohen Indexwerte im allgemeinen notorische Syntropien anzeigen, wird aus den vorgelegten Diagrammen (Abb. 3—5), in denen die Höhe der einzelnen Säulen den Index zwischen Rachitis, Tuberkulose und Vitium cordis einerseits, den übrigen Zuständen andererseits darstellt, deutlich ersichtlich. Die Säulen, die die starke Linie 1—1 überragen, entsprechen den positiven Syntropien, die Säulen, die unter der gestrichelten Linie bleiben, den Dystropien.

Wenn das Verfahren das Verlangte leistet, dann ist weiter zu erwarten, daß gewisse erfahrungsgemäß beziehungsreiche „polytrope" Zustände, wie etwa Neuropathie, Vasomotorismus, Nephritis und Albuminurie mehr Syntropien aufzuweisen haben als andere Glieder unserer Reihe. Auch dies wird man bestätigt finden (s. Abb. 5).

Wir gehen jetzt auf die Diskussion der positiv befundenen Fälle, jener von deutlicher

Syntropie

ein. Nach der Feststellung dieses Verhältnisses und seines *Grades* ergibt sich die weitere Aufgabe seiner *Natur* nachzuforschen. Diese

ist eine wechselvolle und keineswegs in jedem Falle liegt dem überzufälligen Zusammentreffen ein Umstand zugrunde, der *im Wesen* der
beiden Zustände begründet wäre. Vielmehr sind dabei mitunter mehr
äußerliche Momente im Spiele, was durch folgendes Exempel erläutert
sei. Unser Material bezieht sich auf Kinder in jedem Lebensalter
zwischen 0 und 14 Jahren, wovon aber nur eine Minderheit über die
ganze Zeitspanne verfolgt werden konnte. Bei solcher Sachlage müssen
sich Altersdispositionen als Momente bemerkbar machen, die den

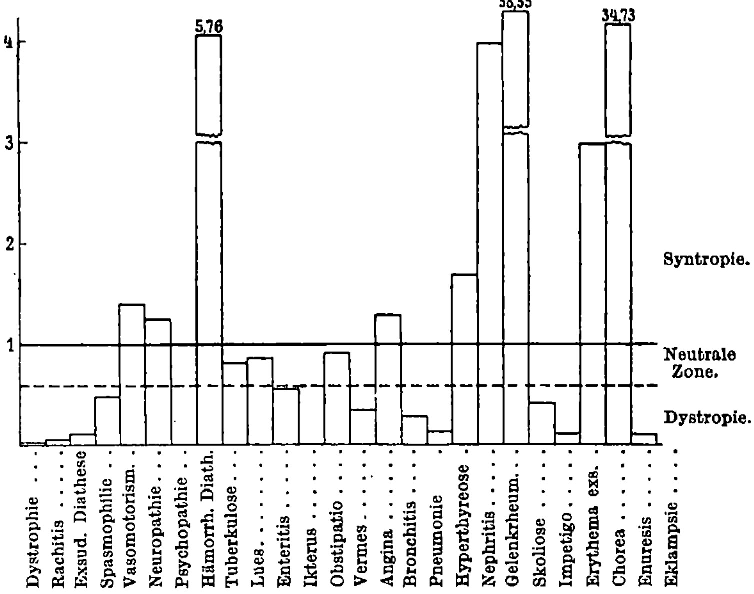

Abb. 5. Syntropie-Indices bei Vitium cordis.

syntropischen Index beeinflussen. Gewisse Zustände wurden erwartungs-
gemäß vorwiegend in einer bestimmten, etwa in der ersten extrauterinen
Entwicklungsstufe, im Säuglingsalter, angetroffen, andere im späteren
Schulalter; zu jenen zählen unter anderem Rachitis und Eklampsie, zu
diesen Chorea, Struma. Wenn nun beispielsweise zwischen Chorea und
Struma oder zwischen Struma und Skoliose Syntropie gefunden wurde,
so weist dies noch nicht auf einen besonderen *inneren* Zusammenhang der
beiden Glieder, sondern es kann in der gleichartigen Altersdisposition
begründet sein. Umgekehrt wird man bei Paaren, deren Glieder in diesem
Bezug auseinandergehen, niedere Indices von unter 1 erwarten, die
keinen im eigentlichen Wesen begründeten Ausschluß beweisen. Es
schien uns im allgemeinen nicht besonders schwierig, den Einfluß dieses
Faktors im Einzelfalle abzuschätzen. Um ihn auszuschalten, brauchte
man nur das Material auf bestimmte Altersgruppen zu beschränken

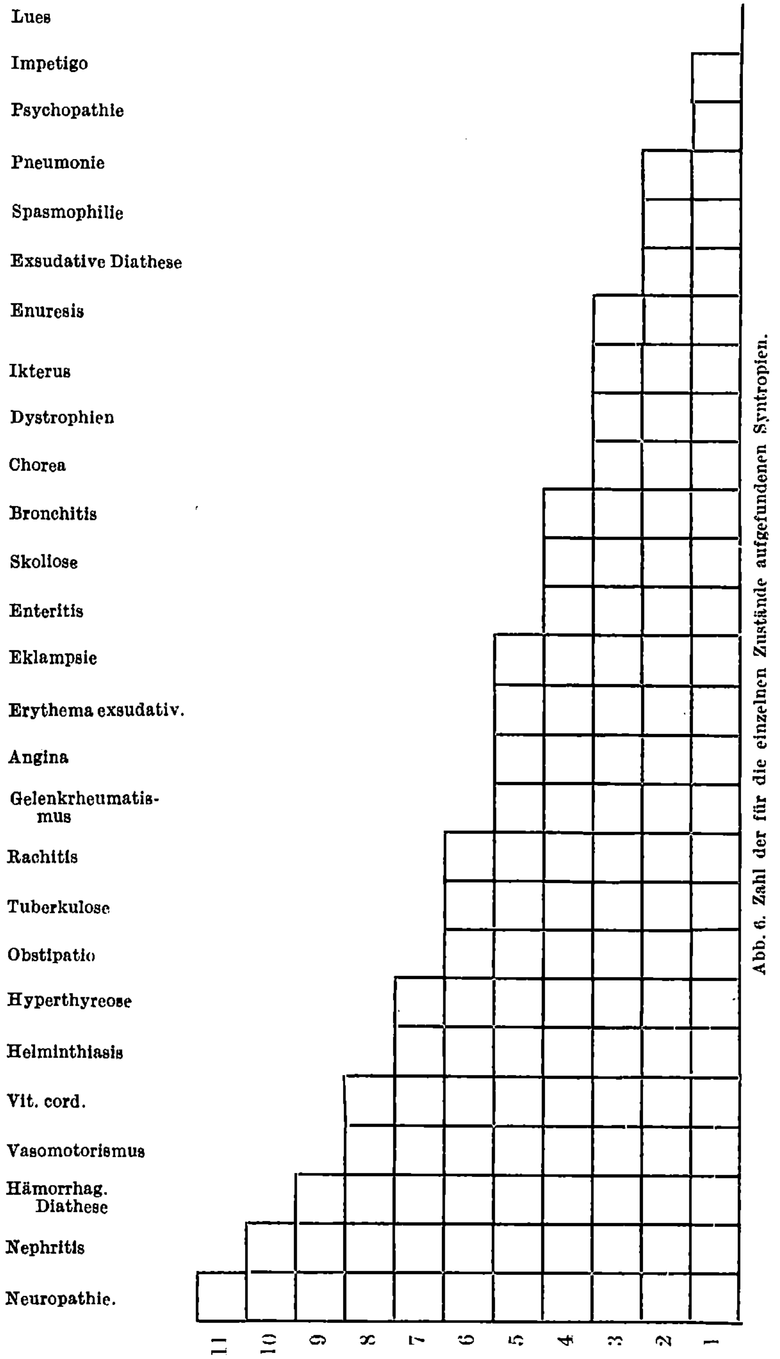

Abb. 6. Zahl der für die einzelnen Zustände aufgefundenen Syntropien.

oder aber auf Fälle, die von der Geburt bis zur Pubertät fortlaufend beobachtet wurden. Wir möchten da, wo zusammenfallende Altersdisposition den Ausschlag gibt, von *Alters-* oder von *Scheinsyntropie* sprechen.

Gleichfalls den Scheinsyntropien sind aber wohl noch gewisse andere Fälle zuzurechnen. Wenn beispielsweise der Index zwischen Neuropathie und Helminthiasis ein ziemlich hoher ist, so wird man daraus allein weder schließen dürfen, daß neuropathische Kinder häufiger von Helminthen befallen werden als andere, noch daß die Helminthen Neuropathie hervorrufen, sondern erwägen, daß unter den vielen Kindern, die mit Darmparasiten behaftet sind, die neuropathischen als die sensibleren besonders häufig von der Invasion Beschwerden verspüren und wegen dieser Beschwerden den Arzt aufsuchen.

Ein weiterer beachtenswerter Fall ist die *indirekte Syntropie*. Wenn ein Zustand A gleichwie ein Zustand B direkte innere Beziehungen zu einem Zustande C hat, dann wird man Syntropie unter Umständen nicht allein zwischen A und C und zwischen B und C, sondern auch zwischen A und B antreffen, wenn diese beiden im übrigen auch nichts miteinander zu tun haben. Der Fall ist häufig und wichtig. Einige Beispiele mögen ihn erläutern: Die hämorrhagische Diathese (als semiotische Einheit genommen) zeigt überzufällige Koinzidenz u. a. mit Obstipation und mit Helminthiasis. Diese Koinzidenz auf unmittelbare Beziehungen zurückzuführen dürfte nach dem heutigen Stande der Kenntnisse nicht zwanglos gelingen. Nachforschung in unserer Generaltabelle oder aber besser in graphischen Darstellungen, wie wir sie weiter unten noch besprechen wollen (s. Abb. 8 und 9), deckt als Binde- und Zwischenglieder die Gruppen der vagotonisch-vasomotorischen und neuropathischen Störungen auf, die zur hämorrhagischen Diathese einerseits, zur Obstipation und zur Helminthiasis andererseits verhältnismäßig durchsichtige Beziehungen haben. Dieselben Zwischenglieder dürften bei der Syntropie von Helminthiasis einerseits, Enuresis andererseits (neben der Altersdisposition) im Spiele sein. Angina und Herzfehler dürften zumeist via Gelenkrheumatismus in indirekter Syntropie stehen usw. In manchen, durch unsere Zahlen nicht aufzuklärenden Fällen, werden als Bindeglieder Zustände in Betracht kommen, die in unsere Auswahl diesmal nicht aufgenommen wurden.

Das Gros der Fälle mit erhöhtem Index fällt aber wohl in die Reihe der *echten und direkten Syntropien*. Auch deren Wesen ist kein einheitliches. Wir treffen hier zunächst Subordinationen und Koordinationen an.

Von

Subordinationen

sprechen wir dann, wenn die Syntropie darauf zurückzuführen ist, *daß ein Zustand den anderen als direkte Folge nach sich zieht.* Solche Folge kann mechanisch vermittelt sein, was beispielsweise für Fälle von Stauungsniere oder von habituellem Nasenbluten bei kardialen Zirkulationsstörungen angenommen wird und für die Syntropien Albuminurie-Vitium cordis, sowie hämorrhagische Diathese-Vitium cordis

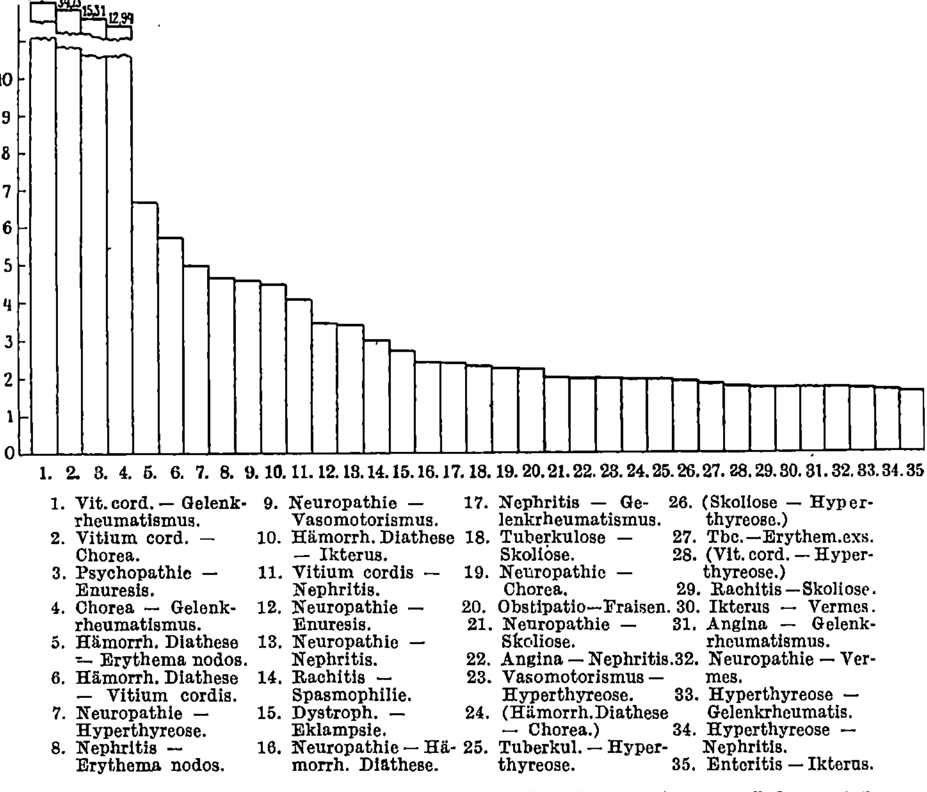

1. Vit. cord. — Gelenkrheumatismus.
2. Vitium cord. — Chorea.
3. Psychopathie — Enuresis.
4. Chorea — Gelenkrheumatismus.
5. Hämorrh. Diathese — Erythema nodos.
6. Hämorrh. Diathese — Vitium cordis.
7. Neuropathie — Hyperthyreose.
8. Nephritis — Erythema nodos.
9. Neuropathie — Vasomotorismus.
10. Hämorrh. Diathese — Ikterus.
11. Vitium cordis — Nephritis.
12. Neuropathie — Enuresis.
13. Neuropathie — Nephritis.
14. Rachitis — Spasmophilie.
15. Dystroph. — Eklampsie.
16. Neuropathie — Hämorrh. Diathese.
17. Nephritis — Gelenkrheumatismus.
18. Tuberkulose — Skoliose.
19. Neuropathie — Chorea.
20. Obstipatio—Fraisen.
21. Neuropathie — Skoliose.
22. Angina — Nephritis.
23. Vasomotorismus — Hyperthyreose.
24. (Hämorrh. Diathese — Chorea.)
25. Tuberkul. — Hyperthyreose.
26. (Skoliose — Hyperthyreose.)
27. Tbc.—Erythem.exs.
28. (Vit. cord. — Hyperthyreose.)
29. Rachitis—Skoliose.
30. Ikterus — Vermes.
31. Angina — Gelenkrheumatismus.
32. Neuropathie — Vermes.
33. Hyperthyreose — Gelenkrheumatis.
34. Hyperthyreose — Nephritis.
35. Enteritis — Ikterus.

Abb. 7. Reihenfolge der aufgefundenen Syntropien nach ihrer Stärke bis herab zum Index $s = 1,5.$

verantwortlich zu machen sein dürfte, ferner auch für das überzufällige Zusammentreffen von Enteritis und Ikterus, von Rachitis und Skoliose; oder aber die Folge kann toxisch oder infektiös vermittelt sein, wofür als verhältnismäßig durchsichtige Beispiele die Syntropien Ikterus-Hämorrhagische Diathese, ferner Angina-Gelenkrheumatismus, Gelenkrheumatismus-Vitium cordis, Angina-Nephritis, Tuberkulose-Erythema exsudativum anzuführen wären. Dieser Typus von Beziehungen scheint die höchsten Grade von Syntropie zu verursachen, wie Abb. 7 zeigt.

Ein anderer Fall von Subordination ist dann gegeben, *wenn ein Zustand A die Disposition zu einem Zustande B schafft.* Dies trifft in unserer Reihe besonders häufig zu bei den Diathesen, die ja nichts anderes als eben erhöhte Dispositionen sind. So war denn die Syntropie zwischen Neuropathie sowie Psychopathie und Enuresis, zwischen Spasmophilie und Obstipation zu erwarten. Inwieweit bestimmte andere Zustände als Manifestationen von Diathesen angesprochen werden dürfen, wird sich auf solchem Wege prüfen lassen. Aber auch erworbene Erkrankungen schaffen Dispositionen. Damit hängt der erhöhte Index bei Rachitis-Bronchitis, Rachitis-Pneumonie, vielleicht auch Enteritis-Pneumonie und mancher andere zusammen.

In den Fällen von Subordination ist die Syntropie *eine nach Richtung festgelegte* oder *polare.* Anders verhalten sich die Fälle von

Koordination

óder Beiordnung. Dieser Fall ist gegeben, wenn ein und derselbe Infekt oder ein und dasselbe Gift in verschiedenen Organen oder in verschiedenen Gebieten eines Systems Reaktionen setzt. Wenn beispielsweise eine rheumatische Infektion einerseits Endokarditis und Vitium cordis, andererseits Chorea minor hervorruft, dann wird dies in der Syntropie zwischen beiden Erkrankungen zum Ausdruck kommen.

Gleichfalls Koordinationssyntropie ist zu erwarten zwischen Manifestationen einer und derselben Krankheitsbereitschaft, wie etwa zwischen Bronchitis und Ernährungsstörungen.

Von großem Interesse sind ferner die Syntropien bei gekuppelten Krankheitsbereitschaften, auf die der eine von uns schon vor längerer Zeit hingewiesen hat. Außer den genannten sind wohl noch andere Mechanismen der Syntropie vorstellbar.

Nicht minder beachtenswert als die Syntropien sind in manchen Fällen die

Dystropien.

Die Zahl der niederen Indices in unserer Tabelle ist eine große. Es entsteht die Frage, ob es sich hier stets um wahre Dystropien handelt. Dies ist sicher nicht der Fall. Auch bei den niederen Indices kann sich naturgemäß die Altersdisposition bemerkbar machen, wenn sie in entgegengesetztem Sinne wie bei der Syntropie wirkt, wenn nämlich die beiden fraglichen Zustände verschiedenes Lebensalter bevorzugen (und die Individuen nicht durchweg von der Geburt bis zur Reife beobachtet sind). Jenes ist beispielsweise der Fall zwischen exsudativer Diathese einerseits, den Rheumatosen (Polyarthritis, Chorea minor, Endokarditis, Erythema exsudativum) andererseits; dementsprechend ergaben sich hier Indices weit unter 1. Solche *Scheindystropie* dürfte wohl auch hinsichtlich Enuresis und Spasmophilie sowie in anderen Fällen vorliegen.

Die Erhebungen und Notizen über unsere Fälle wurden nicht speziell mit Rücksicht auf die hier angestellten Berechnungen gemacht. Dies bringt gewisse Fehler mit sich, denen man insbesonders bei den niederen Indexwerten begegnet und die so gleichfalls Dystropie oder wenigstens Neutrotropie vortäuschen können. Beispielsweise findet man bei Bronchitis-Pneumonie den Index 0,80, bei exsudativer Diathese-Impetigo 0,68, bei exsudativer Diathese-Bronchitis 0,85; bei Lues congenita trifft man ausschließlich Werte unter 1. Das erscheint sehr auffallend, erklärt sich aber zwanglos daraus, daß in diesen Fällen oft die eine Diagnose (Pneumonie, exsudative Diathese usw.) *als die umfassendere oder überwertige erschien, und daß von der anderen* (Bronchitis, Impetigo usw.) *im Fall solcher Kombination gar nicht mehr ausdrücklich Notiz gemacht wurde*[1] — wohl aber dann, wenn letzterer Zustand isoliert vorlag. Damit hängt die verhältnismäßig große Zahl der niederen Indices und das Herunterrücken der neutralen Zone unter den Wert 1 zusammen. Bei Erhebungen, die ad hoc unternommen werden, läßt sich dieser Fehlerquelle natürlich leicht begegnen.

Für den Leiter einer Sprechstunde steht naturgemäß auch häufig ein bestimmter Krankheitszustand als der von den Angehörigen beklagte und Behandlung erheischende im Vordergrunde, und es mag bei knapper Zeit nach weiteren Besonderheiten des Falles gar nicht erst geforscht worden sein. Dies drückt naturgemäß gleichfalls die Indexzahlen und verlangt Vorsicht bei der Annahme völlig neutralen oder dystropischen Verhaltens.

Echte Dystropien bedeuten, daß zwischen den beiden Zuständen in gewissem Grade Ausschlußverhältnis besteht. Ein solches könnte verschiedene pathogenetische Grundlagen haben, wie sie beispielsweise hinsichtlich Herzfehler und Tuberkulose, Zehrkrankheiten und manifester exsudativer Diathese, Myxödem und Rachitis in der Literatur mehrfach Erörterung fanden. Diese letztgenannten Paare, in unserer Reihe repräsentiert etwa durch Tuberkulose-exsudative Diathese, Struma-Rachitis zeigen in der Tat einen niederen Index, die Dystropie besteht somit nachweisbar.

Die größere Zahl der von uns errechneten Indices bringt Tatsachen zum Ausdruck, die im Prinzip schon bekannt waren oder angenommen wurden. Sie haben insofern zunächst nur die Bedeutung, daß sie objektiv bestätigen oder bekräftigen, was man eindrucksweise erschlossen hatte. Wenn solcher „Eindruck" in vielen Fällen den Bestand dessen, was wir Syntropie und Dystropie nennen, mit Recht annehmen lassen konnte, so dürften doch selbst die erfahrensten Ärzte außerstande

---

[1] Bei Ekzem auf exsudativer Grundlage ist die Impetigo als solche vielfach unberücksichtigt geblieben; ebenso die Bronchitis, wenn Bronchopneumonie neben ihr bestand oder aus ihr hervorging.

sein, über den *Grad* solcher Tropien einigermaßen zuverlässige Schätzungen zu machen. Hier kann die ziffernmäßige Wertung durch das von uns empfohlene Verfahren doch einen beachtenswerten Gewinn und Fortschritt bringen. Wir hätten uns beispielsweise nicht in der Lage gesehen, die sicher anzunehmende Syntropie Rachitis-Spasmophilie nach Maß und Grad richtig abzuwägen und in Vergleich zu setzen mit anderen nicht minder geläufigen Syntropien, etwa mit jener zwischen Gelenkrheumatismus und Herzfehler, die sich nun etwa 20mal höher erweist als jene.

Nicht rein quantitativ, sondern auch qualitativ neue Einsicht gewährt die Errechnung des Index aber in einer namhaften Zahl von Fällen, in denen man nach dem bloßen allgemeinen Eindruck eine Beziehung in positivem oder in negativem Sinne anzunehmen nicht besonders gedrängt war und unseres Wissens tatsächlich kaum angenommen hat. Als Beispiele führen wir an: Vasomotorismus und Neuropathie (die untereinander stark syntrop sind) einerseits, hämorrhagische Diathese, Helminthiasis, Vitium cordis, Struma, Nephritis andererseits, Neuro- und Psychopathie einerseits, Chorea minor, Skoliose andererseits; hämorrhagische Diathese einerseits, Tuberkulose, Obstipation, Helminthiasis, Vitium cordis, Nephritis andererseits; Tuberkulose einerseits, Neuropathie, Struma, Nephritis andererseits; ferner die Paare: Obstipation-Eklampsie, Vasomotorismus-Erythema nodosum.

Hinter diesen und manchen anderen Syntropien der Tabelle dürfte — soferne sie nicht als scheinbare oder indirekte ausscheiden — manche noch wenig beachtete oder auch bisher unbekannte innere Beziehung stecken; denn ihre Deutung gelingt auf Grund bisherigen Wissens nicht zwanglos.

Die ziffernmäßige Festlegung von Syntropien erlaubt es die am stärksten gekuppelten Zustände *in Gruppen oder Familien zusammenzuschließen.* Systematisch nach dem Grade der Syntropie vorgehend haben wir eine solche Gruppe für das Spiel- und Schulalter zusammengestellt. Ausgeschieden nach endogener und ektogener Krankheitsursache und deren Folge findet man diese Gruppe in der Abb. 8 dargestellt. Die Stärke der Verbindungsstriche drückt den Grad der errechneten Syntropie aus. Man wird in diesem Diagramm teils sehr geläufige, teils noch wenig durchsichtige Dinge zum Ausdruck gebracht sehen.

Für das frühe Kindesalter (s. Abb. 9) ergibt sich bei diesem völlig objektiven Verfahren gewissermaßen als Grundstock ein Diathesenviereck [1], bei dem man an STÖLTZNERs Oxypathie denken wird. Der

---

[1] Hier sind Rachitis, Dystrophie und Spasmophilie gleich der exsudativen Diathese als Verfassungen oder Anlagen, nicht als Krankheiten gedacht, die Ernährungsstörung (eingeschlossen Obstipation) als Erkrankung. Die Schwierigkeit der vielfach noch nicht einmal logisch anerkannten Scheidung von Disposition und Manifestation spielt hier herein.

wertige Kern dieser Lehre ist unseres Erachtens eben die Kuppelung von Krankheitsbereitschaften, über deren Zustandekommen wir uns freilich andere, vor allem im Gegensatz zu STÖLTZNER keine humoralen Vorstellungen (Säftesäuerung) machen.

Syntropie in mehr als zweigliedrigen Gruppen.

Gleichwie man die gefundene mit der berechneten Häufigkeit von Paarkombinationen vergleichen und das Verhältnis als syntropischen Index für das Paar ansprechen kann, so ist dies auch möglich für Kombinationen von drei oder mehr Gliedern. Die Formel für den

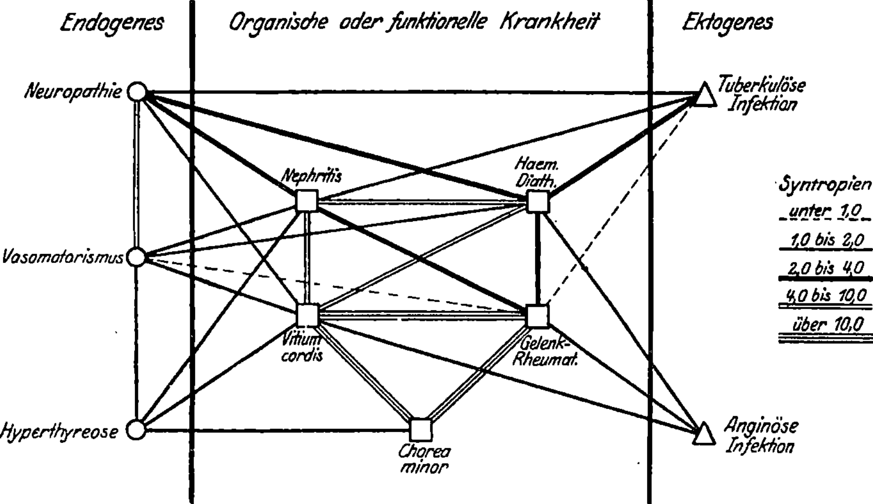

Abb. 8. Darstellung der stärkeren unter den für das Schulalter aufgefundenen Syntropien.

syntropischen Index bei drei Gliedern z. B. muß einfacher Überlegung gemäß lauten

$$s = \frac{n_{ABC} \cdot N^2}{n_A \cdot n_B \cdot n_C}.$$

Die Verwendung dieser Indices für mehrgliedrige Gruppen stößt in der Praxis nur auf eine Schwierigkeit; die berechneten Werte der Kombinationen sinken nämlich häufig weit unter 1, und ist dann das Material nicht sehr groß, so kann sich die fragliche Kombination in keinem einzigen Falle finden, trotzdem Syntropie besteht und diese bleibt dann verborgen; mit anderen Worten: das Verfahren ist nur bei sehr starken Syntropien oder bei sehr großem Material anwendbar. Ersteres ist der Fall für einige Dreiergruppen, die wir als Beispiele aus unseren Daten berechnet haben: Gelenkrheumatismus-Vitium cordis-Chorea minor (sukzessiv!) Index = 1125. Die Häufigkeit des Vorkommens dieser Trias wäre in unserem Falle nach Berechnung also bei rein zufälligem Zusammentreffen nur 0,0071mal; das Material müßte also gut 140mal größer sein, damit das rein zufällige Zusammentreffen sich wahrscheinlich in. *einem* Falle ergebe. Das tatsächliche Vorkommen der Trias an unserem Material beträgt aber 8 Fälle, woraus sich der Index $\dfrac{8}{0,0071} = 1125,4$ ergibt. Wir erhalten weiter für:

Nephritis-hämorrhagische Diathese-Vitium cordis (41 Fälle) 129,66
Nephritis-hämorrhagische Diathese-Neuropathie (1 Fall) 8,8
Angina-Gelenkrheumatism.-Vitium cordis-Nephritis(Albuminurie) (1 Fall) 365,10
Angina-Gelenkrheumatismus-Vitium cordis (15 Fälle) 81,11
Gelenkrheumatismus-Vitium cordis-Nephritis (Albuminurie) (2Fälle) . . 79,13
Angina-Gelenkrheumatismus-Nephritis (Albuminurie) (3 Fälle) 9,16
Angina-(Albuminurie)-Vitium cordis-Nephritis (6 Fälle) 15,87

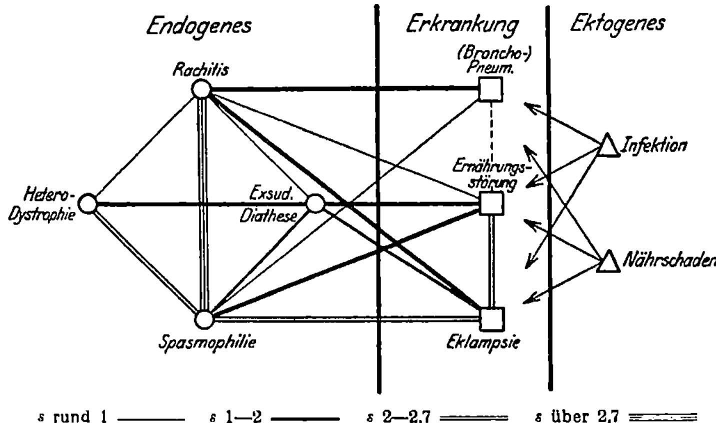

Abb. 9. Wichtigere Syntropien für Säuglinge und Kleinkinder.

Die Variation der Glieder in der letzteren Gruppe ergibt ein bemerkenswertes Moment. Schaltet man von den vier.Gliedern die Nephritis (Albuminurie) oder aber die Angina aus, dann bleibt der Index noch relativ hoch, schaltet man aber eines der beiden anderen Glieder aus, nämlich das Vitium cordis oder den Gelenkrheumatismus, dann sinkt der Index stark ab. Dies weist darauf hin, daß es sich hier um eine *polare Syntropie,* und zwar um eine Reihe handelt, in der Angina und Nephritis Außenglieder, Vitium cordis und Gelenkrheumatismus aber Innenglieder sind. Die Ausschaltung jener stört die kausale Folge der übrigen nicht, wohl aber die Ausschaltung dieser, weil über sie weitere Glieder erreicht werden. Tatsächlich ist die Reihe bekanntlich Angina → Gelenkrheumatismus → Vitium cordis → Nephritis (Albuminurie). Dasselbe Vorgehen systematisch verwertet kann in anderen Fällen zu *neuen* Ergebnissen führen.

Tuberkulose-Neuropathie-Struma-Vasomotorismus (5 Fälle) 64,66
Neuropathie-Struma-Vasomotorismus (32 Fälle) 25,44
Tuberkulose-Struma-Vasomotorismus (18 Fälle) 7,18
Tuberkulose-Neuropathie-Vasomotorismus (20 Fälle) 7,70
Tuberkulose-Neuropathie-Struma (14 Fälle) 8,73

Hier muß die Tuberkulose ein Außenglied sein (Ursache oder Folge), die übrigen (konstitutionellen) Glieder aber sind einander offenbar koordiniert.

Die hier erläuterte Methode, Zusammenhänge von Krankheitszuständen aufzuweisen, wird nur dann etwas leisten, wenn man sie mit kritischem Verstande anwendet. Man glaube ja nicht, daß damit alle einschlägigen Fragen auf einfache Rechenexempel reduziert sind und daß man mit jedem syntropischen Index gewissermaßen durch dick und dünn gehen könne. Auf Fehlerquellen wurde schon im Laufe der Darstellung mehrfach aufmerksam gemacht und weitere Irrtümer sind möglich, worauf wir noch kurz hinweisen wollen.

Es müssen Bedenken daraus erwachsen, daß die von uns gewählten Zustände vielfach und offenkundig uneinheitliche sind. Die Indices Struma-Chorea und Struma-Gelenkrheumatismus liegen über 1; die Struma hat enge Beziehungen zu gewissen Herzschäden, die gelegentlich wohl mit endokarditischen zusammengeworfen sein dürften; die Endokarditis steht ihrerseits mit Chorea und Gelenkrheumatismus in Beziehung; so kommt zwischen Struma und Chorea eine indirekte Syntropie zustande, die aber — soferne sie auf jenen Fehler zurückgeht — eine unreine oder vorgetäuschte ist. Auf solche *Spaltungen* wird also zu achten sein und beim Studium von Spezialfragen wird man weit subtiler vorgehen und besondere Rücksichten walten lassen müssen.

Bei den Sukzessivsyntropien muß in quantitativer Hinsicht das Moment der Beobachtungsdauer natürlich wesentlich hereinspielen. Bei kurzdauernder Beobachtung, etwa auf klinischen Abteilungen oder in vereinzelten Sprechstunden würde beispielsweise bei Säuglingen und Kleinkindern die Diagnose Ekzem, bei Schulkindern die Diagnose Bronchialasthma eine häufige, die Verbindung beider Zustände aber eine relativ seltene sein, und wir halten es angesichts der verschiedenen Altersdispositionen beider Zustände für möglich, daß sich hier Indices unter 1 ergeben; wenn dies hinsichtlich des *simultanen* Verhaltens den tatsächlichen Verhältnissen vielleicht noch entsprechen mag, so besteht, sukzessiv genommen, zwischen Ekzem und Asthma bekanntlich und unzweifelhaft eine starke und höchst bedeutungsvolle Syntropie. Aus solcher Erwägung wird ersichtlich, daß man nicht erwarten darf, es würden sich die Indices, die verschiedene Beobachter unter verschiedenen Umständen gewinnen, decken müssen. Die Höhe des Index ist, mit anderen Worten, nicht so sehr absolut als relativ zu werten. Daß die Beobachtungsdauer immerhin wohl nur in Ausnahmefällen eine entscheidende Rolle spielt, geht aus unseren Vergleichen zwischen dem Material bis 1914 und jenem seit 1914 hervor. Unter ersterem befinden sich Kinder mit höchstens 8jähriger, unter letzteren solche von bis zu 14jähriger Beobachtungszeit; dabei sind aber die Syntropien aus der zweiten Periode im Durchschnitt nicht erheblich höher.

Anhang.

Angabe der Gesichtspunkte, nach denen bei der Einrechnung der einzelnen Krankheitsfälle vorgegangen wurde.

Im allgemeinen sei bemerkt, daß lediglich die ärztlichen Feststellungen, nicht aber die anamnestischen Angaben der Parteien berücksichtigt wurden. Im letzteren Falle hätten sich voraussichtlich höhere Indices ergeben; doch schien das Vorgehen bei der Unzuverlässigkeit vieler Mütter nicht angebracht.

Dystrophie. Aufgenommen wurden vorwiegend Fälle, bei denen wiederholte Störungen die konstitutionelle Neigung erkennen ließen. Unter diesen Störungen' verstanden sind: Dyspepsien, Toxikosen, Milchnährschäden und Atrophien, überwiegend aber die ersteren Formen mit akutem Verlaufe und mit deutlich gastrointestinalen Zeichen. Säuglinge von zumeist weniger als 4—10 Monaten.

Rachitis. Floride sowie abgeheilte Fälle, letztere bei ausgeprägten Stigmen am Skelet.

Exsudative Diathese. Begriff im engeren Sinne gefaßt, d. h. beschränkt auf die entzündlichen parietalen Zeichen, wie Intertrigo, Gneis, exsudatives Ekzem, Lichen urticatus usw. Nur leichte Intertrigo und Gneisbildung als Folge von Pflege-schäden sind ausgeschieden. Vorwiegend wieder die erhöhte Disposition als solche im Sinne der exsudativen *Teil*bereitschaft berücksichtigt.

Spasmophilie. Nur ausgesprochene, durch die üblichen strengen Kriterien feststellbare Fälle.

Vasomotorismus. Dispositionen, die sich durch Urticarien, Schrifthaut, Schweiß-neigung, Farbenwechsel u. dgl. kundgeben.

Neurasthenie. Nur dann aufgenommen (bei Schulkindern), wenn im Krankenblatt ausdrücklich die Verfassung des Kindes so bezeichnet ist.

Psychopathie. Nur ausgesprochene Fälle unter Berücksichtigung des Umstandes, daß die ambulatorische Diagnose oft schwierig ist. Meist nur bei Schulkindern.

Hämorrhagische Diathese. Alle Formen mit einbezogen, also sowohl die hämati-schen als die vasculären, plurifokal-infektiösen und mechanisch bedingten.

Tuberkulose und *Skrofulose.* Nur manifeste, diagnostisch sicherstehende, aktive Prozesse mit Erkrankung von Lunge, Pleura, Peritoneum, Meningen usw.; nicht Bronchialdrüsentuberkulose wegen Schwierigkeit der Sicherstellung. Knochen-tuberkulose fehlt, weil selbe in der *chirurgischen* Ambulanz behandelt wird; tuberkulöse Meningitis kommt vielfach direkt auf die Abteilungen. Skrofulose mit einbezogen.

Lues congenita. Jeder sicher diagnostizierbare Fall, sowohl Frühformen als Rezidive in der ersten und Spätformen in der zweiten Kindheit.

Enteritis. Alle Fälle jenseits des ersten Lebensjahres, einschließlich der habi-tuellen und infektiösen, jedoch mit Ausschluß der Dysenterien. Im Kriege sehr gehäuft. Auch konkomittierende Fälle.

Ikterus. Alle Formen mit Ausnahme des Icterus neonatorum.

Obstipation. Habituelle sowie akzidentelle und konkomittierende Formen.

Helminthiasis. Stets aufgenommen, wenn ausdrücklich festgestellt. Vor-wiegend Oxyuren, Ascariden und Taenien.

Anginen. Vorwiegend die rezidivierenden, also konstitutionell begründeten; unter diesen alle Formen einschließlich ausgesprochener katarrhalischer.

Bronchitis. Sowohl selbständig wie als Begleiterscheinung nicht respiratorischer Organerkrankungen. Sehr häufig unberücksichtigt in Verbindung mit Broncho-pneumonien und Lungentuberkulose. Die Rezidive (ebenso wie bei den Anginen) nicht als neue Fälle gezählt.

Pneumonie. Unter diesen (bronchogenen sowie genuinen) auffallend viele rezidivierende, die als *eine* gezählt sind. Keuchhusten- und Masernpneumonien nicht berücksichtigt.

Vitium cordis. Vorwiegend erworbene, nur organische Fälle mit deutlichem physikalischem Befund und zumeist mit peripherer Kreislaufstörung.

Struma. Stets, wenn ausdrücklich erwähnt, aufgenommen; vielfach neben Hyperthyreose.

Nephritis und *Albuminurie.* Alle Formen, einschließlich der intermittierenden und lordotischen. In manchen Fällen war in der Ambulanz eine mikroskopische Harnuntersuchung nicht möglich.

Gelenkrheumatismus. Nur die echten akuten rheumatischen Fälle; nicht Rheumatoide u. dgl.

Skoliose. Stets aufgenommen, wenn erwähnt.

Impetigo. Die impetiginisierten exsudativen Ekzeme sind nicht berücksichtigt.

Erythema exsudativum und *Erythema nodosum* in allen sichergestellten Fällen.

Chorea minor. Stets aufgenommen, wo diagnostiziert.

Enuresis. Bei Kleinkindern, ferner Imbezillen und Idioten nicht mitgerechnet.

Eklampsie. Nur solche Fälle, bei denen sich zur Zeit keine weiteren Zeichen von latenter oder manifester Spasmophilie nachweisen ließen. Die übrigen Fälle bei Spasmophilie.

4. Was nennen wir Konstitution, Konstitutionsanomalie und Konstitutionskrankheit?

Mit 1 Abbildung.

Wohl auf keinem anderen Gebiete der klinischen Pathologie herrscht eine so heillose Verwirrung, wie auf dem im Titel genannten. Zahlreiche wertvolle Beiträge zu dem Gegenstande aus neuer und neuester Zeit konnten daran nichts ändern; vielmehr tritt immer deutlicher die Erscheinung zutage, daß man mangels einheitlicher Begriffsbestimmung fruchtlos aneinander vorbeiredet. Bemerkenswerte neue Ideen zur Lehre der physiologischen und pathologischen Konstitutionen bleiben unbeachtet oder unverstanden, weil der Urheber eine ganz andere Sprache spricht, als seine Hörer- oder Leserschaft. Solche, auch von vielen anderen Seiten[1] beklagte *Hemmung des Fortschrittes macht es dringend wünschenswert, daß endlich eine möglichst weite Kreise umfassende Einigung über die Grundbegriffe zustande komme.* Erst dann werden alle klar sehen können, ob und worin eigentlich die Lehren der verschiedenen Forscher auseinandergehen und erst dann wird man zu präzisen Fragestellungen gelangen. *Ich möchte die Anregung geben, daß die deutsche Gesellschaft für innere Medizin als autoritatives Organ über die einschlägig wichtigsten Definitionen und Nomenklaturen gewisse Übereinkunft in geeigneter Weise anbahne.* Unter den Mitgliedern dieser Gesellschaft befinden sich die berufensten Berater, die sich gewiß in den Dienst der guten Sache stellen würden und die untereinander zweifellos zu einem Einverständnis gelangen könnten, ohne von ihren subjektiven Standpunkten weitgehend preiszugeben.

Vielleicht ist es gestattet, im folgenden auf einige der aktuellsten Punkte des sich immer mehr zuspitzenden Streites hinzuweisen; dabei soll nicht das ganze Problem aufgerollt werden, was ja, namentlich nach der historischen, genetischen Seite hin mehrfach, besonders von MARTIUS, in vorzüglicher Weise geschehen ist.

Zunächst kommen drei ältere Auffassungen vom Wesen der Konstitution und ihrer Anomalien in Betracht. Die eine ist die Auffassung, daß Konstitution alles sei, was sich im Körper allgemein verbreitet und nirgends besonders sinnfällig lokalisiert zeigt. Wie wenig man mit dieser *lokalistischen Definition* dem Sprachgebrauche und den geläufigen Vorstellungen gerecht würde, gibt sich besonders zu erkennen, wenn man an allgemein verbreitete akute Vergiftungen oder Infektionen denkt,

---

[1] Sehr eindrucksvoll beispielsweise von H. W. SIEMENS.

die zu keiner Zeit und die von niemandem als „konstitutionell" erachtet wurden. Auch die ˙sieghafte Lehre von den Partialkonstitutionen (MARTIUS) hat solcher Auffassung ganz und gar den Boden entzogen.

Die zweite ist die Auffassung, daß die *Dauer eines Zustandes* für dessen konstitutionellen Charakter maßgebend werde. Solches (in Verbindung mit dem Lokalisationsprinzip) meinte z. B. VIRCHOW: „Eine Krankheit wird konstitutionell, wenn die Richtung der Lebensvorgänge *längere Zeit hindurch* von der gewöhnlichen, normalen abweicht, so daß man nicht bloß örtliche Veränderungen der Bedingungen annehmen darf, sondern auf eine allgemeine dem ganzen Organismus inhärente Veränderung hingewiesen wird." Daß wir uns damit heute nicht mehr zufrieden geben können, zeigt RÖSSLE, der die „konstitutionelle Syphilis" und ihresgleichen endgültig ausgetilgt hofft.

Eine dritte Auffassung geht dahin, daß man von konstitutionellen Eigenschaften *dann* zu·sprechen habe, wenn diese Eigenschaften eine bestimmte spezielle Richtung ganz vermissen lassen, sich vielmehr dem Durchschnitt gegenüber als allseitig und gleichmäßig über- bzw. unterwertig darstellen, so daß das betreffende Individuum ganz allgemein und in *jedem* Belange „stark" oder „schwach konstituiert" erscheint. Solcher genereller Benotung organischer Einheiten ist aber, wie besonders TOENNIESSEN hervorhob, durch die Vererbungsforschung jede Grundlage entzogen; diese kennt nur Abänderungen einzelner umschriebener Erbfaktoren, denen Abweichungen ganz bestimmter Partialfunktionen entsprechen.

Wenn diese drei Auffassungen vom Wesen der Konstitution auch noch in manchen Köpfen stecken und hin und wieder im Schrifttum auftreten, können sie doch im großen und ganzen als überwunden erachtet werden. Was aber dann noch übrigbleibt, ist auch nichts weniger als einheitlich. Die Definitionen weichen schon darin voneinander ab, daß die Konstitution dem einen ein *Ablauf*, eine *Reaktionsweise*, also etwas Dynamisches, dem anderen eine *Reaktionsfähigkeit* oder *Anlage*, also etwas Potentielles ist, dem dritten *eine Summe von Eigenschaften* oder gar ein *Symptomkomplex*, also etwas durchaus Statisches. Sieht man näher zu und klebt man nicht an der verbalen Fassung dieser Definitionen, sondern trachtet man ihren Sinn zu verstehen, so lösen sich allerdings manche Widersprüche; man erkennt doch wenigstens im Umriß einen gemeinsamen Kern und findet, daß die einzelnen Beurteiler mehr im Ausdruck als im Gedanken voneinander abweichen, daß die Differenzen mehr formaler als essentieller Natur sind. *Ziemlich einheitlich wird das Wesen der Konstitution heute in der individuellen Art der Reizbeantwortung erblickt*; diese Auffassung tritt wohl seit HÜPPE und besonders seit MARTIUS hervor; nur wird von einigen verkannt, daß Konstitution *nicht als Reizbeantwortung selbst definiert werden kann*, sondern stets nur als ein

Zustand oder eine Beschaffenheit des Körpers oder seiner Teile, die eben die vermeinte Art der Reizbeantwortung mit sich bringt, zur Folge hat oder mit ihr sonst in Korrelation steht. Nur dies stimmt überein mit der Etymologie des Wortes Konstitution = Zusammenstellung, Zusammensetzung, Verfassung, Beschaffenheit, Anordnung oder Einrichtung und wird vom Sprachgebrauch unbedingt gefordert.

Daran ändert meines Erachtens nichts der Umstand, daß dem Begriffe der lebenden Substanz das Zuständliche durchaus fremd ist, daß vielmehr in ihr nichts Stabiles, sondern nur eine unendliche Folge von Abläufen gefunden werden kann, wie Grote richtig betont. Gewiß stellt uns jede lebende Einheit nur einen dynamischen Gleichgewichtszustand dar, wie etwa ein Wasserfall oder eine Flamme; aber die Bedingungen für die jeweilige Gestaltung dieses Gleichgewichtes sind dank verschiedener Umstände (Integrationsprinzip, ,,Dauermodifikationen" usw.) hinreichend stabil, um Ausdrucksweisen wie Körperzustand oder Körperverfassung dem Arzte als durchaus zulässig erscheinen zu lassen.

Was weit mehr der Verständigung im Wege steht, ist etwas anderes, nämlich die Meinungsverschiedenheit *über die Quellen* dessen, was als Konstitution zu bezeichnen ist. Kurz gesagt, *will eine Gruppe von Forschern im Gegensatz zu einer anderen diese Bezeichnung für den Ausfluß von Erbgut im strengen Sinne des Wortes reserviert wissen.* Man *könnte* nun meinen, es handle sich da um eine bloß nebensächliche Frage der Nomenklatur; es sei im Grunde gleichgültig, ob man die Konstitution scheidet in erblich bedingte, also genotypische[1] oder idiotypische[1] und in erworbene oder paratypische oder ob man nur erstere als Konstitution und letztere mit anderem Namen bezeichnet. *So ist es aber nicht*; mit der zunächst rein klassifikatorischen Abweichung hängt der Widerstreit zweier Auffassungen zusammen, die das Wesen der Dinge berühren und wovon mindestens eine verfehlt sein muß. Dies darzutun soll im folgenden versucht werden.

Die Scheidung von erblich bedingter Konstitution und umweltbedingter oder paratypischer ,,Kondition" datiert bekanntlich insbesondere seit einem vom Wiener *Anatomen* Tandler im Jahre 1913 in der Deutschen Gesellschaft für Rassenhygiene gehaltenen Vortrage, wovon namentlich das folgende Zitat hier einschlägig ist: ,,*Die demnach im Momente der Befruchtung bestimmten individuellen Eigenschaften des Somas repräsentieren die Konstitution desselben. Damit ist implicite gesagt, daß ich unter Konstitution nichts anderes als die individuell*

---

[1] Wir verwenden im Anschluß an Johannsen, Lenz und Siemens folgende Ausdrücke: Genotypus = Idiotypus für Erbanlagenbestand, Erbbild; Gen = Jd für Erbeinheit; Paratypus für die Summe der nichterblichen Erwerbungen eines Lebewesens; Phänotypus für Erscheinungsbild, Gesamtheit der am Individuum realisierten erblichen und erworbenen Eigenschaften; Idiovariation für Variation auf Grund einer Änderung der Erbmasse; Paravariation für nicht erbliche, sondern umweltbedingte Abweichung; Peristase für Umwelt, Milieu, Lebenslage; Paraphorie für Nachwirkung von Paravariationen auf die folgende Generation.

varianten , nach Abzug der Art- und Rassenqualitäten übrigbleibenden morphologischen und funktionellen Eigenschaften des neuen Individuums verstehe. Die Konstitution in diesem Sinne verstanden ist deshalb eine am Individuum selbst *unabänderliche* und direkten auf das Soma desselben einwirkenden *Reizen nicht mehr zugänglich; sie ist das somatische Fatum des Individuums.* Wenn wir nach dieser *Voraussetzung einen* Menschen auf seine Körperverfassung untersuchen, so müssen wir dabei die Konstitution als etwas unabänderlich Gegebenes ansehen. Und all das, was vielfach als erworbene Konstitution bezeichnet wird, kann nicht unter den Begriff Konstitution subsummiert werden. *Was an einem Individuum durch Milieueinflüsse geändert werden kann, ist niemals seine Konstitution, sondern seine Kondition.*"

Das Wesentliche hieran ist sicher schon *vor* TANDLER gelegentlich vertreten worden — zum mindesten von MATHES, worauf neuerdings dieser selbst und TOENNIESSEN Gewicht legen. In seinem dem konstitutionellen Gedanken mit Beziehung auf die Gynäkologie klassisch und in solchem Stile wohl erstmalig Ausdruck gebenden Werke „Der Infantilismus, die Asthenie und deren Beziehungen zum Nervensystem" (Berlin 1912) bezeichnet MATHES die Konstitution oder Verfassung als primär determiniert durch die Beschaffenheit der elterlichen Keimzellen; sie sei im individuellen Leben unveränderlich, durch äußere Einwirkungen unbeeinflußbar, im Sinne der Lehre WEISMANNs von der Kontinuität des Keimplasmas Familienbesitz.

Diese Auffassung von der Konstitution und ihre Scheidung von der Kondition hat unzweifelhaft zunächst viel Bestechendes; eine ganze Reihe von versierten Forschern hat sie daher aufgenommen — zum Teil „mit Begeisterung" und rückhaltlos, zum anderen Teil mit gewissen Abänderungen oder gar im Grunde widerstrebend und nur deshalb, da sie sich nun schon einmal in der Literatur eingebürgert habe und deshalb beibehalten werden möge (GROTE).

Was die Abänderungen anlangt, so gingen sie zum Teil darauf hinaus, die TANDLERsche Definition zu erweitern. LÖHLEIN, TOENNIESSEN, RÖSSLE, SIEMENS betonen — sicher mit Recht—, daß kein Anlaß vorhanden sei, die erblichen Art- und Rassenqualitäten aus dem (klinischen) Konstitutionsbegriffe auszuscheiden, bilden doch Art- und Rassendispositionen wesentliche Bestandteile dessen, was den Arzt hinsichtlich der Verfassung seines Patienten interessieren muß, da es für Krankheitsentstehung und -verlauf mitbestimmend ist. Weiter ist es zweckmäßig mit LENZ, GROTE u. a. zu betonen, daß zur Konstitution nicht allein Eigenschaften des Somas, sondern auch solche der Psyche gehören. Vielleicht wollte übrigens auch TANDLER das „Soma" nur zum Keimplasma und nicht, wie manche wohl angenommen haben, zur Psyche in Gegensatz bringen.

Andererseits wurde die TANDLERsche Definition enger gestaltet, und zwar anscheinend mehr mißverständlich als absichtlich. Man übersieht leicht, daß TANDLER *selbst die Konstitution keineswegs mit dem Begriff des Genotypus,* d. h. mit dem erblichen Anlagenbestande im engsten Sinne des Wortes *identifiziert* hat, wie es nach ihm von LÖHLEIN und HART geschehen ist[1]. Sein obiger Wortlaut läßt ersehen, daß er beispielsweise heterogametisch vorhandene recessive Erbanlagen nicht (ausdrücklich) aufnimmt und präkonzeptionelle parakinetische Keimschädigung zum mindesten nicht ausdrücklich ausschaltet. J. BAUER, der das tatsächliche Vorkommen solcher Keimschädigung (durch Krankheiten, Gifte usw.) als erwiesen betrachtet, erblickt darin ein die Konstitution unabhängig von den Vererbungsvorgängen beeinflussendes Moment. Diese Unabhängigkeit wird auch von TOENNIESSEN unterstrichen, der von der parakinetischen Blastophthorie nur das Cytoplasma der Keimzellen betroffen wissen will, wogegen die Erbqualitäten der Kernmasse [2] anhaften, der aber im Gegensatz zu BAUER und abweichend vom TANDLERschen Wortlaut aus solcher Keimschädigung fließende (also etwa paraphorische, Verf.) Momente als *nicht* konstitutionell auffaßt.

Dies soll illustrieren, daß die TANDLERsche Abgrenzung, die als — wenigstens begrifflich — absolut scharfe imponierte, doch gewissen Zweifeln Raum geben kann. Für absolut scharf hält sie TOENNIESSEN deshalb, weil es beim Menschen keine Vererbung erworbener Eigenschaften gebe. Bemerkenswerterweise ist aber dementgegen TANDLER ausgesprochener Lamarckist; für ihn kann also, was heute Kondition ist, morgen Konstitution sein [3], und für seinen Vorgänger MATHES kann dieser Wandel sogar innerhalb eines und desselben Individuums vor sich gehen, worauf wir noch zurückkommen. Daß die Unterscheidung zwischen konstitutionellen und konditionell erworbenen Eigentümlichkeiten — selbst rein begrifflich — nicht immer streng durchführbar ist, hebt auch J. BAUER hervor.

Ich möchte dies an einem besonderen Beispiele dartun, auf das HART in ähnlichem Zusammenhange hingewiesen hat. Zu den für die Körperverfassung sicher sehr maßgeblichen Faktoren gehören die mit der physiologischen Ergreisung einhergehenden Veränderungen. Sind diese nun konstitutionell oder konditionell? Sicherlich ist der Gesamtablauf der individuellen Entwicklung mit seinem aufsteigenden und seinem absteigenden Schenkel im Keimplasma wesentlich vorbestimmt. „Erblich ist die Wachstumskurve durch das ganze Leben hindurch" (FRIEDENTHAL). Man denke an die familiäre Langlebigkeit. Also wären die persönlichen Eigenarten der Seneszenz (nach Termin und Grad) konstitutionell. Andererseits kennen wir die Beziehungen von Altersveränderungen zur Paraplasmabildung, damit zur Differenzierung, damit zur funktionellen Beanspruchung und damit zu den Umweltbedingungen. Die begriffliche Scheidung zwischen Konstitution und Kondition im Sinne TANDLERS rührt so an die schwierigsten und noch ungelösten Probleme

---

[1] Zum Beispiel HART: Eigentümlichkeiten des Organismus, die sich im Augenblick der Vereinigung von Ei- und Samenzelle aus der Erbmasse der Aszendenz ergeben.

[2] Das Vererbungsmonopol des Kernes ist nach Anderen noch umstritten.

[3] Vgl. LENZ in seinem Referat über BAUERS „Vorlesungen", Münch. med. Wschr. 1922, Nr 7.

der Entwicklungsmechanik betreffend funktionelle und Selbstdifferenzierung.

Die Bedenken, *die mir gegen die* TANDLER*sche Trennung hauptsächlich zu bestehen scheinen,* sind aber ganz anderer Art. Wir müssen uns vor allem fragen, welche „individuellen Eigenschaften des Somas" eigentlich „im Momente der Befruchtung bestimmt sind", wie es TANDLER für die konstitutionellen Eigenschaften fordert. Meines Erachtens: gar keine! Ein „Soma" im landläufigen Sinne existiert um diese Zeit überhaupt nicht, und sobald es zu existieren beginnt, spielen in sein Werden auch schon peristatische (Umwelt-) Momente hinein. *Der Genotypus an sich ist nicht Träger somatischer Qualitäten* oder „*das Gen allein bewirkt nichts*" — wie TOENNIESSEN nach KRAUS zitiert, mit dem Beifügen, daß die Erbfaktoren nur die Reizquellen sind (besser vielleicht die Reizumformer, Verf.), welche das Cytoplasma *als das ausführende Organ* zu seinen spezifischen Leistungen anregen. Der Genotypus oder Idiotypus bedeutet nur einen Verfassungs*rahmen,* er setzt nur eine „Summe von Reaktionsmöglichkeiten" (LENZ 1912) fest; die *wahre Einstellung* des Somas innerhalb dieses Rahmens, die Festlegung aller morphologischen und funktionellen Maße innerhalb der erblichen Variationszone ist Sache der außererblichen Einflüsse, der Parakinese. Aus der nicht erblich bedingten oder Paravariation geht der Paratypus und durch dessen Zusammenspiel mit dem Idiotypus der Phänotypus hervor. Dieser letztere allein ist dem Arzt Objekt der Begutachtung, der funktionellen Prüfung. *Wenn die Konstitution ein klinisch verwertbarer Begriff bleiben oder erst recht werden soll, dann muß sie nach allseitigem Verlangen am Objekt selbst und unmittelbar prüfbar, in ihren vielfältigen Kundgebungen meßbar, überhaupt ziffernmäßig faßbar sein, und das kann sie ausschließlich dann, wenn sie als am Phänotypus haftend und diesem eigentümlich anerkannt wird.* Eine rein genotypische Konstitution würde stets ein Luftgebilde bleiben, ein Begriff, mit dem der Arzt in mindestens 9 von 10 Fällen nichts anzufangen weiß. Wenn, wie schon eingangs erwähnt, Konstitution allgemein als ein durch gewisse Reaktionsform charakterisierter Zustand angesprochen wird, dann muß sie unbedingt einer direkt reaktionsfähigen, einer Realexistenz anhängen, d. h. mit dem Phänotypus und nicht dem Genotypus verknüpft sein.

Man denke sich zwei eineiige Zwillinge, also genotypisch identische Individuen; der eine von ihnen werde durch zweckentsprechende Lebensweise und körperliches Training zu einem muskelstarken Mann, während der andere unter mindergünstigen Umwelteinflüssen nach der anderen Grenze der ihm erbanlagemäßig festgesetzten Entwicklungsbreite ausschlägt. Soll der Arzt die für den Schädigungsfall, etwa bei Erschöpfungsgefahr prognostisch maßgebende „Konstitution" der beiden Individuen als gleich ansprechen, wie es TANDLERs Definition fordert oder als verschieden ?!

Ich meine also: wenn die Konstitution nicht aus der ärztlichen Begriffswelt verschwinden soll, dann muß man sie *als etwas definieren, was so oder so ist und nicht als etwas, das unter vielen Wenn und Aber allenfalls so oder so werden könnte.* Für die Klinik bedeutsam sind nicht so sehr *gewesene Reaktionsmöglichkeiten,* als vielmehr *gegebene Reaktionsfähigkeiten* und formen. Die im Momente der Befruchtung bestimmten individuellen Eigenschaften sind meines Erachtens — entgegen TANDLER — im allgemeinen *nicht* das somatische Fatum des Individuums. Dies kann man wohl für gewisse relativ seltene extreme Fälle zugeben, nämlich für die schweren Erbkrankheiten im engen Sinne des Wortes; den Arzt interessieren hinsichtlich Konstitution aber auch ganz andere, von der Norm wenig oder gar nicht abweichende Fälle, die an Zahl weit überwiegen. Wer im Genotypus die Konstitution erkennen will, scheint mir wie jemand, der eine „Uhr" abzulesen sich bemüht, von der noch nichts vorliegt als die gespannte Feder, aber kein ihre Entspannungsgeschwindigkeit regelndes Pendel Ankersystem, auch kein Zeiger oder Zifferblatt.

Es ist wohl kaum nötig, besonders zu betonen, wie wünschenswert und bedeutsam auch von dem hier vertretenen Standpunkte aus die genealogische Erforschung des Genotypus erscheint und festzustellen, daß selbe auch beim Menschen in besonders günstig gelagerten Fällen heute schon mit leidlich befriedigendem Erfolge möglich ist.

Wie betont, ist es besonders die Klinik, die den Begriff der Konstitution heute weniger als je entbehren kann und mit ihm systematisch und exakt zu hantieren erlernen muß, um zur Beschreibung der Person zu gelangen. Wie sich die TANDLERsche Lehre in dieser Hinsicht bewährt, beurteilen wir am besten nach seinen eigenen Worten: „Der Nachweis einer Konstitution kann auf dem Wege der morphologischen und funktionellen Prüfung geschehen." Der genannte Autor selbst bedient sich seit Jahren des Muskeltonus als diagnostischen Hilfsmittels, um die konstitutionelle Zugehörigkeit eines Individuums zu ermitteln; er teilt die Menschen in hypertonische, normaltonische und hypotonische ein. TANDLER muß natürlich zugeben, daß es nebst dem konstitutionellen auch einen konditionellen Tonus gibt, welch letzterer von einer Reihe äußerer Momente abhängig ist. Man wird nun gespannt darauf hören, welche Methoden es dem Autor gestatten, diese konditionelle Komponente beim vermeinten „Nachweis der Konstitution" auszuschalten. Darüber heißt es denn weiter: „Wenn wir von diesen Schwankungen konditioneller Natur absehen, hat jedes einzelne Individuum einen für dasselbe charakteristischen Tonus, der sich in den verschiedensten Arten, aber immer typisch manifestiert." Die Sache scheint also sehr einfach: „Man sieht" von der konditionellen Komponente „ab" und erkennt so die Konstitution sensu strictiori. Freilich, wie man dieses Absehen bewerkstelligt, darüber erfährt man kein Wort, obwohl es der Kernpunkt der ganzen Frage ist. Kann man das überhaupt ein Vorgehen zur Begutachtung der konstitutionellen Zugehörigkeit nennen und wenn ja, kann dieses Vorgehen den bescheidensten Ansprüchen an Objektivität genügen ? Besser läßt sich meines Erachtens kaum illustrieren, daß eine rein genotypisch bedingte Konstitution zwar ein leidlich definierter Begriff, aber kein Gegenstand der klinischen Erhebung, nichts Meßbares und nichts der ärztlichen Begutachtung objektiv Zugängliches ist. Beim Versuch, sie am Probanden selbst zu erheben, stößt der Arzt auf eine Gleichung mit zwei Unbekannten, also auf ein unlösbares Exempel.

Es ist nun recht interessant zu sehen, daß zu ungefähr solcher Erkenntnis allmählich auch eine Anzahl von ehemaligen Anhängern der genotypischen Konstitutionslehre gelangt sind. MATHES stellt neuerdings zunächst der Konstitutionsforschung (in diesem, *seinen* Sinne) eine üble Prognose. Den konstitutionellen Anteil eines körperlichen Geschehens so festzustellen, wie man den Säuregehalt einer Lösung durch Titration ermittelt, werde nie möglich sein, die Konstitution sei „nichts Körperliches" und gar *eine Pathologie der Konstitution* (der doch, wie mir scheint, des Autors oben zitiertes, ausgezeichnetes Werk gewidmet sein sollte) *wird es nie geben, weil Konstitution nur ein Begriff ist.* Sie ist in der Tat — so wie MATHES sie verstanden wissen wollte — bei konsequenter Verfolgung ein für den Arzt steriler Begriff. Schließlich gelangt MATHES überraschend zum Vorschlag: „Es wäre zu überlegen, ob es nun nicht auch besser wäre, das viel umstrittene und viel gedeutete Wort Konstitution wieder fallen zu lassen und ein anderes an dessen Stelle zu setzen", etwa Körperverfassung und Körperzustand nach J. BAUER bzw. TOENNIESSEN. Nach meiner Meinung brauchte man so radikal gar nicht vorzugehen, sondern nur die einseitige und unzweckmäßige genotypische Definition zugunsten der älteren, der phänotypischen abzuändern.

Daß MATHES aber *schon 1912* den genotypischen Begriff als zu eng empfand geht aus einer bemerkenswerten Fußnote zu seiner damaligen Definition hervor. MARTIUS, heißt es dort, spricht auch von *erworbenen* Konstitutionskrankheiten und wählt dafür die Syphilis als Paradigma. MARTIUS habe recht; denn die Syphilis befalle „einen integrierenden Bestandteil der Konstitution, nämlich das Generationssystem, mit". „Der Träger der Syphilis ist *deshalb* konstitutionell krank, weil er, als individueller jeweiliger Träger des kontinuierlichen Keimplasmas, dieses durch seine Erkrankung geschädigt hat." Abgesehen davon, daß die vermeinte Schädigung des Keimplasmas doch wohl keinesfalls gesetzmäßig eintritt, werden hier Kollisionen mit des Autors Begriffsbestimmung unvermeidlich sein. Die Konstitution ist nach MATHES durch die Beschaffenheit der *elterlichen* Keimzellen determiniert. Daß eine keimplasmatische Idio-Variation auf die Körperverfassung des Individuums rückwirke, in dem sie entsteht, wäre meines Wissens ohne Analogie. Auch MATHES selbst scheint seine Auffassung hierüber später geändert zu haben; er äußert (1920), das Keimplasma dürfte durch die ihm vom Eigenkörper zufließenden Kräfte in seinem Aufbau nicht wesentlich und nicht dauernd abgeändert werden können.

Welche Schwierigkeiten zwei anderen Anhängern TANDLERs, nämlich J. BAUER und HART, aus ihrer Definition erwachsen, hat SIEMENS dargetan, auf dessen Ausführungen hingewiesen wird.

Aber auch TOENNIESSEN scheint die Lehre, zu der er sich seinerzeit bekannte, änderungsbedürftig zu finden. In seinem jüngst erschienenen Aufsatz, der sonst dem Gedankengang eines drei Jahre früher publizierten, sehr lehrreichen Sammelreferates folgt, fällt dem Kundigen in der Begründung der genotypischen Definition eine neue Einschaltung auf: Man müsse zugeben, daß eine Reihe von phänotypischen Eigenschaften gleichzeitig eine ererbte und erworbene Komponente besitzen. Wir erfahren hierzu im folgenden Text Genaueres: Die realisierten Erbfaktoren dürfen nicht als etwas Absolutes angesehen werden; nur in den seltensten Fällen sei eine Eigenschaft allein durch Vererbung bestimmt, meist gleichzeitig durch die Reize der Umwelt beeinflußt; sie fluktuiere innerhalb der ererbten Grenzen um einen bestimmten Mittelwert. Wenn man nun gleich TANDLER und BAUER nur die rein ererbten Eigenschaften als konstitutionell gelten läßt und alles, was vom ererbten Idealtypus abweicht, als konditionell bezeichnet, dann *„schrumpfe der Begriff der Konstitution auf einen so kleinen Bezirk zusammen, daß er bedeutungslos und überflüssig wäre"*. (Vgl. die oben zitierte gleichsinnige Äußerung von MATHES.) Um dem zu begegnen, den leergewordenen Begriff der Konstitution gewissermaßen wieder aufzufüllen, schlägt der Autor *nun* vor, die durch Umwelteinflüsse entstehenden (physiologischen) Soma-Variationen als „konstitutionell-somatische Eigenschaften" zu bezeichnen *und sie in das Bereich der ererbten Reaktionsart, also der Konstitution einzubeziehen* [1]. Das widerspricht natürlich vollkommen dem TANDLERschen Vorschlag und kommt ungefähr darauf hinaus, daß man den Begriff der Konstitution eben phänotypisch gestaltet. Letzteres will TOENNIESSEN allerdings nicht zugeben; denn er meint, zum Phänotypus gehören auch erworbene *pathologische* Soma-Variationen (entstanden durch *krankmachende* Umweltbedingungen), und diese will er im Gegensatz zu den physiologischen Soma-Variationen aus dem Bereich der Konstitution ausscheiden. Dasjenige, was die Gruppierung nach TOENNIESSEN kompliziert und von jener anderen unterscheidet, ist also, daß er zwischen der Wirkung variierender, aber nicht krankmachender Umwelteinflüsse und jener von pathogenen Umweltschäden (die doch wohl fließend ineinander übergehen, Verf.) einen gewaltsamen Strich zieht, jene noch zur Konstitution rechnet, diese aber nicht mehr, sondern nur mehr zur Körperverfassung oder dem Körperzustand (Phänotypus). Durch die letzteren werde die Konstitution nicht geändert, sondern nur verdeckt, an ihrer Auswirkung behindert.

---

[1] In diese Kategorie dürften die oben erwähnten, in ihrer Zugehörigkeit fraglichen Seneszenz-Varianten gehören.

Ich weiß nicht, ob die Auffassung von TOENNIESSEN größere Gefolgschaft finden wird, wollte sie aber als weiteren Beleg dafür vorbringen, daß der TANDLERsche Vorschlag auch seine Anhänger auf die Dauer nicht befriedigt.

Verwandt der neuen Definition von TOENNIESSEN scheint mir jene von GROTE, der unter Konstitution die Summe aller morphologischer, funktioneller und regulatorischer Eigenschaften des Somas und der Psyche versteht, die im Moment der Befruchtung im einzelnen bestimmt ist *und die im Laufe der persönlichen Entwicklung zur Ausbildung gelangt.* Der letztere Zusatz weist doch wohl auf peristatische Beeinflussung hin und will anschließend *auch* den Dingen Rechnung tragen, die TOENNIESSEN als konstitutionell-somatische Eigenschaften bezeichnet hat.

Im Gegensatz zu diesen beiden, gewissermaßen intermediären Definitionen bekennen sich jene anderer Autoren nach wie vor offen und rückhaltlos zum phänotypischen Charakter der Konstitution; denn sie lassen diese durch vereinte Wirkung von genotypischen und paratypischen Einflüssen entstehen, sie anerkennen nebst der erblichen noch eine erworbene Komponente. Vielfach wird eine solche genetische Scheidung gar nicht erst besonders zum Ausdruck gebracht, wie beispielsweise in folgenden Begriffsbestimmungen: „Reaktionsfähigkeit auf äußere Einflüsse" (MARTIUS), „Beschaffenheit des Organismus, von der seine Reaktionsart abhängt" (LUBARSCH), „Summe der endogenen[1] Faktoren einer Krankheit" (A. SCHMIDT), „Gesamtheit der Organisationsverhältnisse" (F. KRAUS), „Gesamtheit dessen, was der Körper neuen Bedingungen darbietet (KREHL), „Innere Bedingungen des vitalen Systems" (BRUGSCH). Andere Male geschieht dies aber expressis verbis, so z. B. in der ansprechenden Definition von RÖSSLE: „Wir verstehen unter Konstitution die jeweilige, aus angeborenen (besser wohl *ererbten,* Verf.) und erworbenen Elementen zusammengesetzte Verfassung des Körpers und seiner Teile, kenntlich an der Art, wie er oder sie auf Umweltreize antworten." Desgleichen ungefähr nach K. H. BAUER oder noch umfassender nach F. KRAUS: „Eine dem Individuum ererbte oder erworben eigentümliche, ebensowohl morphologisch wie funktionell analysierbare, so gut aus dem Verhalten bestimmter einzelner Funktionen wie aus der Summe körperlicher und seelischer Zustands- und Leistungseigenschaften sich ableitende Beschaffenheit, besonders in Hinsicht auf Beanspruchbarkeit, Widerstandskraft (Krankheitsbereitschaft), Verjüngungsfähigkeit und Lebenszähigkeit des Organismus."

---

[1] Die endogenen Faktoren sind selbstverständlich gemischten, nämlich nicht allein erblichen, sondern auch akquirierten Ursprungs; man denke an die thyreoprive Kachexie, an die postinfektiöse Dispositionssteigerung gegenüber anderen ektogenen Schäden usw.

Wie die hier Genannten hat Verf. stets die Ansicht vertreten, daß Konstitution und Konstitutionsanomalien auch paratypische Komponenten aufweisen können; er möchte in Einklang mit neueren Erblichkeitsforschern, wie LENZ und SIEMENS die Konstitution als Begriff in eine idiotypisch und eine paratypisch bedingte geschieden wissen, die in der Konstitution als Erfahrungsinhalt gemischt vorhanden sind. Von ähnlichem Gesichtspunkt aus ist dem TANDLERschen Vorschlag insbesondere RÖSSLE mit Entschiedenheit entgegengetreten und FRIEDRICH KRAUS, der im vergangenen Vierteljahrhundert den Höhenweg von der „Ermüdung als Maß der Konstitution" bis zur „Pathologie der Person" gewandelt ist, unablässig dem Problem der Konstitution nicht allein mit allem Rüstzeug der Naturwissenschaften, sondern auch mit jenem der Philosophie nachforschend, findet das Beste und Bleibende in den Darlegungen von MARTIUS den Hinweis auf die veränderte Reizbarkeit als das den konstitutionellen Zuständen Gemeinsame und stellt fest, daß Definitionen des Konstitutionellen als besonderer abnormer Reaktionsweisen Genotypus *und* erworbene Modifikationen einschließen *müssen.* Die TANDLERsche Auffassung (die KRAUS mit seiner Lehre vom „originären Ganzen" in Beziehung bringt) umfasse nur einen Teil dessen, was in alter und neuer Zeit als das Konstitutionelle bezeichnet worden ist.

So wenig TANDLER — entgegen der Ansicht mancher — die Konstitution mit dem Idiotypus identifiziert hat (s. oben S. 84), so wenig soll sie dem Phänotypus durchaus gleichgesetzt werden. SIEMENS führt hierzu aus, daß letzterer ein biologisch-theoretischer Begriff, die erstere ein klinisch-praktischer sei; die Konstitution betreffe den Phänotypus nur insoweit, als dieser klinische Bedeutung hat, d. h. insoweit, als er dem Arzte Schlüsse auf die Krankheitsdisposition seines Patienten gestattet. Diese Wendung nimmt der Autor geradezu in seine Definition von Konstitution auf, was mir etwas weit zu gehen scheint — schon deshalb, weil leider diese Schlüsse zunächst doch noch stark subjektiv, fluktuierend und selten einigermaßen verläßlicher Art sind. Denselben Gedanken in gemäßigter Form findet man bei LENZ, der als Konstitution ganz allgemein die Körperverfassung in bezug auf ihre Erhaltungswahrscheinlichkeit oder, was auf dasselbe hinauskommt, auf ihre Widerstandskraft bezeichnet und der von dieser Basis aus viele einschlägige allgemeine und spezielle Fragen in vorbildlicher Klarheit und Übersichtlichkeit behandelt.

Das Hauptbedenken gegen die phänotypische Definition ist der damit verbundene unstete Charakter der Konstitution. Unter letzterer stelle sich jedermann — so wird behauptet — etwas völlig Stabiles vor. Dies scheint mir aber gar nicht ausgemacht. Auf die Annahme spontaner, periodischer, ferner durch geophysische Einflüsse bedingter, als Krankheitsfolgen auftretender, durch diverse Kuren willkürlich hervorzurufender Schwankungen von Konstitution, Disposition und Anspruchsfähigkeit weisen vielmehr meines Erachtens zahlreiche Maßnahmen und Ratschläge der Medizin aller Zeiten und Nationen hin.

Diesen Darlegungen über die Konstitution sei noch einiges über Konstitutionsanomalien und Konstitutionskrankheiten angeschlossen.

Hier wird meines Erachtens am besten von dem LENZschen Begriff der krankhaften Abweichung und der Krankheit ausgegangen. Dem Autor gilt als Gradmesser die Erhaltungswahrscheinlichkeit. Abweichungen, die eine untermaximale Erhaltungswahrscheinlichkeit ihrer Träger bedingen, sind krankhaft und im Zustande der Krankheit befindet sich der Organismus, wenn er nahe an den Grenzen der Anpassungsmöglichkeit angelangt ist. Werden solche Verhältnisse durch Besonderheiten der Körperverfassung geschaffen, dann liegt eine Konstitutionsanomalie bzw. eine Konstitutionskrankheit vor. Ähnlich ist das Ergebnis, wenn man mit GROTE vom Normalitätsbegriff ausgeht. Entgegen der stets rein subjektiven „idealen Norm", entgegen der fiktiven „statistischen Norm" (die in keinem Artexemplar verwirklicht ist), erscheint im biologischen und klinischen Sinne eine andere Art von Norm real und rationell. Diese Norm besteht dann, wenn die Lebensäußerungen eines Individuums völlig entsprechen seinen biologischen Notwendigkeiten, jenen, die ihm aus dem Zusammentreffen seiner äußeren Lebenslage[1] mit seinen physiologischen Leistungsmöglichkeiten erwachsen. Für solches „Sichselbstentsprechen", „Insichkongruentsein" gebraucht GROTE den Ausdruck *Responsivität*. Wenn die biologische Leistung des Individuums für seine eigene Erhaltung genügt, wenn es und solange es also *völlig* responsiv bleibt, kann es als normal gelten. Konstitutionell *abnorm* ist hiernach ein Individuum, dessen Körperverfassung es der Gefahr irresponsiven Verhaltens aussetzt, konstitutionell *krank*, wenn dieses Individuum vorübergehend oder dauernd seine Responsivität nicht mehr oder nicht genügend durch morphologische oder funktionelle Anpassung wieder herzustellen vermag.

Die Konstitutionsanomalien sind aus den oben gebrachten phänotypischen Definitionen der Konstitution ohne weiteres ableitbar. Die Konstitutionskrankheiten entstehen auf dem Boden von Konstitutionsanomalien faktisch dadurch, daß Umwelteinflüsse die abnorme Reizbeantwortung dauernd oder vorübergehend in einer die Anpassung des Individuums bedrohenden Weise zum Vorschein bringen. *Ein* Grenzfall ist der, daß diese Umwelteinflüsse völlig unscheinbar bleiben, nämlich nicht über den Rahmen der physiologischen Reize hinausgehen; in solchem Falle spricht man von Erbkrankheiten (im engsten Sinne des Wortes). Die idiotypische und die paratypische Komponente der Pathogenese werden sich nach ihrem Ausmaße im allgemeinen reziprok verhalten. Der

---

[1] Diese äußere Lebenslage ist wohl als eine weder besonders günstige, noch besonders ungünstige gedacht. In der Notwendigkeit und in der Schwierigkeit über den Charakter der Umwelt, der gegenüber der Organismus responsiv bzw. anpassungsfähig bleiben soll, etwas auszusagen, scheint mir ein noch schwacher Punkt dieser Definition zu liegen. LENZ trägt dem Rechnung, indem er den Begriff der Krankheit stets ausdrücklich als relativen bezeichnet.

andere Grenzfall ist der, daß sowohl die Konstitutionsanomalie als der manifestierende Schaden ektogenen Ursprunges sind.

Versuchen wir für didaktische Zwecke die wechselseitigen Beziehungen der im Titel vorliegender Arbeit genannten Begriffe graphisch darzustellen, so werden wir die Aufgabe vielleicht durch das folgende

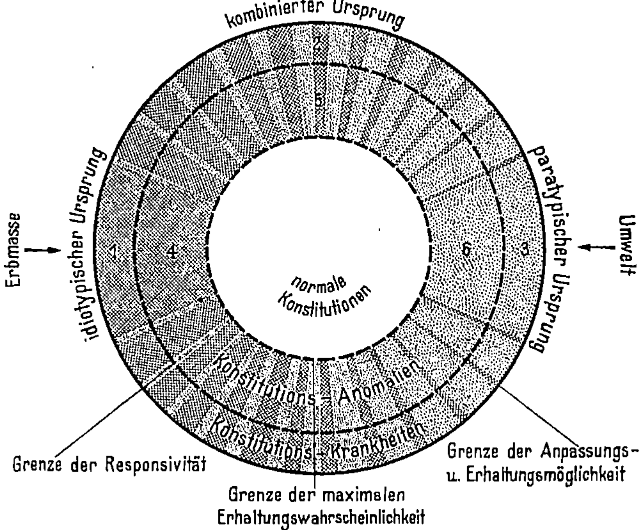

Abb. 10. Übersichtsschema zur Versinnbildlichung der wechselseitigen Beziehungen von normalen Konstitutionen, Konstitutionsanomalien und Konstitutionskrankheiten idio- und paratypischen Ursprunges.

Bei 1 Gegend der Erbkrankheiten s. strict. (z. B. progressive Muskeldystrophie).

Bei 2 Gegend der „idiodispositionellen" Schäden kombinierten Ursprunges (z. B. Skrofulose, Rachitis).

Bei 3 Gegend der rein ektogenen Konstitutionskrankheiten (z. B. Buchweizenkrankheit, Bleikachexie).

Bei 4 Gegend der rein erblichen Konstitutionsanomalien (z. B. Hämophilie).

Bei 5 Gegend der Konstitutionsanomalien gemischten Ursprunges (z. B. Asthenie).

Bei 6 Gegend der rein ektogenen Konstitutionsanomalien (z. B. Eunuchenstatus nach Kastration, gewisse erworbene Anaphylaxien und Idiosynkrasien).

Die angebenen Grenzen sind selbstverständlich nicht als absolute und nicht als scharfe vorzustellen. Norm und Anomalien, sowie Anomalien und Krankheiten gehen fließend ineinander über, wodurch subjektive Abweichungen in der Zuteilung erklärlich werden.

Diagramm leidlich erfüllt finden. Auf einer Scheibe, deren Umfang die Erhaltbarkeitsgrenze kennzeichnet, die also alles Lebensfähige in sich schließt, erscheinen konzentrisch angeordnet: Die *normalen Konstitutionen* als Kern, weil von der Grenze der Erhaltungsmöglichkeit am weitesten entfernt; dann, der Responsivitätsgrenze angenähert, das Gebiet der *Konstitutionsanomalien*[1] und schließlich jenseits dieser an der Grenze der Erhaltungsmöglichkeit die *Konstitutionskrankheiten*. Der *eine* Pol der Scheibe entspricht dem idiotypischen Ursprungsmoment, der Gegenpol

---

[1] Gemeint sind hier nur die Konstitutionsanomalien mit untermaximaler Erhaltungswahrscheinlichkeit.

dem paratypischen; die Bogen zwischen beiden umfassen die in wechselndem Verhältnis zusammenwirkenden Ursprünge. Ohne weiteres ergibt sich dann die Stellung verschiedener Zustände in diesem Orbis morborum, ungefähr so wie es die Legende des Diagramms in einigen Beispielen dartut.

Unter den Konstitutionsanomalien wird man zweckmäßig gewisse Gruppen etwa nach folgendem Schema unterscheiden:

	Vorwiegend morphologische Personalvarianten	Vorwiegend funktionelle
Im Organismus weit verbreitet	Habitusanomalien oder multiple Abartungen	Diathesen oder allgemeine Krankheitsbereitschaften
Mehr lokalisiert	Mißbildungen	Organ- und System-Anfälligkeiten („Minderwertigkeiten")

In allen diesen Gruppen findet man ererbte, sowie erworbene Anomalien; hierfür mögen die folgenden Beispiele als Belege dienen, wobei natürlich der Vorbehalt gemacht werden muß, daß die heute herrschende Lehre im einen oder anderen Punkte noch Abänderungen erleiden kann.

	Vorwiegend oder rein idiotypischen Ursprunges	Zusammengesetzten Ursprunges	Vorwiegend oder rein paratypischen Ursprunges
Habitusanomalien oder multiple Abartungen	Multiple kartilaginäre Exostosenbildung, Chondrodystrophie	Viele Formen von Infantilismus, von Fettsucht usw.	Status strumiprivus
Mißbildungen	Syndaktylie	Varices, adenoide Vegetationen	Amniotische Abschnürungen
Diathesen	Exsudative Diathese	Spasmophilie, Vagotonie, Neuro-Arthritismus	Postmorbillöse Infektionsbereitschaft (zu Tuberkulose, Diphtherie)
Organ-Minderwertigkeiten	Achylia gastrica, Myopie	Lordotische Albuminurie, manche habituelle Obstipation, Cardiopathia adolescentium	Kropfherz

Mit vermehrtem Aufwande an Logik haben HART, SIEMENS u. a. jüngst den *Beziehungen zwischen Konstitution und Disposition* nachgeforscht. Eine Reziprozität zwischen beiden bestehe — entgegen der Auffassung von MARTIUS nicht —, die beiden Begriffe stünden überhaupt nicht auf gleicher Linie; der erstere sei autonom, der letztere relativ und dabei spezifisch. Es müsse davor gewarnt werden, mit der Bezeichnung Konstitution, die in sehr verschiedenen Bedeutungen und Schattierungen gebraucht werde, wissenschaftlich-biologische Diskussion zu führen; im Gegensatz zur Bezeichnung Disposition umschreibe jene gar keinen theoretischen wissenschaftlichen Begriff, sondern gebe nur gewisser klinischer Empirie Ausdruck. Die Konstitutionspathologie werde sich immer mehr zu einer Dispositionspathologie entwickeln, zu einer Lehre von der Symptomatik und Therapie pathologischer Krankheitsbereitschaften ganz spezifischer Natur. Diese Anschauung hängt mit einer Begriffsbestimmung der Konstitution als eines „Symptomenkomplexes" zusammen, die mir nicht sehr glücklich, nämlich zu eng erscheint. *Man braucht sich nur an die umfassendere Definition von F. KRAUS zu halten (s. oben S. 90), damit einem die wechselseitigen Beziehungen der in Rede stehenden Begriffe ohne weiteres einleuchten:* Konstitution ist der umfassende Begriff. Wenn die von KRAUS vermeinte, besondere individuelle „Beschaffenheit bei funktioneller Analyse sich als eine körperliche Leistungsverminderung im Sinne herabgesetzter Widerstandskraft gegen einen bestimmten exogenen Schaden erweist, dann liegt ein Spezialfall von Konstitution bzw. eine Konstitutionsanomalie vor, die als erhöhte Disposition oder Krankheitsbereitschaft bezeichnet werden kann. In vielen anderen Fällen, namentlich in allen jenen, in denen man zunächst keine Analyse in funktioneller, sondern in morphologischer Richtung vornimmt, tritt eine solche Disposition nicht zutage, sondern allenfalls ein Symptomenkomplex (beispielsweise ein Status thymicus), also dasjenige, was SIEMENS in den knappen Rahmen *seines* Konstitutionsbegriffes aufnimmt. Mit der Erhebung eines solchen Symptomenkomplexes ist aber durchaus noch nicht ohne weiteres auch eine krankhafte Disposition gegeben. Den wichtigen Beziehungen zu einer solchen wird man gewiß nachzuforschen trachten, aber — notabene — mit aller Voraussetzungslosigkeit, und keinesfalls wird die Aufstellung typischer konstitutioneller Syndrome davon abhängig gemacht werden dürfen, ob ihnen Krankheitsbereitschaften obligat oder fakultativ anhaften. Sie sind auch *an sich* von Interesse für den Arzt, schon deshalb, weil ihnen a priori auch ein nach der entgegengesetzten Richtung wirksames funktionelles Korrelat, eine Resistenzerhöhung zugehören kann. Eine Konstitutionsanomalie kann nach beiderlei Richtung hin ausschlagen; auch kann und wird eine und dieselbe Personalvariante das Individuum im *einen* Belange benachteiligen, im *anderen* begünstigen. Mit Bezeichnungen, die generelle Werturteile enthalten, wie Abartung, Entartung wird man demgemäß vorsichtig sein müssen (GROTE). Daß die Konstitutionspathologie sich in eine Dispositionspathologie auflöse, wäre besonders vom Standpunkte anderer damit befaßter Disziplinen, wie beispielsweise der Anthropologie, nicht erwünscht.

Mit dem Gesagten hängt auch die Stellungnahme von SIEMENS in seiner vortrefflichen „Konstitutions- und Vererbungspathologie" zur Diathesenfrage zusammen. Er meint, es sei bekannt, daß mit dem Ausdruck exsudative Diathese ein Symptombild, ein Status exsudativus oder exsudans gemeint ist und keineswegs eine spezifische Disposition zu einer bestimmten Krankheit. Es ist zuzugeben, daß bei der Rekonstruktion der alten Diathesis inflammatoria von kinderärztlicher Seite zunächst ein vorwiegend morphologisch charakterisierter Zustand, ein Symptomenkomplex beschrieben wurde, also etwas, das nach SIEMENS zur Konstitutionspathologie gehört. Weiterhin hat sich aber allmählich ein Wandel vollzogen, und zwar in dem Sinne, daß man heute zumeist nicht mehr von „Symptomen" der exsudativen (oder einer sonstigen) Diathese spricht, sondern von „Manifestationen", und daß man das Wesen jenes Übels mehr und mehr in einer Krankheitsbereitschaft erkennt, die vielfach völlig latent bleibt, in anderen Fällen und unter anderen Umständen aber darin zum Ausdruck kommt, daß gewisse sonst unschädliche äußere Einflüsse bei den betroffenen Individuen parietale, katarrhalische oder entzündliche Reaktionen, nämlich eben die besagten Manifestationen auslösen (vgl. z. B. die Darstellung des Gegenstandes in FEERS Lehrbuch und an anderen Orten). Die Identität zwischen Diathese und Disposition braucht man hier also nicht mehr zu „wünschen", sondern kann sie ruhig behaupten, auch abgesehen von aller Etymologie; die ehemals konstitutionspathologisch wiedererstandene exsudative Diathese ist in der Tat ganz dispositionspathologisch geworden und *führt seither die Bezeichnung „Diathese" mit vollem Recht*; diese Bezeichnung scheint mir weder überflüssig noch verwirrend; sie trifft vielmehr den Nagel auf den Kopf und wenige Pädiater werden sie missen wollen oder den Namen Status exsudans überlegen finden oder gar sich damit einverstanden erklären, daß man diesen Zustand überhaupt aus der Konstitutionspathologie herausnimmt, wie neuerdings gefordert wird, weil er so eindeutig auf eine Stoffwechselstörung zurückgeführt worden sei (!?), An dem echten Diathesencharakter des vermeinten Zustandes ändern auch nichts seine Beziehungen zum Status thymico-lymphaticus.

Literatur.

BAUER, J.: Konstitutionelle Disposition zu inneren Krankheiten. Berlin: Springer 1917. — BAUER, K. H.: Z. Konstit.lehre 8. — GROTE: Grundlagen ärztlicher Betrachtung. Berlin: Springer 1921. — HART: Berl. klin. Wschr. 1918, Nr 37. — KRAUS: Die allgemeine und spezielle Pathologie der Person. Leipzig: Georg Thieme 1919. — LENZ: Über die krankhaften Erbanlagen des Mannes usw. Jena 1912. — Grundriß der menschlichen Erblichkeitslehre und Rassenhygiene. München: J. F. Lehmann 1921. — LÖHLEIN: Med. Klin. 1918. — MARTIUS: Konstitution und Vererbung. Berlin: Springer 1914. — MATHES: Der Infantilismus, die Asthenie usw. Berlin: S. Karger 1912. — Z. angew. Anat. 6 (1920). — Münch. med. Wschr. 1922, Nr 4. — RÖSSLE: Münch. med. Wschr. 1921, Nr 40. — SIEMENS: Einführung in die allgemeine Konstitutions- und Vererbungspathologie. Berlin: Springer 1921. — Dtsch. med. Wschr. 1919, Nr 13. — Berl. klin. Wschr. 1919, Nr 14. — TANDLER: Z. angew. Anat. 1 (1913). — TOENNIESSEN: Erg. inn. Med. 17 (1919). — Münch. med. Wschr. 1921, Nr 42. — VIRCHOW: Zit. nach RÖSSLE.

5. Über eine Deutung des sogenannten Halleyschen Gesetzes.

Mit 1 Abbildung.

Als „HALLEYsches Gesetz" bezeichnete ASCHER im Jahre 1907 die Feststellung, daß die Gesamtmortalität von einem Höhepunkt im Säuglingsalter steil nach dem schulpflichtigen Alter fällt, um von dort aus erst langsam, dann rascher nach dem Greisenalter anzusteigen. Der bekannte Astronom EDMUND HALLEY, der sich eingehend auch mit medizinischer Statistik befaßt hat, soll diesen Verlauf der allgemeinen Sterblichkeitskurve nach dem Lebensalter erstmals erhoben und als gesetzmäßig dargetan haben. Diese Annahme ASCHERS war — wie mir der Autor auf meine Anfrage zu bestätigen die Freundlichkeit hatte — eine irrtümliche; dasjenige, das HALLEY aus dem ihm (wahrscheinlich durch Vermittlung von LEIBNIZ) zugegangenen Zahlenmaterial des Breslauer Geistlichen KASPAR NEUMANN[1] erschlossen hat, deckt sich durchaus nicht mit dem besagten Verhalten der Mortalitätskurve, so daß die im Titel stehende Bezeichnung mit Recht auch von ASCHER fallen gelassen wurde. Wir vermögen aber auch keinen anderen Namen an Stelle jenes HALLEYs zu setzen und glauben, daß eine aus allenthalben vorliegenden statistischen Daten sich ohne weiteres ergebende Gesetzmäßigkeit, wie die eingangs erwähnte, kaum Gegenstand eines Prioritätsanspruches sein kann.

Besagte Gesetzmäßigkeit wurde sehr vielfältig zahlen- oder kurvenmäßig zum Ausdruck gebracht; in seinem klassischen Buch über die Mortalität und Morbidität äußert sich WESTERGAARD (S. 66) beispielsweise wie folgt: „Im zarten Kindesalter ist die Sterblichkeit sehr groß, sinkt dann schnell und erreicht . . . in beiden Geschlechtern ihr Minimum im 13. Lebensjahr. Darauf steigt sie allmählich . . ., bis sie im Greisenalter dieselbe Höhe erreicht wie im zarten Kindesalter." Neuere Daten und Darstellungen findet man beispielsweise bei HEUBNER im 4. Band des Handbuches der Hygiene von RUBNER-GRUBER-FICKER, bei GOTTSTEIN im 1. Band des Handbuches der Tuberkulose (S. 516) und an anderen Orten.

Weniger Überzeugendes als hinsichtlich der Tatsachen scheint hinsichtlich der *Deutung* dieses Verhaltens der Sterblichkeit vorzuliegen.

---

[1] GRAETZER: Edmund Halley und Caspar Neumann. Breslau: Schottländer 1883. — GOTTSTEIN: Hyg. Rdsch. 1902, Nr 6.

Ich vermag allerdings die große fachstatistische Weltliteratur nicht annähernd zu übersehen, darf aber annehmen, daß bedeutsame Erwägungen zu dem Gegenstande auch in kinderärztlichen Kreisen Aufmerksamkeit erweckt hätten. Nach einer privaten Mitteilung Aschers hat Beneke in seiner 1881 erschienenen Arbeit über die Konstitution[1] als Erklärung für den Tiefstand der allgemeinen Sterblichkeit im Alter von 10—15 Jahren folgendes angegeben: „den gemäßigt langsamen Fortgang der Wandlungen, welche sich in den ersten Lebensjahren relativ rasch vollzogen und einen Mangel an so bedeutsamen Wandlungen, wie sie die Pubertätsperiode auszeichnen. Der Blutdruck hat eine mittlere Höhe, der Stoffwechsel eine mittlere Intensität, die Arbeit des Herzens ist eine gemäßigte, das Gehirn hat fast seine Entwicklung vollendet, der Geschlechtsapparat schlummert noch. Daher weniger Digestions-, Respirations- und Gehirnerkrankungen als in der früheren Kindheitsperiode."

Ascher selbst meint 1907: „Die natürliche Widerstandskraft ist am größten im schulpflichtigen Alter (5—15 Jahre) und sinkt in durchaus gesetzmäßiger Weise nach dem Säuglingsalter einerseits, nach dem Greisenalter anderseits." In diesem „Altersgesetz der natürlichen Widerstandskraft" dürfen wir einfach den — allerdings schon nicht mehr ganz voraussetzungslosen — reziproken Ausdruck der vorerwähnten statistischen Tatsachen erblicken.

Wenn ich die Alterssterblichkeitskurve in Fachkreisen zur Diskussion stellen wollte, begegnete ich meist der Auffassung, deren Verhalten sei ja selbstverständlich und bedürfe keiner weiteren Erklärung; im Anfang sei das Individuum eben noch zart, schwach, unfertig, hinfällig, im höheren Alter aber mache sich bemerkbar, daß die „Lebensuhr allmählich ablaufe", die Lebenskraft und damit die Resistenz sich mindern; so müsse den Anfangs und den Endstadien der Ontogenese hohe Sterblichkeit zukommen, den mittleren Perioden aber eine vergleichsweise niedere.

Die vermeinte Zartheit des Kindes sowohl wie das Ablaufen der Lebensuhr habe ich jüngst an anderem Orte einer näheren Betrachtung unterzogen, wobei sich namhafte Bedenken gegen diese allerdings noch sehr geläufigen Auffassungen ergaben, so zwar, daß sie mir nicht mehr als brauchbare Stützen oder Erklärungen für das Alterssterblichkeitsgesetz erscheinen können. Vielleicht lohnt es sich, hier andere Gedankengänge zu verfolgen.

Volle Gesundheit bezeichnet nach Lenz den Zustand der vollen Anpassung, und ein Lebewesen ist in um so höherem Maße krank, je

---

[1]) Gemeint ist wohl das Werk Constitution und constitutionelles Kranksein des Menschen, Marburg, Elwerts Verlag 1881, worin ich freilich das obige Zitat nicht finden konnte.

stärker seine Anpassung beeinträchtigt ist; wird es durch innere oder äußere Ursachen über die Grenzen dieser Anpassung hinausgedrängt, so tritt der Tod ein. Hiernach wird der Begriff der Anpassung auch bei der Erklärung des Alterssterblichkeitsgesetzes ins Auge zu fassen sein. Wir dürfen aber unter Anpassung nicht ein Angepaßtsein, eine Angepaßtheit, also etwa Statisches verstehen, denn eine solche Angepaßtheit würde stets nur einem ganz bestimmten Milieu, einer gegebenen Gesamtsituation entsprechen und dem Individuum wenig Vorteil bringen, da sich ja die Situation in jedem Augenblick ändert; vielmehr ist mit obigem an die stetige Umpassung, also an etwas Dynamisches, gedacht, an die Fähigkeit nämlich, die jeweilige körperliche Einstellung nach der veränderlichen Außenlage zu richten, die Fahne nach dem Winde zu drehen. Nur diese gewährt den relativen Schutz gegen die Schäden des Lebens unter veränderten Bedingungen, somit gegen Krankheit und Todesbedrohung. *Ceteris paribus muß also die An- oder Umpassungsfähigkeit der Mortalität der verschiedenen Altersklassen verkehrt proportional sein.*

Den höchsten Grad von Umpassungsfähigkeit der lebenden Masse lehren uns gewisse entwicklungsmechanische Experimente am Ei und an den Blastomeren kennen, beispielsweise die Fähigkeit einer Eizell*hälfte* einen *ganzen* Organismus hervorzubringen. Die von DRIESCH sog. prospektive Potenz nimmt im Laufe der Ontogenese allmählich ab; die besagte Totipotenz von Eizellteilen wird abgelöst durch eine Pluripotenz der Keimblatteile und schließlich durch eine Unipotenz höher differenzierter Gewebsteile. Hiernach muß die Umpassungsfähigkeit in den ersten Stadien des extrauterinen Lebens (das intrauterine mußte für unsere Betrachtung ausscheiden, weil hier leider verläßliche Mortalitätszahlen nicht erhältlich sind) jedenfalls eine höhere sein als später, und die Mortalität der ersten Lebensjahre eine geringe. Bekanntlich trifft das Gegenteil zu. Spürt man den Quellen dieser scheinbaren Unstimmigkeit nach, so findet man, daß die Um- oder Anpassungsfähigkeit in den frühen ontogenetischen Stadien zwar eine sehr große, aber für die augenblickliche Resistenz des Individuums gegenüber einbrechenden Schäden nicht verwertbare und entscheidende ist. Die Anpassungsfähigkeit ist nämlich in den frühen Entwicklungsperioden gewissermaßen noch eine schlummernde, latente; sie erwacht, sie manifestiert oder realisiert sich erst im Laufe der Entwicklung, und zwar in zunehmendem Maße. Man muß sonach eine latente oder potentielle und eine manifeste oder virtuelle Anpassungsfähigkeit unterscheiden; erstere wäre vielleicht besser als Anpassungsmöglichkeit zu bezeichnen, um sie von der zuständlichen, realisierten Anpassungsfähigkeit zu unterscheiden. Die Anpassungsmöglichkeiten sind zu keiner Zeit größer als in den ersten Anfängen der Entwicklung. Sie mindern sich im Laufe und infolge der Differenzierung stetig und streben im Greisenalter dem Nullwert zu. Von diesen Möglichkeiten ist aber anfangs nur eine sehr geringfügige, dann allmählich zunehmende Quote verwirklicht, d. h. für das augenblickliche Verhalten des Organismus maßgeblich. Die Umwandlung von Möglichkeiten und Fähigkeiten begleitet auch sonst den Entwicklungsvorgang, und in der noch wenig vorgeschrittenen Umwandlung solcher Art liegt das für das Kindesalter Eigentümliche und Kennzeichnende.

Um von diesen Gesichtspunkten aus dem Alterssterblichkeitsgesetz eine Deutung zu geben, versuchen wir den Verlauf der Anpassungsmöglichkeit und jenen der Anpassungsfähigkeit graphisch darzustellen. Exakten, ziffernmäßigen Ausdruck für diese beiden Größen besitzen wir freilich nicht; es kann also ihr Verhalten in verschiedenen Lebensaltern nur in großen Zügen und mit Reserve angegeben werden. Wir setzen einen Pauschalwert der Anpassungsmöglichkeit probeweise zur Zeit der Geburt etwa auf 1000 an und stellen in Kurve M_0M_{100} des Diagramms den durch das ganze Leben fortdauernden, schließlich asymptotisch verlaufenden Rückgang dieser Größe dar. In Kurve F_0F_{100} hingegen ist gezeigt, wie sich die virtuelle Anpassungsfähigkeit von einem anfangs niederen Wert erhebt; sie muß auf diese Weise die erstere Kurve in einem gewissen Zeitpunkt schneiden; dieser bezeichnet den Moment, von dem an die gesamte Anpassungsmöglichkeit realisiert ist. Der weitere Anstieg der Kurve F_0F_{100} ist für unsere Betrachtung gegenstandslos; vielmehr muß die virtuelle Anpassungsmöglichkeit von jenem Moment an, in dem sie ihren theoretischen Höchstwert erreicht hat, weiterhin mit der potentiellen Anpassungsfähigkeit absinken; es decken sich in dieser zweiten Hälfte die beiden Kurvenverläufe. Maßgebend für das tatsächliche Verhalten des Organismus gegenüber Krankheitsschäden im ganzen wäre somit der erst an-, dann absteigende Verlauf, den die am Diagramm dicker ausgezogene, gebrochene Linie F_0SM_{100} darstellt. [Diagramm S. 101, Abb. 11 entsprechend.]

Wir sagten, die realisierte Anpassungsfähigkeit müsse ceteris paribus der Mortalität verkehrt proportional sein. Um dies zu prüfen, berechnen wir den reziproken Wert der Kurvenpunkte in der Linie F_0SM_{100} und stellen selbe zu einer Kurve verbunden in gleichem Diagramm dar; es ergibt sich die Linie $F'_0S'M'_{100}$. *Diese deckt sich mit der allgemeinen Sterblichkeitskurve*, wie ich sie der hier zitierten HEUBNERschen Tabelle entnehme, *in solchem Maße, daß ich Abweichungen von der Sterblichkeitskurve in dem gewählten Maßstabe des Diagramms zeichentechnisch gar nicht zum Ausdruck kommen lassen konnte.* Damit scheint für die gemachten Annahmen eine gewisse Stütze und für das sog. HALLEYsche Gesetz eine leidliche Deutung gefunden.

Von den zahlreichen Erwägungen, die an das Gesagte angeschlossen werden könnten, sei an dieser Stelle nur einer Raum gegeben. Die Reziprozität zwischen Sterblichkeit und Anpassungsfähigkeit konnte nur „ceteris paribus" stipuliert werden. Die vermeinten „Cetera" sind vielgestaltig; ihr Hauptfaktor aber ist die *Exposition.* Man ist geneigt anzunehmen, daß die durchschnittliche Gesamtexposition des Menschen gegenüber äußeren krankheitserregenden Schäden in verschiedenen Lebensaltern eine sehr verschiedene ist. Die Stichhaltigkeit dieser Annahme scheint nun in Frage gesetzt; denn man sieht aus der vollstän-

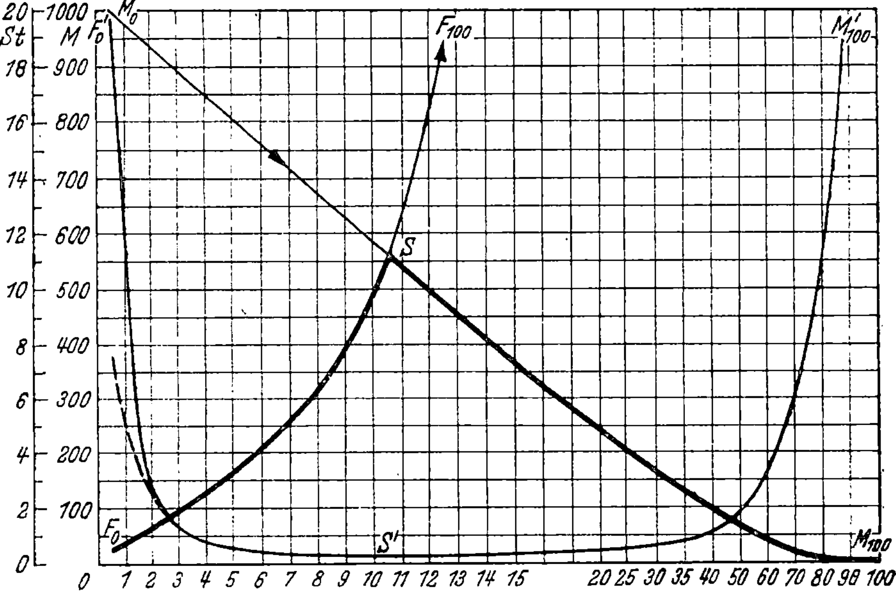

Abb. 11. Erläuterung im Text. S. 100.

digen Deckung der reziproken Anpassung und der Sterblichkeitskurve, daß andere Glieder aus der aufgestellten Gleichung offenbar herausfallen. Das bedeutet, daß die durchschnittliche Gesamtexposition in den verschiedenen Lebensaltern — entgegen der besagten landläufigen Vermutung — eine konstante ist. Vielleicht erweist sich dies bei näherer Prüfung als nicht so unwahrscheinlich, wie es auf den ersten Blick scheinen könnte. Insbesondere spricht dafür eine Feststellung, die mir in GOTTSTEINs und ASCHERs Schriften begegnete, daß nämlich — soweit bisher an einzelnen Beispielen (Pneumonie, Cholera usw.), deren nicht allzu viele sich hierzu eignen dürften, geprüft wurde — *die Letalität im Grunde denselben Altersverlauf nimmt wie die Mortalität;* bei ersterer aber ist der Faktor der Exposition dadurch ausgeschaltet, daß man nur Fälle ins Auge faßt, in denen der Schaden eben gegeben ist. Reiner als in der Mortalität — sagt ASCHER in seinen Vorlesungen über ausgewählte Kapitel der sozialen Hygiene — kommt das Gesetz der natürlichen inneren Widerstandskraft in der Letalität zum Ausdruck.

Hinsichtlich einer allfälligen alterskonstanten Gesamtexposition, die natürlich einer weiteren Prüfung zu unterziehen wäre, kommt in Betracht, daß zwischen den verschieden gerichteten Einzelexpositionen vielfach Wechselbeziehungen des Alternierens und des Ausschlusses erkennbar werden; ferner, daß die Gesamtexposition in gewissen Entwicklungsperioden (beispielsweise zur Geburts- und zur Pubertätszeit) nur deshalb vermehrt erscheint, weil die Entwicklungsvorgänge präcipitiert verlaufen. Hier müßte von gewissem Gesichtspunkte aus die übliche Zeitabszisse durch einen dem Tempo der Entwicklungsabläufe besonders angepaßten Maßstab ersetzt werden.

6. Biologisches und allgemein Pathologisches über die frühen Entwicklungsstufen.

Mit 3 Abbildungen.

I.

Sprachlich sowie begrifflich gilt *das Wachstum* als dasjenige, wodurch sich das Kind, das „Unerwachsene", hauptsächlich vom „Erwachsenen" unterscheidet. Das Wesen dieses Vorganges wird daher von Bedeutung sein für die physiologischen Grundlagen des den Kinderarzt interessierenden Abschnittes der Ontogenese und seiner Vorstufen; aus diesen physiologischen Besonderheiten heraus wird man allfällige pathologische zu verstehen trachten müssen.

Ab ovo begrenztes Wachstumsvermögen? WEISMANN hat gelehrt, daß die Eizelle die Eigenschaft habe, nur eine begrenzte Anzahl von Zellgenerationen zu erzeugen. Diese „Eigenschaft" dachten sich andere direkt substanziiert, und es wurde von einem fortschreitenden Verbrauche des dem Kind zugemessenen *Wachstumsstoffes* gesprochen. In jedem Falle erschöpfe sich der mit der Befruchtung und durch sie gegebene Wachstumsimpuls allmählich. BÜHLER und später namentlich RUBNER haben diese Lehre ins Energetische übersetzt: Die lebende Substanz vermöge nur eine begrenzte Zahl von Lebensaktionen der Zerstörung von Nahrungsstoffen auszuführen: jeder energetische Akt bringe das Wesen seinem Lebensende näher. Hiernach wäre die Ontogenese dem Ablauf eines Uhrwerkes vergleichbar, dessen Feder durch den Befruchtungsvorgang aufgezogen wurde oder der Flugbahn eines aufwärts abgeschossenen Projektils. ESCHERICH und nach ihm MINOT haben für die latente Wachstumsfähigkeit einen ziffernmäßigen Ausdruck gesucht und stellen dar, wie die Kurven dieses „Wachstumspotentials" (verwandt der alten „Lebenskraft") steil und unaufhaltsam während der ganzen Entwicklungsperiode absinken und schließlich dem physiologischen Nullpunkte zustreben.

Wachstum und Leben laufen nicht ab wie eine Uhr. Mehrfache Erwägungen und experimentelle Tatsachen müssen aber Zweifel an dieser Lehre wecken. Man hat erhoben, daß Einzeller ohne Konjugation unbegrenzt wachsen können. Da sich die Begriffe Individuum, Vermehrung, Tod usw. vom Einzeller nicht ohne weiteres auf den Mehrzeller übertragen lassen, scheint für letzteren damit freilich noch nichts erwiesen. Zu denken gibt aber die bis ins Greisenalter erhaltene

Regenerationsfähigkeit, das (bei künstlicher Übertragung) unbegrenzte Wachstum von Geschwülsten und insbesondere die gleichfalls unbegrenzte Züchtbarkeit von tierischen und menschlichen Körpergeweben im Explantationsversuche. Unter optimalen Bedingungen konnten auch erwachsenen Tieren entnommene Partikel ohne Zeichen nachlassender Proliferation bis zu einem Zeitpunkt weitergezüchtet werden, in dem der Spender längst ergreist und eines natürlichen Todes gestorben sein mußte. Dies schließt den Aufbrauch eines ab ovo limitierten Wachstumspotentials aus.

Alles ungehemmt Lebende wächst. Deutlich wird man hingewiesen auf Unterschiede im Verhalten von organisierten Elementen, die im Körper des Metazoen unter natürlichen Bedingungen leben, und solchen, die aus dem Verbande gelöst wurden oder aber in diesem Verbande verblieben, doch durch besondere widernatürliche Verhältnisse gewisser Einflußnahme (Ingerenz) des Ganzen entzogen sind. Auf solcher Erkenntnis beruht eine Lehre über Wachstumsende und Wachstumswesen überhaupt, die mit jener vom begrenzten Potential unvereinbar ist und selbe ablösen muß. *Alles, was lebt — ob jung oder alt — wächst, sofern nur gewisse allgemeine Bedingungen für das Wachstum, sofern nur die mechanische, die chemische und energetische „Situation" dafür gegeben ist.* Hiernach muß es sich bei einem tatsächlichen Aufhören des Wachstums nicht um ein Erlöschen eines Triebes, einer Wachstumskraft, sondern um eine fortschreitende Verschlechterung der Wachstumsbedingungen im Körper des Metazoen handeln. *Das Wachstum wird im Laufe der Ontogenese zunehmend gehemmt. Das Kind unterscheidet sich vom Erwachsenen nicht durch vermehrte Wachstumskraft* oder höhere „bioplastische Energie" seiner Teile, *sondern vorwiegend durch geringere Hemmung.*

Bedeutung der Differenzierung. Dem Wesen der vermeinten progressiven Wachstumshemmung kann man auf verschiedenen Wegen nachforschen. Recht sinnfällig wird in jedem Falle ein in ihrem Dienst stehender Vorgang, nämlich *die fortschreitende Differenzierung.* Die Massenvermehrung im Zellstaat fordert zur Erhaltung seiner Leistungsfähigkeit im ganzen und in seinen Gliedern eine stets zunehmende Organisation. Man stelle sich einen bis zur Masse von 60 kg heranwachsenden Klumpen aus gleichförmigen embryonalen Zellen vor. Wie sollte dieser als Ganzes Nahrung aufsuchen, sich solche einverleiben, die Ausscheidungen bewerkstelligen, den Zusammenhang der Teile erhalten, Sauerstoff seiner zentralen Leibesmasse zuführen, sich aller äußeren Schäden erwehren usw. ? So wird die Notwendigkeit organisatorischer Gliederung und Ausgestaltung klar. Entwicklung muß Verwicklung werden. Jede Zellteilung ist normalerweise eine heteroplastische, d. h. sie erzeugt in bestimmter Richtung leistungsfähigere, besser angepaßte Nachfolger.

Die hemmende Fibrillenmaschine. Die Organisation oder Differenzierung fordert aber unter anderem auch die Umwandlung von Protoplasma in Paraplasma, d. h. von lebender Substanz in tote (mit allen Übergängen), somit ein progressives Teilsterben, das dem Ganzen zunächst wohl dient, aber gleichzeitig seinen Untergang vorbereitet. In zunehmendem Maße baut sich durch Bildung „geformter Sekrete" des Protoplasmas eine äußerst verzweigte „Fibrillenmaschine" als wenig durchlässige Scheidewand zwischen die Organe, die Zellen, ja zwischen Kern und Plasma ein und formt so — schon ganz einfach strukturell gesehen — Hindernisse für den Stoffaustausch *(Conklin)*. Die Bindung an Nachbarzellen und -gewebe, an eigene Reifungsprodukte wird zum Hindernis [1]. Das WEIGERT-RIBBERTsche Gesetz von der wachstumsfördernden Wirkung des Gewebsabbaues, der Gewebsentspannung kommt im Gegensinn zur Geltung; aber es wird auch klar, daß die Vorstellung der Genannten einer Erweiterung bedarf: Sowie besagte Wirkung auch dann eintritt, wenn der Angriffspunkt der dissimilierenden Kräfte nicht in der unmittelbaren Nachbarschaft der für die Proliferation in Betracht kommenden Teile gelegen ist, so müssen auch wachstums*hemmende* Einflüsse fernwirkend sein können. Sie bedienen sich der Instrumente des Consensus partium, sind beispielsweise in Gewebssäften materiell vertreten, wie gleichfalls der Explantationsversuch ergibt: Plasma erwachsener Tiere erweist sich bei der Gewebszüchtung in vitro als mindertaugliches Medium für die Vermehrung embryonaler Elemente (CARRELs „Trephone").

Safthemmung. Man gewinnt so Beziehungen zur Lehre von den humoralen Reiz- und Hemmungsstoffen — allerdings in einem umfassenderen Sinne, als sie gemeinhin unter Bezugnahme auf die sog. endokrinen Organe, also von bestimmten Spezialfällen, dargestellt wird. Parhormone bzw. Nekrohormone sind nach GLEY und nach HABERLANDT Substanzen, die beim Stoffwechsel arbeitender und beim autolytischen Zerfall absterbender Zellen frei werden und auf das Wachstum anderer Körperelemente Einfluß nehmen.

Der Differenzierungsgrad der einzelnen Körperelemente nimmt im Laufe der Ontogenese nicht gleichmäßig, aber durchschnittlich zu. Die Keimzellen bleiben, da sie nicht Diener ihres Trägers sind, undifferenziert und darauf beruht die ihnen von WEISMANN zugeschriebene „potentielle Unsterblichkeit". Den Typus einer sehr frühzeitig hochdifferenzierten,

---

[1] Die Beziehungen zwischen der Menge x solcher Schlackenstoffe (in bradytrophen Geweben) und Alter (t) stellt SCHLOMKA 1930 durch folgende Gleichung dar: $\int \frac{d\,x}{x} = k \cdot x \int dt$, woraus ersichtlich, daß die jeweilige Schlackenmenge (im Logarithmus) eine lineare Funktion des zunehmenden Alters ist ($\lg x = k_1 t + k_2$). Die progressive Entwässerung ebensolcher Gewebe erhellt nach demselben Autor daraus, daß ihr Trockensubstanzgehalt eine Exponentialfunktion des Alters ist. RÖSSLE-HUNG sprechen die erhöhte Resistenz senilen Gewebes gegen Pepsin als Ausdruck von Altersfibrose an.

einer „Fach-Arbeitszelle" stellt die Ganglienzelle dar, die bereits um den Geburtstermin herum ihre Wachstums- und Fortpflanzungsfähigkeit verloren hat (vgl. die Arbeiterbiene). Ihr kommen die Muskelzelle und die Sinneszelle nahe. Wesentlich später erlischt die Wachstumsfähigkeit bei den Drüsenzellen von Leber, Niere usw., und einen erheblichen Rest von Wachstumsfähigkeit weisen nach Abschluß der Ontogenese (auch im Körperverbande) noch die meisten Abkömmlinge des embryonalen Bindegewebes, insbesondere aber die sog. Verschleiß- oder Wechselgewebe auf.

Selbststeuerung des Wachstums. Das Wachstum fördert also und erzeugt Differenzierung, Differenzierung hemmt aber das Wachstum; so wird eine Selbststeuerung des Wachstumsvorganges erkennbar. Hinter der Differenzierung steht der Tod.

Daß die Paraplasmierung mit der Geburt noch durchaus nicht abgeschlossen ist, bezeugt die einfachste morphologische Betrachtung. Auf Präparaten von WETZEL beispielsweise zeigt ein Querschnitt durch die Achillessehne des Neugeborenen auf gleicher Fläche 4—5mal mehr Zellen als beim Fünfjährigen und 6mal mehr als beim Erwachsenen. Umgekehrt verhält sich die Intercellularsubstanz. Die Kindheit vollendet die embryonale Entwicklung. Auch dem Anatomen wird kund, daß der Ausbau der Teile nicht etwa gleichmäßig und in gleichem Tempo vor sich geht, sondern nach Maßgabe der funktionellen Beanspruchung.

Der Zellaltruismus als bestimmendes Moment. Die merkwürdige Wechselbeziehung jener beiden grundlegenden, unter dem Namen Entwicklung oder Ontogenese zusammengefaßten Vorgänge, wovon das Wachstum, der Aufbau, die quantitative, die Differenzierung, der Ausbau, die qualitative Annäherung an den Terminalzustand bedeutet, macht auch verständlich, daß selbe einerseits Hand in Hand zu gehen scheinen, andererseits geradezu kontrastieren. Letzteres wird besonders deutlich, wenn während des Vermehrungsaktes die besonderen Arbeitsstrukturen der Zellen, wie Wimpern, Bürstensäume usw. verschwinden oder wenn unter *abnormen* Bedingungen die Differenzierung ausbleibt oder rückgängig wird. Solches ist der Fall bei gewissen Geschwulstzellen, sowie bei Loslösung von differenzierten Elementen aus dem Körperganzen; in beiden Fällen setzt schrankenlose Wucherung ein. Beiden Fällen gemeinsam ist, daß die betreffenden Elemente infolge besonderer Umstände den regulierenden und hemmenden Einflüssen des Körperganzen entzogen sind, daher nicht mehr altruistisch, d. h. mit Rücksicht und im Interesse der Zellengemeinschaft reagieren. Man gewinnt so Verständnis dafür, daß im Experiment wie in natura durch ausfallende oder einseitige Reizstoffwirkungen Dissoziationen zwischen Wachstum und

---

[1] Den Elementen maligner Blastome scheint die Fähigkeit auf korrelative Einflüsse anzusprechen, infolge eines angeborenen, auf die Tochtergenerationen übergehenden Defektes zu fehlen, den LENZ idiokinetisch, d. h. durch eine umweltbedingte Änderung der Erbstruktur entstanden vermutet. Diese Zellen erzeugen fortgesetzt immer nur wieder ihresgleichen; daher stirbt ihre Generation nur am Tode des Ganzen.

Differenzierung und damit eigenartige Disharmonien der Entwicklung
eintreten können. Bekannt ist die Wirkung der Differenzierungsarbeit
beim Epiphysenfugenschluß auf das Längenwachstum.

*Was ist Wachstum? Engerer Wachstumsbegriff. Widersinn im Verfolge
eines solchen.* Vom ,,Wachstum" wurde bisher im vulgären Sinne gesprochen, d. h. im Sinne einer mit dem Vorgange des organischen Lebens
verknüpften Zunahme von Körpermassen. Das Massenwachstum beispielsweise erscheint in diesem Sinne einfach als die positive Phase der
Bilanz von assimilatorischen und dissimilatorischen Vorgängen. Aber
von welcher Seite immer man eine genauere Analyse des Wachstumsvorganges unternimmt, jedesmal stößt man auf Schwierigkeiten und
Unstimmigkeiten in der Definition dieses Begriffes. Mit der Scheidung
in Längenwachstum, Volum- und Massenwachstum ist es nicht getan.
Man wird sich klar machen müssen, daß Länge, Volumen, sowie Gewicht
des Körpers, *Summenwerte darstellen, die viele und sehr ungleichartige
Glieder enthalten.* Was die Masse angeht, so besteht der Körper einmal
aus protoplasmatischen und paraplasmatischen Bestandteilen, und zwar
— wie eben dargelegt — in sehr wechselndem Verhältnis; weiter aber
auch aus Lager- und Ersatzstoffen, aus Sekreten und Exkreten. *Soll
das alles umfaßt werden, wenn man von (Massen-) Wachstum spricht?*
Dann würde die Entleerung von Blase und Darm einen Vorgang regres-
siven Wachstums bedeuten. Das Sinnwidrige ist in diesem Beispiel klar;
in vielen anderen Fällen wird man sich seiner weniger leicht bewußt.
Exkrete und Sekrete sollen offenbar bei der Ermittlung der wahren
Wachstumsgröße keine Rolle spielen. Schon etwas zweifelhaft wird
die Bedeutung von Lager- und Ersatzstoffen, von locker gebundenem
Wasser und dergleichen; diesen Dingen kann man wenigstens begrifflich
noch leidlich Rechnung tragen, wenn man (nach SCHLOSS) das Wachstum
als die artspezifische korrelative Vermehrung der Körpermasse definiert.
Damit ist aber das Hauptproblem noch gar nicht einmal angeschnitten.
Eine ganze Anzahl maßgebender Autoren definiert *das Wachstum als die
Vermehrung der lebenden* oder gar nur als jene *der teilungsfähigen Masse,*
und eben diese Autoren sprechen im Gegensatz zu anderen den paraplasmatischen Differenzierungsprodukten jede aktive Lebensäußerung ab.
Also wäre Wachstum lediglich die Vermehrung des Protoplasmas. Daß
die Anwendung dieser Definition zum experimentellen oder klinischen
Studium der Wachstumsvorgänge unbrauchbar ist, liegt auf der Hand —
denn noch niemals wurde der protoplasmatische Anteil eines menschlichen oder tierischen Körpers von dem paraplasmatischen auch nur
annähernd geschieden, und diese Aufgabe wird wohl immer aus tech-
nischen und anderen Gründen unlösbar bleiben. Wie wenig die Definition
aber auch ihrem Inhalte nach dem entspricht, was man als Wachstum
zu bezeichnen gewöhnt ist, ersieht man leicht: Ein Kind habe im Laufe

des Schulalters seine Körperlänge um 50% vermehrt. Ist dies Wachstum? Die Körperlänge setzt sich vorwiegend zusammen aus Längendimensionen der Röhrenknochen, aus Höhendimensionen der Wirbel und der Bandscheiben, aus dem Umfang der Schädelkapsel; alle diese Körperteile sind Stützgewebe, Fibrillenmaschine, Paraplasma. Zunahme der Körperhöhe, überhaupt der Skeletdimensionen wäre (als solche mindestens) kein Wachstum; dabei gilt gerade das Skelet manchem als „Sitz souveränen Wachstumstriebes", als Hauptträger der „Wachstumskraft".

Hört das Wachstum auf? Von der Definition des Wachstums hängt es auch ab, mit welchem Alter man es als abgeschlossen ansehen will. Es ist klar, daß gewisse Wachstumsvorgänge bis in das Greisenalter fortdauern müssen. Im Gegensatz zu den Ganglienzellen, die im Organismus perennieren, die ein Individualalter von 100 Jahren erreichen können, auch den Herzmuskelfasern, den Linsenzellen sind andere Einheiten und Gewebe (tessuti labili BIZZOZEROS) besonders solche an den äußeren und inneren Körperoberflächen, aber auch in Generationsorganen einem fortwährenden Verschleiß ausgesetzt und fordern stetigen Ersatz durch die nachwachsenden Elemente (regeneratives Wachstum im Gegensatz zum generativen).

Pauschal- und *Sonderwachstum.* Der Termin für die Beendigung des Wachstums liegt also für gewisse Teile des Körpers noch *vor* dem Geburtstermin, für andere fällt er mit dem Zeitpunkt des Absterbens zusammen. Analoges wie für die zelligen Elemente gilt vielfach für Organe; jedes von ihnen hat, wie insbesondere E. SCHWALBE betonte, seine eigene Entwicklungskurve. Man denke beispielsweise an Thymus, Nebenniere, Brustdrüse, Zähne, Haarkleid. Daraus wird ersichtlich, *wie wenig der pauschale Wachstumsbegriff den Anforderungen einer biologischen Analyse entspricht.* Er ist von diesem Gesichtspunkt aus unfruchtbar gleich jenem der Gesamtkonstitution des Körpers. Man wird *Partial-Wachstumsverläufe* isoliert verfolgen müssen, natürlich nicht ohne ihre wechselseitigen Beziehungen und allfälligen Abhängigkeiten aus dem Auge zu lassen.

Wachstumskurven und -gleichungen. Es leuchtet ein, daß auch der Versuch, Wachstumsgesetze geometrisch oder aber analytisch, also durch Kurven oder durch Gleichungen zum Ausdruck zu bringen — soweit sie sich an Körpergewicht, Körperlänge od. dgl. halten — von sehr beschränktem, nämlich bestenfalls von rein formalem Werte sind. Sie können dasjenige, was durch Messung erhoben wurde, in mehr oder weniger treffender Form in die Zeichen- oder Zahlensprache übersetzen; sie können aber den Wachstumsprozeß nicht in seinen sehr komplizierten Bedingungen verfolgen und aus seinen zahlreichen

Gliedern die Resultante ableiten, ihn mit einem Worte nicht *dem Wesen nach erfassen*[1].

Junge Zellen beim Greise und alte beim Kinde. Wie bedeutsam die eben besprochenen Dinge für die Grundlagen einer allgemeinen kindlichen Pathologie sein müssen, läßt sich leicht zeigen. Würden sich alle Zellen des Körpers so verhalten wie die Ganglienzellen (ähnlich auch die Muskelzellen), dann würde mit dem Reifungs- und Alterungsprozeß des Körperganzen jeder seiner Teile Schritt halten; wir hätten mit einem Worte im Kinde einen Zellstaat aus jugendlichen, im Greise einen solchen aus durchwegs alternden Elementen vor uns und müßten in den beiden Stadien grundsätzlich und allgemein veränderte Anspruchsfähigkeit und Reaktion auf äubere Reize voraussetzen. Tatsächlich ist aber eine große Zahl von Zellen und Geweben beim Greise nicht minder jugendlich als beim Kind, womit die grundsätzlich doch in weitem Maße einheitliche Reizbeantwortung verschiedener Altersstufen zusammenhängen dürfte.

Grundlagen des Wachstums vom Zellstandpunkt aus. Das Wachstum der kleinsten biologischen Einheiten geht nach den Lehren der Physiologen stets mit Abbau- und mit Aufbauvorgängen einher, und dieses Geschehen an den einzelnen Teilen bleibt prinzipiell durch das ganze Leben dasselbe. Daß bei der Pauschalbetrachtung im einen Falle, nämlich beim Kinde, eine positive Bilanz, im anderen Falle, beim Greise eine negative Bilanz zustande kommt, ist für den Ablauf des Vorganges an Protoplasmamoleküjen und Zellen gleichgültig — so wie es für den Dienstbetrieb einer Bank im einzelnen, für die Arbeiten ihrer Beamten nichts ausmacht, ob das Institut augenblicklich im ganzen mit Gewinn arbeitet oder mit Verlust. Man wird daher den Unterschied zwischen Wachsenden und Erwachsenen im Hinblick auf manche Lebens- und damit auch Krankheitsvorgänge nicht überschätzen dürfen.

Zellteilungsfolge. Ruhende Kerne resistenter Körper. Als die materiellen Grundlagen des Wachstums gelten *Hyperplasie*, das ist Zellvermehrung einerseits und *Hypertrophie*, das ist Zellvergrößerung andererseits. Von gewissen Entwicklungsstufen an ist bei niederen Tieren, aber angeblich auch noch bei manchen Wirbeltieren, die letztere alleinige Trägerin des Wachstums. Beim Menschen soll Zellvermehrung *vor* dem Geburtstermin, Zellvergrößerung *nachher* den Ausschlag geben, worin man abweichende Grundlagen für pathologisches Geschehen in beiden Altersperioden erblicken könnte. Leider ist darüber im einzelnen erstaunlich wenig festgestellt. Sicher verhalten sich auch in dieser Hinsicht die stabilen Elemente anders als die labilen. Paraplasmabildung führt nach RÖSSLE von der Zellvermehrung zur Zellvergrößerung über. Höchst unwahrscheinlich dünkt es, daß zu gewissen Terminen des kindlichen Lebens alle oder die meisten Elemente gleichzeitig hyperplasieren und zu anderen Terminen gleichzeitig hypertrophieren und daß *dadurch* abwechselnde Zustände von Körperfülle und Körperstreckung gesetzt werden, wie sie auf Grund von Aktaufnahmen mehr vom künstlerischen

---

[1] Dies gilt auch von den Bemühungen ROBERTSONS, v. OSTWALDS, LAMBOLEZ', THOMPSONS und von dem in jener Richtung aussichtsvollsten Versuch, den RIEBESELL unternommen hat. Als Spezialfall seiner Funktion stellt sich dasjenige dar, was ich als formale Gleichung für das extrauterine Massenwachstum angegeben habe.

Standpunkt ausgesuchter Individuen irrigerweise (PFAUNDLER) von STRATZ postuliert wurden (CAMERER, KLEINSCHMIDT). In keinem Falle wird man, wie es vielfach geschehen ist, die Beteiligung extracellulär gelagerter Produkte an der Gesamtmassenzunahme und die Bedeutung von nicht protoplasmatischen Einlagerungen für die Zelldimensionen außer acht lassen dürfen. Über die Geschwindigkeit des Generationswechsels der Körperelemente bei Kind und Erwachsenen ist auch wenig Sicheres bekannt. Im allgemeinen wird (als selbstverständlich) angenommen, daß die Zellteilungsfolge während der Ontogenese rasch und fortschreitend an Geschwindigkeit abnimmt. Dies wäre nicht ohne allgemein-pathologische Bedeutung; denn gewisse Wahrnehmungen, beispielsweise über die Einwirkung von Röntgenstrahlen auf ruhende und in Teilung begriffene Zellkerne machen es wahrscheinlich, daß erstere gegen äußere Schäden resistenter sind als letztere; dann fände ein den ganzen Körper treffender Schaden ceteris paribus beim Kinde zu jeder Zeit mehr Angriffspunkte als beim Erwachsenen. Man erinnert sich hier auch der Lokalisation gewisser im Körper verbreiteter Krankheitsprozesse an Stellen besonders intensiven Ab- und Anbaues (Lues und Rachitis in der Epiphysengegend) sowie an Dispositionserhöhungen in der Pubertät usw.

Entwicklung beschränkt die Möglichkeiten. Der Neugeborene als Greis. Mit der Ontogenese ist ein grundsätzlich wichtiger Vorgang verknüpft, nämlich das *Absinken der prospektiven histogenetischen Potenz.* Darunter versteht DRIESCH die Fähigkeit der Teile, nicht allein jene Produkte hervorzubringen, die sie bei völlig ungestörter Entwicklung zu liefern imstande und bestimmt sind, sondern unter besonderen Umständen auch andersartige, dem Ganzen dienliche Erzeugnisse. Den ersten Blastomeren schreibt man Totipotenz zu, den Elementen der Keimblätter eine auf Derivate des betreffenden Keimblattes beschränkte Multipotenz, manchen fertigen Organzellen nur mehr Unipotenz. Das die Differenzierungsfähigkeit mindernde Moment ist auch hier wieder die Differenzierung. Da diese nur bis zu einem gewissen Grade und nur unter besonderen Umständen rückgängig werden kann (beispielsweise in der Gewebskultur, bei Regeneration usw.), muß das besagte Geschehen für die Pathologie der verschiedenen Altersklassen von hoher Bedeutung sein. Freilich ist der Entwicklungsprozeß zur Zeit der Geburt beim Menschen schon weit fortgeschritten, so daß für die extrauterine Daseinsperiode die Unterschiede nicht mehr sehr elementar zutage treten. MINOT hat vom Standpunkte seiner obenerwähnten Lehre mit vollem Recht den freilich paradox erscheinenden Satz aufgestellt, daß der Mensch schon stark gealtert zur Welt kommt, da er in diesem Termin schon 99% seiner Wachstumsfähigkeit verloren habe. Vielleicht hängt damit die Tatsache zusammen, daß in den gebräuchlichen Lehrbüchern die Entwicklungsgeschichte im ganzen und großen mit der Geburt abschneidet, also da, wo das Interesse des Arztes an den Entwicklungsvorgängen erst recht lebhaft wird.

Ein biochemischer Indikator hoher Wachstumspotenz (bei Embryonen und Tumoren) ist nach GYÖRGY-KELLER anscheinend der Milchsäuregehalt des Blutes Da ohne Glykolyse kein Wachstum möglich ist (WARBURG), mit aerober Glykolyse.

d. h. mit ausreichender O_2-Zufuhr aber nicht immer gerechnet werden kann, sichert sich das rasch wachsende Gewebe durch anaerobe Glykolyse, die mit Milchsäuerung des Blutes einhergeht. Auch außerhalb des fetalen Lebens sinkt parallel der Wachstumstendenz und dem Milchsäuregehalt des Blutes die Fähigkeit zur anaeroben Glykolyse (GYÖRGY-KELLER, HENTSCHEL).

Wachstumsperioden. Gleichfalls an entwicklungsmechanische Momente knüpft eine *Einteilung der Ontogenese in einzelne Perioden* an, die als die einzig tiefer fundierte Beachtung verdient. Für Wachstum und Gestaltung sind nach ROUX zwei Momente maßgeblich; der im Keimplasma (im Genotypus oder Idiotypus nach heutiger Namensgebung) gelegene Erbfaktor und der in der speziellen Funktion des betreffenden Organs, der Körpererhaltungsfunktion gelegene Reizfaktor. Je nachdem nur die erste, oder auch die zweite dieser beiden Determinanten wirksam sind oder nur letztere, unterscheidet ROUX aufeinanderfolgende Entwicklungsperioden, die als jene der reinen Selbstdifferenzierung, der partiellen Selbstdifferenzierung, des funktionellen Reizlebens unterschieden werden. Prüft man aber, wie sich diese Perioden beim Menschen zeitlich abgrenzen, so stellt sich heraus, daß darüber im einzelnen nichts Näheres ermittelt werden kann, daß auch die Perioden für verschiedene Organe — sogar für solche eines Systems — stark interferieren, und daß eine Periode streng funktionellen Reizlebens überhaupt nicht anzunehmen ist. Auch schon die früheste Entwicklung ist immer eine gesetzmäßige Resultante der vorausbestimmenden und der verwirklichenden Faktoren. ,,Präformation'' und ,,Epigenese'' wirken zu jeder Zeit zusammen. Zwar schafft jede Entwicklungsstufe die Reize für die folgende, aber die Neubildung von Reizen auch innerer Art hat doch letzten Endes ihre Quellen in außerhalb des Körpers gelegenen Energien (RÖSSLE).

Gliederung der Ontogenese unwissenschaftlich. Andere Versuche, in den kontinuierlichen Ablauf des Entwicklungsgeschehens im ganzen während des Kindesalters Grenzpfähle einzubauen, sind vom naturwissenschaftlichen Standpunkte aus ebenso abzulehnen, wie eine natürliche Gliederung von Kegelschnittlinien in bestimmte Abschnitte vom analytischen Standpunkte aus [1]. Für die Entwicklungsvorgänge als solche bedeutet nicht einmal der Übergang vom intra- in das extrauterine Leben einen richtigen Wendepunkt. Wenn organisatorische oder andere praktische Zwecke eine konventionelle Unterabteilung der kindlichen Lebensperioden erforderlich machen, so geschieht dies vom Umwelt- oder kulturellen Standpunkte aus (Säuglings-, Kleinkinder-, Schulalter, ungefähr zusammenfallend mit den von mir aufgewiesenen Phasen der

---

[1] Bei Betrachtung der üblichen auf eine Altersabszisse bezogenen Körpergewichts- und -längenkurven darf man nicht vergessen, daß es sich da meist um Abstraktion aus Massenbeobachtungen handelt, nicht um individuelle Erhebungen (bei denen leicht störende Zufälle mitspielen). Die Individualkurven zeigen fast durchweg Diskontinuitäten, nämlich alternierende Phasen verschieden rascher Zunahme. GODIN u. a. haben solche Etappen wechselnder Wachstumsintensität studiert, GÜNTHER sieht darin gesetzmäßige innere Rhythmen, SCHMALHAUSER abwechselnde Differenzierungs- und Wachstumsperioden. Durch zeitliche Interferenz verschwinden diese Stufungen in den typischen, aber irrealen Massenkurven, und es muß zugestanden werden, daß man so ein nicht ganz zutreffendes Bild des wahren Geschehens im Einzelfalle gewinnt. Als Einteilungsprinzipien für die Ontogenese eignen sich besagte Schwankungen keinesfalls.

latenten, der starken, der langsamen Streckung), ohne jede Prätention nach anderer Richtung. Perioden nach Entwicklungsphasen *einzelner Organe* zu gliedern, mag leidlich gelingen (Zahnlosigkeit, Milchzahnperiode, Dauerzahnperiode), bedeutet aber für das Ganze stets ein willkürliches und ein einseitiges Vorgehen.

II.

Die vermeinte Schwäche des Kindes. Wo immer das Verhalten von Kindern und Erwachsenen in physischer Hinsicht verglichen wird, begegnet man dem Hinweis auf die augenscheinliche Zartheit, Empfindlichkeit, Rückständigkeit, Widerstandslosigkeit und Hinfälligkeit oder Schwäche des kindlichen Körpers und seiner Teile. Laien sehen darin etwas Selbstverständliches, Ärzte etwas Gegebenes und Natürliches. Aber auch Physiologen und unter ihnen besondere Kenner der kindlichen Physiologie, wie Vierordt, Preyer, Rubner, gebrauchen Wendungen von der besonderen „Abhängigkeit und Hilflosigkeit" des Kindes und der „ausnehmenden Härte seiner Lebensexistenz". Neuere Pädiater haben die physiologischen Schwächezustände des Kindes, besonders des Neugeborenen, in eine Reihe von Faktoren aufzulösen versucht, Labilitäten machen sich hiernach auf vielen Gebieten bemerkbar, z. B. Thermo-, Osmo-, Hydro-, Tropho-Labilität; diesen entsprechend und darüber hinaus bestehen physiologische Bereitschaften zu zahlreichen Schäden, zu Hyper- und Hypothermien, Heterosmosen, Wasserschwankungen, Ernährungsstörungen, zu Acidosen, Exsudationen, Innervationsanomalien, zu Blutungen und Paracholien. Die Grundlagen für die Störungsbereitschaften werden teils in mehr organischen Formen der Unreife (mangelhafte Ausbildung von regulierenden Zentren, von Gewebssystemen, besonders des Lymphoidgewebes, in mechanischer Widerstandslosigkeit von Bindesubstanzen, besonders des elastischen Gewebes, abnormer Durchlässigkeit äußerer und innerer Körperdecken), teils in rein funktionellen Minderwertigkeiten gesucht, und betreffs der letzteren wird oft angedeutet, daß der Organismus in den Anfängen der Entwicklung durch eine überwertige Funktion, nämlich durch jene des Wachstums in Übermaß beansprucht und so von anderen Leistungen abgelenkt sei. Man darf hinter diesen Worten den Antagonismus zwischen Assimilation-Anbau und Dissimilation-Leistung vermuten. Alles in allem wird in solchen Ausführungen mindestens zwischen den Zeilen der Natur vorgeworfen, daß sie recht stümperhafterweise das Kind quasi unausgebacken in die Welt setzt und unzureichend geschützt deren Schäden exponiert.

Hinsichtlich des Ausgleiches dieser physiologischen Schwächezustände nach Termin gehen die Ansichten freilich schon bedenklich auseinander; manche wollen sie auf die Neugeburtsperiode beschränkt wissen, andere auf das „erste Trimenon", wieder andere konstatieren, daß der „Säuglingsorganismus etwa im Laufe des fünften Lebensmonats aus dem Stadium der größten Unfertigkeit seiner Organe heraustritt"; noch andere verlegen diesen Termin auf das Ende des ersten Semesters (HEUBNER, L. F. MEYER) oder auf jenes der extrauterinen Abhängigkeitsperiode, geben aber zu, daß auch noch das Kleinkind in mancher Hinsicht zu wünschen übriglasse, usw.

Die große Bedeutung dieser Frage für die allgemeine Pathologie des Kindesalters rechtfertigt einige Anmerkungen hierzu.

Maß der vermeinten Schwäche. Will man eine Widerstandslosigkeit des Kindes gegenüber dem Erwachsenen, also einen vermehrten Ausschlag auf schädigende Momente feststellen, so wird man sich vor allem darüber klar werden müssen, ob man an diese schädigenden Momente den *absoluten* oder den *relativen Maßstab* anzulegen hat. Ersteres ist dann und wann geschehen, letzteres aber wird bei einiger Überlegung wohl das Richtigere scheinen.

Wir versuchen den denkbar einfachsten Fall, nämlich den eines traumatischen Schadens zu behandeln. Viele Säuglinge stürzen gelegentlich vom Wickeltisch zu Boden. Der Umstand, daß dies zur Überraschung des Laien in der Regel ohne ernste Dauerfolgen bleibt, kann dazu auffordern, das Verhalten des Erwachsenen unter entsprechenden Verhältnissen vergleichsweise zu prüfen. Soll hierbei nun der Fall in Betracht gezogen werden, daß der Erwachsene auch seinerseits von der Höhe des Wickeltisches zu Boden stürzt, oder wäre es wohl richtiger, den dreimal größeren Körper aus der dreifachen oder den zehnmal schwereren Körper aus der zehnfachen Höhe stürzen zu lassen? Oder wird man sich im Gegenteil sagen, daß der Effekt des Sturzes offenbar der Größe mv^2 (Masse, Endgeschwindigkeit) proportional sein müsse, so daß bei der zehnmal größeren Masse die Endgeschwindigkeit und damit die Fallhöhe entsprechend jener Formel erheblich *verkleinert* werden müßte, um einen korrekten Vergleich zu ermöglichen — sofern nicht noch Luftwiderstand und andere Faktoren mit hereinspielen würden? Man sieht, die Sache ist nicht so einfach. Wir wenden uns einem anderen, durchsichtig scheinenden Exempel zu, dem Schaden durch Verbrühung. Ist die Schadengröße dieselbe, wenn gleich viele Quadratzentimeter Haut verbrüht sind bei Säugling und Erwachsenen oder wenn proportional gleiche Teile der Gesamtkörperoberfläche betroffen wurden? In letzterem Falle würde die verbrühte Fläche beim Erwachsenen etwa 7mal größer sein als beim Kind; die vom Schaden betroffene *Körpermasse* ist aber beim Erwachsenen 20mal so groß wie beim Kind; auf seine Oberflächeneinheit entfällt ja ein fast dreimal größeres Gewicht. Wenn hier schon die Lösung zum mindesten schwierig ist, um wieviel mehr wird es der Fall sein bei so verwickelten und unübersichtlichen Vorgängen, wie sie bei der spontanen Entstehung von Krankheiten meist im Spiele sind!

Vielleicht ist der Vergleich leichter möglich bei *physiologischen* Körperschäden, etwa bei einem solchen, den jedermann erleidet, nämlich beim Geburtstrauma. Wir stellen uns also vor, daß ein Erwachsener gleich einer Leibesfrucht Geburtswege zu passieren hätte, und zwar solche, die seinen Körpermaßen proportional weiter sind. Besonders drastisch wird das Ergebnis, wenn wir einen Geburtsverlauf conduplicato corpore annehmen. Die Erwägung wird uns keinesfalls zu dem Schlusse führen, daß das Individuum „gegen die Einwirkung mechanischer Schadensursachen mit zunehmendem Alter immer mehr gefestigt werde" (E. SCHWALBE), sondern vernünftigerweise überhaupt nicht zu irgendeiner Antwort, vielmehr zur Revision der offenbar verfehlten, unfruchtbaren Fragestellung:

Fragestellung verfehlt. Nicht das Verhalten einem beliebigen, willkürlich gewählten, daher eventuell ganz umstandswidrigen, sei es auch relativ bemessenen Schaden gegenüber wird etwas über die vermeinte physiologische kindliche Schwäche, Widerstandslosigkeit usw. erschließen lassen, sondern das Verhalten gegenüber den jeweils tatsächlich gegebenen Außenfaktoren. In welchem Maße ist das Kind einerseits und ist der Erwachsene andererseits der sich ihm bietenden Umwelt angepaßt ?

Anpassungsfähigkeit und Anpassungsmöglichkeit. „*Herr ist, wer sich wandeln kann*" *(St. George).* Auch in dieser Form befriedigt die Frage aber nicht ganz. Die vermeinten Umweltbedingungen ändern sich im einzelnen jeden Augenblick: daher würde dem Organismus ein gegebenes, starres Angepaßt*sein* keine Erhaltung gewährleisten; er muß vielmehr seinen als flüssiges, dynamisches Gleichgewicht zu denkenden Zustand in jedem Augenblick gemäß den äußeren Bedingungen verändern können, sich fortwährend neu um- und anpassen. Somit kommt es bei der Erhaltung nicht auf die Anpassung im Sinne von Angepaßtsein oder Angepaßtheit, sondern auf die *Anpassungsfähigkeit* an. Solange eine Veränderung der Umweltbedingungen, d. i. ein Reiz, im Rahmen der jeweils gegebenen Anpassungsfähigkeit glatt beantwortet werden kann, ist das Individuum responsiv (GROTE) und seine Erhaltung nicht in Frage gesetzt. Erst wenn der Organismus durch innere oder äußere Schäden an die Grenzen seiner Anpassungsfähigkeit gedrängt ist, befindet er sich im Zustande der Krankheit, und die Überschreitung dieser Grenzen bedeutet das Lebensende[1].

Hiernach wären Morbidität und Mortalität *ceteris paribus* reziproke Ausdrücke von Angepaßtheit bzw. Anpassungsfähigkeit. Von dieser Basis aus soll im folgenden ein Vorstoß zu weiterer Erkenntnis versucht werden.

Über die Sterblichkeit in den verschiedenen Lebensaltern ist beim Menschen manches bekannt. Die intrauterine Mortalität (s. hierüber auch S. 146) scheint besonders im Beginn eine überaus hohe zu sein; im Säuglingsalter ist sie wohl niedriger, aber vergleichsweise noch hoch, sinkt dann während der ersten Lebensjahre steil ab, erreicht um die Präpubertät ein Minimum, worauf sie erst langsam, später rasch wieder ansteigt und im Greisenalter ungefähr die Säuglingshöhe erreicht. Auf Abb. 12 ist

---

[1] Wir folgen hier der Definition von LENZ: „Unter Krankheit versteht man den Zustand (ich möchte dafür lieber sagen: die Summe der Lebenserscheinungen) eines Organismus an den Grenzen seiner Anpassungsfähigkeit". Neuerdings weist LENZ darauf hin, daß die Anpassung hier letzten Endes nicht auf die Erhaltung des Individuums, sondern auf die Erhaltung der Rasse gerichtet zu denken sei. Deshalb seien weder Geburt und Wochenbett noch das Greisenalter als Krankheit anzusprechen; denn die mit ihnen verknüpfte Beschränkung der Anpassungsfähigkeit werde nur dem Individuum, nicht der Rasse gefährlich.

dieses (irrtümlich!) sog. HALLEYsche Gesetz in der bekannten Kurven-
form zur Darstellung gebracht. Unschwer errechnet und konstruiert
sich nun die Reziproke zu dieser Sterblichkeitskurve: Auf jeder Ordinate
schneiden die beiden Kurven, die dünn- und die dickausgezogene unseres
Diagramms, Punkte, deren Höhenwerte das Produkt 1 ergeben. Diese
reziproke Sterblichkeitskurve würde nach dem Gesagten den Grad der
mittleren allgemeinen Anpassungsfähigkeit des Menschen in verschiedenen Lebensaltern veranschaulichen. Nun erkennt man leicht, daß
sich diese Kurve (mit der starken Kontur) offenbar aus den Abschnitten
zweier anderer Kurven zusammensetzt, nämlich jener, von denen eine

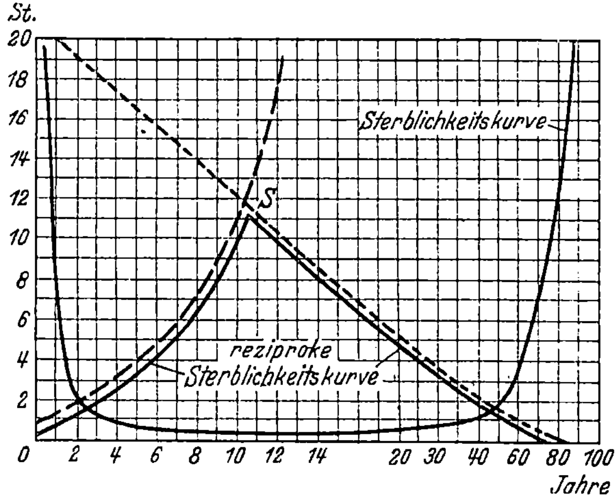

Abb. 12. Sterblichkeit und Anpassung im Laufe des Lebens.

gestrichelt, die andere punktiert dargestellt wurde. Was hat es mit
diesen beiden sich schneidenden Kurven für eine Bewandtnis? Wir
sprechen die punktierte Kurve als jene der originären, ideellen oder
potentiellen Anpassungsmöglichkeiten, die gestrichelte Kurve als jene
der jeweils gegebenen, realisierten oder kinetischen Anpassungsfähigkeit
an. Nach dem schon oben Gesagten sind die potentiellen Anpassungsmöglichkeiten am größten in den Anfängen der Entwicklung; sie
sinken während des Ablaufes der Ontogenese ab, um sich an deren
Ende dem Nullpunkt zu nähern. Dies wird, wie bekannt, durch entwicklungsmechanische Experimente und Beobachtungen dargetan,
worüber schon oben einiges gesagt ist. Die Universalität oder Totipotenz
ist aber für den Keim in seinen Anfängen noch gewissermaßen mehr
Wechsel auf Zukunft als reale Kraft und Stärke. Er kann davon noch
keinen rechten Gebrauch machen. Das Können steckt wohl in ihm,
aber es muß sich erst verwirklichen, es muß quasi erst greifbar werden: Im
Beginn der Entwicklung ist von den potentiellen Anpassungsmöglich-

keiten nur ein kleiner Anteil realisiert. Dieser Anteil steigt an — wie der Verlauf der gestrichelten Kurve zeigt — bis zum erreichbaren Höchstwerte S. Von da'ab muß die Anpassungsfähigkeit naturgemäß dem Niedergang der Anpassungsmöglichkeiten folgen — gleichwie jede phänotypische Entfaltung und Gestaltung sich durch den Idiotypus limitiert sieht [1].

Bedeutung der Exposition. Das Diagramm gibt aber noch keineswegs denen ohne weiteres recht, die das Kind schwach, widerstandslos nennen; denn die umgekehrte Proportionalität zwischen Sterblichkeit und Anpassungsfähigkeit besteht nur „ceteris paribus" — d. h. hier insbesondere bei konstanter Exposition. Unter Exposition verstehen wir die dem Individuum zufolge seiner jeweiligen Lebenslage und umstandsgemäßen Lebensführung erwachsende Gefahr Angriffspunkt schädigender Reize aus der Umwelt zu werden. Die Exposition fügt sich als ein drittes Glied in die Gleichung ein, die nun etwa lauten wird: Anpassungsfähigkeit $= \dfrac{\text{Exposition}}{\text{Sterblichkeit}}$. Es ist aber unschwer zu erkennen, daß in den frühen Lebensphasen besondere expositionserhöhende Momente in Betracht kommen, auf die unten (S. 143ff) etwas näher einzugehen sein wird. Ihr Ausmaß ziffernmäßig zu erfassen, wird freilich nicht gelingen, zumal ihr Wesen noch aufklärungsbedürftig ist.

Vielleicht lassen sich diese besonderen Expositionsmomente bei Aufstellung der Gleichung ausschalten ? Fast zwei Dritteile unserer Säuglingssterblichkeit gehen darauf zurück, daß den Kindern durch willkürlichen Eingriff, durch gewaltsame Abweichung von dem vorgesehenen Modus der Aufzucht widernatürliche und oft schwer gefährdende äußere Lebensbedingungen geschaffen werden. Wir müssen offenbar — um zum Ziele zu kommen, — unter *natürlichen* Außenbedingungen lebende Säuglinge, also vor allem nur Brustkinder ins Auge fassen [2]. Mit der Beschränkung auf das Brustkind wird es aber kaum getan sein. Die Säuglingsernährung ist nur *ein* Umweltfaktor, hinsichtlich dessen von den natürlichen Daseinsbedingungen oft gröblich abgewichen wird. Die heute als rationell geltende Säuglingspflege entfernt sich von der natürlichen. Es müßte also das Verhalten *natürlich gepflegter Brustkinder* in Betracht gezogen werden. Die Gelegenheit hierzu ist aber in der Kulturwelt nirgends geboten. Wenn die Abkehr von der widernatürlichen Ernährung unter großem Aufwand aller

---

[1] Auf die Wichtigkeit der Unterscheidung zwischen originären, ideellen oder potentiellen Anpassungsmöglichkeiten und realisierter Anpassungsfähigkeit und auf die Konfusion, die andernfalls entsteht, macht in BETHES Handbuch (Bd. XIV/1, S. 1032) G. HERTWIG unabhängig von meiner aus dem Jahre 1922 (Gesellschaft f. Kinderheil., Leipzig) stammenden Darstellung ganz im Sinne des Obigen aufmerksam [vgl. dazu hier S. 97].

[2] Auf Abb. 12 ist der Anfangsteil der Sterblichkeitskurve in einem gestrichelten Zweigabschnitte auf Brustkinder korrigiert.

dazu dienlichen Mittel teilweise erreicht wurde, wird ein gleicher Erfolg hinsichtlich der Abkehr von unserer unzweifelhaft in mancher Hinsicht widernatürlichen Säuglingspflege niemals erreichbar sein, und es ist wie an anderem Orte dargelegt wurde — trotz des allenfalls zu erwartenden Einflusses auf die Sterblichkeit sehr fraglich, ob dieses Ziel auch erstrebt werden soll. Bei den Naturvölkern fehlt uns zumeist der richtige Einblick in die Erkrankungs- und Sterbeziffer und kommt auch der schädigende Einfluß von allerhand Aberglauben und abenteuerlichen rituellen Mißbräuchen als störender Umstand in Betracht.

Ein natürlich gepflegter Neugeborener bleibt gewissermaßen in den mütterlichen Körper eingehüllt und derart nicht viel weniger unter Thermostase gesetzt wie in der Gebärmutter. Anders bei der üblichen (unnatürlichen) Pflege; hier kommt es leicht zu Abkühlung, aus der man dann gerne auf „Rückständigkeit der Temperaturregulierung" schließt.

Die widernatürliche Gestaltung der äußeren Lebensbedingungen beschränkt sich nicht auf die Anfänge des extrauterinen Daseins, sondern beherrscht auch alle weiteren Entwicklungsperioden — von den hier meist interessierenden besonders das Schulalter — in mehr oder weniger ausgesprochenem und im einzelnen oft nicht genauer festzulegendem Maße; dies bringt die schiefe Stellung des Kulturträgers im Naturganzen mit sich. Das Milieu des Häuers im Bergwerk, des Fliegeroffiziers im Felde ist sicher kein geeignetes Maß der Anpassungsfähigkeit des erwachsenen Menschen überhaupt, aber auch das eines amerikanischen Milliardärs würde wohl kaum als solches anerkannt, und man wird überhaupt Mühe haben, ein für diese Zwecke geeignetes Milieu anzugeben. Die große Ausdehnung der Gewerbs- und der Berufsschäden in der menschlichen Pathologie läßt ersehen, daß das Nichtangepaßtsein a priori seinen Grund ebensogut in Besonderheiten der Umwelt wie in solchen des Subjektes haben kann, daß also auch die Anpassungsfähigkeit ein *relativer Begriff* ist und nicht ohne weiteres ein Maß für die Leistung und Widerstandskraft eines Individuums oder einer Gruppe von solchen.

Weitere Schwierigkeiten. Es kommt hierzu noch folgendes: Bei einem Neugeborenen oder gar Fetus ist es klar, daß wir uns ihn — um seine natürliche Anpassungsfähigkeit zu prüfen — nicht in einer beliebigen, indifferenten Umwelt *isoliert*, sondern nur in dem ihm gemäßen intra- oder extrauterinen Zusammenhang mit dem mütterlichen Organismus denken dürfen. Die sog. protektiven Einflüsse des letzteren aber (physischer sowie psychischer Natur) überdauern beim Menschen die Periode der eigentlichen Brutpflege erheblich, wenn sie auch mehr insensibel werden, und im Laufe der Kindheit tritt an ihre Stelle weiterhin mehr und mehr ein Schutz durch höhere soziale Einheiten, wie Familie, Sippe, Gemeinde, Staat. (Man denke z. B. an das Hungeropfer, das die erwachsenen deutschen Städter im Kriege freiwillig zugunsten der Kinder auf sich genommen haben!). Dadurch werden die Verhältnisse unübersichtlich. Es darf schließlich ein weiteres komplizierendes Moment nicht außer acht gelassen werden, daß nämlich der Mensch das Streben, sich der Umwelt anzupassen oder angepaßt zu erhalten, vielfach planmäßig und erfolgreich durch das Streben, die Umwelt sich anzupassen ersetzt hat.

Anpassung beim Tier. Gleichgewicht der Arten in der Natur. Um der
Einwirkung widernatürlicher Einflüsse auszuweichen, könnte man versuchen, das Problem am *Tier*, etwa an Säugern, zu prüfen. Hier
liegen aber genauere Kenntnisse nur über Haustiere, Versuchstiere und
Menagerietiere vor, bei denen domestikatorische, also abartende
Momente im Spiele sind. Bei manchen freilebenden Tieren scheint allerdings die „Säuglingssterblichkeit" auch unter natürlichen Verhältnissen
exorbitant hoch zu sein. Fischer beispielsweise wissen darüber zu berichten, welchen verheerenden äußeren Einflüssen Laich und Fischbrut
ausgesetzt sind. Dies weist uns auf wichtige weitere Momente hin, die
mit hereinspielen, wie sich an einem Beispiel zeigen läßt. Bekanntlich
errechnet sich folgendes: Wenn von den *mehreren* Millionen Eiern, die
ein Störweibchen ablegt, sich nur *eine* Million ($\female\female$) entwickelte und in
gleicher Weise fortpflanzte, würde bereits die dritte Generation auf der
Erdoberfläche keinen Platz mehr finden, während die vierte Generation
eine Portion Kaviar produzieren würde, die an Volumen den Erdball
überträfe; letztere Perspektive verliert für den Feinschmecker aber
dadurch an Reiz, daß natürlich schon lange vorher alle disponible
organische Masse der Tier- und Pflanzenwelt in Störleib verwandelt
worden sein müßte. Vom Standpunkt aller übrigen Lebewesen erscheint
die ungeheure Sterblichkeit der Störkeime, die mehr als 99,9 % betragen
muß, sicher erwünscht und man könnte geneigt sein, in ihr quasi ein
regulatorisches Einschreiten der „Natur" zugunsten der Erhaltung eines
anderen Arten gerechtwerdenden Gleichgewichts zu erblicken, ein Einschreiten, das natürlich nicht dem Stör allein fühlbar wird, vielmehr
nach DARWIN und WALLACE als „Gesetz der Stabilität der Spezies"
allgemeine Gültigkeit hat. Daß die hohe Sterblichkeit der frühen Entwicklungsstufen vom Standpunkte der organischen Gesamtheit „zweckmäßig" scheint, ändert natürlich nichts daran, daß sie den niederen
Anpassungsgrad der Brut unter den gegebenen Bedingungen zum Ausdruck bringt; *aber sie muß dieser nicht proportional sein,* da in der Gleichung der vermeinten Stabilität noch weitere variable Faktoren, beispielsweise die verschiedene mittlere Lebensdauer und besonders die
verschiedene Fruchtbarkeit der einzelnen Arten stecken. Folglich wird
auch dieser Weg nicht recht gangbar sein.

Wir sehen uns nach anderen Möglichkeiten um, die vermeinte
Körperschwäche des Kindes zu beurteilen.

Der Wettkampf als Maß. Der starke feindliche Fetus. Wer von zweien
der körperlich Überlegene ist, entscheidet im gemeinen Leben das
Turnier, der Wettkampf. Einen Wettkampf zwischen Erwachsenem
und Kind bzw. Keim führt uns die Natur jederzeit vor Augen in Form
der Schwangerschaft. Hier konkurrieren Mutter und Frucht um Nährstoffe. Sie sind der Kampfpreis. Ist die Nahrungsaufnahme der Mutter

nicht ganz hinreichend, um den Bedarf für sie *und* die Leibesfrucht zu decken, so entwickelt sich der kindliche Organismus auf Kosten des mütterlichen. Wer das nicht schon früher wußte, konnte es im Kriege erfahren, wo Tausende von schwer unterernährten deutschen Müttern vollgewichtige[1] und auch vollwertige Kinder zur Welt brachten. Daß der Keim dem mütterlichen Kreislauf die Nährstoffe entzieht, deren er bedarf, ist nichts Befremdliches. Denn das tat auch die Eizelle noch vor der Befruchtung, wie es jede andere Körperzelle tut. Aber diese Elementarteile unterliegen hinsichtlich ihres Wachstums und ihrer Vermehrung einer gewissen, die Interessen des Gesamtkörpers vertretenden Kontrolle und Einflußnahme von seiten der zellstaatlichen Verwaltung. Anders der Embryo und Fetus. Unter dem von körperfremder Seite geübten Einfluß (Samenzelle!) stehend weiß sich die Eizelle *jenseits der Befruchtung* solcher Ingerenz in gewissem Maße zu entziehen und sich nach Art eines Neoplasmas oder eines Parasiten zum Schaden der Gemeinschaft früherer Schwesterzellen, des jetzigen Wirtskörpers zu verbreiten — und zwar nicht etwa nur dadurch, daß sie ihm vorwegnimmt, was aus seinem Verdauungstrakt eben ins Blut aufgenommen wurde; das Exempel der alimentären Osteomalacie trächtiger Hündinnen und die spontane Osteomalacie gravider Frauen zeigt vielmehr, daß der Fetus gewissermaßen mit langen Fingern in die Gewebsbestände der Mutter hineinzugreifen und selbst aus deren Knochen Mineralsubstanzen an sich zu reißen vermag, für die er eben Verwendung hat (SEITZ u. a.). Der Ausgang dieses Wettkampfes ist dann die Geburt eines normalen Neugeborenen durch eine erschöpfte, knochenerweichte Mutter. Man wird nicht im Zweifel sein, wer sich da als der „Stärkere" erwiesen, wer die Walstatt behauptet hat.

Nicht viel anders als die ungeborene verhält sich die geborene Leibesfrucht, wenn sie den im mütterlichen Körper mobil gemachten Nährstoffstrom mittels Saugarbeit in ein neues Bett, nämlich in die Milchbahn lenkt und sich so weiterhin — oft auf Kosten der Mutter — nutzbar macht.

Schwangerschaft ein Kampf. Wenn das aggressive Verhalten der Frucht, wenn der Kampfcharakter der unter dem Trugbilde eines friedlichen Bundes sich darbietenden Schwangerschaftssymbiose beim Menschen noch zweifelhaft erscheinen könnte, so schwinden diese Zweifel bei der Betrachtung der Verhältnisse bei Tieren. Die Brut von Cercarien, Rhabdonemen, Ascariden tritt als Schmarotzer im mütterlichen Organismus auf und führt in systematischer Zerstörungsarbeit plan- und regelmäßig dessen Untergang herbei (DOMS).

---

[1] In manchen Statistiken bleiben die Kriegskinder an Durchschnittsgewicht um etliche Gramm zurück. Dies ändert nichts an dem Gesagten; denn es liegt nach dem sehr beachtenswerten Hinweis von FR. LENZ wohl daran, daß die durchschnittliche anlagemäßige Beschaffenheit der daheimgebliebenen, mehr zeugenden Väter während des Krieges durch Auslese erheblich reduziert gewesen sein muß.

Bei ganz schwerer und lang dauernder Unterernährung Gravider, ferner bei solcher, die die Erzeuger und damit die Keimzellen schon vor der Konzeption getroffen hat, leidet die Entwicklung der Nachkommenschaft in mannigfacher Weise (ZUNTZ, BARRY u. a.). Auch IONEN zeigte jüngst, daß bei verschiedenen Tierarten die Leibesfrucht unreif und beschädigt ausgestoßen oder abgetötet und abgebaut wird, wenn man dem trächtigen Muttertier schon sehr frühzeitig jegliche Nahrung entzieht. Die Schädigung der Frucht tritt hierbei manchmal ein, ehe noch das Muttertier in irreversibler Weise betroffen ist, ja, ehe es noch gewisse Materialreserven, wie etwa Fett und Glykogen *restlos* eingebüßt hat — so zwar, daß man es unter günstigen Umständen nach dem Fruchttode allenfalls wieder auffüttern und dauernd am Leben erhalten kann. Dadurch hält es IONEN für bewiesen, „daß der mütterliche Organismus stets der stärkere und der kindliche stets der unterlegene war. Es ist somit dem Fet nicht, wie allgemein behauptet wird, möglich, die Mutter rücksichtslos auszubeuten." Ich glaube, daß man Sentiments (wie „Rücksichten") bei solcher Diskussion besser aus dem Spiele läßt und kann auch sonst den Schluß nicht anerkennen. Ich vermisse nämlich die Erwägung, daß der Fet doch nicht ausschließlich von Fett und Glykogen lebt, daß vielmehr der Bedarf des wachsenden Organismus sich ohne Zweifel auf noch andere Stoffe und vermutlich auch auf solche erstreckt, die der Erwachsene ohne tödlichen Schaden zu leiden eine Weile entbehren kann, die er allenfalls entweder überhaupt nicht oder mindestens nicht als schwer Hungernder greifbar in seinem Bestande führt, bezüglich deren die Frucht also auf die mütterliche Nahrung angewiesen ist. Siehe hierzu auch die Experimente von SHERMAN und Mitarbeitern, HART und STEENBOCK (zitiert bei ARON) sowie FETZER (zitiert bei CZERNY-KELLER). Aber selbst wenn solches Material im mütterlichen Körper vorhanden wäre, könnte seine Mobilisierung und Liquidierung zugunsten der Leibesfrucht unter den höchst widernatürlichen Verhältnissen einer kompletten Nahrungssperre nicht rasch genug erfolgen. Daß Einschränkung von Nahrung überhaupt oder von bestimmten Nahrungsbestandteilen jugendlichen Individuen viel früher gefährlich wird als älteren, ist längst bekannt und einleuchtend.

Der Vergleich zwischen dem Verhalten des Fetus und jenem einer malignen Neubildung findet selbstverständlich Grenzen: Der Altruismus der Elemente ist im einen Falle nur dem mütterlichen Organismus gegenüber, im anderen Falle auch im Binnenraum des Individuums aufgehoben. Demgemäß findet im einen Falle progressive Wachstumshemmung durch Differenzierung statt, die im anderen Falle ausbleibt.

Bemerkenswerterweise verhalten sich embryonale Elemente aggressiv gegenüber dem Körper des Erwachsenen nicht etwa nur dann, wenn sie mit diesem in der durch die natürliche Fortpflanzung geforderten, geregelten Wechselbeziehung stehen. BELOGOLOWY sah embryonale Zellen, die er isoliert und einem erwachsenen Tier derselben Spezies implantiert hatte, hier tatsächlich ganz nach Art von Neubildungen wuchern und den Wirtskörper zerstören.

Reaktion von Mutter und Kind auf gleiche und gleichzeitige Schäden. Einblick in diese Fragen verspricht die Vergegenwärtigung von Fällen, wo *die Folgen eines das System Mutter $+$ Frucht gleichzeitig treffenden Schadens* erkennbar werden.

Beispielsweise: Eine Schwangere würde vom Blitz getroffen. Nach SCHAEFFER kommt hierbei „Merkwürdiges" vor: Bald bleibt nur die Mutter am Leben und bald nur das Kind. Ähnliches gilt von manchen traumatischen und thermischen Schäden, wogegen durch Röntgen- sowie durch Radiumstrahlung Keim und Keimzellen anscheinend elektiv betroffen werden. Was die *toxischen* Schäden anlangt, so könnte man bei *einer* Gruppe von solchen, nämlich den fruchtabtreibenden Giften annehmen, der Fetus sei ihnen gegenüber tatsächlich weit widerstandsloser als der mütterliche Körper. Dies stimmt aber für die relativ zuverlässigsten unter diesen Mitteln nicht: denn sie treiben nicht ab, indem sie die Frucht töten, sondern dadurch, daß sie Wehen auslösen oder sonstwie am *mütterlichen* Körper angreifen. Daneben gibt es allerdings solche, von denen gilt, daß sie mit gewisser Selektion auf die Keimzellen und Keime wirken: Schwermetalle, Jod, Phosphor, auch Chinin, Nicotin. Diesen Giften wie besagten Strahlungen wird die Eigenschaft zugeschrieben in Teilung begriffene Zellkerne anzugreifen, ruhende hingegen zu schonen. Da in den Anfängen der Entwicklung wohl in einem gegebenen Augenblick relativ weniger Kerne ruhen als in späteren Stadien, mag der kindliche Organismus solchen Schäden offener sein als der Erwachsener. Eine Körperschwäche wird man dies kaum nennen können.

Anfälligkeit gegenüber Infektionen. Besonderes Augenmerk hat man in diesem Zusammenhang stets den *infektiösen Schäden* zugewandt. Sind solchen gegenüber nicht die Kinder weit widerstandsloser, bei denen doch Krankheits- und Todesfälle dieser Gruppe eine so große Rolle spielen ? Hier wird etwas mehr Vorsicht und Kritik nötig sein, als man zumeist aufgewandt findet.

Es ist klar, daß die Erkrankungshäufigkeit der verschiedenen Lebensalter an sich noch kein Maß der Anfälligkeit sein kann, wie immerhin da und dort vermeint wurde. Denn hier kann ja die Verschiedenheit der Exposition stark hereinspielen. Es muß also bezüglich letzterer nivelliertes Material verglichen werden. Dem Zweck dient unter anderem die experimentelle Infektion, mit der freilich fast nur am Tiere vorgegangen werden konnte. Eine sehr fleißige Zusammenstellung durch SSACHAROW ergibt zahlreiche Widersprüche. Der Autor glaubt immerhin als Ergebnis bezeichnen zu können, daß sich bei 31 spezifischen Infektionen oder Gruppen ʿvon solchen die jugendlichen Tiere anfälliger erwiesen haben, wobei die Unterschiede freilich wenig bedeutend waren, während 7 anderen Infektionen gegenüber umgekehrt die Erwachsenen geringere Resistenz zeigten. Zu prüfen, ob das Material strenger Kritik, z. B. hinsichtlich der quantitativ richtig abgestuften Impfung standhält, lohnt sich nicht, weil die meisten Fälle schon anderen grundsätzlichen Einwänden unterliegen. Die originäre Anfälligkeit kann nämlich nicht beurteilt werden bei einem Material, bei dem möglicherweise eine aktive spezifische Immunisierung vorausgegangen ist — sei es eine solche durch Überstehen der Krankheit, sei es eine solche durch klinisch unterschwellig gebliebene Kollision mit dem Erreger. Beiderlei Schutz wird im allgemeinen im Laufe des individuellen Lebens ansteigen und daher leicht eine geminderte originäre Anfälligkeit der erwachsenen Individuen vortäuschen. Dieses Moment scheidet aus, wenn entweder die Versuchsobjekte mit dem Erreger und mit ihm verwandten Antigenen nachweislich keinen Kontakt gehabt haben oder wenn solcher Kontakt keine erhöhte Widerstandsfähigkeit hinterlassen hat.

Ersteres trifft vielleicht zu bei Beobachtungen an verkehrsisolierten Bevölkerungen, letzteres vielleicht bei einer begrenzten Zahl von Infektionen (Rheumatismus und manche Kokkenprozesse, Malaria).

Gleicherweise scheidet solches Material aus, bei dem eine passive Immunisierung auf natürlichem Wege oder deren Nachwirkung in Betracht kommt, also die fetale und nächstfolgende Altersperiode der Kinder, wohl besonders der Brustkinder von aktiv immun gewordenen Müttern, sofern diese Immunität keinen rein cellulären, histonalen, sondern auch humoralen Sitz hat.

Wenn diesen Umständen ausreichend Rechnung getragen wird, scheint der Vergleich zwischen originärer kindlicher und Erwachsenen-Anfälligkeit kein einheitliches Ergebnis zu liefern, vielmehr nach der Natur des Erregers zu schwanken. Für viele Erreger (Beispiele: Masern, Tuberkulose, Influenza) dürften generelle Unterschiede bei gleicher Exposition und bei Ausschluß jeglicher empfangenen oder erworbenen Feiung überhaupt nicht bestehen, für manche andere Infektionen scheinen die frühesten, für noch andere die späteren Altersstufen leichter angreifbar zu sein. Für eine ganze Anzahl kann die Frage nicht entschieden werden.

Kinder infizierter Stillender. Aus der menschlichen Pathologie sind besonders wertvoll Beobachtungen über das Verhalten von Säuglingen, deren stillende Mütter erkrankten, weil hier zumeist eine ausreichende Exposition des Kindes garantiert und mangels mütterlicher Immunität eine Übertragung solcher auf den Säugling mindestens unwahrscheinlich ist[1]. ROGER weiß über *hundert* stillende Frauen zu berichten, die trotz Erkrankung an Masern, Mumps und Diphtherie weiter stillten. Insgesamt wurden nur *zwei* Kinder, und zwar nur mit Masern infiziert. Hiernach kann die Anfälligkeit in der Neugeburtsperiode unter natürlichen Verhältnissen (Flaschenkinder stehen unter widernatürlichen Aufzuchtsbedingungen) diesen Infektionen gegenüber vergleichsweise keine große sein. SSACHAROW geht sogar so weit, von einer Immunität der „Säuglinge" (darunter versteht er nur Brustkinder) zu sprechen. HAUSER sowie LOMMEL finden ähnliches Verhalten aber auch bei Flaschenkindern — nicht nur gegenüber den genannten 4 Erkrankungen, sondern noch gegenüber Keuchhusten, Varizellen, Rubeolen, Variola, Typhus; Dysenterie, Influenza, Meningokokken-Meningitis und Tuberkulose! Analoges wie von ROGER am Menschen wurde im Tierreich

---

[1] Der Gedanke ROGERS an eine ausreichende lactare Übertragung von Schutzstoffen vor Eintritt der aktiven Immunität bei den Müttern wird kaum Anklang finden — ebensowenig wie bei Scharlach und Diphtherie jener einer eben noch rechtzeitigen Drosselung während der kurzen Inkubationszeit, VAILLARD zweifelt überhaupt an einer praktischen Wirksamkeit der EHRLICHschen Stillungsimmunität beim Menschen.

beim Schweinerotlauf, der Rindermalaria, dem Karbunkel usw. beobachtet.

Früchte infizierter Schwangerer. Infektiösen Prozessen *in der Schwangerschaft* unterliegen auch vielfach die Feten, während die Mütter wenig oder keinen erkennbaren Schaden haben; jedoch kommt auch das Gegenteil vor, und es ist natürlich zu berücksichtigen, daß (wie vermutlich auch in dem zitierten Beispiel des Blitzschlages) der *Angriffspunkt* eines gemeinsamen Schadens für beide Teile ein *sehr verschiedenartiger* sein kann. Wenn sog. Colles-Mütter von einer syphilitischen Infektion keinen merkbaren Schaden haben, während ihre Leibesfrüchte der Reihe nach intra- oder extrauterin an schwerster Lues zugrunde gehen, dann kann man daraus noch nicht ohne weiteres schließen, die letzteren seien viel empfänglicher und hinfälliger; denn der Kontakt des mütterlichen Körpers mit dem Virus findet hier offenbar an einer mit recht wirksamen Wehrkräften ausgestatteten Oberfläche statt, wogegen die syphilitische Erkrankung der Placenta fetalis in den frühen Stadien der Schwangerschaft den Embryo von der Nährstoffzufuhr abschneidet und in den späteren Stadien das Blut des Fetus mit Treponemen überschwemmt, die zunächst seine Leber und dann viele andere Organe förmlich imprägnieren. Wird Lues vom gesunden Kinde jenseits der Geburt auf eine Weise erworben, die einen besseren Vergleich mit dem Verhalten Erwachsener ermöglicht, dann treten durchschnittlich zum mindesten keine schwereren Krankheitsfolgen auf.

Alles in allem scheint von einer generellen erhöhten Anfälligkeit der niederen Altersstufen gegenüber spezifischen Infektionskrankheiten keine Rede sein zu können. Haben sich doch auch verschiedene Autoren eifrig bemüht, nach *Gründen für die geringe Anfälligkeit der frühen Lebenszeit* zu suchen! Daß der Nährboden aus grob physikalischen oder chemischen Gründen für die Keime weniger geeignet, daß das Blut der Jüngsten an Zellen und Opsoninen reicher, der Bau der Lymphknoten besser auf Keimvernichtung abgestellt sei und ähnliches (GUNDOBIN entgegen NEUFELD!) konnte nirgends rechten Anklang finden; wohl aber andere Lehrmeinungen. BAUMGARTEN (1883), auch MAFFUCCI, experimentierten über die Resistenz von Eiern und Feten gegenüber bacillärer Infektion mit Tuberkulose, Lepra und Milzbrand und konstatierten eine „*organische Immunität*"; gemeint ist eine *direkte celluläre bakteriolytische Abwehr* mit körnigem Zerfall der Bacillen als Folge. Sie äußern, daß das *kräftig wachsende* Embryonalgewebe besonders starken Widerstand leiste gegen die Invasion der Keime. Wir kommen auf diese sehr wichtige Frage noch zurück (S. 130 ff.).

Von der Resistenz gegen Einbruch und Ansiedlung der Keime ist jene gegen das Anwachsen und schließlich eventuell lebensbedrohende Wirken der Infektion zu unterscheiden. Als reziprokes Maß für letztere

Resistenz gilt allgemein die Letalität. Diese fällt nun bei vielen spezifischen Infektionen in den ersten Jahren des extrauterinen Daseins steil ab, ja von manchen akuten Infektionen, z. B. von Masern und Keuchhusten heißt es, daß sie Kinder fast nur im Säuglings- und Spielalter töten. In Wirklichkeit sterben die Betroffenen aber nicht an dem eigentlichen Masern- oder Keuchhustenprozeß, sondern in der Regel an pneumonischen oder anderen Komplikationen, bei denen allem Anschein nach andere als die ursprünglichen Erreger — wohl meistens Kokken verschiedener Art — im Spiele sind[1]. Hier kann sonach wohl von einer vermehrten Hinfälligkeit (nicht Anfälligkeit) der jüngeren Altersstufen gesprochen werden, doch steht auf dem Gebiete unter anderem noch nicht fest, ob es sich bei der zunehmenden Resistenz gegen diese Sekundärinfektionen in der Tat um eine reine Alters- bzw. Entwicklungsfunktion handelt, oder um das allmähliche Zurücktreten anderer, besonders konstitutioneller Schäden, die so häufig in den ersten Lebensjahren *einen an sich wehrhaften Körper lahmlegen* und in der Tat bei den Todesfällen zumeist vorliegen (Rachitis, Nährschäden, Dysergien).

„*Zu durchlässige Membranen*"? Unter den „Rückständigkeiten", die im Beginn des postnatalen Daseins zu Betriebsstörungen führen sollen, spielt bei älteren und neueren Autoren die übergroße Permeabilität der Epithelwände und Grenzmembranen eine Hauptrolle. Lactosurie, Albuminurie, Diapedese und Ödem, Übertritt von Eiweiß und Farbstoff in den Liquor, Kernikterus u. dgl. werden auf „zu große" Durchlässigkeit der Magendarmwand, der Niere, der Capillaren, auf Versagen der Blut-Liquor- und der Liquor-Hirn-Schranke zurückgeführt. Die vermehrte Permeabilität mache sich übrigens nicht nur Stofflichem, sondern auch Strahlen gegenüber bemerkbar; darauf beruhe die abweichende Farbe von Integumenten, wie der Haut, des Zahnschmelzes usw. Unschwer läßt sich in der Tat solche hohe Durchlässigkeit auch experimentell erweisen. BEHNSENS vergleichende Studien über vitale Trypanblaufärbung von jungen und erwachsenen Mäusen zum Beispiel tun eine im Wachstum fortschreitende Abdichtung der Grenzflächen (hier der Blutgefäße) dar. Nach v. MOELLENDORF ist die Aufnahme von Tusche in das Darmepithel des Säuglings, die beim erwachsenen Tier fehlt, ein Zeichen dafür, daß der Säuglingsdarm einen „noch weniger dichten Cuticularsaum besitzt".

An der vermehrten Permeabilität, an der *Andersleistung* im kindlichen Körper ist sonach nicht zu zweifeln, wohl aber daran, ob es angebracht ist, da glattweg von einer *Minderleistung*, einer Insuffizienz zu sprechen. Solch generelle Werturteile sind hier wie überall bedenklich.

---

[1] Die jüngste Arbeit hierüber (ELLISON in Arch. Dis. Childr. 1931) kommt zu dem Ergebnis, daß bei dem Lungentode der Masernkinder Keime der Influenza-Bacillengruppe die Hauptrolle spielen.

Aufgabe von organischen Grenzflächen ist zumeist nicht die, impermeabel, sondern teilweise permeabel zu sein, und zwar nach ganz bestimmter Richtung, in bestimmtem Maße und für ganz bestimmte Stoffe. Die beklagte „Überpermeabilität" beim Kinde, die offenbar mit der noch geringen Paraplasmierung zusammenhängt, kann sehr wohl im Dienste seiner erhöhten Integration oder anderer physiologischer Vorgänge stehen. Im besonderen ist zu sagen, daß der „Durchlässigkeit" der Darmwand für unzerlegte Eiweißkörper (v. MOELLENDORF) mit Hinblick auf Nutzstoffe des Colostrums Bedeutung zugeschrieben wurde, der gegenüber vielleicht die Gefahr, die aus dem gleichen Grunde für Säuglinge von der enteralen Wirksamkeit des Schlangengiftes nach CALMETTE-GUÉRIN droht, gering erscheint. Gerade jene Durchlässigkeit, sowie manche andere (Chorion!) ist übrigens in Wahrheit höchstwahrscheinlich durchaus keine passive, physikalische Eigenschaft, sondern eine aktive Leistung.

Revidierte Lehre. Während ESCHERICH selbst durchaus die verbreitete Annahme einer Rückständigkeit und körperlichen Minderwertigkeit des Säuglings, des Neugeborenen und besonders des Frühgeborenen teilte, habe ich (1907) versucht, auf Grund seiner Definition der „Lebenskraft" zu zeigen, daß eine normale Frühgeburt nicht allein theoretisch, sondern auch tatsächlich, wenngleich paradoxerweise *mehr Lebenskraft* (recte höheres Massenwachstumspotential) aufweisen kann als ein gesundes Neugeborenes. Es ist klar, daß sich daran im Grunde nichts ändert, wenn wir heute gemäß den eingangs gebrachten Erwägungen an Stelle von ESCHERICHs Vorstellung vom sinkenden Wachstumspotential jene von der zunehmenden Hemmung setzen. Neuerdings werden in der Tat die vormals so beliebten Wendungen von Zartheit und Rückständigkeit, Unzulänglichkeit und Minderwertigkeit des Kindes oder bestimmter kindlicher Organsysteme (KLEINSCHMIDT, BESSAU[1]) weniger und vorsichtiger gebraucht oder gelegentlich direkt abgelehnt (vgl. VON JASCHKE, MORO u. a.). Aber auch von ganz anderen Gesichtspunkten aus gelangte man zu reiferen Anschauungen. Beispielsweise lehrte nach E. VOGT die systematische Röntgenuntersuchung, „daß die inneren Organe des Neugeborenen in ihrem Aufbau und in ihrer Funktion nicht rückständig und mangelhaft anpassungsfähig sind, sondern daß sie vielmehr den besonderen Aufgaben gegenüber, die ihnen unter und nach der Geburt erwachsen, völlig zweckmäßig erscheinen". Die Lehre von der Körperschwäche des Kindes im allgemeinen hängt auch mit der Anschauung zusammen, es sei bei Frühgeburten der Tod zumeist auf solche Schwäche an sich zu beziehen. YLPPÖs verdienstliche Forschungen haben hier Wandel gebracht. Seine Obduktionsbefunde

---

[1] Die Verletzbarkeit des Säuglings scheint nach BESSAU nur deshalb groß, weil an ihm soviel gesündigt wird.

lassen ihn „geradezu mit Staunen die Lebensenergie dieser Kinder in Hinblick auf die schweren pathologischen Veränderungen betrachten".

Damit ist natürlich nicht gesagt, daß ein extrauterin gewordener Fet etwa den ihm gebotenen gänzlich widernatürlichen Umweltbedingungen stets gewachsen sein müßte, die nach A. PEIPERS Forschungen durch einen „Zerfall des Atemzentrums" zum Tode führen können.

Ergebnis. Sinn der Entwicklung. Überblicken wir nun das Ergebnis dieser — freilich höchst lückenhaften — Darlegungen, dann wird uns vor allem *Eines* klar: *In der als Maß der Lebenskraft gedeuteten Fähigkeit des. Keimes und des Wachsenden zu Entwicklungsarbeit einerseits, in der ihm zukommenden Wehrfähigkeit gegen ektogene Schäden verschiedenster Art anderseits liegen heterogene Eigenschaften vor, die keinesfalls gemeinsam und einheitlich gewertet werden können,* ebensowenig dahin, daß das Kind generell an Lebenskraft überlegen sei, wie dahin, daß es gegenüber dem Erwachsenen eine allgemeine Schwäche oder Widerstandslosigkeit aufweise. *Mit solchen schematischen Pauschalbegriffen ist auch hier durchaus nichts anzufangen.* Vielmehr wird man feststellen, daß jede Phase der Entwicklung eine Summe besonderer Situationen in physikalischer, chemischer, energetischer, biologischer Richtung mit sich bringt, die das Individuum diversen Einflüssen gegenüber oft abweichend reagieren und in verschiedenem Maße angepaßt bzw. anpassungsfähig erscheinen lassen. *Im großen und ganzen stehen in den frühen Stadien der Ontogenese Entwicklungs- und Anpassungsmöglichkeiten, in den späteren Entwicklungs- und Anpassungsfähigkeiten und -leistungen im Vordergrunde; im Laufe der Entwicklung vollzieht sich der Übergang von latentem innerem Können in manifestes äußeres Wirken; Potentielles verwandelt sich fortschreitend in Aktuelles, Unbestimmtes in Bestimmtes, Einheitliches und Gleichwertiges in Verschiedenartiges und Verschiedenwertiges, aber auch Vielseitiges in Einseitiges, Ungehemmtes in Gehemmtes.*

Das *mechanische* Verhalten der Gewebe in der Entwicklung, nämlich anfänglich Formbarkeit, Biegsamkeit, Elastizität gegen späterhin Zug-, Druck- und Strebefestigkeit (WETZEL) findet sein Korrelat im Bereich der Leistungen: erst schlummernde hohe, aber noch ziellose Kraft, dann sinnvolle Anwendung dieser und technisch vollendete Funktion.

III.

Krankheit und Entwicklungsstörung. Gepräge der Pathologie früher Stufen. Das Gebiet der Pathologie wird nach E. SCHWALBE u. a. eingeteilt in jenes der *Nosologie* und der *Dysontogenie,* zu deutsch der „Krankheitslehre" und der „Entwicklungsstörung" — wie man sieht eine wenigstens sprachlich nicht glückliche Gegenüberstellung. Praktisch sowie begrifflich lassen sich die beiden Dinge nur bis zu gewissem

Grade voneinander scheiden; sie „durchdringen sich auf das Innigste". Hält man aber an dem Gedanken solcher Scheidung grundsätzlich fest, dann findet man, daß *die Pathologie der jüngsten Altersstufen verglichen mit jener des Mannesalters durch ein relatives Überwiegen der Dysontogenie ausgezeichnet ist* — zumal, wenn man von den Geschwülsten absieht, über deren Zugehörigkeit die Pathologen uneinig sind, da sie teilweise eine Stellung zwischen den Entwicklungsstörungen und den Krankheiten einnehmen. Die überwiegende Mehrzahl der fetalen Schäden wird zu den Entwicklungsstörungen gerechnet (G. FISCHER). *Auf dieser Stufe werden unzweifelhaft auch schädigende Reize, die späterhin eine „Krankheit" im landläufigen Sinne hervorrufen würden, nicht mit einer solchen, sondern mit einer Entwicklungsstörung beantwortet.*

Besonders deutlich tritt dies am Zentralnervensystem zutage. Rindendysplasien (im Sinne ZIEHENs), Mikrogyrien traumatischen und infektiösen Ursprungs (etwa nach intrauteriner Meningoencephalitis) sind pathologisch-anatomisch mit den üblichen Methoden gar nicht von reinen Entwicklungsfehlern, Aplasien und Hypoplasien, zu unterscheiden und der Termin, bis zu welchem das Gewebe vorwiegend dysontogenetisch reagiert, ist hier bemerkenswerterweise ein postnataler; erst vom zweiten Lebensjahre ab tritt nach ZIEHEN „die Komponente der Entwicklungsstörung mehr und mehr gegenüber der Nosokomponente zurück, bis letztere etwa vom 4. oder 5. Lebensjahre ab — natürlich ohne scharfe Grenze — allein bestehen bleibt".

Damit stehen die gründlichen Untersuchungen von H. SPATZ in Einklang. v. KAHLDENs Meinung, die Porencephalie sei primär aplastischer Natur, stützt sich auf das Fehlen von Residuen des Destruktionsprozesses und von reaktiven Veränderungen an Glia- und Bindegewebe in der Höhlenwandung. SPATZ aber zeigte experimentell, daß am unreifen Organ die Abbauvorgänge so rasch und umfassend vor sich gehen, daß weiterhin kaum mehr eine Spur davon erkennbar bleibt und daß die reaktiven Veränderungen (die Narbenbildung) äußerst gering sind. Im Bilde der Porencephalie kommt eine dem unreifen Zentralnervensystem, namlich jenem mit noch inkompletter Markentwicklung eigentümliche Reaktionsweise zum Ausdruck. Analoges findet B. FISCHER am fetalen Herzen. Infektiöse Schäden können auch hier Veränderungen zur Folge haben, die als *primäre* Bildungsfehler imponieren. Aus diesem Grunde scheitert auch noch immer die Entscheidung, ob das bekannte Syndrom von MÖBIUS-HEUBNER auf Kernaplasie oder Kernschwund beruht (SPATZ und ULLRICH).

Einschlägig ist die ältere Angabe von KLIPPEL, wonach bestimmte Läsionen im kindlichen Gewebe eine rein numerische Atrophie erzeugen, beim Erwachsenen hingegen einfache oder degenerative Atrophie mit Volumen- und Strukturveränderung der Zellen und anderen Gewebsreaktionen. Hier herrscht dann das Bild der Krankheit, dort jenes der Entwicklungsstörung vor.

Erklärungsversuch. Vielleicht läßt sich diese Regel auf bekannte Tatsachen zurückführen. Als die Hauptkriterien nosologischer Vorgänge gelten regressive Veränderungen und Reaktionen nach Art der entzündlichen. Bei ungehemmtem Wachstum wird wohl die vermeinte Regression durch Anbauvorgänge überdeckt, kompensiert; zum

Zustandekommen eines so komplizierten Vorganges aber, wie es die Entzündung ist, fehlt nach MARCHAND in frühen Stadien des Embryonallebens einfach die erforderliche Apparatur, namentlich an Gefäßen und Nerven. Örtliche Vorgänge an diesen nach Einwirkung verschiedenster Schädlichkeiten in kausal (und final!) gesetzmäßiger Weise ablaufend, machen ja nach MARCHAND das Wesen der Entzündung aus. Die Bedingungen „mehr oder weniger vollständig ausgebildeter Entzündungsvorgänge" sind nach dem Genannten erst in den späteren Stadien des Fetallebens vorhanden. Erst gegen Ende des intrauterinen Lebens findet man Entzündungsbilder, die an jene des Erwachsenen erinnern, erst beim Säugling Abscesse (RÖSSLE). Auch YLPPÖ trifft das histologische Bild der Entzündung sogar beim Frühgeborenen, „nur relativ selten in typischer Form"; die Fibrinausscheidung sei mangelhaft, die Leukocytenmobilisierung mäßig. Eitrige Exsudate an den Meningen fehlen bei kleinen Frühgeburten im ganzen ersten Lebensmonat[1].

Die gewebliche Reaktion des Embryos auf Entzündungsreize soll nicht nur keine entzündliche, sondern überhaupt keine eigentliche Abwehrreaktion, vielmehr nach MARCHAND eine rein regenerative sein; nicht gegen den Schädling, sondern nur gegen den Schaden selbst soll sich der Embryo zur Wehr setzen. Es fehle ihm also die Aggression; er stelle — gestützt auf sein hohes plastisches Vermögen — einfach nach Tunlichkeit wieder den früheren Zustand her.

SILBERBERG freilich sah explantierte, 10—12 Tage alte.Kaninchen-Embryonen auf Crotonöl mit „entzündlicher Ausschwitzung der verschiedensten Elemente" reagieren. „Die Versuche beweisen, daß die embryonalen Gewebe von sich aus über entzündliche, allerdings unvollkommene Abwehrmaßnahmen verfügen, auch ohne den Schutz des mütterlichen Körpers. Die Entzündungszellen werden durch unreife, in Entwicklung befindliche Blutzellen dargestellt." Man erkennt unschwer, daß die geläufigen Definitionen der Entzündung versagen, wenn man die frühesten Entwicklungsstufen mit berücksichtigen will.

Krankheitsschäden ohne typische Reaktion. Damit wird das Vorkommen des sog. „*Status bacillaris*" in Zusammenhang gebracht, worunter man eine ganz oder fast reaktionslose Anwesenheit oder sogar starke Vermehrung von pathogenen Keimen im Gewebe bislang gesunder Individuen versteht. Diese trifft man besonders bei jungen Feten, vielleicht aber auch noch bei Säuglingen an (v. GRÖER und KASSOWITZ).

· Ich sah Kinder ab Geburt wochenlang durchaus einwandfrei gedeihen, bis eines Tages aus der Nabelwunde Blut zu sickern begann, wovon jeder Tropfen

---

[1] Vorstufen oder fundamentale Typen der Entzündung an der Frucht wurden früher auch von MALL unter dem Namen Dissoziation, von PANUM, GIACOMINI und HIS als parenchymatöse Entzündung beschrieben. Diese würde gewissermaßen einen durch den geringeren Differenzierungsgrad des Gewebes sehr vereinfachten Entdifferenzierungsvorgang bedeuten. Im reifen Gewebe fordert die rückläufige Differenzierung, die auch bei der klassischen Entzündung im Spiele ist, größeren und sinnfälligeren Aufwand.

ungezählte kettenförmig gereihte Kokken enthielt und der Tod binnen 24 Stunden eintrat. Dieselben Erreger traf DALÉAS massenhaft in der Subcutis bei Erysipel von Neugeborenen, die aber entsprechende entzündliche Veränderung vermissen ließ. Auch nach RÖSSLE fehlen unter diesen Umständen die Leukocyten (nicht die Histiocyten). MARCHAND fand im Blute einer Mutter und ihres Neugeborenen Milzbrandbacillen; jene starb nach schwerer Krankheit, dieses aber schien völlig gesund, bis es am 3. Lebenstage ganz plötzlich zugrunde ging. ÖLLER erlebte dasselbe (nach gef. brieflicher Mitteilung) mit Typhusbacillen und konnte das Geschehen auch experimentell am Meerschweinchen herbeiführen. Dieses eigenartige Verhalten in den frühen Entwicklungsphasen führt LEMEZ auf eine von ihm als „Terrain foetal" bezeichnete alterskonstitutionelle Besonderheit (mangelhafte örtliche Exsudationsreaktion) zurück. Sicher steht, daß als Todesursache anzusprechende, grobsinnlich wahrnehmbare Veränderungen in Säuglingsleichen viel häufiger vermißt werden als in Leichen Erwachsener. Damit kann es zusammenhängen, daß die Säuglingspathologie unter den Anatomen verhältnismäßig wenig Liebhaber findet.

Receptorenmangel als Ausdruck von Differenzierungsrückstand. Man kann aus derartigen Beobachtungen auch den Eindruck gewinnen, als würden gewisse Schäden im Gewebe des unerwachsenen Körpers — wenigstens zunächst — nicht in gleicher Weise wie beim Erwachsenen *Angriffspunkte* finden. Tatsächlich stößt man in den frühesten Stadien der Ontogenese auf eigenartige Typen der Resistenz gegen Gifte von Antigencharakter, nämlich auf fehlende Anspruchsfähigkeit, die nach dem EHRLICHschen Bilde auf *Receptorenmangel* zurückzuführen ist. Daß der Receptorenapparat erst im Laufe der Entwicklung seine volle Ausbildung erfährt, wird namentlich auf experimentelle Nachweise bestimmter Antigene im Organismus *erwachsener* Tiere gestützt, die dem Embryo oder auch dem Neugeborenen derselben Art noch fehlen (BRAUS bei Bombinator, SACHS bei Hühnern usw.); doch ließ sich z. B. die Überempfindlichkeit der jugendlichen Tiere gegen Spinnengift auch im passiven Experiment auf Fehlen der Receptoren zurückführen (H. SACHS). B. FISCHER hält dieses Moment, also im Grund *die noch geringe Differenzierung* beim Ausbleiben der Reaktion im fetalen Gewebe für ausschlaggebend. Er nennt es — teleologisch gedacht — sehr „zweckmäßig", daß die Embryonen solchen Schutz finden, ja, daß in den allerersten Stadien das Ei überhaupt kaum zu infizieren sei. Diese Art von Immunität klinge nach dem Ende des fetalen Lebens langsam ab, bewirke aber auch hier noch einen gutartigen Verlauf von Infektionskrankheiten. Nach SSACHAROW haben „wir hier ein interessantes Beispiel dafür, wie bisweilen die Unvollkommenheit des Organismus, seine ungenügende (?) Entwicklung ihm eine Immunität zusichert".

Mit mangelhafter Differenzierung hinsichtlich des Receptorenapparates werden auch gewisse jenseits des Geburtstermins gemachte Wahrnehmungen über refraktäres Verhalten der Gewebe, insbesondere der Integumente gegen infektiös-toxische Schäden in Beziehung gebracht; so z. B. die Un- bzw. Unterempfindlichkeit der Haut Neugeborener gegen Diphtherietoxin nach BONDY und v. GRÖER-KASSOWITZ, gegen Vaccination (Literatur s. bei FRANKENSTEIN). Solche und manche weitere Beobachtungen können zunächst den Eindruck erwecken, als würde der mütterliche Organismus einen den Geburtstermin in seiner Wirkung überdauernden protektiven Einfluß auf das Kind ausüben. Man weiß, daß dies in gewissem Sinne (s. u.) tatsächlich der Fall ist, daß diaplacentar übertragene Antikörper aus dem Blute der aktiv immunen Mutter einen zeitlich begrenzten passiven Schutz des Kindes, beispielsweise gegen Masern, bewirken. Aber die besagte Unempfindlichkeit der Haut Neugeborener macht sich *auch in Fällen bemerkbar, in denen eine derartige passive Immunisierung nicht stattgefunden hat* (z. B. beim Fehlen von Diphtherieantitoxin im kindlichen Blute nach v. GRÖER-KASSOWITZ).

Keine humorale spezifische Immunität. Wenn der sessile Receptorenapparat in den ontogenetisch wie phylogenetisch niederen Stufen wenig differenziert ist, dann kann nach der Seitenkettentheorie auch die Neubildung, die Überschußproduktion und die Abstoßung von spezifischen Receptoren auf abgepaßte Reize, d. h. die aktive humorale Immunisierung, nicht in dem Maße wie später erwartet werden. In der Tat hat MOLL und haben nach ihm eine Reihe anderer Forscher (Literatur bei v. GRÖER, KASSOWITZ, FRANKENSTEIN, BRAUN-HOFMEIER) solches an kleinen Versuchstieren experimentell unter Verwendung verschiedener Antigene (artfremdes und individualfremdes Eiweiß und Erythrocytenmaterial, Bakterien, Toxine) mit verschiedenen Methoden, einschließlich Anaphylaxieverfahren dargetan, und nicht allein vom menschlichen Embryo und Fet, sondern auch vom Neugeborenen und Säugling gilt gleichfalls, daß sie „schlechte Antikörperbildner" seien, ja, es wird ihnen die Fähigkeit zur Bildung spezifischer Antikörper glattweg abgestritten (FRANKENSTEINs Versuche mit Typhus- und Staphylokokken-Impfstoff, Prüfung auf Agglutination und Komplementbindung), was freilich nach Meinung anderer zu weit geht (KREIDL-MANDL, SERENI, BERNECK).

Man könnte geneigt sein darin gewissermaßen die üble Kehrseite der besagten Receptorenschwäche zu erblicken: doch bedürfen einerseits nicht verankerbare Antigene wohl kaum einer Abwehr in den Säften und andererseits stellt sich heraus, daß die aktive Immunisierung bei Säuglingen auch ·gegen bakterielle Gifte mißlingt, gegen die das Kind empfänglich ist; solches zeigte FRANKENSTEIN am Beispiel der Staphylomykosen, deren spezifische Vaccinebehandlung nur unter den Bedingungen und im Sinne einer Proteinkörpertherapie, nicht im Sinne einer aktiven Immunisierung wirksam sei. In Betracht kommt vielleicht, daß die Disposition des Säuglings zu Staphylomykosen wohl keine physiologischermaßen angeborene und anlagemäßige, sondern eine durch ektogene, besonders Nährschäden erworbene ist. Immerhin wird man keineswegs annehmen dürfen, daß die Schwierigkeiten bei der humoralen Immunisierung von Säuglingen stets nur auf Receptorenmangel beruhen; vielmehr wirkt hier wohl ein anderes bedeutsames Moment mit.

Infektionsabwehr und Verdauung. Der Zweikampf zwischen einem Protozoen oder Phagocyten und einem Milzbrandbacillus spielt sich unter dem bekannten Bilde eines großenteils mechanischen, morphologischen Geschehens ab, das von jenem der typischen Nahrungsaufnahme des Einzellers kaum abweicht und so die *originäre Identität von Infektionsabwehr und Verdauung* deutlich zum Ausdruck bringt. Die Wesensverwandtschaft beider ist als eine der geistvollsten und fruchtbarsten Grundlagen von EHRLICHS Seitenkettentheorie bekannt. Noch bei niederen Metazoen haben alle Zellen die Fähigkeit zur Phagocytose; ihre Abwehr ähnelt jener der Amöbe. Später verliert sich diese Fähigkeit beim Ektoderm und beim Entoderm, während das am wenigsten differenzierte Mesoderm noch fixe oder bewegliche Phagocyten liefert. Mit der weiteren Differenzierung verändert sich das Bild; der Kampf wird im allgemeinen gewissermaßen immer unpersönlicher; zwischen beide Teile schieben sich trennende Medien; die Waffen der Zelle müssen daher weittragend, fernwirkend, also humoral werden. Überdies bringt es die intrapersonelle Arbeitsteilung mit sich, daß die Abwehrleistung mehr und mehr bestimmten Kategorien von Körperelementen überlassen wird — sowie auch die Verdauungsleistung dann großenteils besondere für den speziellen Zweck ausgebildete Körperzellen übernehmen.

Primitive Form der Schadenabwehr. Es darf von vornherein vermutet werden, daß sich in der Infektionsabwehr auch noch zwischen Kind und Erwachsenen gewisse Unterschiede bemerkbar machen, die mit dem Gesagten zusammenhängen. *Tatsächlich ist den frühesten Stadien mehr als den späteren die primitive, die cellulär-persönliche Form der Abwehr des Schadens eigen, deren Schauplatz nicht die im Kreislauf verbreiteten Körpersäfte sind.*

Bei der Abwehr der Variola vaccina findet FRANKENSTEIN beispielsweise im Säugling keine sicheren Anzeichen einer Serumimmunität, wohl aber vaccinale Frühreaktion oder mit anderen Worten: Die Rolle des humoralen Schutzes tritt in den Hintergrund gegenüber jener des cellulären, die Immunität ist eine histogene. Dafür spricht insbesondere die jedem Pädiater geläufige Tatsache, *daß für den Ablauf von Infektionen beim Säugling — ganz unabhängig vom serologischen Verhalten — der „Zustand" des Kindes entscheidend ist.*

KIRSTEIN geht so weit, aus seinen Experimenten über Immunisierung Neugeborener gegen Diphtherie (direkt und via Mutter) zu schließen, daß die humorale Immunität bei Neugeborenen wirkungslos sei, nicht dagegen die celluläre. Der Neugeborene weiß nach diesem Autor anscheinend mit dem humoralen Gegengift gar nichts anzufangen. Auch nach WERTHEIMER-WOLFF, die freilich (bei der Grippe) den passiven humoralen Schutz des Neugeborenen wenigstens hinsichtlich *Disposition* nicht so niedrig einschätzen, kommt es für die *Resistenz* nach stattgehabter Ansteckung auf die Zelleigenschaften an.

Damit steht ferner in Einklang, daß es unter physiologischen Bedingungen im fetalen wie im Säuglingsblut nicht an Komplementen fehlt (PFAUNDLER und MORO 1907). Diese Werkzeuge sind in der Blutbahn wie in vitro an sich unwirksam, da sie nur unter Vermittlung von Amboceptoren angreifen; doch bedienen sich ihrer die *Gewebselemente in der Ausübung von Abwehrleistungen.* LANGER-KYRK-LUND bzw. KYRKLUND haben angegeben, daß bei gesunden Frühgeborenen, also extrauterin gewordenen Feten, die Bactericidie keine geringere ist als bei aus-getragenen Neugeborenen. In beiden Kategorien steigt der Titer während der ersten paar Lebenstage auf einen im allgemeinen ziemlich konstanten Wert. Über den ausschlaggebenden Bestand der Zellen an Endokomplementen und über den sog potentiellen Komplementbestand der Körpersäfte ist freilich noch wenig festgestellt. Die phagocytäre Kraft des Blutes ist nach TUNNICLIFF bei Neu-geborenen kaum geringer als bei Erwachsenen.

Zu ähnlichem Ergebnis gelangte (gleichzeitig mit des Verf. Aus-führungen zu dem Gegenstande in der 3. Auflage dieses Werkes) RÖSSLE bei seinen (schon auf METSCHNIKOFF zurückgehenden) Versuchen die Anfänge der Entzündung in der Ontogenese durch ihre Anfänge in der Phylogenese zu erläutern: Die Entzündungsfähigkeit ist eine Eigenschaft des Mesoderms und seiner Abkömmlinge, die aus einer Urfunktion des Bindegewebes, nämlich einer besonderen Form der Verdauung hervor-gegangen ist und sich von ihren primitivsten Anfängen bis zur höchsten Entwicklung gesteigert hat. Der extracellulären, sekretorischen Vor-verdauung und der intracellulären phagocytären Nachverdauung beim Einzeller entspricht der sekretorische und celluläre mesenchymatöse Vorgang der Entzündung beim Metazoen, der die Werkzeuge der Ab-wehr dem Gefäß- und Nervensystem untergeordnet hat. Als Vorstufe dieses Geschehens beim reifen Individuum ist in den Anfängen seiner Entwicklung die primitive, celluläre Abwehr anzusprechen, die zwar minder sinnfällig, aber nicht minder wirksam ist.

Kindliche Abwehr, morphologisch betrachtet. Durch die Erkenntnis, daß die Retikuloendothelien bzw. die Zellen des Gefäßbindegewebs-apparates mindestens vorwiegend als Bildungsstätten der Antikörper anzusprechen sind, erfuhr die experimentell-morphologische Richtung der Immunologie im Sinne METSCHNIKOFFs neue Antriebe. Man trachtete nämlich aus der mikroskopisch verfolgten Reaktion jener Gewebs-systeme auf Antigenreize ihre Leistungsfähigkeit zu erschließen und J. BECKER hat solche Studien erstmals vergleichend an neugeborenen und älteren Tieren durchgeführt. Hierbei ergaben sich Unterschiede. Auf intravasculäre Einspritzung artfremden Blutes kam es bei jüngsten — nicht bei erwachsenen — Hunden zu auffallend starker Abschilferung, also zu desquamativer — anstatt produktiver! — Reaktion des in seiner mangelhaften Differenzierung noch labilen Endothels, damit auch zu einer Verschleppung anstatt einer örtlichen Fixation mit Zerstörung des Antigens; ferner wanderten zwar in der ersten Abwehrphase die beim Neugeborenen in der Adventitia reichlich vorhandenen Lymphoid-Plasmazellen nach der Blutbahn aus, aber es trat nicht die für die zweite Abwehrphase des erwachsenen Tieres charakteristische Neubildung solcher Elemente in Gestalt förmlicher cellulärer Gefäßmäntel ein. Es würde sonach, meint BECKER, beim Neugeborenen zwar nicht an einer augenblicklichen Gegenwehr fehlen, wohl aber an einer Sicherung des Nachschubes; bildlich gesprochen: Der angegriffene Körper muß im Kampf erliegen, weil er mangels jeglicher Reserven nicht imstande ist, die an der Front gerissenen Lücken zu schließen. Darin erblickt BECKER eine „physiologische Schwäche" des Neugeborenen.

Auch der Erfolg einer spezifischen Sensibilisierung der jüngsten Tiere war hinsichtlich Erhöhung der Kampfkraft unbefriedigend — insofern, als zwar die phagocytäre Angriffslust der vordersten Reihen etwas erhöht (beispielsweise auch im Alveolarepithel geweckt) schien, aber die lytische Wirkung auf minimale Werte sank. So wurde an Stelle von Hyperergie Anergie erzielt; die Sensibilisierung hat nicht übend, sondern verbrauchend gewirkt, im ganzen also eher geschadet als genützt.

Als Ursache für das abweichende Verhalten des Endothels der Neugeborenen spricht BECKER die geringe Differenzierung an. Daß dafür auch die starke Füllung dieser Speicherzellen mit dem in der Neugeburtsperiode massenhaft angebotenen Material aus körpereigenem abgebauten Blute in Betracht kommen könnte, wird von dem Autor zugegeben, nicht aber, daß dies etwa schon eine ausreichende Ursache für das abweichende Verhalten sei — was die Befunde mir nahezulegen scheinen. Es kommt auch in Betracht, daß BECKER seinen Versuchstieren *absolut* gleiche, also den jüngsten unter ihnen *relativ* weit größere Mengen von Antigen beigebracht, somit bei ihnen den Angriff auch auf diese Weise sehr verstärkt hat.

Nachprüfung BECKERS. *Cave biologische Werturteile!* KORSCH brachte Einwände, wodurch nach ihrer Meinung BECKERS Gegenüberstellung von jugendlichen und erwachsenen Tieren nach dem morphologischen Bilde den Boden verliere. Die Ergebnisse ihrer eigenen, in gleicher Richtung zielenden, aber mit anderen Methoden vorgenommenen Untersuchungen können BECKERS Schlüsse nur zum Teil bekräftigen, nämlich insofern als die lokale (hier freilich subcutane) Reaktion auf Antigen (Staphylokokken) beim neugeborenen Tier eine herabgesetzte ist und das Virus sehr rasch in den Kreislauf eindringt. Hingegen war in Milz und Leber die Abwehrtätigkeit der Reticuloendothelien, nämlich die Verhaftung und Verarbeitung der feindlichen Keime in vollem Maße wie beim Erwachsenen ausgebildet; die KUPFFERschen Sternzellen beispielsweise zeigten Anschwellung und Wucherung; auch fanden sich adventitielle Zellneubildungen in Form der bekannten Zellmäntel oder in Form von knötchenartigen, perivasculären Granulomen, also die von BECKER vermißte Bereitstellung von Reserven, auch schon beim Neugeborenen. Die postnatale aktive Immunisierung sowie die Sensibilisierung des jungen Tieres gelang nicht oder kaum, wohl aber eine passive diaplacentare Sensibilisierung. Wo solche vorausgegangen war, führte eingebrachtes Antigen schon in den ersten Lebenstagen zu gleich heftiger Lokalreaktion wie beim sensibilisierten erwachsenen Tier. KORSCH beschließt ihre Mitteilung: „. . . besonders lehrreich, daß die Reticuloendothelien nach unseren Versuchen die (intra- oder pericelluläre, Ref.) Funktion der Verarbeitung von Infektionserregern voll erfüllen, während die der Antikörperbildung (bzw. -ausscheidung, Ref.) überhaupt nicht vorhanden ist." Damit ist dasselbe gesagt, was oben (und bereits in der 3. Aufl. 1923) über die Eigenart der primitiven, dem Jugendlichen eigentümlichen Form der Schadensabwehr geäußert wurde, die als unmittelbare, celluläre, gewissermaßen persönliche, dem Handgemenge vergleichbar ist gegenüber der mehr mittelbaren, fernwirkenden, vorwiegend in die Körpersäfte verlegten Abwehr beim Erwachsenen; letztere — nach Wesen und Ursprung der ersteren mindestens sehr nahestehend, aber in ihrem Wirkungsmechanismus doch abweichend — wird offenbar durch vorgeschrittene Differenzierung erzwungen. Glattweg von einer Insuffizienz oder „Minderwertigkeit des Mesenchyms beim Neugeborenen" zu sprechen, scheint bei solcher Sachlage nach wie vor bedenklich.

Besonders KORSCH weist nicht allein auf erhebliche Artunterschiede, sondern auch auf individuelle Abweichungen bei der morphologisch erkennbaren Abwehrtätigkeit des Reticuloendothels hin; diese Umstände müssen bei der Ableitung allgemeiner Schlüsse aus Einzelbeobachtungen zur Vorsicht mahnen. Man wird auch weiterhin darauf gefaßt sein müssen, daß die bisher auf dem Gebiete vorliegenden Befunde und Schlüsse Einschränkungen und Umdeutungen erfahren; gleichwohl aber ist BECKERS Initiative mit Versuchen Altersunterschiede in der Antigenabwehr auch mit morphologischen, nicht bloß serologischen Methoden zu erheben als bedeutsamer Fortschritt anzuerkennen.

Differenzierungsrückstand gibt das Gepräge. Frühe Entwicklungsstufen erweisen sich bei Mensch und Tier vielfach auch gegen *nichtantigene Gifte* resistent, beispielsweise der Embryo und teilweise noch der Fetus und Säugling gegen Curare, Blausäure, Chloroform, Chloral, Kohlensäure, Strychnin und Atropin. Auch hier wird *mangelhafte Differenzierung* (nervöser Elemente) als Ursache angenommen, wäre also wieder gewissermaßen aus der Not eine Tugend geworden. Besonders drastisch tritt ein verwandtes Motiv bei einer Invasionskrankheit, nämlich bei der Trichinose, zutage, an der von den befallenen Individuen im erwachsenen Alter etwa 20mal mehr sterben als im Kindesalter. Es stellt sich heraus, daß hier die Wirkung der Verdauungssäfte nicht ausreicht, um alle die aufgenommenen Trichinellenkapseln rechtzeitig zu lösen und die Tiere so pathogen zu machen (PEIPER).

Der Gedanke, daß gewisse *negative Bestandseigenschaften* des kindlichen Körpers im Spiele sein können, wenn er sich gegen Krankheitsschäden refraktär verhält, findet wohl auch sonst Ausdruck. Wie F. KRAUS mit Beziehung auf die Arteriosklerose und verwandte Zustände bemerkt, kann das Paraplasma des stark differenzierten Erwachsenen selbst Angriffspunkt von Schäden und Schauplatz von Veränderungen werden, die natürlich beim Kinde nicht in gleichem Maße anzutreffen sind. Relativ unentwickelt sind nach dem Bericht der

Pathologen (Aschoff und M. Meyer, Goslar, Berry, Rössle) beim Kinde gewisse lymphatische Parenchyme, so in den Tonsillen des Gaumens und des Wurmfortsatzes. Damit bringt man bekanntlich die Seltenheit der Anginen und Appendicitiden im frühen Kindesalter in Zusammenhang, die jenseits des Frequenzgipfels erst dann wieder erreicht wird, wenn durch Altersschwund dieser Teile beim Greis neuerdings analoge Verhältnisse geschaffen sind wie beim Kinde. Dasselbe Moment führt Bessau an für die Immunität des jungen Säuglings gegen Scharlach, der eine primäre Erkrankung des lymphatischen Gewebes darstellt. Ich möchte vermuten, daß es sich weniger um eine mangelhafte Entwicklung dieses Parenchyms im ganzen als um eine noch mehr diffuse Verteilung handelt. Die fraglichen Elemente sind wohl noch nicht in solchem Grade ammassiert und zentralisiert, wie es beim Erwachsenen die vorgeschrittene Differenzierung fordert. Dann müssen Krankheitsprozesse, die etwa an jenes System örtlich irgendwie gebunden wären, beim jüngsten Kinde auch weniger lokalisiert, mehr generalisiert auftreten und verlaufen. Ein primitives Volk zieht — vom Feinde angegriffen — seine wehrhaften Männer wohl aus den einzelnen Hütten, ein moderner Staat aus den Kasernen; dadurch wird aber das äußere Bild der Mobilisierung ein ganz anderes.

Die protektive Leistung der Mutter. Mehrfach wurde bereits eine „*protektive Leistung des mütterlichen Organismus für das Kind*" erwähnt. Auf diese Frage ist hier mit einigen Worten einzugehen. Als protektive Leistung erscheint auf den ersten Blick namentlich die vorzugsweise Belieferung der Leibesfrucht und des gestillten Kindes mit Nährmaterial aus mütterlichem Bestande, desgleichen jene mit Antikörpern, denen — wie weiter feststeht — auch Fermente und Hormone angeschlossen werden können. Als das Organ, das gewissermaßen in mütterlichem Auftrage alle diese Leistungen vollbringt, gilt allgemein die Placenta. Diese Darstellung ist aber in mancher Hinsicht eine schiefe. Hinsichtlich der kleinmolekularen Stoffe scheinen einfachere Mechanismen, und zwar Konzentrationsgefälle vom mütterlichen nach dem kindlichen Körper im Spiele zu sein, die immer neu und wieder hergestellt werden, durch die *ungehemmte Assimilationstätigkeit im kindlichen Organismus.* Diese schafft gewissermaßen fortdauernd *Vakua,* in die das Material aus dem mütterlichen Körper hineingesogen wird, gleichwie Nährstoffe in die Saugwurzeln der Pflanzen. Osmotische Kräfte, Diffusionen, wirken hier von den Bauplätzen in der Leibesfrucht etappenweise zurück und tief hinein in die Bestände der Mutter. Auf Wechselwirkungen zwischen passiven Kalkdepots und biologisch aktivem Calcium, die ähnliche Verschiebungen zur Folge haben können, wurde namentlich von J. Bauer und Freudenberg, auf Analoges auch von Schlossmann jun. hingewiesen.

Die Diktatur des Fetus. Als das treibende Moment erscheint also der Stoffwechsel im fetalen Körper. Noch deutlicher wird eine aktive Leistung der Frucht bei der sog. Übertragung anderer Nähr- und Nutzstoffe durch die Placenta. Die fetalen Placentazotten sind nicht allein (nach HOFBAUER) ganz ähnlich gebaut wie die Darmzotten, sondern sie funktionieren gegenüber dem mütterlichen Blute auch so wie die letzteren gegenüber dem Darminhalt; sie fangen Stoffe auf, fixieren sie, arbeiten sie um und geben sie in die Nabelvene weiter, wobei Substanzen, wie Glykogen, Fett, Eiweiß provisorisch abgebaut, corpusculäre Elemente, wie beispielsweise Erythrocyten des mütterlichen Blutes, deren Material dem Fetus verwertbar scheint, angegriffen und zerlegt werden. An artgleiches (nicht artfremdes) Eiweiß gebundene Antikörper sind in beiden Fällen übertragbar.

In Wirklichkeit handelt es sich somit auch da um aktive Leistungen des Zottenepithels, also des fetalen Körpers. Dies geht aus der hochmolekularen Struktur der Antikörper, ferner aus dem Umstande hervor, daß wenigstens in gewissen Fällen (WEGELIN u. a.) die fetalen Körpersäfte eine höhere Konzentration an Immunstoffen aufweisen als die mütterlichen, sowie aus dem sehr verschiedenen Antikörperbestande bei Zwillingen (Mensch) und Mehrlingen (Tier). Auch diese vermeinte Protektion besorgt sich also im wesentlichen der Fetus selbst (DIETRICH). Immer wieder erweist es sich als falsch, den Fetus als Ableger des mütterlichen Körpers zu betrachten, was GREGOR NYMAN schon vor gerade drei Jahrhunderten so deutlich abgelehnt hat: ,,lucenter demonstratur, infantem in utero non anima matris, sed sua ipsius vita vivere.`` (Zitiert nach DIETRICH.) Für Ernährung, Wachstum und Schutz der Leibesfrucht sind letzten Endes ihr selbst innewohnende Kräfte maßgeblich. Wenn sie Material, das ihr dazu nötig ist, aus ihrer Umwelt holt, so unterscheidet sie sich darin grundsätzlich nicht von den Geborenen jeder Altersstufe.

Mit gleichem ,,Rechte`` wie von einer Protektion der Frucht durch die Mutter ließe sich von einer Protektion in umgekehrtem Sinne sprechen, da heute feststeht, daß bei mütterlicher Knappheit an gewissen Hormonen solche aus innersekretorischen Organen des Fetus in den mütterlichen Kreislauf gelangen und dort nützlich werden (experimentell erwiesen hinsichtlich Schilddrüsen- und Pankreasstoffen), daß auch die fetalen Nieren harnfähige Stoffe ausscheiden, wenn deren Übermaß im Blute der Mutter diese bedroht. Derartiger Austausch ist offenbar durch das symbiotische Dasein als solches gegeben, wobei uns freilich Einblick in die besonderen treibenden Kräfte selektiver Leistungen vielfach noch fehlt.

Dies gilt unter anderem auch von dem Phänomen der Anfachung, Auffrischung oder *Konflation humoralen mütterlichen Schutzes durch die Frucht.* Anaphylaktisch

gemachte Tiere (Cavia) werfen viermal nacheinander passiv anaphylaktische
Junge. Weder Antigen noch Antikörper halten sich so lange im kreisenden Blut.
Offenbar aber treten letztere dort während der Gravidität erneut auf — ebenso
wie gemaserte Frauen während der Schwangerschaft nach eigenen Beobachtungen
ein Masernschutzserum von erhöhtem Titer liefern. Diese Konflation der Abwehr
kommt auch dem mütterlichen Organismus selbst zustatten, der dadurch gegen
manche Infektionen widerstandsfähiger wird. VIRCHOW wollte dies auf „erhöhte
Energie der Lebensprozesse" infolge der Zeugungsfunktion beziehen, womit noch
nicht viel aufgeklärt ist.

Wie namentlich von B. FISCHER betont wurde, greifen intrauterin
stattgehabte Infektionen erst postnatal den Körper an oder zeigen
wenigstens erst dann sinnfällige Reaktionen. Solches kann eine mütterliche Protektionsleistung vortäuschen, tatsächlich aber auf unzu-
reichender Differenzierung im kindlichen Körper beruhen, worauf schon
hingewiesen wurde.

Gleichfalls als protektive mütterliche Leistung kann die intrauterine
Lebenserhaltung von manchen Mißbildungen imponieren, die nach der
Geburt trotz sorgfältigster Pflege regelmäßig alsbald absterben. Wenn
solches beispielsweise bei Darmatresien, bei Lungendefekten geschieht,
überhaupt bei Bildungsfehlern von Organen, deren äußere Funktion im
wesentlichen erst jenseits der Geburt einsetzt, dann ist der Grund des
Absterbens durchsichtig und hat man natürlich keinen Anlaß an geheim-
nisvolle protektive Leistungen zu denken. Ähnliche Bewandtnis hat
es aber wohl auch mit dem erst postnatalen Absterben bei Verschluß
des Ductus choledochus, der freilich im fetalen Leben bereits Galle
abführt und bei Mißbildungen der Nieren, die gleichfalls schon vor der
Geburt arbeiten. Diese Leistungen sind nämlich gleich jenen der „innersekretorischen Organe" vor der Geburt anscheinend mehr fakultativ als
obligat, mehr Sekretionsbereitschaften als zwangsläufige Sekretionen.

In manchen Fällen, in denen mißgebildete Früchte post partum
septisch zugrunde gehen (Myelocele, Blasenektopien usw.) beschränkt
sich die mütterliche Leistung auf die Fernhaltung pathogener Keime.

Somit ist es mit der vermeinten aktiven mütterlichen Protektion
anscheinend nicht weit her. Das Verhältnis zwischen Mutter und Frucht
stellt sich vom naturwissenschaftlichen Standpunkt überhaupt anders
dar, als es zumeist geschildert wird. Nicht „die Mutter spendet in opfer-
williger und uneigennütziger Fürsorge dem zarten, schwachen Kinde vor
und nach der Geburt Nahrung und Schutz", sondern die Leibesfrucht
weiß sich dank ihrer (in gewissem Sinne sogar überlegenen) Kräfte den
Organismus der Mutter nach vieler Hinsicht und auf deren Kosten
dienstbar zu machen — oder nüchterner und korrekter: *die Situation
bringt solches eben mit sich.*

Kindfeindschaft. Daß in diesem Sinne auch weiterhin für *jenen Teil* „gesorgt"
bleibe, *der seine Art-Erhaltungsfunktion noch vor sich hat,* wird auf dem Wege des
Brutpflegeinstinktes erreicht, der in der mütterlichen Seele vielleicht ebenso

durch zwingende, fernwirkende Reize aus dem Keimbereich geweckt und mobil gemacht wird, wie die Nahrung für Frucht und Säugling im mütterlichen Körper. Sonach würden die Beziehungen zwischen Mutter und Kind keine Ausnahme von der Regel des allbeherrschenden Kampfmotives in der Natur machen und wäre es nicht verwunderlich, wenn bei werdenden Müttern *primär ablehnende*, ja der Leibesfrucht feindliche Regungen die „Unterströmung" bildeten. So meint MOLL, dem die Mutterliebe als Überkompensation solchen originären Empfindens erscheint.

Wenn DÖRR an Stelle besagten Kampfmotives — sogar mit Bezug auf die mikroparasitären Krankheiten — das Streben nach gegenseitiger Anpassung, die friedensbereite Lebensform der Symbiose setzen will, so möchte uns bedünken, daß ein unbefangener Blick von solchem Biopazifismus in der freien Natur nicht sehr viel zu sehen bekommt.

Allergie. Wenn Erwachsene anders auf äußere Schäden reagieren als Kinder, dann hängt dies oft gar nicht mit dem verschiedenen Reifezustand des Körpers als solchem zusammen, sondern mit der *verschiedenen Vorgeschichte*. Bei Erwachsenen trifft es sich naturgemäß weit öfter als bei Jugendlichen, daß eine Krankheitsursache zum wiederholten Male oder aber schon seit langer Zeit einwirkt. *Dies beeinflußt in vielen Fällen die Form der Reaktion.* Sofern es sich dabei um belebte oder unbelebte Krankheitserreger von Antigencharakter handelt, bezeichnet man den veränderten konstitutionellen Zustand, den die erstmalige Kollision herbeigeführt hat, allgemein und unpräjudizierlich als einen allergischen (v. PIRQUET 1910). Wenn naturgemäß Erwachsene im ganzen häufiger und vielseitiger allergisch sind als Kinder, so ist dies doch streng genommen *kein Moment, das die Pathologie des Erwachsenen gegenüber jener des Unerwachsenen als solche charakterisiert.* Daran wird auch festzuhalten sein, wenn sich herausstellt, daß die Spezifität dieser allergischen Konstitutionsfaktoren keine strenge ist, sondern auch bei der Abwehr teilweise ähnlicher Antigene oder schließlich gewissermaßen mehr „diffus" zum Ausdruck kommt. Nur in solchen Fällen könnte eine Allergie mit der Entwicklung selbst und unmittelbar verknüpft erscheinen, in denen sie durch physiologische Geschehnisse, beispielsweise die Bakterienbesiedelung des Darmes, den Übergang zu artfremder Nahrung jenseits der extrauterinen Abhängigkeitsperiode usw. herbeigeführt wird.

Noch weiter zu gehen und als allergisch auch Reaktionsformen zu bezeichnen, die durch andere als antigene, die also durch beliebige Umwelteinwirkungen erzielt wurden, hieße den Begriff verwässern. Wer aber fordert, daß dem Allergiebegriffe jene Änderungen der Reizbeantwortung subsummiert werden, die der Organismus ohne *jede* peristatische Einwirkung, also *lediglich* im Verfolg seiner erbbedingten Entwicklungsrichtung etwa erfährt, dem ist zu sagen, daß es solche Änderungen wenigstens postnatal wohl überhaupt nicht gibt. Siehe hierüber S. 166f.

Erstes Kranksein. MORO hat vor längerer Zeit die lacunäre Angina des älteren Kindes und Erwachsenen mit jener des Säuglings verglichen und bemerkenswerte Unterschiede gefunden, sowohl hinsichtlich der

örtlichen, als der allgemeinen Krankheitserscheinungen. Erstere sind
beim Säugling zwar relativ unscheinbar („Angina punctata"), aber weit
verbreitet und von auffallend langer Dauer, letztere wenig stürmisch.
Die Angina punctata ist aber nicht eigentlich die Säuglingsangina, sondern es ist die erstauftretende Angina bei dem betroffenen Individuum,
oder mit anderen Worten, sie ist *keine Säuglingskrankheit de jure, sondern
nur de facto.* Diese erste Angina des Lebens oder ihre nächsten Nachfolger hinterlassen nach Moro eine Allergie, und zwar eine lokale Überempfindlichkeit, wodurch der Prozeß bei weiter vorkommender Haftung
des Giftes an Extensität nach Ort und Zeit verliert, an Intensität gewinnt. Ähnlich verhalten sich vielleicht auch die Schnupfen und manche
andere Infektionen (Diphtherie, Rheumatosen?). *Irradiationen* von
Krankheitsprozessen auf Nachbargebiete, aber auch *Generalisationen*
(z. B. von Katarrhen, wobei gleichzeitig weit entfernte und nicht kom-
munizierende Schleimhäute von Bindehaut, Mittelohr, Darm, Harnwegen betroffen werden) und andere *Verallgemeinerungen* im Sinne von
Sepsis, Miliartuberkulose usw., die als charakteristisch für die Reaktionsformen des Kindes (und als ein die Diagnose im Kindesalter er-
schwerendes Moment) gelten, wären hiernach möglicherweise bloß
charakteristisch für die im Kindesalter vielfach noch bestehende Normer-
gie d. i. fehlende Allergie.

Integrationsschwäche im Alter. Gewisse Vorsicht bei solcher Deutung
wird immerhin am Platze sein. Beim Kinde besteht regerer Wechsel-
verkehr und strengere Abhängigkeit der Einzelteile voneinander und
vom Ganzen als beim Erwachsenen und Greise. Differenzierung führt
(trotz der mit ihr verknüpften Organisation des Fernbotendienstes und
anderer korrelativ wirkender Einrichtungen) zu einer gewissen Ver-
selbständigung, Autonomisierung der Teile, unter der das altruistische
Prinzip und die Stärke des Ganzen als solches leidet. Folgerichtig bezieht Schultz die Neigung zu maligner Geschwulstbildung auf Integrationsschwäche[1] im Alter; das Kind gilt ihm als besonders inte-
grationsstark — steht es doch auch dem fast homogen erscheinenden
einzelligen und Eizustande näher als der Erwachsene. Organismen,
denen die wichtigsten Instrumente der Organkorrelation (Kreislauf,
Nervensystem) fehlen, wie die Pflanzen, haben keine „Allgemeinkrank-
heiten".

Reagieren als Ganzes. Protrahierte, schleichende Verlaufsformen von
Krankheiten, wie sie bei der Erstinfektion gegenüber der Reinfektion zu
erwarten wären, können auch im allgemeinen keineswegs als für das
Kindesalter charakteristisch gelten; vielmehr wird im ganzen die Reak-

---

[1] Als physiologische Integration bezeichnete J. Spencer die Unterordnung
der Teile unter den Plan des ganzen Organismus. Weiteres über den Begriff bei
Fr. Kraus (Syzygiologie).

tion des Kindes — besonders auf akute infektiöse Schäden — als stürmisch taxiert, mit raschem Anstieg bis auf die Höhe der Symptome und im günstigsten Fall mit vergleichsweise raschem Rückgang; dies wird — da es auch Erstinfektionen zukommt — nicht mit Allergie bzw. Hyperergie zusammenhängen, sondern mit besagter Ausbreitungstendenz. *Das Kind neigt mehr dazu als Ganzes* oder wenigstens *im Blocke* genetisch verwandter, funktionell zusammenarbeitender oder sonstwie verknüpfter Organe *zu reagieren, der Erwachsene mehr dazu, durch seine Teile zu antworten.* Die besagten genetischen Beziehungen sind naturgemäß in den Anfängen der Ontogenese noch engere als später.

Dieselbe Krankheit bei groß und klein. Besonderes Interesse werden jene Fälle finden, in denen ein und derselbe Schaden vom Kinde gesetzmäßig in einer ganz anderen Weise mit Krankheit beantwortet wird als vom Erwachsenen, ohne daß eine Allergie sensu strictiori im Spiele wäre. Als ursächlich wesensgleich gelten beispielsweise Rachitis und Osteomalacie, MÖLLER-BARLOWsche Krankheit und Skorbut, manchen auch JAKSCH-HAYEMsche Anämie und Anaemia perniciosa. In diesen Fällen ist die Abweichung so stark, daß man lange Zeit gar nicht auf den Gedanken kam oder gar wohl noch heute bestreitet, daß es sich um ein und dieselbe Krankheit handle. Hier liegen nicht bloß quantitative Verschiedenheiten nach Dauer, Ausbreitung und Grad der Störung vor, sondern auch qualitative. Diese Verschiedenheiten sind noch nicht restlos aufgeklärt, großenteils aber lassen sie sich auf physiologische Eigentümlichkeiten des Kindesalters zurückführen. Wenn beispielsweise die Rachitis sich im Gegensatz zur Osteomalacie vorwiegend an den Epiphysen lokalisiert, wenn Ähnliches vom Morbus Barlow gegenüber dem Skorbut gilt, wenn die subperiostalen Hämatome des ersteren dem letzteren abgehen, so kann dies zwanglos auf den großen Blutreichtum, das lockere Gefüge, auf die Aktivität der betroffenen Teile des noch wachsenden Skelets und auf die Attraktion, die solche Vorgänge auf den malacischen und skorbutischen Krankheitsprozeß ausüben, zurückgeführt werden. Wenn dem Skorbut Muskelblutungen eigentümlich sind, die dem Morbus Barlow fehlen oder wenigstens im Krankheitsbild zurücktreten und wenn sich die Frakturen umgekehrt verhalten, so kann dies auch einfach auf die Muskelarbeit und auf das dichtere Gefüge der Corticalis beim Erwachsenen bezogen werden (TOBLER, KOCH). Wenn auf Hämocytolyse der Erwachsene mit dem gewöhnlichen Typus von Erythropoese reagiert, das Kind aber mit Neubildung hämatopoetischer Herde in der Leber und wenn diese Neubildung dieselben abweichenden Produkte liefert, wie sie das normale fetale Blut enthält, dann wird dies so gedeutet werden dürfen, daß ein gleichartiger Rückschlag beim Kinde eher als beim Erwachsenen intrauterine Verhältnisse setzt, weil diese Lebensperiode bei jenem erst jüngst zurückgelegt wurde. Der

fetale Blutbildungstypus weist offenkundig auf eine niedrigere Diffe-
renzierungsstufe hin.

Sonach wären die Besonderheiten der kindlichen Pathologie in diesen
Beispielen ziemlich zwanglos zurückzuführen auf die den frühen Stufen
eigentümlichen Bau-, Wachstums-, Differenzierungs- und Funktions-
verhältnisse oder kurz gesagt, auf die altersgemäße Konstitution. Die
Annahme, daß jeder Entwicklungsstufe eine besondere körperliche (und
seelische) *Alterskonstitution* eigen ist, ergibt sich von selbst aus der
phänotypischen Definition des Begriffes „Konstitution", die in diesem
Bande S. 172 begründet und als einzig zulässige aufgewiesen wird.

Einen handgreiflichen Ausdruck findet die substantielle Alterskonstitution des
Säuglings beispielsweise darin, daß sein Hämoglobin gegen Lauge nach BISCHOFF
150mal resistenter ist als jenes des Erwachsenen.

Individualkonstitution. Festigung. Nicht zu verwechseln mit der
Alterskonstitution ist die *Individualkonstitution.* Man überzeugt sich
leicht, daß während der Entwicklung die originären Reaktionsmöglichkeiten im ganzen durch Umwelteinflüsse zunehmend eingeschränkt
werden, die Individualkonstitution selbst also immer bestimmter und
auch bestimmender hervortritt, sich gewissermaßen fortdauernd zu-
spitzt. Die Konstitution umfaßt nicht allein Abläufe, sondern auch Zustände, insbesondere morphologische Eigenarten; von letzteren, beispielsweise von der Physiognomie, von der Körperstatur usw. ist es
jedermann geläufig, daß beim Neugeborenen (von der Eizelle nicht zu
reden!) die individuellen Charaktere solcher Art weniger hervortreten
als beim Erwachsenen. Die Neugeborenen sind untereinander doch wohl
weit ähnlicher als die Greise. Übersetzt man dieses Verhalten in das
Dynamisch-Funktionelle, so gelangt man zur Anschauung, daß die
Reaktionen auf pathogene Reize bei Erwachsenen ceteris paribus stärker
voneinander abweichen, die individuellen Verschiedenheiten somit
schärfer hervortreten und die individual-konstitutionellen Einflüsse auf
das Krankheitsgeschehen markanter sein dürften als beim Kinde. Die
Krankheitsformen des Greises nennt demgemäß RÖSSLE individuell,
jene des Kindes „typisch". Auch die in psychischer, z. B. charaktero-
logischer Hinsicht bekannte „Festigung" durch Reifung wird mit großer
Wahrscheinlichkeit ihr Korrelat auf anderen Gebieten haben. Die
individuelle Konstitution wäre sonach beim Kinde noch nicht in dem
Maße erstarkt und noch nicht erstarrt wie beim Erwachsenen. All dies
steht im Einklang mit der allgemeinen Charakteristik, die wir vom
Kinde als dem pluripotenten Wesen zu geben versucht haben.

*Andere und bessere Wiederherstellungsmöglichkeiten. Die Entwicklung
im Dienste der Anpassung.* Mit der Pluripotenz des Ganzen und Multi-
valenz der Teile hängen auch Wiederherstellungsmöglichkeiten zusammen, die für die kindliche Pathologie von großer Bedeutung sein

müssen. Ein drastisches Beispiel, dem Grenzfall entnommen, ist das bekannte Experiment der Entwicklungsmechaniker, wonach ein halbiertes Ei ein, wenn auch kleineres, doch ganzes Individuum ergeben kann (Totipotenz). Grundsätzlich in gleichem Sinne, natürlich nicht annähernd in gleichem Maße überlegen ist der Organismus des Neugeborenen dem des Erwachsenen; jener ist zu Vertretungen, zu Ausgleichen, in höherem Maße befähigt. Dies zeigt sich nicht allein in allgemeinen Wachstumskompensationen und regulationen, sondern auch in der Ausnützung anderer, im Anfang noch weiter Möglichkeiten, was folgendes Beispiel erläutert. Eine vom Erwachsenen erworbene hochgradige Pulmonalstenose ist mit der Fortdauer des Lebens unvereinbar; beim Fetus kann solche Stenose bis zur Atresie fortschreiten ohne die Lebensfähigkeit im extrauterinen Dasein aufzuheben, weil bei Verengerung des Pulmonalostiums einfach der Verschluß der Vorhof- oder Ventrikelscheidewand und des BOTALLIschen Ganges auszubleiben pflegt, wodurch es dem Blute ermöglicht wird, auf einem Umweg dorthin zu gelangen, wohin es der rechte Ventrikel durch das stenosierte Gefäß nicht mehr hat treiben können. Das heißt: *Ist die Entwicklung noch wenig vorgeschritten, dann kann sie sehr sinnfällig und wirksam als solche in den Dienst der Anpassung gestellt werden; in ihren weiter vorgerückten Phasen ist dies nur in dem relativ engen Rahmen des rein funktionellen Ausgleiches oder der rückläufigen Entwicklungsbewegung (Entdifferenzierung, Abbau) möglich.* Zu den Anfängen der Differenzierung zurückzugelangen ist von den ersten Entwicklungsstufen aus leichter als von vorgeschrittenen.

Wachsende Angriffsbreite. Frontverkürzung. Es wird endlich ein ganz banales Moment Beachtung verdienen, daß nämlich der Angriffspunkt vieler Schäden, z. B. mechanischer, chemischer, infektiöser, embolisch-thrombotischer, im Gewebe eine der Natur des ektogenen Momentes zufolge annähernd konstante absolute Größe hat und *daher im wachsenden Organismus an relativer Ausdehnung stetig verliert.* Umfaßt dieser Angriffspunkt beim Erwachsenen z. B. eine kleine Zellgruppe, einen sehr beschränkten, für die Gesamtfunktion kaum in Betracht kommenden Teil eines Organes, so kann er in den frühen Entwicklungsstufen ganze Körpersysteme betreffen, Metameren, Keimblätter, Blastomeren, organbildende Keimbezirke. Die Bedeutung dieser *mit der Ontogenese fortschreitenden Gegenfront-Verkürzung angreifender Schäden* für die Pathologie des Kindesalters wollen wir durch folgendes Beispiel erläutern. Bei der exsudativ-arthritischen Diathese zeigen sich die Partialkonstitutionen gewisser Gewebssysteme, besonders des lymphatischen Gewebes, des Stütz- und des Gefäßapparates betroffen. Es wäre schwer vorstellbar, daß in vorgeschrittenen Stadien der Entwicklung ein einheitlicher Schaden alle diese nach Bau und Leistung so sehr verschiedenartigen und im-Körper überall zerstreuten Teile auswählend trifft. Das sie verbindende Moment ist ihr Ursprung aus dem Zwischenkeimblatt, und es konnte deshalb die Frage entstehen, ob etwa eine elektive Schädigung dieses Keimteils in frühembryonaler Zeit als Ursache der Diathese in Betracht kommt. Näheres hierüber siehe S. 178 dieses Bandes.

IV.

Jede allgemeine Pathologie muß sich auf

allgemeine Ätiologie

stützen. Die Krankheitsursachen (im geläufigen ärztlichen Sinne) versuchte man schon vor langer Zeit in äußere und innere, in ektogene und endogene (MOEBIUS) oder in *umweltbedingte* und *inweltbedingte* zu scheiden.

Relativ durchsichtig ist das Wesen der hier vermeinten Umwelt — besonders für die postnatale Lebensperiode. Jede

Umwelt

wirkt dadurch krankmachend, daß ihr Einfluß das Individuum aus seiner gewissermaßen zentralen, allseits gepufferten Situation herausdrängt und den Grenzen der jeweiligen Anpassungsfähigkeit nähert. Dieses Ziel kann sie unmittelbar oder aber mittelbar durch Einflußnahme auf die Inwelt des Individuums erreichen.

In jeder Lebenslage und jedem Lebensalter besteht die — als Exposition bezeichnete — Möglichkeit von solchen Umweltschäden betroffen zu werden. Ganz irrig ist eine recht verbreitete Vorstellung, daß nämlich die Exposition erst mit der Geburt beginne, oder wenigstens erst beim Neugeborenen häufig und typisch bedrohlich werde.

Pränatale Exposition. Nach mancher Hinsicht, besonders mechanischer und thermischer, scheint freilich der Fetus durch die mütterlichen Bauchdecken, durch Eihäute und Fruchtwasser gut geschützt und somit quasi „doppelt gepuffert". Aber seine dem mütterlichen Körper zugewandte Oberfläche, das Chorion, wird von Geburtshelfern für einen „schlechten Schutz" gehalten (HINZELMANN) — wenigstens gegenüber Mikroorganismen, die ja bei einer immer steigenden Zahl von Krankheiten (neuerdings auch bei Tuberkulose II, Masern, Kuhpocken, Diphtherie usw.) im mütterlichen Blute angetroffen werden. Der Bürstenbesatz, das Chorion, begünstige die Haftung solcher Keime, sein Epithelmantel an den Zotten sei niedriger als jener der Hautepithelien und scheine im Gegensatz zu diesen ohne parenchymatöse Alteration durchgängig — besonders für bewegliche Keime, wie beispielsweise Spirochäten, die sich durch das Syncytium einfach „hindurchschrauben" und so in den fetalen Kreislauf gelangen können. Von einer natürlichen

Resistenz des Chorionepithels sei nichts bekannt und die Absperrmaß-
nahmen würden „zu langsam" getroffen.

Ob diese Vorstellungen zutreffend und diese Anwürfe am Platze
sind, möchte ich dahingestellt sein lassen. In jedem Fall muß berücksichtigt werden, daß die wahre Umwelt des Fetus an dieser Stelle, nämlich das mütterliche Blut des intervillösen Raumes hinsichtlich An-
steckungsexposition nicht nach jeder Richtung der postnatalen Umwelt
verglichen werden kann, da sie im Gegensatze zu dieser doch bereits
unter starken biologischen Gegenwirkungen steht. Die Exposition der
Frucht ist ein Ausschnitt aus der mütterlichen Exposition; für die
Größe dieses Ausschnittes ist die gesamte mütterliche Krankheits-
abwehr (Resistenz und Immunität) maßgebend. Wenn diese versagt,
dann erwächst der Leibesfrucht eine Bedrohung, die im extrauterinen
Dasein etwa dem Zusammenbruch einer organisierten Abwehr bei
drohender Seuche vergleichbar scheint.

Heterospezifische Gravidität als expositioneller Faktor? Noch wenig
beachtet ist der Umstand, daß auch dem Fetus eine Nahrung „an-
geboten wird", die ihm nicht ohne weiteres adäquat ist, die nämlich
zwar artgleich, aber individualfremd ist und daß sich auch hier (wie am
Darm) eine mit aktiver Wehr- und Verdauungsfähigkeit ausgestattete
Scheidewand, die Placentarbarre, zwischenlagert. Besonders deutlich
wird die individuelle Verschiedenheit zwischen Mutter und Kind in der
(bezüglich Blutgruppe) hetero-spezifischen Schwangerschaft. Bei der
Leibesfrucht wird ja schon vom 4. Monat an Blutgruppenbildung angetroffen (während Eigenbau-Iso-Antikörper erst im ersten bis zweiten
extrauterinen Monat aufzutreten pflegen). Die Filterwirkung der neutralen (WITEBSKY) Placenta fetalis wird nach HIRSZFELD durch eine
Abschwächung der mütterlichen Antikörper in dem die Frucht um-
spülenden Mutterblut unterstützt und diese Abschwächung besorgt die
Frucht durch Ausscheidung von Hemmungsstoffen. Diese Schutzeinrichtungen können versagen, wodurch für beide Teile Gefahren erwachsen. Aus dem Umstande, daß die Kinder häufiger die mütterlichen
als die väterlichen Blutgruppen tragen, daß ferner Ehen unter sero-
logisch stark differenten Personen oft steril bleiben, wurde geschlossen,
daß heterospezifische Früchte in einem etwas höheren Prozentsatz
absterben. Auch ihr durchschnittlich geringeres Geburtsgewicht kann
auf Schäden hinweisen.

Daß einer heterospezifischen Schwangerschaft eine ebensolche Stillung folgt,
ist wohl anzunehmen; daß aber solche Kinder auch jenseits der Geburt im Nach-
teil bleiben, nicht erwiesen. Die heterospezifische Gravidität kann mit der künstlichen Säuglingsernährung (mit ihrer Heterodystrophiegefahr) in Parallele gesetzt
werden und ist gleich dieser teilweise kulturbedingt (Völkermischung).

Pränatale Allergie. MAYERHOFER meint, daß durch Einbruch mütterlicher, also der Frucht individualfremder Eiweißkörper im fetalen

Organismus spezifische Allergien entstehen können, die sich bei Wiederholung des Ereignisses anläßlich der hierzu besonders disponierenden Geburt in einer ganzen Reihe von allergischen Symptomen äußern (Exanthem, Lymphknoten- und Milzschwellungen, Blutveränderungen, Magen-Darmstörungen). Solcher Übergang individualfremden Materiales mit Antigen-Eigenschaften wurde auch sonst mehrfach als symbiosestörendes Moment erachtet. Im Blute von mit Knaben schwangeren Frauen sollen Hoden-Antikörper auftreten (SELLHEIM).

A. KOHN bezeichnet alle Störungen der planmäßigen Entwicklung des Fetus, die durch die Symbiose mit der Mutter verursacht werden, als „synkainogenetische" (s. auch S. 184).

Pränatale Energetik. Auch nach mancher anderen Richtung muß wohl die Verbindung mit dem mütterlichen Körper und die Umhüllung durch diesen für den Fet gewisse Schwierigkeiten oder Komplikationen schaffen — beispielsweise in energetischer Hinsicht. Thermophysikalisch ist die Frucht ein Teil des mütterlichen Körpers, unterliegt jedenfalls hinsichtlich des Wärmetransportes durch Kreislauf und Leitung im ganzen denselben Bedingungen wie ein mütterliches Organ. Ungefähr wie ein solches verhält sich der Fet in der Tat hinsichtlich seiner Wärmebilanz. Ein Vielfaches seines Umsatzes aber fordert nicht allein das sog. RUBNERsche Oberflächengesetz, sondern auch die weit eher vertretbare Flächenregel (nach v. HOESSLIN und Verf.). Die Symbiose erzwingt derart eine gröbliche Abweichung von jenem „grundlegendsten Organisationsprinzip" (RUBNER) und der bisher völlig unaufgeklärte Tiefstand der Energiebilanz des jungen Säuglings ist — wie an anderem Orte des Näheren gezeigt werden soll — offenbar nur der Ausdruck des aus dem intrauterinen Leben übernommenen, dem extrauterinen Dasein aber nicht gemäßen und im Laufe des 1. Lebensjahres allmählich auf die Flächenregel umzustellenden Betriebes.

Angesichts der oben erwähnten Beziehungen zwischen Anpassungsfähigkeit, Exposition und Mortalität ist es von Interesse, letztere ins intrauterine Dasein zurückzuverfolgen, wofür freilich nur teilweise ausreichende Daten vorliegen. In Abb. 13 ist (meines Wissens erstmalig) die Mortalität der 9 Monate vor und nach der Geburt im Verein dargestellt[1]. Die Geburtshelfer suchen die die Aborte veranlassenden oder

---

[1] Die Daten für das Absterben von Embryonen und Früchten entstammen einer KÜSTNERschen Statistik (wiedergegeben in DÖDERLEINS Handbuch, 2. Aufl.), in die 6535 Geburten und 1635 „Aborte" (in weitestem Sinne des Wortes) aufgenommen sind; jene über das Absterben der Säuglinge (Brustkinder!) dem Statistischen Jahrbuch, Berlin 1906. Letztere wurden auf besagte Geburtenzahl umgerechnet. Die Ordinaten geben die absoluten Zahlen der Todesfälle an. Die überaus geringe Zahl der im 1. und 2. Schwangerschaftsmonat den Geburtshelfern bekanntwerdenden Abortfälle rührt offenbar von der erschwerten oder unmöglichen Feststellung des Ereignisses her. Für diese Perioden ist unsere Kurve nur weitergezeichnet, daher völlig unsicher und auch nicht zu Schlüssen verwertbar.

vermittelnden Faktoren vorwiegend im extraovären Bereiche, besonders in der sog. Endometritis mit Blutungsneigung, Retroflexion, Myom, Verletzungen, ferner in extragenitalen Erkrankungen. Primäre Affektionen des Eies sind ihnen als solche Ursachen sehr wenig bekannt. Da die Sterblichkeit noch im 4. intrauterinen Lebensmonat höher ist als bei Brustkindern im 1. extrauterinen Monat, im 3. intrauterinen aber sogar noch höher als bei Flaschenkindern aus dem ersten extrauterinen Monat, möchte die antenatale Exposition keinesfalls gering erscheinen. Freilich sind diese Verhältnisse vielfach noch recht dunkel.

Natale Exposition. Die Exposition, die beim Menschen die Geburt als solche mit sich bringt und die durch Abb. 13 veranschaulicht wird („Frühsterblichkeit der Säuglinge"), hängt zum Teile mit der kontraselektorischen Wirkung oder dem direkten Eingreifen der Geburtshilfe (zugunsten der Mutter) und weiteren kulturellen Einflüssen zusammen. Andererseits liegt sie an der Umschaltung der fetalen in die postfetalen Einrichtungen und Betriebsarten von Kreislauf, Atmung, Verdauung, Entgiftung, Wärme- und Wasserabgabe usw. Erscheinen die damit zusammenhängenden Schäden auch unter dem Bilde der „Krankheit" und nosologisch, so handelt es sich im Grunde doch um Dysontogenese, Entwicklungsstörung. In jeder Phase kann die Entwicklung als solche abwegig werden, aus inneren wie aus äußeren Gründen. Wenn das Tempo der Entwicklungsveränderungen ein rasches ist (Neugeburtsperiode, Pubertätsperiode), dann treten naturgemäß auch diese Abwegigkeiten nicht allmählich und mehr insensibel, sondern jäh und sinnfällig in Erscheinung.

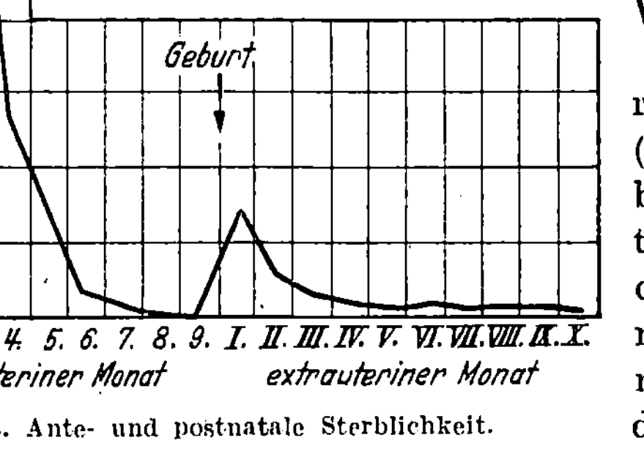

Abb. 13. Ante- und postnatale Sterblichkeit.

Exposition im Säuglingsalter. Die Exposition im Säuglingsalter liegt vorwiegend darin, daß das Kind in dieser Periode Objekt instinktwidriger, von kulturellen Momenten beeinflußter, menschlicher Willkür zu werden beginnt. Solche Willkür mutet dem Säugling auf physischem und seelischem Gebiete noch nicht vollzogene Anpassungen, dem Flaschen-

kinde beispielsweise solche an artfremde Nahrung zu. Anzunehmen,
daß die von dieser gesetzten „aphysiologischen Reize" (F. HAMBURGER)
auf die in erster Linie betroffenen Verdauungszellen beschränkt bleibe,
liegt bei der hohen Integration des Kindes mindestens kein Zwang vor.
Auch konnten neuerdings SCHLOSS (New York), sowie MORO und ihre
Mitarbeiter im *Blute* von zahlreichen *normalen* Flaschenkindern Kuh-
milch- bzw. Ziegenmilch-Antikörper nachweisen. Solches zeigt, daß die
Barre der Verdauungsschleimhaut undicht sein oder werden kann, was
um so leichter vorstellbar wird, wenn man sich diese Barre nicht rein
statisch, sondern dynamisch, insbesonders durch Sekretion von ver-
dauenden Säften wirksam denkt.

Exposition im späteren Kindesalter. Nach mancher anderer Hinsicht
wächst die Exposition naturgemäß mit der erworbenen Bewegungsfrei-
heit, mit dem Auftreten sozialer Regungen, mit dem kindlichen Berufs-
leben (als Schüler). Diese Dinge sind ebenso durchsichtig wie andererseits der Umstand, daß Laien geneigt sind, der Schule als solcher Schäden zuzuschreiben, die ganz anderen Ursprungs sind, wie beispielsweise
Myopie, Skoliose, Chorea und namentlich die sog. „Schulkrankheit"
katexogen, für welch letztere von exogenen · Momenten vorwiegend
Mängel der körperlichen und psychischen Erziehung in der Vorschulzeit
maßgebend sind.

Schädigenden Kultureinflüssen stehen ohne Zweifel auch fördernde
gegenüber, die sich in keinem Lebensalter so deutlich bemerkbar machen,
wie im ersten Jahr. Nur muß dagegen Einspruch erhoben werden,
daß man die große Differenz zwischen der Sterblichkeit von Säuglingen
legitimer und illegitimer Abstammung, höheren und niederen sozialen
Standes restlos auf Verschiedenheiten des Komforts und Geldauf-
wandes, also auf wirtschaftliche Verhältnisse zurückführt. Nebst der
höheren Kinderzahl steht der Mangel an Bildung und Einsicht sowie an
gewissen ethischen Eigenschaften bei den Erzeugern (Ordnungssinn,
Achtsamkeit, Selbstzucht, Opferwillen usw.) der Erhaltung von Säuglingen der breiten Schichten, besonders des Proletariates, also großenteils nicht Umweltliches, sondern Inweltliches oft entgegen.

Beachtenswert sind die wechselseitigen inneren Beziehungen zwischen Exposition und Konstitution; es müssen hier gewisse selbsttätig regulierende Einflüsse
im Spiele sein. Körperlich kräftige, widerstandsfähige Knaben sind geneigt, sich
vermehrten Gefahren (beispielsweise traumatischen und Erkältungsschäden) mehr
auszusetzen als verweichlichte Stubenhocker; intellektuell überdurchschnittlich
begabte Kinder schädigen sich oft durch geistige Überfütterung usw.

Das Wesen der

Inwelt

als Krankheitsursache war bis etwa um die Zeit der Jahrhundertwende
noch recht unklar und strittig. Eine Bestimmung, eine Abgrenzung des

Begriffes fehlte; wo man äußere Ursachen nicht fand, da nahm man eben innere an. Den Wandel brachte hier für die allgemeine Pathologie und schließlich auch für die Klinik die *wissenschaftliche Vererbungslehre*[1] oder Genetik mit ihren präzisen Begriffen und handlichen Bezeichnungen, die wir hauptsächlich F. GALTON, C. NAEGELI, A. WEISMANN, E. BAUR, W. JOHANNSEN, TH. H. MORGAN, F. LENZ und H. W. SIEMENS danken.

Idiotypus. Als wahre Inwelt, als eigentlicher Grundstock jedes Lebewesens erscheint im Lichte dieser Wissenschaft lediglich der Erbanlagen-Gesamtbestand des Individuums, sein Erbbild oder Idiotypus (auch Genotypus genannt). Dieser setzt sich zusammen aus zahlreichen einzelnen Anlagen, sog. Faktoren, d. i. kleinsten im Erbgange austauschbaren Einheiten oder Iden (auch Gene genannt), gewissermaßen den Atomen des Idiotypus. Die Übertragung dieser Faktoren von den Vorfahren auf die Nachkommen ist die *Vererbung im strengen Sinne des Wortes, die Idiophorie.* Was sie bewirkt, das ist idiotypischen Ursprunges oder idiogen. Das materielle Substrat des Idiotypus ist das Idioplasma, die Erbsubstanz.

Paratypus. Dem Idiotypus gegenüber steht die Gesamtheit der *nicht* erblichen Merkmale und Eigenschaften, der Paratypus. Sein materielles Substrat ist das gesamte Cyto- oder Ernährungsplasma.

Die Umwelt oder Peristase[2] kann in den verschiedensten Stadien der Ontogenese einwirken — nicht bloß auf das Geborene und das noch Ungeborene, sondern auch auf Ei und Keimzellen beiderlei Art. Hiernach unterscheidet SIEMENS die paratypischen Eigenschaften in erstens kongenitale im wahren Sinne des Wortes, das heißt anerzeugte, in zweitens intrauterin entstandene, und in drittens extrauterin entstandene. Die ersteren beiden sind konnatale oder angeborene Eigenschaften. Die Umwelt hat aber nicht allein gestaltenden (parakinetischen) Einfluß auf den Paratypus und bewirkt so die besagten Kategorien von nicht erblichen Paravariationen oder Modifikationen, sondern sie kann unter Umständen auch den Idiotypus angreifen, also durch idiokinetische Einflüsse echt erbliche Idiovariationen oder Mutationen herbeiführen.

Phänotypus. Was sich dem Arzte am Individuum darbietet, was Krankheitszeichen trägt, was Objekt der Behandlung wird, das ist teils

---

[1] Auf Wunsch des Herrn Mitherausgebers wird im folgenden versucht, die *für den Kinderarzt* wichtigsten Grundzüge dieser Lehre in der durch die Raumbeschränkung geforderten, fast lapidaren Kürze wiederzugeben. Interessenten an dem Gegenstande seien besonders auf die vortrefflichen Werke der oben letztgenannten Autoren verwiesen, denen großenteils hier gefolgt wird.

[2] Letzterer Ausdruck wird zumeist gebraucht, wenn eine im Binnenraum des betreffenden Körpers gelegene Umwelt gemeint ist.

idiotypischen, teils paratypischen Ursprunges; es ist das Ergebnis zusammenwirkender idiogener und peristatischer Einflüsse: das effektive Erscheinungsbild, der Phänotypus. In ihm finden wir dasjenige gegeben, was sich vom Idiotypus am Individuum realisieren konnte, und zwar in der durch die Umwelteinflüsse bewirkten Prägung.

Der Anteil der Erbanlagen und jener der Umwelt an der Entstehung einer Krankheit oder krankhaften Störungen ist von Fall zu Fall sehr wechselnd. Manchmal tritt der erstere, manchmal der letztere ganz in den Vordergrund und wird anscheinend allein maßgeblich; andere Male

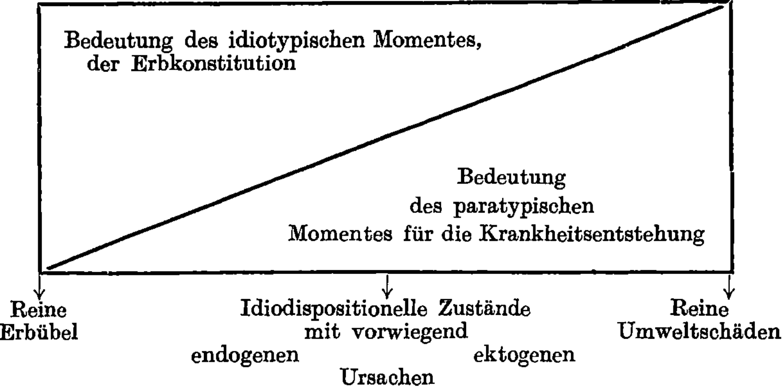

Abb. 14. Kräfteparallelogramm Erbbild-Umwelt.

und in der Regel tragen beiderlei Ursachen, jede in ihrer Art, zur Entstehung des Übels bei. Man kann sich mit SIEMENS die Krankheitszustände und Vorgänge je nach der Dignität des idio- und des paratypischen Momentes bei ihrer Genese in eine Reihe geordnet denken, an deren Anfang die „reinen" Erbübel, an deren Ende die reinen Umweltschäden stehen, während die Zwischenglieder gemischten Ursprunges sind. Das obige Diagramm mag dies erläutern. Wenn — wie es sehr oft zutrifft — die Erbanlage den Organismus für einen peristatischen Schaden besonders empfänglich, zugänglich gemacht und der Entstehung einer Krankheit, etwa einer Infektionskrankheit, die sonst nicht eingebrochen wäre, so Vorschub geleistet hat, dann spricht man von einem idiodispositionellen Zustande (SIEMENS). Beispiele für die beiden Extreme wären einerseits etwa die heredo-degenerativen Nervenkrankheiten, andererseits ganz schwere Traumen oder Verbrennungen. Bei Schäden durch geringfügige Traumen können schon Erbmomente mit im Spiele sein, wie etwa eine besondere Verletzbarkeit, erhöhte Infektions- oder Blutungsbereitschaft.

MENDELs *Lehre*. Für das Zustandekommen eines Erbübels oder einer erblichen Anlage zu Krankheit gelten im allgemeinen — genau so wie auch für das Zustandekommen einer die Anpassungsfähigkeit mehrenden Eigenschaft — die MENDELschen Regeln, die sich nach LENZ in das MENDELsche Gesetz zusammenfassen lassen: „Die Erbmasse des Menschen besteht aus gesonderten, in den Keimzellen stofflich angelegten Einheiten (obbesagten Iden oder Genen), die im Laufe der Generationen unter Wahrung ihrer Eigenart sich trennen und neu zusammenfügen und von denen je zwei sich gegensätzlich verhalten in dem Sinne, daß sie bei der Keimzellenbildung niemals in dieselbe, sondern regelmäßig in verschiedene Keimzellen gehen, von denen jede die Wahrscheinlichkeit $\frac{1}{2}$ hat, am Aufbau eines bestimmten Kindes mitzuwirken."

Erbkörperchen. Reduktionsteilung. Die stofflich angelegten Einheiten stecken (beim Menschen) in den (vermutlich) 48[1] Erbkörperchen oder Chromosomen eines jeden Zellkernes, die zu 24 homologen, allelomorphen, d. h. morphologisch ähnlichen und biologisch zusammengehörigen, nämlich auf dasselbe Organ, dieselbe Qualität (z. B. Augenfarbe, Blutgruppe) wirkenden, auf den gleichen Entwicklungsvorgang bezüglichen, aber bei der Keimzellenreifung stets sich trennenden Paaren geordnet sind. In jedem dieser Paare ist das eine Erbkörperchen väterlichen, das andere mütterlichen Ursprunges. Ebensolchen doppelten Satz von Chromosomen besitzen wie alle Körperzellen, auch die männlichen und die weiblichen Stamm- oder Urkeimzellen; auch diese haben also sog. diploide Beschaffenheit. Von den Urkeimzellen aus kommt es aber nach einem vorausgegangenen Austausch innerhalb der einzelnen Paare, der Syndese, durch Teilungen zur Bildung der reifen Keimzellen oder Gameten. Während bei den somatischen Zellen jeder Teilung eine Längsspaltung aller Chromosomen vorausgeht, so daß jede Tochterzelle wieder einen kompletten diploiden Satz empfangen kann, bleibt diese Längsspaltung bei einem der zur Keimzellbildung führenden Teilungsakt aus. Infolgedessen wird aus den 24 Paaren je ein Chromosom ungeteilt in die eine, der homologe, vom anderen Elter stammende Partner ungeteilt in die andere Tochterzelle übernommen, so zwar, daß die *reifen* Keimzellen in beiden Geschlechtern nur über je einen einfachen Satz von Chromosomen verfügen; man nennt sie daher haploid. In diesem Satze sind aber mütterliche und väterliche Erbkörperchen nicht mehr zwangsläufig in gleicher Zahl vorhanden, sondern hinsichtlich dieser Abstammung in rein zufälliger Verteilung. Bei der Befruchtung, bei der Vereinigung von Ei- und Samenzelle, also der beiden Gameten zur Zygote erfolgt wieder die Komplettierung zur Doppelgarnitur von 24 Chromosomenpaaren.

---

[1] Beim Manne 47 (s. S. 155).

Von entscheidender Bedeutung für die Vererbung sind sonach die Syndese einerseits und die Reduktionsteilung andererseits. Die letztere ist der dem MENDELschen Gesetz zugrunde liegende Vorgang: Die den Regeln des Zufalles folgende, daher durch die Wahrscheinlichkeitsrechnung zu erfassende Verteilung der väterlichen und mütterlichen Erbanlagen auf die Samen- und Eizellen, deren Vereinigung gegebenenfalls den kindlichen Organismus hervorgehen lassen.

Syndese. Um das Wesen der Syndese zu verstehen, muß man wissen, daß die Chromosomen nicht die kleinsten, heute bekannten Träger von Erbeinheiten sind; sie zerfallen vielmehr in Teilstücke, nämlich die in den Erbkörperchen kettenförmig aneinander gereihten Chromomeren, wovon je zwei homologe Chromosomen zusammen auch wieder je ein halb vom Vater, halb von der Mutter stammendes Paar liefern. Höchstwahrscheinlich sind Besonderheiten im Bau oder Chemismus der Chromomeren die idioplasmatische Grundlage eines jeden als Einheit im Erbgange laufenden Merkmales. Bei der Syndese werden offenbar schon zwischen den homologen Chromosomen homologe Chromomeren ausgetauscht, wodurch eine erste Verwerfung väterlicher und mütterlicher Anlagen zustande kommt. Während aber die Chromosomen ,,völlig frei und unabhängig voneinander auf die Tochterzellen verteilt werden (wie es die Erfüllung des MENDELschen Gesetzes fordert), hängen einzelne Chromomeren eines Chromosoms mehr oder weniger fest zusammen'' (BAUR). Sie fallen nicht gänzlich auseinander und werden daher auch nicht einzeln und frei ausgetauscht, sondern in partieller, gelegentlich wohl zwangsläufiger Koppelung, in kürzeren oder längeren Bruchstücken der ursprünglichen Kette.

Nach dem Gesagten hat jedes Individuum mit jedem Elter genau die Hälfte der Erbmasse gemein, und zwar nicht etwa so, daß die Anlage zu einer bestimmten Eigenschaft, z. B. der Irisfarbe vom Vater, jene zu einer bestimmten Blutgruppe von der Mutter stammt, sondern jedes einzelne Merkmal ist halb väterlich und halb mütterlich angelegt. Der Enkel führt hiernach Erbanlagepaare, wovon den einen Erbkörper der Vater entweder von seinem Vater oder von seiner Mutter, den anderen die Mutter entweder von ihrem Vater oder von ihrer Mutter empfangen hat.

Homozygotie. Heterozygotie. Dominanz. Recessivität. In bezug auf jede einzelne Erbanlage kann der vom Vater stammende Paarling gleichartig oder gegensätzlich beschaffen sein dem von der Mutter stammenden anderen Paarling. Dies gilt von der befruchteten Eizelle sowie von jeder Körperzelle des daraus entstehenden Individuums. In dem ersteren der vermeinten Fälle nennt man das Individuum bezüglich des betreffenden Merkmals gleichanlagig oder homozygot. Im anderen Falle verschiedenanlagig oder heterozygot (besser wäre homogametisch bzw. heterogametisch). Welche Eigenschaften oder Merkmale homozygote Individuen tatsächlich zur Entfaltung drängen werden, kann nicht zweifelhaft sein; bei den heterozygoten aber sind zwei verschiedene Fälle möglich: Erstens die Entfaltung einer Zwischenstufe zwischen den beiden gegensätzlichen Anlagen, woraus der (beim Menschen mindestens seltene) intermediäre oder der interferente Erbtyp resultiert, zweitens die Entfaltung der *einen* Anlage, wobei die andere latent bleibt. Dieser *zweite* Fall tritt dann ein, wenn einer Anlage ein gewisses Übergewicht über die andere, die ihr „allele“, innewohnt, wenn sie, wie man sagt, die andere überdeckend oder dominant ist. Die andere Anlage bezeichnet man dann als überdeckbar oder recessiv. Eine solche recessive Anlage kann sich hiernach nur im homozygoten Zustande äußern, wo sie auf keinen übermächtigen Partner stößt. (Siehe hierzu aber Punkt 6, S. 155.)

MENDEL-*Zahlen, Erbtafeln.* Trennt man die Nachkommen eines in seiner Erbmasse hinsichtlich einer bestimmten Einheit ungleichartigen Elternpaares nach dem betreffenden Merkmal, so findet man zwischen den beiden Gruppen bei hinreichender Individuenzahl ganz bestimmte, in sehr einfacher Weise aus dem MENDELschen Gesetz ableitbare Zahlenverhältnisse — andere natürlich, wenn das unterscheidende Merkmal überdeckend, andere, wenn es überdeckbar ist. Dies kann sehr gut bei fruchtbaren Tieren und Pflanzen durch Auszählung unter den Geschwistern festgestellt werden. Bei der heute so geringen Fruchtbarkeit des Menschen würde wohl meist der Fehler der kleinen Zahl zu groß, wenn man sich an nur *eine* familiäre Gruppe hält. Bei gleicher Erbsituation unter mehreren Elternpaaren kann man sich dann aber an die Summe ihrer Nachkommen halten, wobei freilich gewisse Fehlerquellen Berücksichtigung finden müssen. Zur Vermeidung eines Auslesefehlers dient die von WEINBERG angegebene Probandenmethode. Ferner erkennt man in sog. Stammbäumen, Aszendenz-, Deszendenz-, Sippschafts- oder Erbtafeln oft auf den ersten Blick, welchen Erbgang eine bestimmte Anlage besitzt. Von den Eltern eines jeden Merkmalträgers ist bei dominantem Erbgang im allgemeinen wenigstens eines gleichfalls behaftet, so zwar, daß das Merkmal in der Generationsfolge Kontinuität aufweist. Nur solches Verhalten entspricht den Vorstellungen des Laien von Vererbung.

Okkulte Vererbung. Anders bei recessiv gehenden Merkmalen. Hier sind meist weder Eltern noch Kinder des Probanden behaftet, sondern nur etwa jedes vierte seiner Geschwister oder Aszendenten im Seitenglied Bei geringer Fruchtbarkeit wird oft weit und breit kein zweiter Merkmalsträger eruiert, was auch heute noch zu dem ganz irrigen Schluß verleitet, es könne überhaupt von keiner Erblichkeit die Rede sein. Durch den recessiven Erbgang wird das scheinbare Paradoxon möglich und durchsichtig, daß sich in einem Stamme ein Übel (latent) forterbt, dessen Träger nie zeugungsfähig oder extrauterin überhaupt nicht lebensfähig sind, wie etwa eine Anencephalie.

Irrig ist auch die Meinung, daß Ungleichartigkeit von Geschwistern bezüglich eines Merkmals dessen idiotypische Grundlage ausschließt.

Das Gegenteil kann eher zutreffen. Geschwister weichen ja im Kindesalter hinsichtlich ihres Erbgutes durchschnittlich viel stärker voneinander
ab als hinsichtlich ihrer Umwelt.

Konsanguinität. Recessiv laufende Erbanlagen werden naturgemäß
bei Konsanguinität der Eltern häufiger realisiert. Daß solche Konsanguinität bei einem bestimmten seltenen Übel in mehr als der allgemeinen durchschnittlichen Frequenz [1] vorkommt, ist oft der sicherste
Hinweis auf idiotypischen Ursprung.

Störung der MENDEL-*Zahlen.* Beim Menschen stoßen die vermeinten
Auszählungen und Prüfungen am Stammbaum recht oft auf Unstimmigkeiten und solche haben den Kredit der Lehre in den Augen mancher
zu Unrecht erschüttert. Diese Unstimmigkeiten lassen sich nämlich oft
zwanglos auflösen, wenn mit der erforderlichen besonderen Sachkenntnis
vorgegangen wird. Einige der häufigsten Quellen der Störung sollen
hier Erwähnung finden, weil dies gleichzeitig zu Erläuterungen weiterer
erbbiologischer Sachverhalte Anlaß gibt.

1. Manifestationsmangel. Temporäre Manifestation. Was ererbt wird,
sind, genau besehen, keine Merkmale, keine krankhaften Zustände
oder Krankheiten, sondern die Bereitschaften zu deren Ausbildung;
es sind bestimmte Reaktionsweisen. Besagte Ausbildung kann aber
Jahre und Jahrzehnte in Anspruch nehmen; sie kann im Alter der
Untersuchung des Probanden noch rückständig sein, allenfalls von den
Anlageträgern gar nicht erlebt werden. Sind alle Geschwister eines mit
progressiver Muskeldystrophie behafteten Schulkindes erst Säuglinge
oder im Spielalter, so wird sich über die Verbreitung der Anlage in der
Familie nichts aussagen lassen. Andere Manifestationen schwinden mit
dem Alter, so gewisse exsudative, lymphatische, rachitische und spasmophile Erscheinungen, und sind nach einer Reihe von Jahren vergessen,
entziehen sich daher der anamnestischen Erhebung. Die Ausbildung von
Störungen ist überdies oft an Umwelteinflüsse gebunden; mangels solcher
manifestierender Momente bleibt die Anlage verborgen und am Träger
selbst überhaupt zeitlebens nicht feststellbar.

2. Unreine Dominanz. Die Begriffe Dominanz und Recessivität sind
relative. Selten scheint eine Anlage absolut dominant, so zwar, daß
homo- und heterozygote Individuen äußerlich völlig gleichartiges Verhalten zeigen. Anklänge an den intermediären Typus sind sonach auch
beim Menschen die Regel, desgleichen unregelmäßige Dominanz häufig,
bei der die Überdeckung nur an gewissen Heterozygoten und überdies

---

[1] Vettern-Basen-Ehen kommen in der christlichen Bevölkerung Deutschlands
am Lande in etwa 1,8%, in der Stadt in 1% Häufigkeit vor. Natürlich sind auch
minder enge Verwandtschaften zu berücksichtigen.

eventuell nur unter Mitwirkung anderer Einflüsse wirksam wird. Recessiv gehende Merkmale scheinen bei Heterozygoten mitunter abortiv aufzutreten als „fruste Formen".

3. Polymerie. Für die Manifestation einer Anlage sind nicht immer allein die beiden Glieder eines Anlagepaares maßgebend; sondern es gibt Merkmale, zu deren Entstehung zwei oder mehr Anlagepaare beitragen: polyide (polymere) Merkmale. Treten dann zwischen den verschiedenen für das Merkmal zuständigen Chromosomenpaaren in der Generationsfolge Verwerfungen auf, dann kann intermediäres Verhalten vorgetäuscht, das MENDELsche Zahlenverhältnis schwer feststellbar oder gestört erscheinen.

4. Komplexe Merkmale. Etwas der Polymerie Verwandtes ist die komplexe Bedingtheit eines Merkmals. Körperliche Schönheit, sportliche Befähigung und andere *Sammel*qualitäten, deren Erblichkeit ohne Zweifel mit Recht angenommen wird, entstehen durch das Zusammentreffen zahlreicher sehr verschiedenartiger Elemente, die unterschiedlichen Erbgang haben, so daß glatte MENDEL-Zahlen für den ganzen Komplex nicht erwartet werden können. Die Disposition zu Tuberkulose, jene zu Rachitis, zu exsudativen Reaktionen, natürliche Immunität gegen Infektionskrankheiten, gehören höchstwahrscheinlich zu den komplexbedingten Eigenarten.

Der Consensus partium im Organismus bringt es mit sich, daß in gewissem Sinne jede Erbeinheit für die Gesamtheit der Organe und ihrer Leistungen mitbestimmend wird, wie umgekehrt jedes Merkmal mehr oder weniger Beziehungen zu vielen oder allen Erbeinheiten aufweist (Panmerie im Sinne WEINBERGs). Bemerkenswerterweise scheint Polymerie im ganzen um so weniger in Betracht zu kommen, je mehr das erwachsende Übel die Anpassungsfähigkeit bedroht. Ausgesprochene Krankheitsanlagen scheinen fast stets oder jedenfalls viel häufiger monomer zu sein als solche, die normale oder aber sehr verbreitete und wenig gefährdende Eigenschaften bedingen. Eine Ausnahme machen nach SIEMENS vielleicht gewisse Hemmungsbildungen oder sog. Atavismen, deren Erbgang umso undurchsichtiger bleibt, als die Manifestation anscheinend auch noch von Außenfaktoren abhängig ist.

Polyphänie. In gewissem Sinne das Gegenstück zur Polymerie ist die Polyphänie, die dann vorliegt, wenn ausnahmsweise ein Chromosomenpaar die Anlage zur Entwicklung von mehr als nur einem Merkmal in sich trägt. Solches führt zu einer mehr oder weniger zwangsläufigen Kuppelung von erblichen Besonderheiten, wofür unten Beispiele anzuführen sein werden. Die Polyphänie ist eine der echt idiotypischen Grundlagen dessen, was man in Biologie und Pathologie als Korrelation oder Syntropie bezeichnet, das heißt als überzufälliges Zusammentreffen verschiedener Eigenschaften oder Störungen an einem Individuum.

5. Epistase. Wesensverwandt der Polymerie sind andere besondere Situationen. Ein Merkmal als solches kann ein anderes verdecken oder gar nicht zur Entfaltung kommen lassen. Das (erbbedingte) Fehlen eines Organs beispielsweise muß erbliche Besonderheiten an diesem auslöschen. Man spricht dann von Epistase. Sie bedeutet gewissermaßen eine Dominanz, die aber außerhalb des betroffenen Anlagepaares ihren Sitz hat. Sie kann bei echt dominant gehenden Merkmalen Diskontinuität im Stammbaum bewirken.

6. Geschlechtsgebundenheit. Von besonderer Bedeutung (auch praktisch) ist die Geschlechtsgebundenheit von Merkmalen. *Ein* bestimmtes Chromosomenpaar zeichnet sich bei vielen Spezies von anderen Paaren in einem Geschlecht deutlich durch morphologische Ungleichartigkeit der beiden Paarlinge (Heterochromosomen) aus. Der eine Paarling, das Y-Chromosom, ist nämlich viel kleiner als der andere, das X-Chromosom, oder überhaupt nicht nachweisbar — so beim Menschen im männlichen Geschlecht. Dieses Chromosomenpaar wird geschlechtsbestimmend. Wo sich nämlich bei der Befruchtung der stets nur X-tragenden Eizelle durch eine ebensolche Samenzelle ein X-homozygoter Keim bildet, entsteht ein weibliches, wo sich durch eine Y- oder aber kein Geschlechtschromosom tragende Samenzelle ein XY-Heterozygot bzw. ein X-monogametischer Zygot bildet, was naturgemäß in annähernd gleicher Häufigkeit eintritt [1], entsteht ein männliches Individuum. Nun ist aber das Geschlechtschromosom nicht bloß des Geschlechtsfaktors, sondern gleichzeitig Träger auch anderer Erbanlagen. Die Unterdrückung des Y-Paarlings im männlichen Geschlecht macht es unmöglich, daß etwaige, im X-Chromosom steckende recessive Anlagen überdeckt werden; selbe müssen vielmehr zur Wirksamkeit gelangen. Damit hängt es zusammen, daß recessive Erbübel im männlichen Geschlecht oft viel häufiger als im weiblichen zum Vorschein kommen, während bei dominanten Anlagen das weibliche Geschlecht bis zu zweimal

---

[1] Beim Menschen übertrifft in der Embryonalperiode die Zahl der männlichen allerdings jene der weiblichen Keime im allgemeinen um etwa 20—25%. Man hat die Vorstellung entwickelt, daß die Spermatozoen ohne Geschlechtschromosom leichter beweglich seien oder sonst „fitter" als die in gleicher Zahl vorhandenen X-tragenden, also Mädchen zeugenden Samenzellen (Zertation). Da sich an menschlichen Früchten das Geschlecht erst vom 4. oder 5. Schwangerschaftsmonat an erkennen läßt, muß das wahre Zeugungsverhältnis der Geschlechter freilich noch zweifelhaft bleiben. MAC DOWELL hat zur Feststellung dieser Relation jene Ausnahmefälle von Gravidität bei Mäusen herangezogen, in denen der Befund an den gelben Körpern ein stattgehabtes Absterben von Früchten ausschließt. Bei diesen war die Zahl der männlichen und weiblichen Jungen gleich groß. Sollte es beim Menschen ebenso liegen, dann müßte man annehmen, daß in den frühesten Stadien ein elektives Absterben der Mädchen, in den späteren ein solches der Knaben statthat. Letzteres ließe sich aus Gründen des Erbgefüges jedenfalls leichter erklären als ersteres.

mehr betroffen ist. Demnach gelten für die den Stammbäumen ein sehr eigenartiges Gepräge gebende geschlechtsgebundene Vererbung nicht die normalen MENDEL-Zahlen, sondern andere, für die insbesondere der Anteil der Geschlechtschromosomen an der Gesamterbmasse, also die für die Spezies eigentümliche Gesamtzahl der Chromosomen maßgeblich ist.

Knabenübersterblichkeit. Unter den im X-Chromosom steckenden Faktoren können auch sog. letale und subletale Faktoren sein, d. h. solche, die ein frühes Absterben bewirken oder begünstigen. F. LENZ hat auf die für den Kinderarzt hochbedeutsame Tatsache hingewiesen, daß solche Letalfaktoren, wenn sie, was die Regel ist, recessiv gehen, die Übersterblichkeit der männlichen Feten und Säuglinge erklären können; umgekehrt kann aus dieser Übersterblichkeit unter gewissen Voraussetzungen auf die Häufigkeit von Letalfaktoren, ja eventuell auf die Chromosomenzahl geschlossen werden. Daß idiotypische Ursachen für die prä- und postnatale Mortalität im Spiele sein müssen, erkennt man im übrigen schon aus der starken Korrelation zwischen Langlebigkeit der Eltern und Widerstandsfähigkeit der zugehörigen Kinder (PLOETZ). Besonders die heute in den Vordergrund des Interesses gerückte Frühsterblichkeit der Säuglinge wird man zweckmäßig auch von diesem Gesichtspunkte aus betrachten. Der Kurvenverlauf auf Abb. 13, S. 146 könnte geneigt machen, die Frühsterblichkeit der Säuglinge auf *rein* peristatische Momente (Geburtsschäden im weitesten Sinne) zurückzuführen. Das hieße aber vergessen, daß idiotypische Schäden, wie experimentell erwiesen wurde (MORGAN, JUST, WHITING), sehr deutlich in einer Widerstandslosigkeit gegen verschiedene Umwelteinflüsse zum Ausdruck kommen können. Auch liegen den Gebärschwierigkeiten von seiten der Mütter vielfach idiotypische Momente zugrunde. WETZELS Erhebungen aus der Münchener Kinderklinik scheinen dem Autor zu ergeben, daß das Frühgeborenwerden an sich (ebenso wie die Zwiegeburt) erblich ist. Sicher werden manche Früchte wegen der ihnen anhaftenden Erbschäden vorzeitig ausgestoßen und gehen dann zugrunde.

7. Faktorenkoppelung. Auch nach dem oben über die unfreie Verwerfung der (im Gegensatz zu den Chromosomen) untereinander fakultativ oder obligat gekuppelten Chromomeren Gesagten müssen Störungen der MENDEL-Zahlen erwartet werden. Solche sind in der Tat von allen gut studierten Tier- und Pflanzenarten bekannt. In der menschlichen Vererbungslehre spielt diese Störungsursache nach LENZ vorderhand keine erkennbare Rolle.

8. Scheinvererbung. Ähnlich verhält es sich mit der Paraphorie. Darunter versteht man flüchtige, autoreversible Nachwirkungen einer Paravariation auf die folgende Generation, die den Eindruck einer Idiophorie erwecken können, in Wahrheit aber mit Vererbung nichts zu tun haben.

9. Mutationen. Erbgänge von Merkmalen können natürlich durch neu eintretende Erbänderungen, durch Idiovariationen oder Mutationen gewaltsame Störungen erfahren. Das Vorkommen solcher wurde früher wohl irrtümlich für selten gehalten. Bei der Obstfliege sowie beim Löwenmaul sollen etwa 8—10 % aller Individuen Träger neuer Mutationen sein, und Lenz meint, daß die Bedingungen für die Entstehung solcher beim Menschen weit günstiger liegen.

Als idiokinetische Faktoren stehen namentlich die folgenden in Diskussion:

a) Gifte, wie Blei, Quecksilber, Arsen, Phosphor, Jod, Alkohol, Benzol, Anilin, Chinin, Nicotin, diverse Narkotica.

b) Infektiöse Erkrankungen, besonders Lues und Tuberkulose.

c) Aktinische Reize, Röntgen-, Radiostrahlen, Radiumemanationen.

d) Gewisse Formen widernatürlicher Lebensweise, Tropenaufenthalt für Europäer, Gefangenschaft, Stadtleben, Domestikation.

Für den Menschen strikte erwiesen ist die Wirksamkeit solcher Momente zumeist nicht. Lenz glaubt aber an die erbändernde Wirkung von Genußgiften; jene der vormals viel beschuldigten Syphilis wird neuerdings meist geleugnet (Peiper, Husler).

Wichtig ist die Feststellung, daß fast alle bisher bekanntgewordenen idiokinetischen Einwirkungen (einschließlich jener, die unter günstigen Umweltverhältnissen scheinbar spontan auftreten) die Anpassungsfähigkeit nicht mehren, sondern mindern, die Erhaltungswahrscheinlichkeit herabsetzen, also Krankheiten oder krankhafte Zustände hervorrufen. Aus dem sonst harmonischen, im ganzen zweckdienlichen Gefüge der Gene werden anscheinend einzelne Bausteine herausgerissen und es resultieren Defektmutationen, oder es erfolgen pathologische Reduktionsteilungen ohne Scheidung der Allelenpaare. Die Mutationen laufen zum größten Teile recessiv. Daher kann durchaus nicht erwartet werden, daß sie sich in der nächstfolgenden Generation bereits äußern; vielmehr sind die Manifestationen einer in der Bevölkerung neuen Idiovariante zumeist nicht vor der 4. Generation, also frühestens nach einem Jahrhundert von der Schadenseinwirkung ab zu erwarten (Lenz, Siemens).

Es wird vielleicht nützlich sein, darauf hinzuweisen, daß diese Regel Ausnahmen haben kann oder muß. Erstens gibt es immerhin auch dominante Neu-Erbänderungen; zweitens ist es mindestens vorstellbar, daß eine recessive Mutation gleich homozygot entsteht, drittens, daß sie beim männlichen Geschlecht das X-Chromosom trifft, das nicht überdeckt werden kann. Diesen Möglichkeiten (nach Lenz) ist bei Idiovariationen, die nicht überhaupt in der fraglichen Bevölkerung völlig neu sind, noch jene der Schädigung einer Erbeinheit anzufügen, deren Allele beim anderen Elter bereits heterozygotisch in gleicher Weise verändert ist. In allen diesen Fällen muß schon die nächste Generation betroffen sein können.

Wichtig ist endlich die Feststellung, daß erbändernden Einflüssen am meisten exponiert die Keimzellen während der Reifeteilung zu sein scheinen; das hieße also

im weiblichen Geschlecht nur während embryonaler Zeiten, im männlichen
Geschlecht auch während des ganzen postnatalen Daseins. Der ruhende Kern ist
offenbar gegen idiokinetische Einflüsse weitgebend geschützt. Die Kerne der
weiblichen Keimzellen ruhen nach der Geburt; also müssen Mutationen durch
Krankheits- oder Genußgifte bei Vätern mindestens viel häufiger als bei Müttern
wirken [1].

Wenn, wie erwähnt, die Idiovariationen recht häufig sind und mindestens überwiegend zur Verschlechterung der Erbmasse führen, müßte
rasche, schwere Entartung der Rassen eintreten, wenn dieser nicht eine
scharfe Auslese entgegenwirken würde. Sofern die menschliche Kultur
dieser Auslese in die Arme fällt oder gar kontraselektorisches Geschehen
erlaubt (Krieg!) muß sie wahrhaft degenerativ wirken.

Im weitesten Sinne des Wortes könnte man bei Mutation von einer „Vererbung
erworbener Eigenschaften" sprechen; was die Lamarckisten aber darunter verstehen, ist etwas ganz anderes, nämlich die Vererbung individueller, paratypischer
Anpassungen, die es nicht gibt.

Nach dem Gesagten ist es in der menschlichen Pathologie oft schwierig, durch die landläufige Familienforschung die idiotypische Grundlage
eines Übels nachzuweisen, ihren Wirkungswert abzuschätzen und den
Erbgang aufzudecken. Ein anderes, diesen Zwecken dienliches besonderes Verfahren hat sich daher namentlich auch bei den Kinderärzten rasch eingeführt, nämlich die Zwillingsforschung.

Zwillingsforschung. Eineiige Zwillinge entstehen durch Zweiteilung
einer befruchteten Eizelle oder vielleicht eines ganz jungen Eies. Scheiden
sich die Tochterzellen nicht völlig, so kommt es zu Doppelmißbildungen;
die viel häufigere komplette Scheidung führt zur Bildung eines eineiigen
Paares. In diesen Fällen von quasi ungeschlechtlicher vegetativer Vermehrung wird, wie bei allen Äquationsteilungen (z. B. in Klonen), das
Erbgut der beiden Individuen identisch sein, sofern nicht besondere
Störungen im Spiele waren — und identisch bleiben, wenn nicht etwa
idiokinetische Einflüsse später eine Verschiedenheit schaffen. Reine
Erbeigenschaften physiologischer und pathologischer Art entwickeln
sich daher im allgemeinen bei den (idiotypisch nivellierten) Eineiern
gleichartig; Abweichungen zwischen ihnen sind entweder auf cyto-
plasmatisch ungleiche Teilung oder aber auf Umwelteinflüsse zu beziehen. Dies hat im Prinzip schon GALTON erkannt, POLL in der

---

[1] Hingegen muß die Stabilität der weiblichen Keimzellen eine Dauerwirkung
von Umweltfaktoren auf das Idio- wie Cytoplasma ermöglichen, der die nach ihrer
Reifung alsbald verbrauchten Samenzellen nicht ausgesetzt sind. Jene Dauerwirkungen auf die einzelnen Eizellen werden naturgemäß ceteris paribus der Dauer
des mütterlichen Lebens bis zu ihrer Ausstoßung proportional sein, was für solche
Schäden an der folgenden (oder einer späteren) Generation in Betracht kommt, die
mit hohem mütterlichem Zeugungsalter, nicht aber mit hohem väterlichem Zeugungsalter in Korrelation stehen. Ein solcher Schaden ist nach Erhebungen
meines Mitarbeiters BENNHOLDT-THOMSEN der Mongolismus.

Anthropologie, J. BAUER und insbesondere sehr erfolgreich SIEMENS in der Pathologie auszuwerten begonnen und angeregt. Namentlich die vergleichenden Erhebungen von Konkordanzen und Diskordanzen bei ein- und bei zweieiigen Zwillingen kann — hinreichendes Material vorausgesetzt — eine Fülle wertvoller Erkenntnisse über den Anteil von Erbmasse einerseits, Umwelt andererseits an bestimmten Merkmalen und Eigenschaften ergeben.

Eiigkeitsdiagnose. Notwendig ist natürlich eine zuverlässige Erhebung über die Eineiigkeit der Probanden. Monochorie ist nicht unbedingt beweisend für Eineiigkeit, Dichorie nicht für Zweieiigkeit. Am besten entscheidet die Ähnlichkeitsprüfung nach SIEMENS, nach WEITZ und v. VERSCHUER, wobei man sich an bestimmte Merkmale, und zwar womöglich an mehrere von diesen hält, etwa an Farbe, Form und Begrenzung des Kopfhaares, Stärke und Lokalisation der Lanugo, Irisfarbe, Farbe und Form der Augenbrauen, Farbe und Durchblutung der Haut, Zungenfalten, Form und Stellung der Zähne, Form von Nase und Lippen, Ausbildung der Ohrmuscheln, Form der Hände und Fingernägel, Papillarlinienmuster der Finger und Handlinien. Eineier gehören stets der gleichen Blutgruppe und selbstverständlich stets dem gleichen Geschlecht an.

Zwillingsregel. Nach v. VERSCHUER erlauben Zwillingsuntersuchungen ganz allgemein folgenden Schluß: „Findet man einerseits bei eineiigen Zwillingen regelmäßig hochgradige Ähnlichkeit bezüglich einer Eigenschaft, und andererseits bei zweieiigen Zwillingen Verschiedenheiten, dann ist die betreffende Eigenschaft erblich bedingt."

Hierbei scheint mir freilich ein besonderer und vielleicht nicht ganz unwichtiger Fall unberücksichtigt, nämlich der einer peristatischen Schädigung der Eizelle vor oder nach der Befruchtung. Trifft solche das Idioplasma, dann mag der Ausdruck „erbbedingt" für das erwachsende Übel noch angängig sein, obgleich es sich um keine Idiophorie, also keine echte Vererbung handelt. Trifft sie aber das Cytoplasma, dann stimmt die These nicht mehr.

Daß die Erwägung keine völlig müßige sei, möchte ich an einem Beispiel zeigen: Den Kinderarzt interessiert seit langem aus theoretischen wie praktischen Gründen die Ursache der Entstehung des Mongolismus. Schon mehrfach — zuletzt von F. LENZ in der 2. Auflage des BAUR-FISCHER-LENZschen Werkes — ist die Vermutung geäußert worden, es könnte sich hier um eine Schädigung des Keimes durch chemische antikonzeptionelle Mittel handeln; andere Autoren nehmen ein recessives Erbübel an. Nun liegt die Situation beim Mongolismus nach ziemlich zahlreichen Zwillingsbeobachtungen so, wie sie v. VERSCHUER oben als für erbliche Bedingtheit beweisend anspricht. Ohne diese etwa bestreiten zu wollen und ohne andererseits den Gebrauch besagter Mittel in jedem Falle von Mongoloidenzeugung etwa für gegeben halten zu können, möchte ich mich der Schlußfolgerung nach v. VERSCHUER hier nicht ganz anschließen, und zwar eben mit Hinblick auf die Möglichkeit einer Eizellschädigung durch die Umwelt. Der Einwand, daß bei solcher Schädigung nicht allein Eineier stets beide betroffen sein müßten, sondern mindestens doch gelegentlich auch Zweieier (wofür beim Mongolismus das bisher vorliegende Material keinen Beleg bringt), scheint mir nicht stichhaltig. Denn, wenn die Wahrscheinlichkeit, daß eine zur Entwicklung gelangende Eizelle in der vermeintlichen (seltenen) Weise geschädigt wird, eine geringe ist, sagen wir etwa ein Tausendstel beträgt, dann stellt sich die kombinierte Wahrscheinlichkeit, daß bei der Entstehung von zweieiigen Zwillingen beide Eier betroffen würden, auf ein Millionstel, m. a. W. es wäre keineswegs in irgend absehbarer Zeit das Vorkommen von zweieiigen Mongoloiden zu erwarten. Bei der Rechnung ist allerdings vorausgesetzt, daß die Schädigung der einen Eizelle jene der anderen nicht wahrscheinlicher macht, als diese es an sich wäre. Die Voraussetzung trifft im Falle antikonzeptioneller Eingriffe wohl nicht zu, eher aber bei anderen in Erwägung zu ziehenden Schäden, etwa solchen, die mit der Ei-Einbettung zusammenhängen. Hiernach kann ich es auf dem Wege der Zwillingsforschung allein nicht für erwiesen oder erweisbar halten, daß die mongoloide Idiotie vorwiegend oder ausschließlich ein Erbübel sei.

v. Verschuer hat den Anteil von Erbanlage und Umwelt an phänotypischen Verschiedenheiten von Zwillingspaaren berechnet und hat große Unterschiede bei den einzelnen Merkmalen gefunden; die einen sind mehr umweltlabil; die anderen umweltstabil; zu letzteren rechnen z. B. Haar-, Haut-, Augenfarbe und -form, Papillarlinien. Bei den Körpermaßen kommt im ganzen den erblichen Ursachen der Variabilität eine größere Bedeutung zu als den umweltbedingten. Die letzteren beeinflussen mehr das Körpergewicht als die Körperhöhe, doch können immerhin peristatische Einflüsse die Längenentwicklung von Kindern erheblich und in praktisch bedeutsamer Weise vom Plan ablenken. Ich habe vor 15 Jahren die Standesunterschiede der Körperlänge im Schulalter unter anderem darauf zurückgeführt, daß das stärkere körperliche Training oder die handwerksmäßige Arbeit der Armenkinder diese verhindert, so artwidrig emporzuschießen, wie es bei den Kindern der Wohlhabenden oft der Fall ist (Proteroplasie, nach Rössle Proinotrophie). Seither wurden mir Tierexperimente (Kuelbs) und Messungen an Knaben (Stuhl) bekannt, die diese meine Ansicht stützen; ihr haben sich ja auch die übrigen Autoren fast ausnahmslos angeschlossen. Da F. Kraus bei dem der Proteroplasie ähnlichen (nicht identischen) „kümmernden Hochwuchs" immer mehr an idiotypische Einflüsse dachte, war es von großer Wichtigkeit, dieses Moment durch Beobachtungen an Eineiern auszuschalten. Solches geschah von v. Verschuer, der zwei identische Zwillinge gleichmäßig wachsen sah, bis der Leichtarbeiterberuf des einen ihn erheblich vorwachsen ließ gegenüber dem schwerarbeitenden Bruder. Treffliche Aufnahmen illustrierten diesen Beweis für jene Ansicht.

Erbpsyche. Die Lehren der Genetik sind naturgemäß nicht allein auf somatische, sondern auch auf geistig-seelische Reaktionsweisen anwendbar. Alle psychischen Eigenarten haben ihre Wurzel im Erbgut und werden von der Umwelt realisiert, manifestiert, modifiziert.

Hinsichtlich der *speziellen* Vererbungslehre in der kindlichen Pathologie verweise ich auf die Ausführungen in den einzelnen Kapiteln dieses Handbuches, ferner auf die Vererbungsliteratur.

Entartung. Ein auch in der Kinderheilkunde hochbedeutsamer Begriff ist jener der *Entartung* oder *Degeneration.* Ohne Zweifel ist damit viel Unfug getrieben worden, zumal in der Zeit, da es sich auf dem Gebiete weniger um Begriffe als um Worte gehandelt hat. Man begegnet auch in der medizinischen Literatur der neueren Zeit dunklen oder abwegigen Vorstellungen über die Entartung, und deshalb wollen viele von ihr überhaupt nichts mehr wissen — sehr zu Unrecht, denn das versperrt den Einblick in das Werden und Wirken von körperlichen und seelischen Übeln im Laufe der Generationen, welche Übel nichts Geringeres bedrohen als den Bestand von Nationen und Kulturen.

Ihre Definition. Ihre Wurzeln. Es wird vielfach übersehen, daß die Genetik die Degeneration aller Mystik entkleidet, begrifflich festgelegt hat und daran ist, sie nach Art, Umfang und Entstehung nicht allein aufzudecken, sondern auch zu bekämpfen. Man versteht unter Entartung das Neuauftreten und die Ausbreitung von krankhaften Erbanlagen, die die Tüchtigkeit eines Bevölkerungskreises mindern. Hiernach wirken entartend erstens die Idiokinese (da sie praktisch genommen die Anpassungsfähigkeit niemals vermehrt und meist vermindert), zweitens gewisse selektorische Momente, nämlich jene, die zugunsten der von der Erbänderung betroffenen Individuen arbeiten, ihre Zeugungsfähigkeit oder Zeugungswahrscheinlichkeit mehren (kontraselektorische Momente nach PLOETZ), drittens Einflüsse, die der natürlichen Auslese zugunsten der gut Veranlagten in die Arme fallen. Jede Selektion wirkt dadurch, daß sie die Fortpflanzung einer Auswahl von Individuen begünstigt oder behindert.

An zwei Beispielen soll die spezielle pädiatrische Bedeutung dieser Momente erläutert werden, die übrigens in *jedem Kapitel* der Kinderheilkunde mitsprechen, besonders in Fürsorgefragen stets zu erwägen wären:

Degenerative Stillschwäche. Der Grad der physischen Stillfähigkeit — namentlich nach ihrer Dauer — ist ohne Zweifel individuell verschieden und in weitem Ausmaße idiotypisch bedingt. Dies bezeugt in gleicher Weise die hohe Stilltüchtigkeit von bestimmten Nationen und Rassen wie das Versagen von mehreren Müttern in gewissen Familien. Gestillte Kinder haben eine größere Erhaltungswahrscheinlichkeit als künstlich genährte. Dieser Umstand muß im Laufe der Generationen ohne Zweifel durch Selektion einen günstigen Einfluß auf die durchschnittliche Stillfähigkeit ausüben, sofern nicht eine Gegenwirkung statthat. Da man nun von einer solchen Gunst in der Gegenwart bei den deutschen Frauen wohl nicht sprechen kann, so ist daraus zu schließen, daß die in Betracht kommende Erbanlage einem idiokinetischen Schaden ausgesetzt sein müsse. Ob BUNGE recht hatte, wenn er solchen im wahren Sinne des Wortes entartenden Schaden gerade im Alkoholismus erblickt, bleibe dahingestellt.

Rachitis als Entartung. Domestikation als entartendes Moment. An anderer Stelle konnte ich zeigen, daß das Auftreten der Rachitis als Massenkrankheit zu Anfang des 17. Jahrhunderts in England nicht dadurch befriedigend erklärt werden kann, daß um besagte Zeit jene Umweltmomente in ausreichendem Maße an Gewicht gewonnen haben, die heute im Mittelpunkt der Diskussion über die Rachitisätiologie stehen (Fehlen von sog. Vitamin D in der Nahrung und Behinderung seines Auftretens im kindlichen Körper). Dies läßt vermuten, daß die der Rachitis zugrunde liegende erbliche Bereitschaft im Laufe der Generationen seit der Zeit erheblich häufiger und wohl durchschnittlich schwerer geworden ist. Wir suchen wieder die Ursachen dieser echten Entartung in Idiokinese einerseits, in Selektionsstörungen andererseits. Was erstere angeht, so liegt die Tatsache vor, daß bei künstlicher Zucht von Haus- und Versuchstieren Idiovariationen besonders häufig auftreten (E. FISCHER), daß mit anderen Worten *Domestikationen* aller Art das Eintreten von Erbänderungen begünstigt; LENZ berichtet, daß die Verhältnisse der künstlichen Zucht selbst unter möglichst günstigen Bedingungen anscheinend als solche genügen, um krankhafte Erbanlagen in Anzahl entstehen zu lassen. Solche Idiovariationen werden geradezu als Domestikationsformen bezeichnet und diese können sich besonders in Nordeuropa (nicht im Polargebiet, nicht in den Tropen) erhalten; sie können sich bei Tieren und beim domestizierten Menschen gleichsinnig äußern (E. FISCHER). Die Domestikation nimmt aber in der Ätiologie der Rachitis, besonders seit HANSEMANN einen bevorzugten und von niemandem bezweifelten Rang ein. GLISSON selbst schildert auf das eindrucksvollste, welchen Vorstoß die Domestikation in seinem und kurz vor seinem Zeitalter in jenen Volksschichten seiner Heimat gemacht hat, die von dem erschreckenden Massenauftreten der Rachitis zuerst betroffen waren (lange Friedenszeit, Reichtum, Bequemlichkeit, Verweichlichung, verfeinerter Lebensgenuß, Wohlleben, Trunksucht und Völlerei, würzige Speisen usw.). Eine natürliche Selektion hätte ohne Zweifel der Verbreitung der rachitischen Anlage Einhalt tun können; weiß man doch, wie häufig die schweren Formen der Krankheit zwar nicht direkt, aber indirekt zum Tode führen. Dies gilt von den Flaschenkindern der sozialen Unterschichten. GLISSONs Patienten waren zumeist Brustkinder der sozialen Oberschicht. Diese erkranken bekanntlich auch heute gar nicht selten an Rachitis, aber sie sterben nicht daran. Die Brusternährung wirkt der natürlichen, vom rassenhygienischen Standpunkte aus salutären Auslese bei Rachitis geradezu entgegen. Das Paradoxon, daß das dem Individuum gerade bei Anlage zu Englischer Krankheit so förderliche Vorgehen in gewissem Sinne ein der Rasse nachteiliges sei, hat übrigens zahlreiche Analoga, freilich vorwiegend auf dem Gebiete künstlicher Verfahren (Debilenaufzucht, Geburtshilfe, Zahnheilkunde usw.).

Merkwürdigerweise steht anscheinend diese ganze Denkungsrichtung vielen Kinderärzten von heute noch völlig ferne. Ich möchte deshalb das Verhalten noch mit einem Ziffernbeispiel belegen. Ich gehe von einem Elternpaar aus, wovon nur ein Partner die Erbanlage für Rachitis trägt, die (lediglich zur Vereinfachung der Rechnung) als dominant angenommen wird und die sich zu manifestieren in der gedachten Umwelt allgemein Gelegenheit finde. Das Elternpaar habe 4 Kinder, die je wieder ebenso viele erzeugen. In jeder Generation walte die Ungunst domestikatorisch-idiokinetischer Einflüsse auf jedes vierte Individuum; jedes zweite treffe auf einen heterozygoten Ehepartner. In der Reihe A garantiere Brusternährung die Erhaltung des Individuums bis zur Zeugung der vier Nachkommen; in der sonst gleichartigen Reihe B lösche künstliche Ernährung jedes vierte Kind aus. Unter solchen Annahmen steigt in der Reihe A die Häufigkeit der Rachitis, die bei den Stammeltern und in der ersten Filialgeneration 50% betragen hat, schon bei der zweiten und dritten Filialgeneration auf etwa 56 bzw. 61% an, in der Reihe B sinkt sie unter sonst gleichen Umständen von 50% auf etwa 42% und auf 36% ab. Solche Zu- bzw. Abnahme muß in der durch Selektion geschützten Deszendenz mit der Zeit fast zu einem Erlöschen, in der ungeschützten zu einer nahezu universellen Verbreitung der rachitischen Anlage führen. In letzterem Falle hätten wir es mit einer richtigen Entartung des Geschlechtes· zu tun, wie sie auf dem Gebiete der Zahncaries, der Myopie, der Gebärschwierigkeit usw. vorliegt.

———

Um über die zu erwartenden Folgen von Schädigungen diverser Natur eine Übersicht zu gewinnen, wird man sie zweckmäßig nach ihren Angriffspunkten unterscheiden. Letztere können sein einerseits das Idioplasma oder aber das Cytoplasma, andererseits die Keimzelle oder aber die Körperzelle. Daraus ergeben sich vier verschiedene Möglichkeiten:

1. Echter Erbschaden. Betroffen ist das *Idioplasma von Keimzellen.* Dadurch kann, wie besprochen, eine Idiovariation entstehen, die echt erblich ist; die veränderte Körperanlage kommt natürlich frühestens erst in der Tochtergeneration, meist viel später, vielleicht niemals, zum Ausdruck.

2. Betroffen ist das *Cytoplasma von Keimzellen* vor oder nach der Befruchtung.

Paravariation. a) Jenes der *weiblichen* Keimzelle. In das Plasma der Stammzelle liegt das Erbmaterial eingebettet. Die Struktur dieses Plasmas, das gewissermaßen die erste Umwelt des Idiotypus verkörpert, gewährleistet (nach G. JUST) den geordneten Ablauf, die Harmonie und den besonderen Charakter, also die Spezifität der Entwicklungsprozesse in der frühesten Periode. Für die Plasmastruktur der Eizelle dürfte — sowie für die Plasmastrukturen anderer Elemente — das mütterliche Erbgut maßgebend sein neben den Umweltbedingungen, die die Gameten im Ovarium und die Zygoten weiterhin in Eileiter und Uterus vorfinden.

Wird eine cytoplasmatische Keimschädigung überlebt, dann kann eine nicht erbliche Paravariation entstehen; wo solche präkonzeptionell eingetreten ist und auf die Filialgeneration nachwirkt, kann man von Paraphorie sprechen.

b) Jenes der *männlichen* Keimzelle. Das Plasma dieser soll beim Menschen als Schadensüberträger keine Rolle spielen. Soweit dies lediglich aus seiner gegenüber dem Eizellplasma allerdings sehr geringen Masse geschlossen wird, scheint mir die These freilich nicht ausreichend gestützt.

Plasmatische Schädigungen mannigfaltigster Art können den Keimzellen via Blut- und Lymphstrom oder Nervensystem des Trägers erwachsen. An Gesamtkörperschäden sollen die Keimzellen als besonders empfindliche Elemente sogar elektiv teilnehmen. Beachtenswert ist hierbei der Umstand, daß im weiblichen Geschlecht vom Geburtsmoment ab alle Eizellen bereits angelegt sind, während im männlichen Geschlecht die Samenzellbildung bis in das Alter fortdauert. Plasmatische (anders idiokinetische) Schäden auf weite Sicht sind daher mehr im mütterlichen Körper anzunehmen. Im Eierstock sind am meisten gefährdet die Zellen in den wachsenden Follikeln, aber doch auch jene in den ruhenden Primärfollikeln; im Hoden die reifenden Samenzellen nicht die ruhenden Hodenzellen. Als Schadensursachen gelten nach STIEVE Gifte wie Morphin, Alkohol, Coffein, Bakterientoxine, dann Nährschäden, wie Avitaminosen (nicht Hunger schlechtweg!) und Überfütterung, ferner Temperaturschwankungen, widernatürliche Lebensweise und endlich vielleicht psychische Reize auf dem Wege des vegetativen Nervensystems.

3. Betroffen ist das *Idioplasma von Körperzellen*. A priori kann erwartet werden, daß idiokinetische Schäden, denen der ganze Körper ausgesetzt ist, nicht bloß das Idioplasma der Gameten samt ihren Vorstufen, sondern auch gelegentlich jenes der Körperzellen treffen (LENZ). Sofern dies nicht für den Gesamtorganismus tödlich wirkt, muß die gesetzte Veränderung der Erbmasse bei der Fortpflanzung der betroffenen Elemente weiter wirken auf alle Nachkommen. Die Fortpflanzung ist eine ungeschlechtliche; sie schließt also Mixovariation und damit die Wirksamkeit von Erbänderungen aus, die nicht entweder dominant sind oder beide Glieder eines allelen Faktorenpaares treffen.

Intrapersonelle Vererbung. Vermutlich kann solche *somatische Mutation* und folgende *intrapersonelle Idiophorie* lange anhaltende Schadenswirkungen im Körper entfalten. LENZ sieht in ihnen beispielsweise die Ursache des Krebses, jene von Röntgendermatosen usw., und ich habe vor 10 Jahren darauf hingewiesen, daß auch, und insbesondere schwer reversible kachektische Krankheitszustände oder aber konstitionelle Grundlagen von chronischen Nährschäden des frühen Kindesalters solche Genese haben könnten. Ein Ausgleich ist nur vom Aussterben der betroffenen Zellgenerationen und von ihrem Ersatze durch verschont gebliebene Generationen zu erwarten. Daß nicht von vornherein alle Zellgenerationen gleich betroffen werden, wäre bei nicht fortwirkenden äußeren Schädlichkeiten unter anderem deshalb leicht zu verstehen, weil Karyokinesen die Empfindlichkeit des Idioplasmas temporär steigern.

Für den Ausgleich derartiger Schäden wird eine intrapersonelle Selektion[1], ein Kampf der Teile im Organismus (W. Roux) wirksam werden können. Die besagte Empfindlichkeitssteigerung muß das Vorkommen und besonders die Ausdehnung somatischer Mutationen in den Anfängen der Ontogenese begünstigen, sofern hier, wie allgemein angenommen wird, der Generationswechsel tatsächlich ein besonders rascher ist. Desgleichen könnten jahreszeitliche oder andere Wachstumsimpulse mitwirken („erhöhte Vulnerabilität infolge schnellen Wachstums"); wenig beachtet blieb anscheinend noch das Moment, daß gleichzeitige Schädigung des Idioplasmas der Keime und der Körperzellen dasjenige bewirken kann, was in der Lamarckistischen Lehre als Parallelinduktion bezeichnet wird und eine Vererbung erworbener Eigenschaften vortäuscht.

4. Paravariation. Betroffen ist das *Cytoplasma von Körperzellen.* Dies ist der landläufige, typische Fall der „ektogenen Körperschädigung". Im Gegensatze zum voranstehenden ist hier nicht die Zellgeneration im Körper (noch weniger die Generation von Individuen wie bei 1.) betroffen, sondern die Zelle allein. Wird der Schaden überlebt und dauert er nicht fort, dann wird er in der Regel mit dem Ersatz der veränderten Elemente überwunden sein. Allerdings ist bei jeder ungeschlechtlichen Fortpflanzung infolge der Übernahme des allenfalls umweltlich beeinflußten Plasmas mit der Möglichkeit von Dauermodifikationen (somatischen Dauerparationen) zu rechnen. In dem veränderten Substrat des modifizierten Plasmas sollen sich die Gene in veränderter Form realisieren können.

Eine neuerdings wieder mehr diskutierte Frage betrifft die

„Vererbung von Immunität"

gegen Infektionskrankheiten von den Eltern auf die Kinder. Jede Antwort erheischt vor allem die Scheidung von humoraler Immunität (durch Antikörper in den Säften) und von histonaler Immunität.

A. Kann humorale Immunität passiver oder aktiver Art erblich sein?

Pseudovererbung. 1. Nach der Definition der Vererbung (S. 148) ist es klar, daß die durch *passive Übertragung von Immunstoffen* von Blut

---

[1] Von Weismann und Haeckel auch Cellular- oder Histonalselektion bzw. Intralkampf genannt.

oder Milch aus dem mütterlichen Körper etwa erlangte vorübergehende Immunität von Neugeborenen und Säuglingen niemals unter den Begriff Vererbung fallen kann, daß ein so erworbener Schutz nicht als ein ererbter Schutz angesprochen werden darf.

2. Aus derselben Definition erhellt weiter, daß Immunkörper als solche niemals zum Bestande eines Erbgutes gehören können — sowenig wie Krankheitskeime. Nur was Bestand des Idiotypus sein kann, kommt aber als Objekt einer Idiophorie in Betracht.

3. Bei dem Verhalten in Ansteckungsgefahr weisen schon schlichte hausärztliche Beobachtungen freilich oft auf Erbeinflüsse hin. Das auffallende Vorkommen familiärer Zweiterkrankungen an Masern ließ schon vor 60 Jahren gewisse Erbbeziehungen annehmen. GOTTSTEIN baute auf die Wahrnehmung erblicher Diphtheriedisposition seine Theorie vom Wellengang der Krankheit auf. In Gemeinschaft mit ZOELCH habe ich etliche Familien mit bemerkenswerter Häufung von Wiederkehr diphtherischer Erkrankung verfolgt[1]. Deutlich wird das idiotypische Moment durch v. VERSCHUERs Mitteilung, daß erbgleiche Zwillinge gut dreimal so oft gemeinsam an Diphtherie erkrankten als erbungleiche Zwillinge. Daten, die HIRSZFELD mitteilt, lassen eine positive Korrelation zwischen dem Ausfall der Schick-Probe bei Eltern und jenem bei ihren Kindern erkennen, die wahrscheinlich nicht bloß auf gemeinsamer oder wechselseitiger Exposition zur Diphtherieansteckung beruht. Bei solchen Beobachtungen, deren sich unschwer bei vielen Infektionskrankheiten sammeln lassen, sind sicher *wenigstens teilweise* humorale Antikörperbestände für die Resistenz oder deren Mangel für die Disposition von Bedeutung.

Erbliche Feiungsbereitschaft. Wenn sich also unzweifelhaft Nachkommen oder Verwandte nicht nur in der Abwehr von Infektion, sondern auch in ihrem Antikörperbestand (den Vorfahren) ähnlich verhalten, dann ist in erster Linie daran zu denken, daß es sich um erbliche Übertragung von Leistungseigenschaften des mesenchymalen Reticuloendothelapparates handelt, nämlich etwa der Eigenschaft Antikörper schon auf geringe, eventuell nicht streng spezifische kurzdauernde Reize in großer Menge, durch lange Zeit zu bilden und zu bewahren. Mit anderen Worten: Serumstrukturen als solche können zwar niemals selbständig vererbbar sein, wohl aber Zelleigenschaften, die auf die Serumstruktur Einfluß nehmen. Die vermeinte Übertragung geweblicher Eigenart setzt nicht einmal voraus, daß der kindliche Antikörperbestand sich schon frühzeitig jenem der Erzeuger angleiche: Erbeigenschaften können evolutiv sein, sich in einer beliebigen Phase der Ontogenese

---

[1] Es handelt sich da — wie der Verlauf der einzelnen Attacken zeigt — wohl nicht so sehr um Unfähigkeit zur aktiven Immunisierung überhaupt, sondern um eine Unfähigkeit, den Schutzzustand durch längere Zeit zu erhalten (erbliche Kurzfeiung).

manifestieren. Es würde sich also in den vermeinten Fällen um eine
echte Idiophorie, *um erbliche Übertragung von Faktoren handeln, die indirekt humorale Reaktions- und Abwehrbereitschaft bestimmen.* Die Reaktion und Abwehr selbst würden aber durch Kollision mit dem Erreger
in Szene gesetzt werden — wobei es zunächst ganz nebensächlich bleibt,
ob diese Kollision zu einer schwereren oder leichteren oder allenfalls
einer gar nicht erkennbaren, klinisch unterschwelligen Erkrankung
führt („Sturmfeiung" — „stille Feiung").

Diese Vorstellung ist eine mindestens sehr plausible, da ihr Tatsachen
nicht widersprechen, Stützen zahlreich erwachsen und da ihr zufolge bei
der Ausbildung eines humoralen Antikörperbestandes genotypische und
paratypische Momente zusammenwirken — disponierend die einen,
realisierend die anderen — wie es wohl für *alle anderen Sachverhalte der
phänotypischen Körperverfassung* gleichfalls gilt.

Rein genotypische Feiung? Neuerdings hat L. HIRSZFELD (vormals
HIRSCHFELD) die Meinung geäußert, daß das Umweltmoment der spezifischen Antigenreize wenigstens unter gewissen Umständen keine Rolle
spiele, daß sich der Genotypus hinsichtlich Bildung und Abstoßung von
Antikörpern in das Blut auch ohne solchen Anreiz in der gesetzmäßigen
Weise realisieren, daß also eine natürliche „serologische Reifung" quasi
von innen heraus erfolgen könne. HIRSZFELD hat hierbei freilich in
erster Linie die sog. normalen Antikörper (Isoagglutinine und Isohämo-
lysine) im Auge; in diesen erblickt er sehr wirksame Immunitätsfaktoren,
die über die Lebensfähigkeit im Kampfe mit Krankheitserregern entscheiden und so durch Selektion in der Phylogenese die genotypischen
Grundlagen ihrer Entwicklung fördern[1]. Des weiteren aber weist HIRSZ-
FELD auf innige Zusammenhänge und Analogien zwischen der Bildung
von normalen und von Immunantikörpern hin.

Letztere will er nicht bloß durch spezifische Kollisionen entstanden ansprechen,
weil man auch gegen nicht infektionstüchtige Antigene die Bildung von Anti-
körpern beobachtet. In solchem Zusammenhange wird meist auf die Seeigel-
sperma-Antikörper hingewiesen, die im Serum vieler Erwachsener vorkommen
oder auf ähnliche Befunde, die aber peristatische Reizwirkungen durch andere,
mit dem Seeigelsperma usw. im Verhältnis der Receptorengemeinschaft stehende
Antigene nicht ausschließen sollen. Neuerdings bringt die Serologie übrigens noch
andere Deutungsmöglichkeiten, auf die hier nicht eingegangen werden kann.
Auch wenn die Frequenz der Schick-negativen Individuen bei Eskimostämmen,
die niemals mit dem LÖFFLER-Bacillus in Kontakt gekommen sein sollen (?),
bis zum Pubertätsalter auf etwa 50% ansteigt (BAY-SCHMITH), kann ich darin
noch keinen Beweis für die rein genotypische Entstehung dieser Eigenschaft
erblicken, von der übrigens in dem fraglichen Falle auch gar nicht erwiesen ist,
daß sie mit dem Anstieg von Antitoxin im Blute zusammenhängt.

---

[1] Daneben laufen freilich bei HIRSZFELD auch Lamarckistische Äußerungen,
wie: „Modulierung der Erbmasse durch Umweltreize".

Feiung und Reifung. Daß die Bereitschaft zur Abstoßung von Anti-körpern nicht allein genotypisch variiert, sondern auch im ganzen während der Ontogenese zunimmt, *kann* nicht nur, sondern *muß* zutreffen. Was reift oder richtiger gereift wird, ist aber nicht das Serum, sondern das reticuloendotheliale System. *Reifung ist Differenzierung, und zwar* (von Umwelteinflüssen) *abhängige,* durch vielfach unausschaltbare auch nichtantigene peristatische Reize bewirkte Differenzierung. Eine wahre Selbstdifferenzierung kommt mindestens jenseits der Geburt nicht mehr in Frage. Die Anpassung an die Umwelt fordert, daß die Zellen mehr und mehr aufnahmefähig, für die verschiedensten Qualitäten angebotener Substanz empfangsbereit und gleichzeitig natürlich abwehrbereit werden (weil Verdauung und Abwehr im Grunde dasselbe sind). Sie fordert also den fortschreitenden Ausbau des Receptorenapparates. Der Körper-aufbau aber fordert Fernwirkungen an Stelle von Nahwirkungen; d. h. die Säfte müssen mehr und mehr besorgen, was vormals die seßhaften Bestandteile· gemacht haben: Receptorenabstoßung, „Serumreifung". Zwischen der vermeinten Reifung der Abwehrelemente und der insen-siblen aktiven Immunisierung ist kein größerer Unterschied als zwischen unspezifischen und spezifischen Reizen; die Spezifität ist aber bekannt-lich ein durchaus relativer Begriff. In der Differenzierung macht sich ja auch besonders deutlich erkennbar, daß zwischen physiologischen und pathologischen Vorgängen keine scharfe Scheidung möglich ist. Das Alter wird an sich zur Krankheit; es tritt — wie auch HIRSZFELD richtig bemerkt — auf aphysiologische frühzeitige Antigeneinwirkung, z. B. bei Flaschenkindern unter vorzeitigem Erscheinen von normalen Amboceptoren[1] auch vorzeitig ein. Künstliche Ernährung kann künst-liche Alterung bedeuten.

Seine Annahme der rein genotypischen Entstehung von humoralen Immunitäten trachtete HIRSZFELD dadurch zu stützen, daß er die Empfänglichkeit für Diphtherie und für Scharlach auf Genen beruhen ließ, die in dem Blutgruppenchromosom ihren Sitz haben. Diese Lehre wurde von SNYDERs widerlegt. Genetiker von Fach lehnen Koppelungen solcher Art oder wenigstens Korrelationen zwischen Blutgruppe und Krankheitsbereitschaft, die in einer gemischten Population durch ört-liche Bindung der Erbfaktoren untereinander entstehen sollen, über-haupt ab oder halten es zum mindesten für aussichtslos, den Nachweis für das Geschehen am Menschen zu erbringen.

Erbgänge von Feiungsbereitschaften unergründlich. Die Abwehr gegen Infektionskrankheiten ist höchstwahrscheinlich ein überaus zusammen-gesetzter Vorgang, die Immunitäten setzen sich aus einer Summe von Qualitäten zusammen; sie bilden im Sinn der Vererbungslehre *komplex-*

---

[1] PFAUNDLER: Verh. Ges. Kinderhk. 1908.

bedingte Merkmale. Berücksichtigt man, daß die einzelnen Abwehrleistungen noch überdies im Dienste der Anpassung stehen, daher wahrscheinlich *nicht monomer* bedingte Eigenschaften sind, so wird man
keinesfalls annehmen, daß sich da ziemlich durchsichtige Erbgänge
ergeben, wie sie nach den Studien BERNSTEINs die Blutgruppen aufweisen.

Vielleicht wird man der Antwort auf die Titelfrage hinsichtlich der
Immunkörper folgende Fassung geben können: Die Fähigkeit zur Bildung von humoralen Immunkörpern, d. h. zur Produktion und Abstoßung von spezifischen Zellreceptoren, ist unzweifelhaft im Genotypus
verankert. Sicher sehr häufig und nachweislich wird der Mechanismus
selbst durch abgestimmte äußere Reize in Gang gebracht. Daß gelegentlich auch minder spezifische Reize ähnlichen Effekt haben können, ist
nicht von der Hand zu weisen; unbekannt aber und jedenfalls bisher
unerwiesen ist, daß solches auch überdies von peristatischen Einflüssen
(speziell auch von nicht antigenen Reizen) gilt, die sich im Rahmen der
art- und altersgemäßen, der natürlichen, physiologischen Einflüsse
halten.

B. Kann cellulär-histonale Immunität erblich sein?

Hier wird namentlich dasjenige in Betracht kommen, was man als
natürliche Immunität oder *unspezifische* (? Verf.) *Resistenz* bezeichnet.
Ziemlich allgemein wird diese auch heute noch (s. z. B. SCHLOSSBERGERs
Aufsatz in BETHEs Handbuch) definiert als Summe aller dem Individuum *angeborenen* Schutz- und Abwehreinrichtungen. Man erkennt
unschwer, daß es sich hier wieder um die Verwechslung von Konnatalität
(Angeborenheit) mit Vererbtheit handelt; denn sicher wird niemand eine
Immunität natürlich nennen wollen, wenn sie am Fet durch Einwirkung
fremden Antigens entstanden ist. Korrigiert man die Definition in
solchem Sinne, dann beantwortet sich die gestellte Frage aber von selbst.

Erbresistenz. In der Tat sind längst zahlreiche Fälle von Resistenz
bei Mensch, Tier und Pflanze bekannt, deren Bindung an Art oder Rasse
schon auf idiotypischen Ursprung deutlich hinweist (zahlreiche Beispiele
in dem eben erwähnten Aufsatz). Solche Erbresistenzen sind ja besonders auf landwirtschaftlichem Gebiet Gegenstand praktisch hochbedeutsamer Züchtungsbestrebungen geworden. Außerhalb solcher
künstlicher Züchtung beruhen sie sicher mindestens zum großen Teil
auf natürlicher Selektion — keinesfalls auf erblicher Übertragung einer
erworbenen aktiven Feiung. Tierexperimente (wie etwa jene von
METALNIKOFF), die solches Vorkommen erweisen sollten, hielten der
Nachprüfung durchaus nicht stand.

Ihre Werkzeuge statische, dynamische. Als *Faktoren dieser natürlichen
Immunität* (früher auch wohl „organische Immunität" genannt, s.

S. 123) kommen zum Teil sehr weit verbreitete kollaborierende Eigenschaften von Zellen und Geweben, nämlich physikalische, chemische, morphologische und biologische, wie Temperatur, Reaktion, Gehalt an Wasser, Salzen, Fermenten, Komplementen usw., insbesondere auch die Undurchdringlichkeit, einschließlich der von BAIL sog. Lebensundurchdringlichkeit in Betracht, zum anderen Teil beispielsweise die oben erwähnte Areaktivität durch Receptorenmangel. Neben diesen mehr *passiv oder statisch* zu denkenden und sicher auf idiotypischer Grundlage beruhenden, mit Schutzwirkung verbundenen Eigenschaften fester Elemente spielen bei der natürlichen Resistenz ohne Zweifel *dynamische Vorgänge* (Sekretionen, Exsudationen, Fermentationen, Entzündung und Phagocytose) eine sehr bedeutsame Rolle; bei ihnen sind durchweg humorale Momente *mit* im Spiele und ihre Beziehungen zum Idiotypus dürften jenen entsprechen, die oben sub A abgehandelt worden sind. Die aktive natürliche Immunität bedient sich derselben Faktoren wie die aktive künstliche; sie wirkt nur im Gegensatze zur letzteren gewissermaßen mit ungelernten Arbeitern. Ihre angebliche Unspezifität hängt nach SCHLOSSBERGER nur mit der geringen Anfangsintensität des mikrobiellen Reizes beim Einbruch zusammen.

Im Dienste solcher natürlicher dynamischer Resistenz steht der von NEUFELD und Mitarbeitern studierte Vorgang der Abtötung oder Virulenzabschwächung verschiedenster Keime beim Durchtritt durch Haut, Schleimhäute und Lymphbahnen. Dieser Vorgang interessiert hier namentlich deshalb, weil er nach NEUFELD in den frühen Entwicklungsstufen (auch beim Menschen) viel weniger als im späteren Alter in Erscheinung tritt. Besonders die hohe Anfälligkeit von Kindern auf dem Gebiete der sog. Erkältungskrankheiten wird mit NEUFELDs experimentellen Ergebnissen in Beziehung gesetzt. Dabei ist aber zu beachten, daß beim Erwachsenen erworbene aktive Immunitäten im Spiele sein können, und daß der vermeinte Mangel an natürlicher Resistenz bei konstitutionell völlig einwandfreien kindlichen Individuen auch wenig zutage tritt.

Labilität der Resistenz. Natürliche Immunitäten erweisen sich weit mehr denn aktiv erworbene als stark beeinflußbar durch Umwelteinflüsse, und zwar auch durch solche sonst wenig merklicher Art. Man ist so geneigt an „spontane“ Schwankungen zu denken. Immer wieder erfährt man von dem bemerkenswerten Ereignis, daß Ärzte nach jahrelangem Dienste auf Infektionsabteilungen eines Tages der Ansteckung verfallen, beispielsweise erst von ihrem etwa dreitausendsten Scharlachkranken infiziert werden! Nach C. F. MÜLLER und PETERSEN sollen hier neben Trauma und Erkältung besonders Einflüsse des vegetativen Nervensystems wirksam sein.

Literatur.

ADELSBERGER, L.: Z. Kinderhk. **43**, H. 4/5 (1927). — ARON, H.: Biochemie des Wachstums. Handbuch der Biochemie. Jena: Gustav Fischer 1924. — BAUR-FISCHER-LENZ: Menschliche Erblichkeitslehre, Bd. I/II. München: J. F. Lehmann 1927, 1930. — BECKER, J.: Krkh.forsch. **5**, H. 5 (1927). — BESSAU, G.: Physiologie, Pflege und Ernährung des Neugeborenen. Handbuch der Geburtshilfe. Jena: Gustav Fischer 1930. — BLUM, A.: Roux' Arch. **116** (1929). — BRANDT, W.: Erg. Anat. **28** (1929). Hier viele Literaturangaben. — BRAUN, H. u. K. HOFMEIER: Die Vererbungsfrage in der Lehre von der Immunität gegen Infektionskrankheiten. Handbuch der pathogenen Mikroorganismen, herausgeg. von R. KRAUS. Bd. I, Lief. 29. Jena: Gustav Fischer 1929. — GYÖRGY, P. u. W. KELLER: Klin. Wschr. 1931, Nr 8. — GYÖRGY, P., E. MORO u. E. WITEBSKY: Klin. Wschr. 1931, Nr 18. — HENTSCHEL, H.: Klin. Wschr. 1928, Nr 23. — JUST, G.: Vererbung, Umwelt, Erziehung. Berlin: Springer 1930. — KLEINSCHMIDT, H.: Jkurse ärztl. Fortbild. 1920, Nr. 6; 1929, Nr. 6. — KORSCH, L.: Beitrag zur Frage der Abwehrleistungen bei Neugeborenen und jungen Kaninchen. Inaug.-Diss. Virchows Arch. **274** (1919). — LANGE, B.: Jkurse ärztl. Fortbild. 1930. — LENZ, F.: Erblichkeitslehre im allgemeinen und beim Menschen im besonderen. Handbuch der normalen und pathologischen Physiologie, Bd. 17. 1925. — MÜLLER, FRIEDRICH v.: Med. Klin. 1924, Nr 48/49. — NEUFELD, F.: Klin. Wschr. 1929, Nr 2. — OETTINGEN, KJ. v. u. E. WITEBSKY: Münch. med. Wschr. 1928, Nr 9. — PEIPER, A.: Der Zerfall des Atemzentrums. Mschr. Kinderheik. **47** (1930). — PFAUNDLER, M.: Wien. klin. Wschr. 1930, Nr 21. — PIRQUET, C.: Wien. klin. Wschr. 1929, Nr 3. — ROMINGER, E.: Arch. Kinderhk. **89** (1930). — RÖSSLE, R.: Münch. med. Wschr. 1931, Nr 1. — Schweiz. med. Wschr. 1923, Nr 46. — Wachstum der Zellen und Organe, Hypertrophie und Atrophie. Handbuch der normalen und pathologischen Physiologie, herausgeg. v. BETHE u. a. — SCHLOMKA, G.: Med. Klin. 1930, Nr 29. — SCHLOSS-BERGER, H.: Die Immunität. In BETHES Handbuch Bd. 13. Berlin: Springer — SIEMENS, H. W.: Münch. med. Wschr. 1922, Nr 8. — Die Zwillingspathologie. Berlin: Springer 1924. — Einführung in die allgemeine und spezielle Vererbungspathologie usw. Berlin: Springer 1923. — STIEVE, H.: Strahlenther. **37** (1930).— Grenzfr. Nerv.- u. Seelenleb. 1929, H. 126. — THOMAS, E.: Z. exper. Med. **50** H. 1/2 (1926). — VERSCHUER, O. v.: Züchtungskde **5**, H. 11 (1930). — Intellektuelle Entwicklung und Vererbung. Vererbung und Erziehung, herausgeg. von G. JUST Berlin: Springer. — Jber. Kinderhk. 1926. — Erg. soz. Hyg. **2** (1930).

7. Konstitution und Konstitutionsanomalien.

Allgemeines, Begriff, Wesen, Grundlagen.

Definition. Unter Konstitution oder Körperverfassung verstehen wir mit FRIEDRICH KRAUS „eine dem Individuum ererbte oder erworben eigentümliche, ebensowohl morphologisch wie funktionell analysierbare, so gut aus dem Verhalten bestimmter einzelner Funktionen wie aus der Summe körperlicher und seelischer Zustands- und Leistungseigenschaften sich ableitende Beschaffenheit, besonders in Hinsicht auf Beanspruchbarkeit, Widerstandskraft (Krankheitsbereitschaft), Verjüngungsfähigkeit und Lebenszähigkeit des Organismus“. Hiernach kann man nicht allein von einer konstitutionellen Besonderheit eines Individuums, sondern auch einer Art, einer Rasse, auch einer bestimmten Entwicklungsstufe (Alterskonstitution) sprechen, von Gesamt- und Partial-, Organkonstitutionen, von körperlicher und seelischer Konstitution. Wie schon daraus ersichtlich, *knüpft sich die Konstitution* durchaus an den Phänotypus.

Irrwege. Es ist freilich der Versuch gemacht worden, die Konstitution nach dem Idiotypus allein zu orientieren; doch erwies sich dieser Vorschlag des Anatomen TANDLER, auf den sich leider seinerzeit auch J. BAUER in seinem sehr verdienstvollen und verbreiteten Werke einmal festgelegt hat, als grundsätzlich verfehlt und namentlich vom praktisch-ärztlichen Standpunkte durchaus abzulehnen. Nach TANDLER repräsentieren die im Momente der Befruchtung „bestimmten individuellen Eigenschaften des Somas die Konstitution desselben“. Aus den der Definition folgenden Bemerkungen ersieht man, daß TANDLER als alleinigen Träger der Konstitution den Idiotypus anspricht, von dem er sich freilich auch wieder ganz falsche Vorstellungen machte. Beispielsweise äußert er, daß dieser unabänderlich und Umweltreizen nicht mehr zugänglich, also das somatische Fatum des Individuums sei. „Im Moment der Befruchtung bestimmt“ sind nun Eigenschaften, die den Arzt am Individuum interessieren, *überhaupt nicht.* Der Idiotypus ist an sich nicht Träger von Qualitäten des Organismus, sondern er bedeutet nur eine Summe von Entwicklungs- und Reaktionsmöglichkeiten, einen gewissen, übrigens noch abänderlichen Rahmen für die Körperverfassung. Körperliche Eigenschaften ergeben sich erst durch die Ausgestaltung, die die Erbmasse in der Umwelt und durch sie erfährt, sowie eine Münze erst durch die Prägung aus einem Metallstück zu dem wird, was sie uns bedeutet, oder ein Marmorblock durch den Meißel zum plastischen Kunstwerk.

Ärztlicher Gebrauch fordert phänotypische Fassung. Wenn die Konstitution nicht aus der ärztlichen Begriffswelt verschwinden soll, dann muß man sie als etwas definieren, was so oder so ist und nicht als etwas, das unter vielen Wenn und Aber allenfalls so oder so werden könnte.

Für die Klinik bedeutsam sind nicht so sehr gewesene Reaktionsmöglichkeiten, als vielmehr gegebene Reaktionsfähigkeiten und -formen. Wer hingegen im Idiotypus die Konstitution erkennen will, scheint mir wie jemand, der sich eine „Uhr" abzulesen bemüht, von der noch nichts vorliegt als die gespannte Feder, aber kein ihre Entspannungsgeschwindigkeit regelndes Pendel-Ankersystem, auch kein Zeiger oder Zifferblatt •

Dieser Sachverhalt wird heute von Vertretern aller am Konstitutionsbegriff interessierten Zweige der Wissenschaft anerkannt, der gegenteilige mit aller Schärfe abgelehnt, sowohl von *Klinikern* (F. KRAUS, F. V. MÜLLER, HIS, KREHL, BRUGSCH, OHMÜLLER, K. H. BAUER, B. ASCHNER usw.), wie von den führenden *Pathologen* (LUBARSCH, MARCHAND, RÖSSLE) und *Genetikern* (F. LENZ, SIEMENS, JUST, V. VERSCHUER usw.) und selbst vormalige Anhänger TANDLERS wie THOENISSEN, HOFFMANN, KAHN sind zur phänotypischen Definition übergegangen; die idiotypische sei weder theoretisch zu begründen, noch praktisch irgend durchführbar, sie bringe eine große Erschwerung und sei sehr geeignet die Probleme zu verdunkeln (LUBARSCH). Ganz verfehlt ist es weiter, mit TANDLER die Art- und Rassenqualitäten aus dem Konstitutionsbegriff auszuscheiden. Dieser muß vielmehr auch ein anthropologischer und naturgeschichtlicher sein. J. BAUER ist nach M. VOGEL ferner im Irrtum, wenn er sich zur Stützung seiner Lehre auf HIPPOKRATES und auf die alten Kliniker, wie beispielsweise WUNDERLICH, beruft. Auch ihnen war die Konstitution der Inbegriff der gesamten Organisationsverhältnisse des Körpers ohne jegliche Beschränkung auf ererbte Anlagen.

Konsequenz. J. BAUER meint die Einbeziehung von erworbenen Eigenschaften dadurch ad absurdum führen zu können, daß dann eine Magenfüllung oder ein Haarschneiden konstitutionsverändernd wirken würde. Die Beispiele scheinen mir von seinem Gesichtspunkte aus nicht gut gewählt. Man weiß, welch erhöhte Gefahren (etwa im Bade, bei Körperverletzungen, bei Kälteeinwirkung) durch solche Veränderungen der Körperbeschaffenheit erwachsen. Da nun die Konstitution uns eben wegen ihrer Beziehungen zur Schädigungsbereitschaft so wichtig ist, wäre es meines Erachtens ein Fehler in der Füllung und Entleerung von Körperhöhlen, in der Entfernung des Haarkleides *keine* (peristatisch herbeigeführte temporäre) Veränderung der momentanen Konstitution zu erblicken. Manche begegnen ja dem Einwande BAUERS durch das Verlangen, konstitutionelle Veränderungen müßten stabilerer Art und schlecht reversibel sein. Ob solche Konzession an bestehende Sprachgebräuche oder richtiger an geläufige Denkfehler zweckmäßig ist, möchte ich bezweifeln. Wer wollte die verlangte Mindestdauer einer Konstitutionsveränderung nach Tagen, Wochen usw. abgrenzen und begründen, an die Reversibilität quantitative Maßstäbe anlegen, ohne sich in Willkür und Inkonsequenzen zu verstricken?

Die Konstitution ist somit etwas sowohl von idiotypischen wie auch von paratypischen Einflüssen Abhängiges. Wer von konstitutionellen Besonderheiten (vorwiegend) ersterer Quelle sprechen will, mag — wie es schon MARTIUS, der Begründer der neueren Konstitutionslehre (und zwar gleichfalls in phänotypischer Fassung) getan hat — von *erblicher Körperverfassung* oder *idiotypischer Konstitution*, im anderen Falle von *erworbener* oder *paratypischer Konstitution* sprechen.

Normale und abnorme Konstitution. Welches die Beziehungen der Konstitution zu Gesundheit und Krankheit sind, läßt sich auf dieser

Basis unschwer erkennen. Die besondere Bauart und die Reaktionsweisen, also die Körperverfassung eines Individuums sind dann normal,
wenn sie an die gegebene natürliche Umwelt voll angepaßt sind, somit
die Erhaltung des Lebens möglichst gewährleisten (maximale Erhaltungswahrscheinlichkeit). Konstitutionskrankheit liegt dann vor, wenn
die Bauart oder Reaktionsweise dieser Bedingung nicht entspricht, so
zwar, daß sich der Organismus an die Grenzen seiner Anpassungsfähigkeit gedrängt sieht[1]. Konstitutionsanomalien nehmen eine Mittelstellung
ein; es sind (meist mehr stabil gedachte) Abweichungen vom Zustande
voller Anpassung, die zwar eine gewisse Beeinträchtigung bedeuten
oder in ihrer Entstehungszeit bedeutet haben, aber das Leben nicht unmittelbar bedrohen (modifiziert nach LENZ[2]). Auch die abnormen
Körperverfassungen sind teils idio-, teils paratypisch, teils und in der
Regel gemischten Ursprunges.

Versuchen wir für didaktische Zwecke die wechselseitigen Beziehungen der
genannten Begriffe graphisch darzustellen, so werden wir die Aufgabe vielleicht
durch das Diagramm auf S. 93 leidlich erfüllt finden. Auf einer Scheibe, deren
Umfang die Erhaltbarkeitsgrenze kennzeichnet, die also alles Lebensfähige in sich
schließt, erscheinen konzentrisch angeordnet: Die *normalen Konstitutionen* als
Kern, weil von der Grenze der Erhaltungsmöglichkeit am weitesten entfernt;
dann, der Responsivitätsgrenze angenähert, das Gebiet der *Konstitutionsanomalien*
und schließlich jenseits dieser an der Grenze der Erhaltungsmöglichkeit die *Konstitutionskrankheiten.* Der *eine* Pol der Scheibe entspricht dem idiotypischen
Ursprungsmoment, der Gegenpol dem paratypischen; die Bogen zwischen beiden
umfassen die in wechselndem Verhältnis zusammenwirkenden Ursprünge. Ohne
weiteres ergibt sich dann die Stellung verschiedener Zustände in diesem Orbis
constitutionum, ungefähr so, wie es die Ziffern in Stab 2 der Tabelle S. 176
ersehen lassen.

Allgegenwart von Konstitutionsfragen in jedem Kranksein. Da unter
den Begriff der Konstitution[3] auch und insbesondere die Gesamtheit der

---

[1] COERPER findet es nicht ersichtlich, warum Gicht, Diabetes, gewisse Formen
der Fettsucht und der sog. Diathesen als Konstitutionskrankheiten bezeichnet
werden; sie seien vielmehr Stoffwechselstörungen. Nicht allein die KRAUSsche,
sondern wohl jede Definition des Konstitutionellen schließt die grundlegende
Leistungseigenschaft der aktiven Körpermasse „Stoffe zu wechseln" in sich ein.
Stoffwechselstörungen sind daher Verfassungsstörungen.

[2] S. Fußnote zu S. 114.

[3] W. RIESE lehnt die „Konstitution=Anlage" als einen krankheitverursachenden Faktor ab. Anlage wie Erkrankung seien beide nur dynamisch faßbare Lebensäußerungen an ein und derselben Person und müßten als solche einander koordiniert
(nicht kausal subordiniert) sein. Diese Auffassung scheint mir zu weit zu gehen.
Meines Erachtens kann eine anlagemäßige, etwa eine idiotypische Entwicklungshemmung zu einem statischen Gleichgewichtszustande, z. B. einem Septumdefekt
führen, von dem ruhig gesagt werden kann, er sei Ursache einer krankhaften und
schließlich tödlichen Kreislaufstörung.

Allgemein werden Todesfälle an infektiösen Erkrankungen als rein ektogen
bedingt angesprochen. Die Sache läßt sich aber auch ganz anders darstellen. Faßt
man eine Infektion ins Auge, die wie etwa die Diphtherie eine durchschnittliche

funktionellen Eigenschaften, der Leistungen und Reaktionsweisen der Person fällt, so ist es klar, *daß sich konstitutionelle Fragen bei jedem Kranksein ergeben müssen*, denn jeder krankmachende Reiz fordert Reaktionen und Leistungen (der Abwehr) heraus und tritt mit diesen in Wechselwirkung. Jedes Kapitel der speziellen Krankheitslehre muß also die Körperverfassung berücksichtigen; die konstitutionellen Fragen kann man niemals aus dem Gesamtgebiete der Pathologie herausheben und gesondert behandeln. Gesondert werden in diesem Abschnitte des Handbuches nur solche Personal-Varianten besprochen, die den konstitutionellen Faktor im Gesamtgeschehen besonders stark hervor-, den rein ektogenen Faktor aber zurücktreten lassen, oder die wenig örtliche Gebundenheit aufweisen, daher naturgemäß in dem üblichen, der Hauptsache nach ätiologistischen und lokalistischen System der Krankheiten nicht einwandfrei plaziert werden können.

Substantielle und funktionelle Körperverfassung. Jene Summe von Eigenschaften, die wir Konstitution nennen, kann man mehr vom morphologisch-substantiellen Standpunkte aus, oder mehr vom funktionellen, also vom dynamischen aus prüfen. Man fragt im einen Falle mehr nach Bau und Beschaffenheit, im zweiten mehr nach Leistung, besonders Abwehrleistung und deren Ergebnis, und zwar nach quantitativen (Plus- wie Minus-) und qualitativen Varianten dieser. Sie gehen mit verminderter oder vermehrter Widerstandsfähigkeit (erhöhter oder herabgesetzter) Krankheitsanfälligkeit und hinfälligkeit, illegitimer Beantwortung von pathogenen Reizen einher, knüpfen sich also an die Begriffe der Resistenz, der Disposition[1] und Allergie.

Unterscheidet man andererseits die konstitutionellen Abwegigkeiten, je nachdem sie im Organismus mehr diffus und weit verbreitet oder aber

---

allgemeine Letalität von rund 5% aufweist und blickt man auf hundert Erkrankungsfälle zurück, so heißt dies, die Infektion hat nach der geläufigen Auffassung in 5 Fällen für den Ausgang der Krankheit den Ausschlag gegeben. Neunzehnmal so oft aber war die Widerstandskraft des Körpers, also ein durchaus konstitutionelles Moment, dafür entscheidend und nun kann man sagen, das Maßgebliche für die 5 letalen Ausgänge sei gleichfalls ein solches Konstitutionsmoment, nämlich die Widerstandslosigkeit gewesen. Eine *einheitliche Antwort* für alle hundert Fälle ist somit niemals vom Standpunkt des ektogenen Erregermomentes aus zu geben, sondern nur vom Standpunkt der Körperverfassung aus.

Es läßt sich bislang freilich nicht behaupten, daß diese oder ähnliche (konditionalistische) Erwägungen aus dem Gebiete der Erkenntnistheorie dem ärztlichen Verständnis großen Dienst erwiesen hätten.

[1] Es ist schwer verständlich, daß sonst klare Denker darüber diskutieren, ob zwischen den Begriffen Konstitution und Disposition „ein scharfer Unterschied" zu machen ist oder nicht. Man braucht sich nur an die eingangs angeführte Begriffsbestimmung zu erinnern, um klar zu erkennen, daß die Disposition, also die Eigenschaft auf bestimmte Schäden mit Krankheitserscheinungen zu reagieren, ein *Ausschnitt* aus der Konstitution sein muß.

Gruppierung der Konstitutionsanomalien und -krankheiten erläutert durch Beispiele von kinderärztlicher Bedeutung.

<table>
<tr><th></th><th></th><th></th><th colspan="2">Vorwiegend morphologisch</th><th>Vorwiegend funktionell</th></tr>
<tr><th></th><th></th><th></th><th colspan="3">zum Ausdruck kommende Verfassungszustände</th></tr>
<tr>
<td rowspan="3">Im Organismus weit verbreitete Störungen</td>
<td>Vorwiegend oder rein idiotypischen 1 u. 4 [1]</td>
<td rowspan="3">Habitusanomalien, multiple Abartungen, Systemaffektionen usw.</td>
<td>Beispiele:
Albinismus; manche Formen von Zwergwuchs, Dysostosen; Chondrodystrophie. Progressive Muskeldystrophien</td>
<td rowspan="3">Allgemeine Störungsbereitschaften, erhöhte Krankheitsdispositionen, Diathesen usw.</td>
<td>Beispiele:
Hämophilie; exsudative Diathese; vegetative Krankheitsbereitschaft</td>
</tr>
<tr>
<td>Gemischten oder kombinierten 2 u. 5 [1] Ursprunges</td>
<td>Rachitis, Kretinismus, Asthenie, viele Formen von Infantilismus, Fettsucht, Dystrophie u. Anämie, Mongolismus (?)</td>
<td>Spasmophilie, Neurolymphatismus, Skrofulose</td>
</tr>
<tr>
<td>Vorwiegend oder rein paratypischen 3 u. 6 [1]</td>
<td>Status strumiprivus; Eunuchismus</td>
<td>Infantiler Skorbut, Status post morbillos. Serumanaphylaxie</td>
</tr>
<tr>
<td rowspan="3">Mehr örtlich begrenzt auftretende Schäden</td>
<td>Vorwiegend oder rein idiotypischen 1 u. 4 [1]</td>
<td rowspan="3">Bildungsanomalien von Organen</td>
<td>Ichthyosis congenita; Syndaktylie; Gaumen-Lippenspalte</td>
<td rowspan="3">Minderwertigkeiten, Anfälligkeiten von Organen</td>
<td>Dichromasie, Refraktions-Anomalien, manche Formen von Epilepsie, von Taubstummheit</td>
</tr>
<tr>
<td>Gemischten oder kombinierten 2 u. 5 [1] Ursprunges</td>
<td>Tonsillenhypertrophie; manche Formen von Skoliosen, Genu valgum usw.</td>
<td>Lordotische Albuminurie, Heuschnupfen, Asthma, Nesselsucht</td>
</tr>
<tr>
<td>Vorwiegend oder rein paratypischen 3 u. 6 [1]</td>
<td>Amniotische Abschnürungen</td>
<td>Störungsrückstände in Organen, Narben, Cirrhosen, Adhäsionen</td>
</tr>
</table>

[1] Die Ziffern weisen auf die Orte im Diagramm (Abb. 10, S. 93) hin, woselbst die betreffenden Zustände ihren Raum zu finden hätten. Die angegebenen Grenzen sind selbstverständlich nicht als absolute und nicht als scharfe zu denken. Norm und Anomalien, diese und Krankheiten, aber auch krankhafte Anlagen und deren Manifestationen gehen oft fließend ineinander über. Ein und derselbe Zustand kann innerhalb der konzentrischen Kreise verschiedenen Platz finden, je nach Lebenslage und -alter des Betroffenen, je nach Grad der Störung usw.

mehr umschrieben, örtlich gebunden in Erscheinung treten, so gelangt man zu einer Gruppierung etwa folgender Art (s. Tabelle S. 176):

Diathesen sind keine Hypothesen, sondern Selbstverständlichkeiten. Generalisierte Konstitutionsanomalien, die eine erhöhte Disposition, also eine besondere Bereitschaft zu Krankheitserscheinungen (namentlich solcher von bestimmter Färbung) mit sich bringen, so zwar, daß sonst schadlos ertragene Lebensbedingungen krankhafte Zustände bewirken, nennt man zweckmäßig seit langer Zeit *Diathesen.* Der Diathesenbegriff mag Pathologen und Genetikern entbehrlich erscheinen, nicht aber dem Kliniker, am wenigsten dem Pädiater. Auf Gegnerschaft kann er nur bei jenen stoßen, denen es noch immer entgangen ist, daß den Diathesen heute durchaus nichts Mystisches oder Spekulatives, auch nichts Humoral-Pathologisches mehr anhaftet[1]. Vielmehr stützt sich der Diathesenbegriff von heute auf nichts anderes als die unerschütterliche Grundlage der schlichtesten täglichen Beobachtung am Krankenbette. Wer konzediert, daß es Kinder gibt, die eher und mehr als andere auf gewisse äußere Reize, beispielsweise mit katarrhalisch-entzündlicher Abwehr oder auf artfremde Nahrung reagieren, deren Erkrankungsschwelle somit tiefer als beim Durchschnitt der Altersgenossen liegt, der ist schon Bekenner des Begriffes „exsudative Diathese" bzw. „Heterodystrophie" in dem von mir 1911 präzisierten Sinne. Wahre Seelenblindheit gehört, wie His richtig äußert, dazu, solches Vorkommen zu leugnen. Schon das allgemeine Variationsgesetz fordert es.

Kuppelungen konstitutioneller Anomalien. Interessant und bedeutsam ist das Vorkommen von Konstitutionsanomalien und -krankheiten, die zweckmäßig vorläufig als

„Multiple Abartungen"

zusammengefaßt werden. Man trifft bestimmte abwegige Bildungen oder Reaktionsvarianten in überzufälliger Häufigkeit neben gewissen anderen, und zwar oft völlig heterogen dünkenden bei einem und demselben Individuum an. Hier einschlägig konnte vor langer Zeit der Fall des kongenitalen Myxödems erscheinen und da dieser seither weitgehend aufgeklärt werden konnte, suchte man bei allen multiplen Abartungen nach einem analogen Geschehen, nämlich nach einem zentralen ursächlichen Faktor, etwa gleichfalls einer primären Funktionsstörung im Bereich der endokrinen Organe. Solches erwies sich aber in vielen

---

[1] Nur wer Diathese und Dyskrasie miteinander verwechselt, wird jene für einen humoral-pathologischen Begriff halten. Als die letztere Lehre herrschte, mag ja da oder dort versucht worden sein auch dem, was wir heute Diathese nennen, einen solchen Inhalt zu geben; aber weder in Deutschland, noch in Frankreich oder England ist solche Auffassung durchgedrungen oder stabil geworden, wie besonders aus den Berichten von A. Léri und A. Garrod hervorgeht. [Vgl. dazu S. 188].

Fällen als Irrweg. *Die hier gemeinten multiplen Abartungen sind offenbar keine in solchem Sinne unizentrischen Systeme* (PFAUNDLER 1911). Schon bei dem den Hypothyreosen nahestehenden endemischen Kretinismus läßt sich — entgegen früheren Meinungen — vieles nicht mehr vom Gesichtspunkte der Schilddrüsenstörung aus erklären und — kurieren. So entsteht die Frage, welche Momente sonst etwa für das überzufallsmäßige Zusammentreffen, also die (in manchen Fällen freilich erst noch ziffernmäßig zu erweisende) Korrelation oder Syntropie zwischen zwei oder mehr *koordinierten* — nicht einfach kausal subordinierten — Abartungen in Betracht kommen.

Ihre Grundlagen. Das verknüpfende Moment kann im *genetischen,* im *funktionellen,* im *Orts-* und im *Zeitfaktor* liegen.

Meines Wissens erstmalig habe ich seit 1911 in diesem Zusammenhange auf die Möglichkeit hingewiesen, daß kombinierte Krankheitsbereitschaften,wie es z. B. die von CZERNY sehr weit gefaßte entzündliche Diathese ist, mit Schädigung eines bestimmten Keimblattes oder Keimblatteiles, nämlich des Mesenchyms in frühembryonaler Zeit zusammenhängen könnten. Eine *peristatische, elektive* Schädigung von solchen Teilen ist nach W. ROUX durchaus möglich, von O. HERTWIG experimentell (am Ektoderm) dargetan. Auch W. SCHULZE hat dies seither von hormonalen Einflüssen im Versuch bei Anuren erwiesen und überdies gezeigt, daß hinterher durch enge örtliche Beziehungen (Darmmuskulatur — Darmepithel usw.) zwischen dem geschädigten Teil und Abkömmlingen anderer Keimblätter auch diese partiell mitbetroffen werden können.

Bindungen verschiedener Art. Auf *regionale* und *segmentale* Kuppelungen von Organminderwertigkeiten hat bekanntlich schon A. ADLER hingewiesen. Über *polare* Anordnung solcher liegen lehrreiche Experimente vor: Im Entwicklungsablauf pflegt ein kranio-kaudales Differenzierungsgefälle zu bestehen (v. UBISCH) und die apikalen Felder zeichnen sich im Zusammenhange damit (bei Medusen) chemischen Giften gegenüber durch erhöhte Empfindlichkeit aus (CHILD).

Aber nicht allein morphogenetisch und phylogenetisch zusammenhängende Teile können elektiv betroffen werden. Auch *funktionell* einander nahestehende Organe, beispielsweise Haut und Niere (Ausscheidungsleistung!) scheinen mitunter gemeinsam „minderwertig" zu sein (Wahrnehmungen bei sog. Hautnephritis). Selbst Organe, deren funktionelle Beziehung sich erst viel später realisiert: fetale Nebenniere und fetales Gehirn (THOMAS), sowie letzteres und fetale Schilddrüse erfahren frühzeitig gekuppelte Umweltschäden.

Intrapersonelle Vererbung. Daß auf solche Weise ein Absterben von Teilen und im Überlebensfalle des Ganzen morphologische Mißbildungen hervorgehen können, ist nicht allein vorstellbar, sondern sichergestellt.

Größeren Schwierigkeiten begegnet freilich die Annahme, daß bei Erhaltenbleiben der betroffenen Elemente auch verbreitete *Leistungsvarianten*, wie etwa Diathesen als *Dauerfolgen* resultieren können. Es ist doch wohl im allgemeinen mit einem Restitutionsbestreben zu rechnen. Das Bedenken schwindet aber in dem Augenblicke, da man sich als Angriffsobjekt nicht das Cyto-, sondern das Idioplasma der betreffenden Keimblattelemente denkt, und so eine durch die Zellgenerationen fortwirkende intrapersonelle Idiophorie (siehe hierüber oben S. 164 unter 3) zwangsläufig gegeben erkennt.

Für Abartungen, wie es der Status degenerativus oder der Status hypoplasticus ist, kommt nach Friedrich Müller eine paratypische Einwirkung vor der Geburt in Frage (vermutlich neben Idiovariation). Der Status thymicolymphaticus wurde auf intrauterine Parabiosenvergiftung zurückgeführt.

Multiple Erbabartungen. Entstehungsmöglichkeiten. Schädigungen von Keimblättern oder anderen Aggregaten embryonaler Zellen müssen aber durchaus nicht umweltbedingt, sondern können *auch erblichen Ursprunges* sein. Die letztere Möglichkeit ist es besonders, die bei den zahlreichen, familiär auftretenden multiplen Abartungen erwogen wird. So macht eine subletale recessive Anlage beim Hund (und bei der Katze, Verf.) im homozygoten Zustande Pigmentlosigkeit + starke Krankheitsanfälligkeit + Augenmißbildungen mit (oder ohne) Erblindung + Taubheit, also kombinierte Läsionen von Ektodermabkömmlingen. Ähnliches gilt nach Schaffer von der amaurotischen Idiotie und der spastischen Spinalparalyse. Ein auf das Mesoderm bezügliches Syndrom (mit dominantem Erbgange) ist das v. d. Hövesche: Blaue Skleren + Otosklerose + Knochenbrüchigkeit. K. H. Bauer trachtet diese Dinge in ein System zu bringen. Die Osteogenesis imperfecta, die Asthenie, die Chondrodystrophie und die progressive Muskeldystrophie seien alle auf Schädigung von *verschiedenen*, aus dem Mesenchym hervorgegangenen Gewebsgruppen zurückzuführen; darin komme die ursprüngliche Pluripotenz der mesenchymalen Mutterzellen zum Ausdruck. Die Art der Schädigung sei aber eine abweichende: Bei der Osteogenesis handle es sich um mangelhafte Abscheidung der für die einzelnen Gewebsgruppen spezifischen Grundsubstanz, bei der Asthenie hingegen um eine Störung in der Bildung der Fasermassen. Der Ursprung anderer multipler Abartungen hätte einen weiteren Rahmen. Das Mesoderm sei das Substrat einer Affektion, die sich beim Kinde in Veränderungen des Blutes und in Verknöcherungsanomalien an der Ulnaepiphyse äußert. Hier sei das System der Osteoblasten + Odontoblasten + Fibroblasten + Blutstammzellen gemeinsam erblich geschädigt. v. Verschuer erhofft von der durch Häcker, Goldschmidt und Spemann angeregten entwicklungsgeschichtlichen Betrachtung erbbiologischer Probleme gut fundierte Ergebnisse.

Entwicklungsarretierung. Sammelnde Gene. Eine andere Möglichkeit der Entstehung erblicher multipler Abartungen belegte WAARDENBURG mit einem interessanten Beispiele. Es handelt sich um den bei einem Vater und seinen vier Kindern angetroffenen Komplex: Ptose + Epicanthus + Steifheit und Spannung der Gesichts- und Lidhaut. All dies soll im Anfang des dritten Embryonalmonates beim Menschen physiologisch sein. Das Krankhafte und Erbliche sei also hier einzig die Entwicklungshemmung, nicht etwa eine Dreiheit von gekuppelten Merkmalen bzw. Anlagen. Man wird erwägen dürfen, ob etwa beim Mongolismus etwas Ähnliches vorliegt. Jedenfalls hat OREL 1931 mit Recht seine Hypothese von 1926 verlassen, daß es sich da um eine Summe von Mißbildungen handelt, die erblich bedingt, zufällig ein- oder das andere Mal in einem Individuum zusammentreffen, das man dann eben als mongoloides bezeichnet. Auf einem anderen Gebiete ist freilich solches zufälliges Zusammentreffen von erbkonstitutionellen Zuständen aufgezeigt worden. Die Gruppierung der lymphatischen, exsudativen, vegetativ-neurotischen, dystrophischen und neuropathischen Teilbereitschaften im Rahmen der entzündlichen Diathese sensu latiori folgt den Gesetzen der Wahrscheinlichkeitsrechnung[1]. Hier dürfte es sich tatsächlich um selbständig mendelnde Anlagen handeln, und man könnte hiernach meinen, daß das kombinierte Bild der Diathese nach TH. WHITE-CZERNY lediglich durch zufällige Häufung der Teilbereitschaften in gewissen Fällen entstehe. So ist es aber nicht. *Die Häufung als solche* scheint nämlich etwas in der Erbfolge gesetzmäßig Auftretendes zu sein und nur das Mosaik selbst etwas Kaleidoskopisch-Zufälliges. Neben den frei mendelnden Einzelanlagen zu bestimmten Zeichenkreisen wäre hiernach eine offenbar übergeordnete Einheit anzunehmen, die jene gewissermaßen sammelt.

Verstärkende Gene. Die Komplexion, d. h. die gleichsinnige Färbung von Haut, Haar und Iris ist in unserer rassengemischten Bevölkerung in der Regel eine komplette, was auch ziffernmäßig die zwischen den drei Gliedern bestehende hohe Korrelation bestätigt. Doch kann die Pigmentierung jedes dieser Teile gelegentlich *für sich* im Erbgange laufen, so daß neben gemeinsamen Faktoren auch Einzelfaktoren angenommen werden

---

[1] TACHAU berichtet (1926), er habe mit Hilfe der zusammengesetzten Wahrscheinlichkeitsrechnung die Angelegenheit durch einen Fachmathematiker prüfen lassen, doch seien die von ihm vermuteten Abweichungen vom Zufallsgesetz nicht erweisbar geworden. Es ist ihm ganz entgangen, daß ich derartige Berechnungen mit dem oben erwähnten Ergebnis 14 Jahre früher bereits angestellt habe. Der Autor gibt sich im übrigen zwar den Anschein, meine Auffassung anzugreifen, landet aber schließlich in allen wesentlichen Punkten bei ebendieser: Notwendigkeit der Unterscheidung von Einzelbereitschaften, zwangsläufige (wenn auch bunte) Kombination solcher, damit unbedingte Rechtfertigung des Begriffes der großen Diathesen. Wie bekannt erachtet auch FINKELSTEIN diese Lösung für die richtige.

müssen. Vielleicht verhält es sich mit den Teilbereitschaften ähnlich (PFAUNDLER, LENZ). Der letztere Autor hat betont, daß bei der entzündlichen Bereitschaft nicht die entzündliche Reaktion als solche (die eine normale, also vermutlich polymere Eigenschaft ist), sondern nur ihr Auftreten auf geringfügige und unvermeidbare Umweltreize das Abwegige bedeutet; es scheint ihm daher höchstwahrscheinlich, daß da *Erbanlagen im Spiele sind, die als Aktivatoren, Sensibilisatoren*, Verstärker, quasi als Lautsprecher, wirken. Ein solcher Faktor könnte mit dominanter wie mit recessiver Wertigkeit auftreten, wodurch gewisse scheinbare Ungesetzmäßigkeiten des Erbganges ihre Erklärung fänden[1]. Ein solcher Verstärkungsfaktor kommt auch bei der dem Kinderarzte so wichtigen erblichen Epilepsiebereitschaft in Betracht.

Man wird sich bei der exsudativen Diathese auch darüber Rechenschaft geben müssen, daß ihre Manifestationen mit Abwehrleistungen mindestens enge Verbindung haben; so wurde ja die salutäre Wirkung der exsudativen Komponente, z. B. bei der Skrofulose seit langem gedeutet. Man erkennt so wieder den Begriff der Krankheit, bzw. des Anpassungsmangels als einen durchaus relativen.

Multiple idiokinetische Wirkung. Polyphänie. Bei anderen multiplen Abartungen wird man daran denken müssen, daß ein idiokinetischer Schaden gleichzeitig zwei verschiedene Erbeinheiten betroffen hat. Diese, wie schon erwähnt, meist recessiv laufenden Schäden können besonders dann vereint bei einem Deszendenten zum Vorschein kommen, wenn die Erzeuger blutsverwandt sind. (Beispiele: Taubstummheit und Retinitis pigmentosa.) Endlich können Polyphänie einerseits, echte Faktorenkoppelung andererseits bei multiplen Abarten im Spiele sein. BAUER vermutet solches bei der Verbindung von hämolytischem Ikterus mit Turmschädel, von Polydaktylie mit Dystrophia adiposogenitalis (nach BARDET-BIEDL), von Patellar- und Daumennageldefekt (nach B. ASCHNER). Vielleicht wäre hier auch zu nennen die Akrocephalosyndaktylie, die Komplexe der verschiedenen Dysostosen (der kleidokranialen usw.) die Myoklonusepilepsie. Nach SIEMENS besteht Polyphänie bei der Gruppe: Tuberöse Hirnsklerose + Nierentumor + Adenoma sebaceum.

Umladung aus dem Idiotypus in Umweltschaden. Schon mehrfach wurde in einschlägigen Fällen embryonale Paravariation angenommen,

---

[1] PÄSSLER meinte jüngst (Wiesbaden 1929, Ekzemdebatte), daß die Gründe, mit denen ich die Heredität der exsudativen Diathese nachzuweisen suche, den Anforderungen der Vererbungslehre nicht gerecht werden. Möglicherweise hält er die drei von mir vor 20 Jahren am Internistenkongreß vorgezeigten ersten exsudativen Ahnentafeln für mein Beweismaterial. In Wirklichkeit habe ich schon vor einem Jahrzehnt solche Tafeln über mehrere hundert Individuen, um sicher zu gehen, Herrn Prof. Dr. FRITZ LENZ vorgelegt, der sie überprüft und darüber erstmalig 1922 in Leipzig berichtet hat. Der Name dieses Autors wird Herrn PÄSSLER (der *heute* noch die manifeste exsudative Diathese für eine *Folge* chronischer Mandelprozesse hält) vielleicht beruhigen.

obgleich der Stammbaum sehr deutlich auf Idiophorie hinweist. Zu Unrecht hält man die beiden Dinge für gänzlich unvereinbar. Ich habe an dieser Stelle (3. Aufl.) auf die meines Wissens sonst wenig beachtete Möglichkeit hingewiesen, daß echte Erbschäden zu Urhebern von Para-variationen, also peristatischen Modifikationen werden. JANSEN glaubt, daß die Chondrodystrophie beim Embryo als rein. mechanische Folge-erscheinung einer Anomalie des Amnion entstehe, die ihrerseits erblich ist. Es hätte dann gewissermaßen eine Übertragung, ein Transfert einer idiotypischen in eine paratypische Störungsursache stattgefunden. An solches Geschehen dachte ich seinerzeit bei der exsudativen Diathese und ULLRICH auch hinsichtlich einer von ihm beschriebenen seltsamen kom-binierten Abartung, deren markanteste Glieder sind: Pterygium, Hirn-nervenlähmungen, Muskeldefekte, Brustwarzenaplasie, Kleinwuchs und lymphangiektatisches Ödem. Beim erblichen Klumpfuß scheint es auf das Zusammenwirken zweier Anlagen anzukommen, wovon die eine mehr direkt, die andere auf dem Umwege über die Peristase, nämlich wieder durch Amnionenge wirkt (FETSCHER, LENZ). Bei solchem Idio-Para-Transfert wird man namentlich auch an die endokrinen Drüsen als Brücken zu denken haben.

K. H. BAUER nimmt einen direkteren Zusammenhang zwischen dem Aufbau der Erbmasse und der abwegigen Reaktion von Keimblättern oder deren Produkten an. Die oben aufgezählten Zwischenkeimblatt-Krankheiten seien monomer[1] be-dingt, und zwar die Osteogenesis imperfecta durch den Ausfall eines Genes, das für die morphogenetische Einheit des Mesenchyms die normale Produktion von Grundsubstanz determiniert.

Kennzeichen der Diathesen. Kriterien für die einzelnen Diathesen er-geben sich namentlich aus der funktionellen Prüfung. Um die funk-tionelle Prüfung bei exsudativer Diathese waren neuerdings MORO, bei der vegetativen Diathese ROMINGER mit ihren Schülern erfolgreich bemüht. Die Einzelheiten sind Gegenstand der speziellen Pathologie. Eine solche Prüfung braucht man oft gar nicht besonders anzustellen, da sie vielfach schon das Leben der Diathetiker mit sich gebracht hat; dann charakterisiert diese Rasse von Menschen schon ihre Anamnese.

Andere Kriterien hat ein russischer Autor namens M. MASSLOW angegeben, der sich rühmt, die Pathologie dieser Dinge erstmalig auf eine solide wissenschaftliche Basis gestellt zu haben. Er ließ namentlich Blut- und Verdauungssäfte quantitativ auf ihren Gehalt an verschiedenen Fermenten untersuchen und schreibt den ver-schiedenen Konstitutionsanomalien bestimmte Fermentspektren zu. Die Astheniker hätten einen an Pepsin und Lab relativ reichen, freilich nach dieser Richtung labilen Magensaft, hingegen einen fermentarmen Duodenalsaft. Die Fettlösung im Blute sei schlecht, jene im Magen gut, doch bestehe Neigung zu Dyspepsie, träger Leberarbeit. Weiter seien kräftige Amylolyse, große Alkalireserve charakteristisch. Die Lymphatiker hätten fermentreichen Magensaft von hoher Acidität und Be-ständigkeit, hingegen Instabilität im Salz- und Wasserumsatz, acidotische Stoff-

---

[1] Dies erachte ich bei der Asthenie wenigstens für sehr zweifelhaft.

wechselrichtung. Die Arthritiker seien stomachal-hypacid, fermentarm schlecht
fettlösend im Magensafte, gut fettlösend im Blute usw. Eine kritische Nachprüfung dieser Angaben ist mir nicht bekannt geworden.

Diathesengegner auf Irrwegen. Von namhaften Dermatologen wird
neuerdings wieder die Auffassung vertreten, daß das (im ersten Lebens-
quartale nach MORO nahezu fehlende) echte Ekzem entsteht, wenn bestimmte ekzematogene äußere Reize ein sensibilisiertes Organ treffen.
Sehr zu Unrecht meint BLOCH, daß hiernach die idiotypisch bedingten
Diathesen der Pädiater als inhaltslos gewordene Begriffe fallen zu lassen
seien. Das Gegenteil trifft zu. Von den echt anaphylaktischen Zuständen, die höchstens diaplacentar übertragbar, nicht aber vererbbar
sind, unterscheiden namentlich französische und amerikanische Autoren
kongenitale, spontane Allergien und allergische Diathesen, auch Atopien
genannt (COCA), die ganz ähnliche Erscheinungen wie jene hervorrufen
und exquisit erblich auftreten. Jeder erfahrene Arzt hat solche Dinge
gesehen. DÖRR denkt hierbei an idiotypische Anlage, zellständige
spezifische Antikörper oder analoge Stoffe in einer bestimmten Lebens-
phase zu bilden; des weiteren können nach LANDSTEINER und DÖRR-
HALLAUER an sich nicht antigen wirksame Stoffe durch andere Substanzen („Synergisten") zu Urhebern antigener Effekte gemacht, die
Synergisten aber vom betroffenen Organismus selbst beigestellt werden.
ADELSBERGER meint, letzteres könnte besonders unter dem Einflusse
von Stoffwechselanomalien, wie sie den Diathesen eigentümlich sind,
der Fall sein. So sieht man verschiedene Brücken zwischen allergischen
Reaktionen und Erbkrankheiten geschlagen, die Diathesenlehre durch
neue Impulse wesentlich gefördert.

Endokrinologie und Konstitutionspathologie. Die *endokrinen Drüsen*
spielten zeitweilig in der Konstitutionspathologie die Hauptrolle. Alle
Anomalien von Wachstum und Differenzierung, von körperlichem und
seelischem Habitus wollte man auf Störungen, auf Disharmonien der
inneren Sekretion, auf abnorme Blutdrüsenformeln beziehen. Die Blutdrüsen wurden als die Störenfriede im natürlichen, planmäßigen Ent-
wicklungsgeschehen schlechtweg betrachtet. Der Organismus müsse
sich von ihnen häufig eine gewaltsame Abdrängung aus seiner vorgesehenen Entwicklungsbahn gefallen lassen; er stehe da in der Gewalt
einer verselbständigten und gewissermaßen revolutionären Neben-
regierung. TANDLER hat sogar gemeint, daß ihnen die Aufgabe zufällt,
durch Umwelteinflüsse erworbene Eigenschaften in die Erbmasse über-
zuführen.

Blutdrüsen regieren nicht, sie werden regiert. Daß jene Auffassung
verfehlt ist, erkennt man besonders, wenn man sich klar macht, daß
wohl jede Einzelzelle ein innersekretorisches Organ ist, insofern sie
substantielle Boten in den Kreislauf sendet, so auf andere Teile de

Ganzen einwirkt, dem Consensus partium dient und daß den sog. Blutdrüsen bei der allgemeinen Arbeitsteilung solche Leistungen nur in etwas erhöhtem Maße zugefallen sind. Richtunggebend für sie wie für die übrigen Organe und Elementarteile ist natürlich in erster Linie der Idiotypus; vorwiegend als seine Diener oder Exponenten erscheinen die endokrinen Organe. Sie sind Relaisstationen in der Leitung, Etappen auf der Route der Befehle. „Die innere Sekretion ist ein Weg, auf dem sich die Erbmasse auswirkt" (MORGAN 1924). Ähnlich äußerten sich J. BAUER, F. LENZ u. a. schon viel früher, z. B. FRIEDEN-THAL: „Die Wachstumsbeschleunigung durch Organe mit innerer Sekretion dürfen wir nicht als Abänderungen des ererbten Bauplanes ansehen, sondern die Funktion dieser Drüsen ist ein Ausdruck des Erbgutes selbst." Ebenso Verf. in den Körpermaßstudien S. 145.

Selbstverständlich können Umwelteinflüsse die Blutdrüsen angreifen und so auf die Konstitution modifizierende oder störende Wirkungen ausüben. Dieser Gefahr setzt sich der Idiotypus bei der Übertragung seines Wirkungskreises auf Organe aus. Es ist ein Sonderfall der Bedrohung, die die Differenzierung immer mit sich bringt.

Störende Hormone in der Symbiose. In einer besonderen Situation befindet sich die Leibesfrucht (deren Blutdrüsen nach THOMAS zwar funktionsfähig, aber in der Regel nicht in Funktion sind), insofern sie idiotypisch wie hinsichtlich ihrer Umwelt von der Mutter vielfach abweicht, aber mütterliche Hormone „empfängt". Freilich wird sie nach dem schon mehrfach betonten Grundsatze ihrer Selbstbestimmung dabei im allgemeinen angemessene Auswahl üben. Daß sie sich aber dennoch gelegentlich Überflüssiges und Schädliches aufdrängen läßt, bezeugen die sog. Schwangerschaftsreaktionen des Neugeborenen (HALBAN), die den synkainogenetischen Störungen[1] angehören, und denen STOLTE neuerdings auch die Pylorusstenose zuzählt.

Die Übertragung idiotypischer Befehlsmacht an innersekretorische Teile verknüpft sich mit dem, was ROUX den Übergang der Selbstdifferenzierung in die abhängige Differenzierung genannt hat. Übrigens reicht dieses Kommando der subalternen Organe keineswegs über alle Entwicklungsfunktionen; im wesentlichen beschränkt es sich auf Tempogebung, Rhythmus, Wassergehalt. ROMEIS hat in dieser Richtung GUDERNATSCHs weitgehende Folgerungen aus dessen bekannten Kaulquappenversuchen eingeschränkt.

Typenbildung. Als

Habitus

bezeichnet man zweckmäßig jene konstitutionellen Eigenarten, die für die äußere Körperform im ganzen bestimmend werden. Den individuellen

---

[1] So bezeichnet A. KOHN alle Abänderungen des autonomen Entwicklungsvorganges bei Placentalierkeimen, die von der Symbiose mit der Mutter abhängen.

Verschiedenheiten des Habitus liegen somit hauptsächlich Abweichungen in Dimensionen und Proportionen des Gesamtkörpers und seiner Teile zugrunde. Diese Abweichungen treten manchmal in *den verschiedenen Körpergebieten gleichsinnig* in Erscheinung (Kopf, Rumpf und Glieder zeigen z. B. durchweg eine relativ starke Höhen- oder Längenentwicklung), andere Male zwar *nicht gleichsinnig, aber dennoch in augenscheinlicher Gebundenheit* (kleine schmächtige Statur bei weitem Schädel), wieder andere Male — wohl in 50% der Fälle — in *bunter Verwerfung*. Von anthropologischen, physiologischen, genetischen und ärztlichen Gesichtspunkten aus hat man in den beiden ersteren Fällen gewisse *Habitustypen* aufzusuchen und festzuhalten sich bemüht, die freilich bei den verschiedenen Beschreibern oft stark interferieren, nur bei einer Minderzahl der Probanden rein und prägnant hervortreten oder überhaupt kenntlich werden und die auch im Laufe der Entwicklung durchaus nicht unwandelbar bleiben, vielmehr zeitweise oder dauernd ganz zugedeckt oder nach ektogenen Erkrankungen völlig verändert werden (CÖRPER). Ihre Erhebung ist schon beim weiblichen Geschlecht und besonders im frühen Lebensalter sehr erschwert, da die starken Verschiedenheiten der Alterskonstitutionen natürlich nicht allein die Anwendung der absoluten, sondern auch die der relativen Masse und Proportionen von einer zur anderen Altersstufe unübertragbar machen. Deshalb hat auch die Typologie in der Kinderheilkunde zumeist wenig Resonanz gefunden. Vielfach stellen sich Habitusabweichungen als Folgen peristatischer oder erblicher Schäden heraus (Phthise, Rachitis, Chondrodystrophie). Die von KRETSCHMER hervorgehobenen Habitustypen stehen mit jenen SIGAUDs (auch FENDES, CASTALDIS) in einiger Deckung, die übrigens ihrerseits in HALLÉ, DE GIOVANNI, BENECKE und ROKITANSKY (alle 19. Jahrhundert) Vorgänger hatten. Es sind der *athletisch-muskuläre Typ*, der für eine vorwiegend körperliche Arbeit forderndes Milieu vielleicht die optimale Anpassung, also die Norm bedeutet; der *pyknisch-plethorische Typ*[1] und der *asthenische*[2], der übrigens schon als pathologische Variante gelten muß. Ihnen schloß SIGAUD noch den *cerebralen Typ* an. Die beiden erstgenannten Typen werden auch als *eurysome* den beiden letztgenannten als den *leptosomen* gegenübergestellt.

Um den Nachweis dieser Habitusformen und ihre Verbreitung bei Kindern haben sich MAC AULIFFE, CÖRPER, WURZINGER (der den pyknischen und den muskulären Typ vereinigt!), KRASUSKY bemüht. KLEINSCHMIDT betonte die Wichtigkeit der Röntgenuntersuchung hierbei. Es heißt, daß manche Typen schon in der ersten Kindheit, ja im 1. Lebensjahre erkennbar werden. Für den STILLERschen Habitus hat WETZEL dies dargetan. v. VERSCHUER freilich bezeichnet es als verfehlt, für die Körperbautypen dieser Altersperiode dieselben Bezeichnungen wie für jene des

---

[1] Weitere Synonyme: Digestiver, makrosplanchnischer, Brachytyp.
[2] = Phthisischer, mikrosplanchnischer, Longityp.

Reifealters zu wählen, solange nicht erwiesen ist, daß beide einander wirklich entsprechen, nämlich ineinander übergehen. Solcher Nachweis wird oft schwierig sein, wenn, wie Córper berichtet, zwischen dem 6. und 9. Lebensjahre die Körperform häufig ganz indifferent wirkt.

Erbtypen, Erwerbtypen. Typenerbgang? v. Verschuer bestätigt die naheliegende und schon oft laut gewordene Vermutung, daß für die Entwicklung der Typen *in erster Linie Erbeinflüsse* maßgebend sind. Dafür spreche besonders der Umstand, daß wohl bei zweieiigen, nie aber bei eineiigen Zwillingen verschiedene Körperbautypen beobachtet wurden. Andererseits wirken Umwelteinflüsse natürlich mit. Beispielsweise begünstigt das mit unserem städtischen Bildungswesen verbundene Vielsitzen während der Entwicklungsjahre den Stillerschen Habitus, während Leibesübungen ihm entgegenwirken; von einem Ausgleich einer ausgesprochenen Anlage dazu könne freilich — entgegen Brugschs Meinung — keine Rede sein (Lenz). Gleich allen komplexen Eigenschaften, die keine erhebliche Störung der Anpassungsfähigkeit bewirken, sind Habitustypen wohl weitgehend *polymer bedingt,* was die Feststellung des Erbganges fast unmöglich macht (Lenz). Nach Aschner und Engelmann spielen beim Aufbau des peripheren Bewegungsapparates, der hauptsächlich habitusformend wirkt, mindestens sieben verschiedene Gruppen von Genen mit.

Habitus und Leistung. Habitus und Charakter. Vom ärztlichen Standpunkte interessieren die Habitustypen hauptsächlich insofern, als sie etwa in Korrelation mit bestimmten Leistungssteigerungen oder -ausfällen stehen. Solches kommt aber im Kindesalter, anscheinend weit weniger zum Ausdrucke als bei erwachsenen Personen (Stillersche „Krankheit"!). Jedenfalls sind die Angaben darüber sehr widerspruchsvoll, wie besonders Schiff dartut. Nach Moro-Kolb steht der asthenische Habitus mit Lymphatismus bis zu gewissem Grade im Verhältnis der Dystropie (des Ausschlusses), wobei es sich nach Kleinschmidt aber auch um eine Scheindystropie durch vorwiegende Manifestation beider Zustände in verschiedenen Lebensaltern handeln kann. Ungeklärt sind noch immer die Beziehungen der Asthenie zur Tuberkulose, doch liegt hier vielleicht eine besondere Resistenzschwäche oder eine allgemein erhöhte Anfälligkeit gegenüber Infekten vor. Jedenfalls gestatten Habitusbefunde weit weniger verläßliche Schlüsse in diagnostischer oder prognostischer Hinsicht als etwa Diathesenbefunde. Schiff führt die geringe körperliche Leistungsfähigkeit der asthenischen Kinder nicht so sehr auf die Dürftigkeit ihrer Muskulatur als auf eine konstitutionelle Schwäche ihres Zirkulationssystems zurück, die zu Anomalien der Blutverteilung, paradoxen Ermüdungs- und Gefäßreaktionen führt. Korrelationen der Habitustypen mit psychischer Eigenart, besonders mit gewissen Temperamenten und Charaktereigenschaften sollen nach Berichten von Gurewitsch u. a. bei Kindern in gleichem Sinne, aber nicht in gleichem Maße erkennbar werden, wie sie KRETSCHMER bei Erwachsenen angetroffen hat.

Mit Vorsicht zu gebrauchen! Im ganzen muß man sagen, daß sich diese Betrachtungsweisen für den Kinderarzt bisher nicht sonderlich fruchtbar erwiesen haben. Die morphologische Prüfung scheint doch weit weniger als die funktionelle geeignet, Ausdruck und Maß der den Arzt interessierenden phänotypischen Qualitäten zu sein. Nicht mit Unrecht erinnert FRIEDRICH MÜLLER in solchem Zusammenhange an das Scheitern der GALLschen Schädellehre. Aus neuerer Zeit ist an den Zusammenbruch der Körperindexmethoden zur Auswahl der einer Zusatzspeisung bedürftigen Kinder zu erinnern, deren Gründe ich mehrfach erläutert habe [1].

---

[1] PFAUNDLER, M.: Z. Kinderhk. 29. — Münch. med. Wschr. 1921.

Literatur.

BAUER, K. H.: Klin. Wschr. 1923, Nr 14. — BAUER, J.: Konstitutionelle Disposition zu inneren Krankheiten. Berlin: Springer 1924. — COERPER, C.: Konstitutionstherapie in der Kinderheilkunde, Bd. 33. 1926. — Z. Kinderhk. 33, H. 3/4 (1922). — KAHN: Konstitution. Handwörterbuch der medizinischen Psychologie. Leipzig: Georg Thieme. — KLEINSCHMIDT, H.: Mschr. Kinderhk. 25. — KRASUSKY, W. S.: Konstitutionstypen der Kinder. Berlin: S. Karger 1930. — LUBARSCH, O.: Naturwiss. 9, H. 41 (1921). — MÜLLER, FRIEDRICH v.: Konstitution und Individualität. Rektorats-Antrittsrede 1919. München: Lindauer 1920. — PFAUNDLER, M.: Klin. Wschr. 1922, Nr 14. — Verh. Kongr. inn. Med. 1911. — Z. Kinderhk. 4 (1912). — TAOHAU, P.: Klin. Wschr. 1926, Nr 60. — VERSCHUER, O. v.: Klin. Wschr. 1929, Nr 17. — VOGEL, M.: Münch. med. Wschr. 1922, Nr 47. — Weitere Literatur s. S. 171.

8. Historische Bemerkungen zu Name und Begriff „Diathese".

Zu Anfang des Jahrhunderts haben in der Kinderheilkunde und weiterhin auch in der inneren Medizin Name und Begriff „Diathese" erneuten Eingang gefunden, wie bekannt besonders dank den Veröffentlichungen von A. CZERNY über die exsudative Diathese (1905f.). Darin wurde die exsudative Diathese freilich noch als ein „einheitliches Krankheitsbild" mit einer „Anzahl von Krankheitssymptomen" eingeführt. Bald aber und besonders seit der Stellungnahme der Referenten auf dem Wiesbadener „Diathesenkongreß" der Deutschen Gesellschaft für innere Medizin 1911 griff ziemlich allgemein die Auffassung durch, daß es sich da nicht um eine Krankheit mit *Symptomen,* sondern um eine (kombinierte) Krankheits*bereitschaft* mit *Kundgebungen* (Manifestationen) handelt. Dabei blieb es — soviel ich sehe — durch Jahrzehnte. MORO äußert in seinem bedeutsamen Buche Eczema infantum und Dermatitis seborrhoides 1932: „Die gefundene Lösung war für viele Ärzte eine Erlösung, indem ihnen so ein Begriff, mit dem sie bisher keine befriedigende Vorstellung verbinden konnten, durch Gleichsetzung mit der ihnen sowohl vertrauten Disposition plötzlich klar, ja außerordentlich leicht faßbar geworden ist." Im Grunde kann sich MORO aber mit dieser Auffassung: $\delta\iota\acute{\alpha}\vartheta\varepsilon\sigma\iota\sigma$ = dispositio = Bereitschaft doch nicht völlig einverstanden erklären.

Ganz mit Recht führt er — wie es schon 1931 A. E. GARROD getan hatte (The inborn factors in disease S. 10) — nach dem Lexikon an, daß die beiden Worte sich ursprünglich und *in der Vulgärsprache* gemäß ihrer Ableitung aus den Zeitworten $\delta\iota\alpha\tau\acute{\iota}\delta\varepsilon\sigma\vartheta\alpha\iota$ (= auseinanderlegen) und disponere (= an verschiedenen Orten aufstellen, verteilen) *auf die Anordnung von Dingen im Raume* beziehen. Da nun bei der exsudativen Diathese, so meint MORO weiter, die einzelnen „Symptome" — bzw. die Kundgebungen — auf sehr verschiedene Organe und Systeme verteilt, also im Körper gewissermaßen räumlich auseinandergelegt sind, so sei die Bezeichnung *Diathese = Auseinandergelegtheit* dafür ganz am Platze; die Übersetzung von Diathese mit Bereitschaft hingegen sei zum mindesten etymologisch nicht einwandfrei.

Es ist zuzugeben, daß „dispositio" im klassischen Latein seinen lokalistischen Ursinn im wesentlichen wohl beibehalten hat, nicht aber hat dies das französische, englische und deutsche Lehnwort „Disposition" und Prädisposition, das in der *medizinischen* Sprache seit langem mindestens vorwiegend [1] Anlage, Neigung, Bereitschaft bedeutet. Was aber die διάϑεσισ, also unsere Diathese angeht, *so steht fest,* daß schon bei der Einführung des Wortes in die *ärztliche* Literatur, Jahrhunderte vor Beginn unserer Zeitrechnung, *dabei keineswegs an örtlich voneinander entfernt sitzende Krankheitszeichen, sondern an das gedacht wurde, was man in allen folgenden Zeiten und besonders auch in Wiesbaden 1911 darunter verstanden hat* [vgl. dazu S. 6 ff.].

Ich habe mich darüber schon vor mehreren Jahren von sachkundigster Seite belehren lassen. Der Münchner Medizinhistoriker, Prof. Dr. MARTIN MÜLLER legte mir eine „beliebig vermehrbare" Auslese von Stellen aus HIPPOKRATES und GALEN *im Originaltexte* vor, die „das Recht den Terminus Diathese im *jetzt* eingebürgerten Sinne zu gebrauchen" dartun: „διάϑεσισ wurde von den griechischen Medizinern *nicht mehr* in der etymologischen Grundbedeutung Auseinandersetzung, Verteilung, Anordnung angewandt. Ich habe nicht *eine* Stelle finden können, die ohne Zwang in diesem Sinne gedeutet werden könnte."

„Darum geben es die Übersetzer seit der Humanistenzeit fast immer mit affectus wieder (der Zustand, die Verfassung), niemals etwa mit ,dispositio'." Es muß also — genau genommen — *nicht* heißen διάϑεσισ = dispositio = Bereitschaft, sondern: *διάϑεσισ* = Disposition (oder Prädisposition) = Bereitschaft.

HIPPOKRATES berichtet z. B. von Menschen, die sich „in einer bestimmten Diathese befinden" und infolgedessen erkranken, wenn sie feste (statt flüssiger) Nahrung nehmen. Die Kraft der festen Speisen vertrage sich nicht mit ihrer Diathese. Er spricht von einer schmerzhaften Diathese, die den Kranken den Mut raubt und zum Selbstmord treibt. Verschiedenen krankhaften Formen von Diathese stellt HIPPOKRATES die Gesundheit gegenüber, für die er gelegentlich auch jene Bezeichnung verwendet. Hier waren die Krankheitssymptome sicher nicht „auseinandergelegt", weil ja überhaupt nicht vorhanden. Der von HIPPOKRATES geschaffene Konstitutionsbegriff basiert bekanntlich durchaus auf der Annahme eines angeborenen, in der Organisation des Individuums verborgenen und im wesentlichen nicht umzugestaltenden Zustandes.

Auch ARISTOTELES läßt neben verschiedenen krankhaften Zuständen die Gesundheit als andere Diathese (anderen Bereitschaftszustand) gelten; hier fügt freilich A. LÉRI in seiner historischen Diathesenstudie bei: «De son temps (ARISTOTELES) déjà pourtant, le mot diathèse avait pour la plupart des médecins une signification plus restreinte, il s'agissait

---

[1] Anders in der Vulgärsprache; z. B. Disposition eines Aufsatzes.

bien toujours d'une façon d'être, d'un tempérament, mais d'une façon d'être pathologique, d'un tempérament morbide.»

PLATO gebrauchte die Bezeichnung διάθεσισ medizinisch gleichfalls in dem schon besagten Sinne. Für GALEN gibt es verschiedene Diathesen von Kranken (weiche, harte, feuchte, trockene, kalte, warme), dann die Diathese der Gesunden und schließlich die Diathese von solchen, die weder krank noch gesund sind.

Während des ganzen Mittelalters hat sich bekanntlich an den Auffassungen der Genannten erstaunlich wenig geändert. Aus dem 19. Jahrhundert zitiert LÉRI Definitionen der Diathese von CHOMEL und von NYSTEN; beide beginnen: «La diathèse est une disposition générale » und der letztere fährt fort: « En vertu de laquelle un individue est atteint de plusieurs affections locales de même nature». Nach BOUCHARD ist die bradytrophisch-arthritische Diathese keine Erkrankung, sondern eine « prédisposition à la maladie».

GARROD widmet in seinem Essay über die endogenen Krankheitsfaktoren einen besonderen Prolog den "Doctrines of diathesis". Er gibt zu, "that the *original* meaning of διάθεσισ an arrangement of objects in space" war, erklärt aber, daß man *in der Medizin* darunter eine *Prädisposition* versteht. Das New English Dictionary (19. Jahrhundert) definiert Diathesis als "a permanent (hereditary or acquired) condition of the body, which renders it liable to certain special diseases or affections, a constitutional predisposition or tendency".

Wir stehen also heute vor dem Versuche, nach $2^1/_3$ Jahrtausenden der Bezeichnung Diathese in der Medizin eine andersartige Deutung zu geben. Jedem einzelnen Arzte privatim möchte man es gerne überlassen, sich darunter vorzustellen, was ihm beliebt. Nun handelt es sich aber doch bei Fachausdrücken um eine zur gegenseitigen Verständigung notwendige Konvention, eine internationale Vereinbarung, und auf diesem großen Felde befürchte ich von der neuen Deutung der „Diathese" mehr Verwirrung als Gewinn.

Man bedenke ferner: Wollte man Zustände, die an verschiedenen Körperteilen in Erscheinung treten und eine vielleicht gemeinsame Wurzel im Erbgut haben, als Diathese bezeichnen, so würden darunter namentlich auch viele manifeste multiple Abartungen fallen (wohl gemerkt nicht nur die *Anlage* dazu), wie etwa das BARDET-BIEDLsche und das v. D. HOEVEsche Syndrom, die Akrocephalo-Syndaktylie, der Status dysraphicus u. a. m. Dagegen würde es aber sicher Ablehnung geben, weil der Bestand von krankhaften Dauermerkmalen, seien sie auch noch so „auseinandergelegt", dem Grundbegriff der Diathese als eines an sich latenten Zustandes durchaus widerstrebt.

Zur heutigen Stellung der Diathesen im weiteren Rahmen der Konstitutionsanomalien wurde bereits Stellung genommen an verschiedenen Orten, auf die hinzuweisen hier genügen wird*.

Wenig bekannt aber ist auch in pädiatrischen Kreisen, was im besonderen über die *exsudative* Diathese *vor* 1905 gelehrt worden ist, und zwar namentlich von dem zwar gelegentlich angeführten, aber in neuerer Zeit anscheinend fast nie gelesenen eigentlichen Urheber des Begriffes THOMAS WHITE.

Wie der Titel des seit eben 150 Jahren in deutscher Übersetzung vorliegenden, aber ziemlich schwer zugänglichen Hauptwerkes dieses Londoner Arztes ersehen läßt, war der Ausgangspunkt seiner Studien das eindrucksvolle Krankheitsbild der Skrofulose.

Was TH. WHITE selbst und sein (übrigens vielfach in Opposition stehender) anonymer deutscher Übersetzer bringen, erscheint uns heute großenteils autistisch und undiskutabel, weil auf irrigen Voraussetzungen und abwegigen Vorstellungen aufgebaut. Beide Autoren schließen in die Skrofulose nicht allein die sekundären und tertiären tuberkulösen Prozesse, sondern auch die Rachitis ein. WHITE scheint sich, was der Übersetzer rügt[1], sogar über den Unterschied von Struma und skrofulösen Drüsentumoren nicht recht im klaren gewesen zu sein. Von Bedeutung ist *hier*, daß beide Autoren unter den Kundgebungen der Skrofulose eine erste Stufe unterscheiden. „Zur ersten Stufe gehören alle jene verschiedenen Symptome, die mit einer *Entzündungsanlage (diathesis* [2] *inflammatoria)* begleitet und die in den meisten Fällen örtlich sind ...“ „Alle die ersten Zufälle dieser Krankheit, sie seyen innerliche, als in Gekrös, in der Leber, in den Lungen, der Luftröhre; oder äußerliche, als geschwollene Lippen und Wangen, Geschwülste unter dem Kinn und rund um den Hals oder solche verschiedene Zufälle, die man gewöhnlich skrofulöse nennt, als Rauhigkeit der Haut, Ausschläge am Hinterkopf und anderen Teilen des Körpers, Röte und Geschwulst der Augenlider und der Augen, alle diese Zufälle, sage ich [3], sind fast immer mit einer Entzündungsanlage (diathesis [2] inflammatoria) verbunden und werden bei früher Aufmerksamkeit mit sehr geringer Mühe behoben ...“ „Ich [4] setze also die nächste Ursache der Skrofeln in eine reizbare, geschwächte Körperanlage mit einem Überschuß nicht vollkommen animalisierter Säftemasse" (animalisiert heißt anscheinend bluteigen oder

---

* PFAUNDLER, M.: Klin. Wschr. 1922, S. 817. [Hier S. 81]. — Handbuch der Kinderheilkunde, 4. Aufl., Bd. 1 [hier S. 172]. — FEERS Lehrbuch der Kinderheilkunde in mehreren Auflagen, zuletzt 1937.

[1] „Die Vermischung von Kropf und Skrofeln ist ein von WHITE treulich nachgebeteter Irrtum."

[2] Man beachte auch hier: Diathesis = Anlage und nicht Auseinanderlage.

[3] TH. WHITE selbst.

[4] Der Übersetzer.

körpereigen gemacht). „Die erste Stufe besteht in einer oft wandelbaren Äußerung der anfangenden skrofulösen Kachexie auf dem ganzen Körper, wobei die Lymphdrüsen äußerlich nicht sichtbar leiden. Es bleibt sehr oft bei dieser Stufe bis die Jahre der Mannbarkeit annähern oder da sind, wo solche dann verschwinden. Diese Stufe hat auch ihre *Vorläufer*, worauf zu wenig Rücksicht genommen wird und diese sind der *Milchschorf* und der *Kopfgrind*. Beide sind unstreitig die ersten Entwicklungen skrofulöser Kachexie, die bei Fortdauer der Gelegenheitsursache in alle Stufen übergehen. Oft betrachtete ich[1] den Kopfgrind als kritische Fontanellen für jene Kachexie, wodurch eine Menge verdorbener gerinnbarer Lymphe ausgeführt wird."

Erkennbar sei diese Stufe an „Ausschlägen, die der Krätze ähnlich sind, an blassem, aufgedunsenem Gesicht, erweiterten Pupillen, großen Augen, geschwollenen Lippen, geschwollener und mit Grind besetzter Nase, entzündeten, schweren Augen, an Flechten, langdauernden Schwären, an Trägheit zur Bewegung, an umherziehenden Schmerzen und wechselnder Eßlust, die aber gewöhnlich sich zur Freßbegierde neigt."

„Die erste Stufe wird von den Eltern fast immer, von Ärzten sehr oft übersehen. Sie allein ist immer heilbar."

Diese erste Stufe der skrofulösen Kachexie oder „Diathesis inflammatoria" (samt Vorläufern) umfaßt hiernach ungefähr dasjenige, was heute Diathesis exsudativa genannt wird. Zwischen der ersten und den weiteren Stufen liegt bei der Skrofulose wohl die tuberkulöse Infektion.

Was die Erblichkeit betrifft, so wird sie von WHITE und seinem Herausgeber *abgelehnt*[2]. WHITE tut dies deshalb, weil Kinder und Eltern sich oft diskordant verhalten, auch deshalb, weil Blattern und Masern und Keuchhusten die Skrofulose verursachen. Beim Übersetzer scheinen die Begriffe erblich und ansteckend durcheinander zu laufen.

Wahre Ursache sind nach WHITE Pflegefehler: Das Wiegen, der Mohnsaft, das enge Wickeln, die Überfütterung; dann auch verschiedene akute Infektionskrankheiten. Leidlich zweckmäßig, zum Teil fast modern anmutend, scheinen uns gewisse prophylaktische Empfehlungen. Luft, Reinlichkeit, Leibesübungen, keine beengenden Kleider, Landaufenthalt, kaltes Baden, Stillung (aber mit Maß!), Tiermilch mit Mehl; bei älteren Kindern sei eine kleine Portion Fleischspeisen einmal täglich sehr schicklich. Schädlich sei auch ein zu langer Schlaf. In der medikamentösen Therapie nimmt bei WHITE das Quecksilber (Kalomel) eine bevorzugte Stellung ein, wogegen der kritische Übersetzer mit Bezug darauf meint, „jeder teutsche Arzt muß oft die Unwirksamkeit aller Mittel beseufzen".

13 Jahre nach dem Buche von TH. WHITE erschien die erste Auflage von HUFELANDS Schrift über die Skrofelkrankheit. HUFELAND verlegt deren Ursprung in das Lymphsystem, namentlich in die Lymphknoten,

---

[1] Der Übersetzer.

[2] Sogar am Titel des Buches ist beigefügt: „nebst der Widerlegung ihrer Erblichkeit".

deren Gewebe sich infolge einer mangelhaften Erbanlage von vornherein in einem Zustande krankhafter Empfindlichkeit, „reizbarer
Schwäche" befinde. Das reizende Agens wären hauptsächlich unzureichend verarbeitete Stoffe, stammend aus einer unzweckmäßigen
Nahrung, die Folge der Lymphdrüsenreizung aber wäre die Bildung eines
sauren Lymphdrüsensekretes, der giftig wirkenden Skrofelschärfe, die
auf Haut und Schleimhäuten Entzündungen errege (schlimmsten Falles
später Lungeneiterungen). Die skrofulöse Anlage gebe sich im Habitus
der Kinder zu erkennen: Gedunsenes Gesicht, verdickter Hals und Ober-
lippe, schwammige Fülle des ganzen Körpers, chronischer Katarrh, Stock-
schnupfen, Röcheln, Wundsein und andere Ausschläge der Haut,
.Scheidenfluß, unregelmäßige Temperatursteigerungen. Hiernach hatte
HUFELAND hier offenbar auch wieder eine erste Stufe oder ein Vorspiel
der Skrofulose im Auge, die entzündliche Diathese, die er (im Gegensatze zu WHITE) als eine *hereditäre* krankhafte Reizbarkeit anspricht.

Auch für VIRCHOW, ist „*Diathese*" im wesentlichen eine *besondere
Anlage = Prädisposition*. Bei der Skrofulose „beginnen nach und nach
Erscheinungen, die *man* (vermutlich ist hier WHITE gemeint, Verf.) mit
Recht als die einer *entzündlichen Diathese* bezeichnet hat. An einzelnen
Organen, am gewöhnlichsten an der Haut oder den Schleimhäuten beginnen leicht entzündliche Eruptionen: Kopfausschläge, Ohrenfluß,
Katarrhe der Augen, der Nase, des Rachens, der Lunge, des Darmes usw.,
mit denen sich frühzeitig Anschwellungen der Drüsen verbinden". Diese
Drüsen (hier geht die entzündliche Diathese bzw. deren Kundgebung in
eine Verlaufsform der Tuberkulose über, Verf.) indurieren nach VIRCHOW
dann und „im Inneren treten Metamorphosen und Nekrosen ein, die in
ihrem Verlaufe von Tuberkeln nicht verschieden sind, so daß nur zu oft
eine allgemeine Tuberkeleruption den Prozeß endigt".

Nach dieser Auffassung von Skrofulose braucht man es weiter wohl kaum
„dahingestellt sein lassen" (v. D. VELDEN), ob es sich bei der entzündlichen Diathese
VIRCHOWs um das gleiche handelt wie bei der exsudativen Diathese CZERNYs.
Hingegen ist die von CZERNY gemeinte Exsudation — wie besonders HEUBNER
betont — nicht ohne weiteres einer echt entzündlichen Ausschwitzung gleich zu
setzen. Der Name exsudative Diathese wurde (nach CZERNY-KELLER, 2. Aufl. des
Handbuches S. 360) deshalb gewählt, weil bei den betreffenden Kindern eine Haut-
Epithelverletzung, wenn durch chemische Reize irritiert, infolge langsamerer
Gerinnung der austretenden Gewebsflüssigkeit davon mehr und überdies mit
aggressiven Eigenschaften begabt zum Vorschein kommen läßt.

Daß die Skrofulose ein latentes oder ein Vorstadium hat, das mehr
vom Standpunkte der *Konstitution* als der *Infektion* aufgefaßt werden
muß, ist weiterhin noch von vielen Autoren angedeutet oder auch ziemlich klar gesagt worden, besonders von PONFICK und A. MONTI.

Noch CZERNY wollte *ursprünglich* (1901 und 1903) gleich seinen Vorgängern die rein entzündlichen Manifestationen in die Skrofulose mit

einbeziehen und ihnen ausdrücklich den Namen Skrofulose belassen; aber er plädierte schon damals für die Abtrennung dieser Phase von der Tuberkulose. Erst 1905 kam solche Abtrennung dadurch deutlich zum Ausdruck, daß nun der zweifellos irreführende Name Skrofulose für das krankhafte Vorspiel *von vorwiegend konstitutioneller Unterlage* verlassen und durch die Bezeichnung exsudative Diathese ersetzt wurde. Ob und wo aber der scharfe Trennungsstrich zwischen der letzteren und der ihr oft folgenden wahren Skrofulose im engeren Wortsinne zu ziehen sei, blieb noch unklar. Das fortgesetzte Studium der Beziehungen zwischen den beiden Prozessen erwies sich nichts weniger als „unfruchtbar". Vielmehr brachte die Wiener Schule gerade auf diesem Wege fortschreitend die grundlegenden klärenden Erkenntnisse. PIRQUETs Cutanprobe ermöglichte die sichere Scheidung von tuberkulós infizierten und nicht infizierten Diathetikern. ESCHERICH sagte schon Ende 1908, daß ein großer Teil der lymphatisch-exsudativen Kinder durch frühzeitige Infektion mit Tuberkelbacillen in das Bild der torpiden Skrofulose übergehe (vgl. VIRCHOW!) und Anfang 1909 bauten dann ESCHERICH und MORO gleichzeitig und unabhängig voneinander die heute allgemein anerkannte Lehre auf, daß die Skrofulose eine Verlaufsform der frühinfantilen Tuberkulose auf dem Boden der exsudativen Diathese sei [1].

---

[1] Literaturnachweis bei M. PFAUNDLER: Wiesbadener Kongreß 1911 [hier S. 6]. — MORO: Münch. med. Wschr. 1905 I, 259.

Literatur.

CZERNY, A.: Mschr. Kinderhk. 4, 6, 7 (1905f.). — Jb. Kinderhk. 61 (1905). — GARROD, A. E.: The inborn factors in disease. Clarendon Press Oxford 1931. — HUFELAND: Über die Natur, Erkenntnismittel und Heilart der Skrophelkrankheit. Jena 1795. 3. Aufl. Berlin: G. Reimer 1819. — LÉRI, A.: Progrès Méd. 1912, 133. — MORO, E.: Ekzema infantum und Dermatitis seborrhoides. Berlin: Springer 1932. — VIRCHOW, R.: Handbuch der speziellen Pathologie und Therapie, Bd. 1. Erlangen 1854. — WHITE, TH.: Über Skropheln und Kröpfe, nebst der Widerlegung ihrer Erblichkeit. Offenbach a. M.: Weiß & Brede 1788. (Original: A Treatise on struma or scrophula etc. London 1784.)

9. Erbpathologie der Diathesen.

Betrachtet vom pädiatrischen Standpunkte.

Mit 18 Abbildungen.

Inhalt.

I. Wesen der exsudativen Diathese.

Bei manchen Kindern kommt es in außergewöhnlicher Häufigkeit zum Auftreten gewisser Gesundheitsstörungen, und zwar selbst dann, wenn mit tunlichster Sorgfalt Schäden vermieden werden, die erfahrungsgemäß jene Störungen hervorrufen. Daraus ergibt sich zwingend der Schluß, daß bei den vermeinten Kindern eine im Organismus gelegene Eigenart, nämlich eine besondere Disposition, eine erhöhte Bereitschaft zu bestimmten Störungen besteht. An Stelle der Bezeichnung (vermehrter) „Krankheitsbereitschaft" gebraucht man vielfach die griechische Übersetzung „Diathese"[1]. Die Krankheitszustände, für die der Organismus eine Bereitschaft zeigen kann sind verschiedener Art. Sie gehören z. B. der Gruppe der katarrhalischen Schleimhautprozesse an oder der Gruppe der Schwellungen von lymphoiden Organen, oder der

---

[1] Entgegen anderer Auffassung dieses Begriffes habe ich jüngst (1938) den Nachweis erbracht, daß er in der Medizin schon von den griechischen Klassikern im obigen Sinne gebraucht wurde [vgl. hier S. 188].

13*

Gruppe der vegetativ-nervösen Störungen. Man kann also von einer katarrhalischen Krankheitsbereitschaft oder Diathese, ebenso von einer lymphatischen, von einer neurovegetativen usw. sprechen, womit man nichts vorwegnimmt, *sich zu keinerlei Hypothese bekennt, sondern lediglich eine unmittelbar aus* vielfältiger *Beobachtung sich ergebende Tatsache zum Ausdruck bringt* (PFAUNDLER 1911). Solche Lehre ist daher nicht allein unwiderlegt, sondern unangreifbar. Eine *Diathese* im besagten Sinne ist *keine* „*Krankheit*", sondern eben nur ein Zustand erhöhter Disposition zu bestimmten Erkrankungsformen. Die einzelnen Störungen selbst, die Elemente oder Manifestationen (Kundgebungen) — *irrtümlich* „*Symptome*" — der Diathese unterscheiden sich von Erkrankungen bei normal veranlagten Kindern oft im wesentlichen nur durch ihre Intensität, Dauer und Wiederkehr bei geringfügigen Anlässen, was auf eine niedere Reizschwelle als konstitutionellen Grundfaktor schließen läßt.

Eine weitere Tatsache ist die, daß sich verschiedene Krankheitsbereitschaften gerne miteinander verbinden; so z. B. kombiniert sich die Bereitschaft zu wiederkehrenden katarrhalischen Prozessen mit jener zu Schwellungen lymphatischer Organe, wonach also diese Schwellungen nicht etwa als bloße Folgeerscheinungen der Schleimhaut- und Hautprozesse aufgefaßt werden dürfen; vielmehr sind beide Reihen einander großenteils koordiniert. Man darf in solchen Fällen von einer kombinierten katarrhalisch-lymphatischen Diathese sprechen. Selten fehlen dann auch Erscheinungen, die auf neurovegetative Störungen hinweisen; Disposition zu dystrophischen Zuständen kann sich beigesellen.

Die für den Kinderarzt vielleicht wichtigste von allen hierhergehörigen *kombinierten* Bereitschaften ist die schon vor langer Zeit (TH. WHITE 1788) beschriebene, dann von A. CZERNY (1905) rekonstruierte inflammatorische bzw. exsudative Diathese.

Es besteht natürlich weder die Absicht noch irgend die Möglichkeit an dieser Stelle die exsudative Diathese im Sinne einer Monographie zu bearbeiten. Wer solches sucht, muß auf mehrere der im Literaturverzeichnis angeführten Schriften verwiesen werden. Hier gilt es lediglich einige grundsätzliche Erläuterungen vorauszuschicken, die zum Verständnis des im zweiten Abschnitt folgenden Berichtes über das Erbverhalten unerläßlich sind — um so mehr, als auf dem Gebiete der kindlichen Diathesen noch manche Unstimmigkeiten und Verwirrungen vorliegen.

1. Manifestationen der exsudativen Diathese an der Haut.

Bis vor kurzem pflegte man die von CZERNY und anderen Beobachtern der exsudativen Diathese zugerechneten cutanen „Symptome" unter einem ziemlich einheitlichen Gesichtspunkte zusammenzufassen; man sprach ihnen allen gemeinsam im wesentlichen den Charakter von desquamativen und entzündlich-exsudativen Abwehrvorgängen gegen äußere und innere Schäden zu, die infolge verfassungsgemäß herabgesetzter Reizschwelle über das Ziel schießen und auch wohl qualitativ mitunter gewisse Eigenart aufweisen. Demgegenüber besteht jetzt die Neigung, diese Kundgebungen nicht allein in morphologischer, sondern auch in ätiologischer und pathogenetischer Hinsicht verschiedenen Gruppen zuzuteilen.

Von den deutschen Kinderärzten haben sich hier neuerdings — teilweise in Anlehnung an namhafte Dermatologen — besonders H. FINKELSTEIN und E. MORO mit ihren Schülern um sorgfältige Analyse zahlreicher Krankheitsfälle, um experimentelle Untersuchungen am Krankenbett und im Laboratorium sowie um eingehendes Studium aller Zusammenhänge bemüht. Von den umfangreichen, keineswegs leicht zu überblickenden und nach dem Berichte der Verfasser selbst auch in manchen Punkten noch ergänzungsbedürftigen Ergebnissen kann hier nur in Kürze und schematisierend berichtet werden.

In Anlehnung an FINKELSTEIN (auf dessen ausgezeichnete Bearbeitung des Gegenstandes in Bd. 10 des Handbuches der Kinderheilkunde besonders hingewiesen sei) wird zunächst S. 198 eine Übersichtstabelle gebracht.

Für die *erste* der vier *Gruppen*, ausgezeichnet durch Bildung fettigschuppender Auflagerungen auf roter, anfangs trockener Haut hat MORO den zusammenfassenden Namen Dermatitis (erythematosa) seborrhoides vorgeschlagen. Dem folgten viele Kinderärzte, während von dermatologischer Seite dagegen vor allem eingewandt wurde, es handle sich da primär gar nicht um echte Entzündung. Vielleicht wird man daher besser kurz von den (infantilen) ,,*Seborrhoiden*" sprechen. Diese sind es wohl hauptsächlich, die schon vor Jahrzehnten sehr erfahrene Haut- und Kinderärzte (AUSPITZ, UNNA, BOHN) im Auge hatten, wenn sie von *chronischen Hautkatarrhen* sprachen und dadurch auf eine nahe Verwandtschaft mit Schleimhautkatarrhen hinwiesen — der freilich neuerdings manche Dermatologen widersprechen.

Zuzurechnen wären der Gruppe im einzelnen von den Elementen der exsudativen Diathese nach CZERNY besonders die ,,potenzierte" (d. h. nicht bloß durch grobe Pflegeschäden verursachte) Intertrigo, auch *Intertrigo gravis* genannt, der *Gneis* oder *Kopfgrind* und der *Wangenschorf* = *Crusta lactea* — freilich weder ein Schorf noch eine zusammenhängende Kruste (Schale). Der Gruppe wurden später manche andere Erscheinungen angegliedert, so besonders das Erythema glutaeale, die Erythrodermia desquamativa LEINER und gewisse auch jenseits des 1. Lebensjahres noch auftretende, mehr lichenoide und psoriasoide Typen.

Die *zweite Gruppe* wird gebildet von den verschiedenen Formen des konstitutionellen infantilen Ekzems (im dermatologischen Schrifttum oft als Ekzematoid bezeichnet) mit seinen vielgestaltigen Folgeerscheinungen

Tabelle 1.

Name	1. Gruppe Dermatitis seborrhoides, Seborrhoide	2. Gruppe Ekzem (alias Ekzematoid)	3. Gruppe Neurodermitis	4. Gruppe Urticaria und Lichen urticatus
Beginn	Meist im ersten Lebensquartal, oft schon mit zwei Wochen	Selten vor Mitte des dritten Lebensmonats	Selten vor Mitte des dritten Lebensmonats	Hauptsächlich in der Kleinkindheit (2.—5. Jahr)
Elementarerscheinungsform	Schuppende Hautröte und Papel	Knötchen oder Bläschen Status punctosus	Lichenoides Knötchen	Rote oder weiße flüchtige Quaddel; Knötchen oder Bläschen auf erythematöser Basis
Typus der Herde	Seborrhoide und psoriasoide Platten. Intertrigo (gravis) und Erythrodermie	Nässende, krustenbildende Platten	Rötliche trockene Platten und flächenhafte Infiltrate mit charakteristischer Felderung	Ring- und Bogenfiguren mit Hautödem; windpocken- oder glasperlenartige Efflorescenzen
Lokalisation	Gesicht, Kopf, Ohransatz, Lider, Hautfalten, Gelenkbeugen; seltener allgemeine Verbreitung	Wangen, Stirne, Kopf, Streckseiten; auch weit verbreitet	Gelenkbeugen, Hals, Nacken, Leisten, Genitale, auch Gesicht	Sehr verbreitet; Stamm, Glieder einschließlich Handteller und Fußsohlen
Jucken	Kaum oder gar nicht	Vorhanden	Meist hoch- bis höchstgradig	Stark
Cutane Eiklarallergie	Keine	Meist stark positiv	Durchschnittlich kaum vorhanden	Oft positiv
(Vermehrte) Eosinophilie des Blutes	Nicht vorhanden	Vorhanden	Hoch	Meist fehlend
Andere allergische Zustände	Keine	Nicht sehr häufig	Häufig	Häufig
Allerg. Belastung	Keine	Nicht sehr häufig	Häufig	Häufig

Es handelt sich dabei primär um eine ausgesprochen kongestiv-exsuda-
tive, vorwiegend epidermidale Reaktion auf innere oder äußere Reize
mit Bildung stecknadelkopfgroßer Papeln und Bläschen. Diese entstehen durch ein als „Spongiose" oder Verschwammung bezeichnetes
intercelluläres Ödem der Stachelschicht.

Die *dritte Gruppe* umfaßt die umschriebenen und die diffusen Formen
der Neurodermitis, auch neurogenes Ekzem genannt, deren Element das
trockene, derbe, stark juckende, plattenbildende lichenoide Knötchen
auf infiltrierter Unterlage bildet.

Die *vierte Gruppe* ist die nesselsuchtartige mit dem Lichen urticatus
(von CZERNY anfangs irrtümlich als Prurigo bezeichnet), ferner mit der
gewöhnlichen Nesselsucht und mit umschriebenen Ödemen.

Die scharfe Scheidung der einzelnen aufgezählten Typen wird dadurch
erschwert, daß das Auftreten von Mischformen geradezu die Regel
bildet — simultan und besonders sukzessiv —, so daß man vielfach an
zwangsläufige kausale Zusammenhänge zwischen den einzelnen Gliedern,
besonders denen der ersten drei Gruppen denken möchte. Anatomisch
sind vielleicht die Unterschiede auch mehr quantitativ als qualitativ;
so manches ist grundsätzlich gemeinsam, wie die Parakeratose, das
(graduell wechselnde) intercelluläre Ödem, die Füllung der Papillar-
gefäße u. a. m. Ein Kenner der pathologischen Histologie wie UNNA
hat alles zum Ekzem gerechnet, was man neuerdings Seborrhoid und
Neurodermitis nennt — nach heutiger strengerer Auffassung freilich
zu Unrecht.

Bemerkenswerterweise erwachsen schon bei dem besonders häufigen und wichtigen Wangen-Milchschorf erhebliche Zuteilungsschwierigkeiten. MORO erblickt
in ihm rein klinisch betrachtet zunächst „nichts weiter als ein besonders lokalisiertes
Seborrhoid", bezeichnet ihn daher als Dermatitis seborrhoides larvalis und „glaubt
nicht, daß sich dagegen ein Einwand erheben lasse". Auf Grund nachfolgender
ätiologischer Forschungen erwägt er aber, daß allenfalls sogar schon das Anfangs-
stadium des Milchschorfes, die primäre Dermatitis erythematosa, „wenn auch
nicht klinisch-morphologisch, so doch ätiologisch-pathogenetisch bereits Ekzem" —
also einer anderen Gruppe angehörig sei.

Leider bestehen Meinungsverschiedenheiten nicht nur hinsichtlich Einreihung
der besagten Elemente in die 4 Gruppen der Zahlentafel, sondern auch hinsichtlich
ihrer Zugehörigkeit zur exsudativen Diathese überhaupt, und zwar selbst im engeren
Kreise der maßgebenden Schulen.

Das Ekzem wird gemeinhin zugerechnet, was aber nach CZERNY (1905) insoferne
nicht ganz richtig wäre, als es immer nur die Folge von Infektionen sei, die ihrerseits
freilich durch die einzigen primären und wahren exsudativen Hautprozesse Gneis,
Milchschorf (extragenitoanale) Intertrigo und Prurigo begünstigt werden. Nach
MORO wäre die lymphophile Reaktionslage der Haut (s. S. 201), auf der die nässen-
den Ekzeme entstehen, sehr charakteristisch für die exsudative Diathese. Noch
feiner nuanciert FINKELSTEIN: Die eigentliche Ursache des Ekzems ist für ihn
die konstitutionelle Lockerung der intercellularen Verbindung in der spongiösen
Epithelschichte: diese kann bei gesteigerter Exsudationsbereitschaft (= exsudativen
Diathese) besonders leicht zur intercellulären Flüssigkeitseinlagerung, zur Schwamm-

bildung und damit zu den elementaren Morphen des Ekzems führen. Die besagte Lockerung ist aber nicht so sehr als organisch-substantielle Veränderung, denn als funktionell-dynamische Besonderheit zu denken; also würden die wahren Determinanten des Ekzems (neben äußeren oder inneren Reizen) zwei abnorme Dispositionen. zwei kollaborierende Teilbereitschaften sein, wovon die eine die exsudative Diathese ist.

Den eigentlichen Kernpunkt der cutan manifestierten exsudativen Diathese bildet nach CZERNY und auch seinen Vorgängern die Trias: Gneis, Crusta lactea. Intertrigo gravis. Diese Trias, wie angeführt heute erweitert, wird von FINKELSTEIN auch als Erythrodermiegruppe bezeichnet. Ihr muß man namentlich auch die Erythrodermia desquamativa LEINERS zurechnen, da man sie oft aus einer typisch erythematös-squamösen Flächendermatitis, einer Intertrigo, allmählich hervorgehen sehen kann. Mit Recht bezeichnen sie (die LEINERsche Krankheit) NIEMANN. auch KLOTZ als eine Art schwerster universeller Intertrigo und MORO (entgegen TACHAU) als den „wesensgleichen Höhentyp, das klinische Extrem" der Dermatitis seborrhoides. Zu dieser Auffassung konnten ROMINGER-GANTHER eine starke Stütze beibringen: Erythrodermia desquamativa bei einem Eineierzwilling, dessen Partner ein gewöhnliches Seborrhoid sehen ließ. Demgegenüber aber wollen LUST und KAUFMANN die Erythrodermie „nicht zum Formenkreis der exsudativen Diathese rechnen", ähnlich FREUDENBERG und HOFMEIER (gegen CATEL), und LEDERER erklärt 1924 sogar, ihre Beziehungen zur exsudativen Diathese würden „allgemein geleugnet". Dabei war es gerade LEDERER, der das Wesen der exsudativen Diathese in der Hydrolabilität erblickte, durch die nach MORO sowie nach EIASBERG die LEINERsche Hautkrankheit sich als zugehörig erkennen lasse!

Am weitesten in der Einschränkung geht TACHAU, der nicht nur die Erythrodermie, sondern auch die Seborrhoide und (mit KLEINSCHMIDT) die Neurodermitis von der exsudativen Diathese abgelöst wissen will. FINKELSTEIN berichtet darüber und fügt bei, daß auch für ihn exsudative Diathese nur da besteht, wo auf entsprechende Reize eine überdurchschnittliche Exsudation folgt. Da dies bei den reinen Seborrhoiden nicht der Fall ist, da ferner die sog. Prurigo CZERNYS heute mehr zu den allergischen Zeichen gerechnet wird (beides hört man auch von ROST und MARCHIONINI), würden sich die cutanen Kundgebungen der exsudativen Diathese ungefähr in nichts auflösen. Dabei zweifelt heute aber doch kaum jemand an der grundsätzlichen Richtigkeit der Konzeption von CZERNY und all seinen Vorgängern.

Man stößt sonach schon bei den Hautkundgebungen auf gewisse Schwierigkeiten hinsichtlich der Abgrenzung der exsudativen Diathese. In einem späteren Abschnitte wird auf weitere Meinungsverschiedenheiten in dieser Richtung näher eingegangen werden; sie berühren aber, richtig gesehen, den Kern der Lehre von den kombinierten Diathesen *nicht*.

So wie in der reinen Systematik dieser Störungen bestehen auch hinsichtlich ihres ursächlichen Wesens noch gewisse Widersprüche unter den führenden Autoren. Fast für jeden Typus werden mehrfache Wurzeln in ganz verschiedenen Gebieten der Umwelt und der Erbwelt angenommen — so in der Ernährung, im Stoffwechsel, in infektiösen und immunologischen Vorgängen, im Bestande an Wirkungsstoffen, in der besonderen anatomischen oder funktionellen Verfassung des Hautorganes oder des Gesamtkörpers.

Seit UNNA spielen im einschlägigen Schrifttum verschiedene abweichende „*Reaktionslagen*" der Haut eine Rolle; diese sollen die besondere Form der Reizbeantwortung und damit die Morphe der Hautkundgebungen bestimmen. Im einzelnen gilt nach MORO und nach FINKELSTEIN folgendes: Bei den Seborrhoiden liegt eine „seborrhoide Reaktionslage" vor, das ist eine erhöhte Reizbarkeit des fettausscheidenden Apparates und damit eine cutane Fettstoffwechselstörung samt ausgesprochener Neigung zur Abstoßung mangelhaft verhornter Zellen (Dyskeratose); bei der Ekzemgruppe handelt es sich um die von UNNA als „lymphophil" bezeichnete Reaktionslage mit Bereitschaft zu Stauung von Lymphe und Austritt solcher durch Sickern und durch Aufbrechen der Ekzembläschen; bei der Neurodermitis um eine „angioneurotische Reaktionslage" (MORO) mit erhöhter Erregbarkeit des neurocapillaren Reflexes und des sensiblen Apparates (weiße Schrifthaut durch Spasmen, Juckreiz). Die oben erwähnten Mischformen der Hautmanifestationen würden durch gleichzeitigen Bestand der unter sich syntropen Hautreaktionslagen entstehen. Manche der letzteren sind einer Prüfung und *Feststellung durch Hauttestverfahren* zugänglich, worüber Einzelheiten hier nicht gebracht werden können.

Da ihr Wesen in besonderen Arten von Reizbeantwortung liegt, ergibt sich ohne weiteres, daß die Hautreaktionslagen nicht „mit Konstitution irgendwie zusammenhängen" oder „von der Konstitution beherrscht", sondern *Konstitution selbst im wahrsten Sinne des Wortes sind*. Es fragt sich nur, ob es sich da um reine Partialkonstitutionen des Hautorganes als solchen oder aber um mehr verbreitete Verfassungsanomalien handelt. Es möchte scheinen, daß bei der ersten Erfassung des Begriffes „Hautreaktionslage" der Blick stark auf dieses Organ gebannt geblieben ist. A priori liegt aus genetischen, anatomischen und anderen Gründen mindestens die Vermutung nahe, daß die Reaktionslage anderer Körperintegumente, nämlich der Schleimhäute jener der Haut in manchen Grundzügen parallel geht. Aber der Kreis erweitert sich noch; beispielsweise können die Fett- und Wasser-Salzstoffwechselstörungen, die vasoneurotischen Abweichungen bei den einzelnen Reaktionslagen kaum als örtlich so streng begrenzte Besonderheiten angesprochen werden; so manches drängt vielmehr zur Auffassung, daß die Haut als Teil des Ganzen, wenn auch in der ihr eigenen Art Verfassungsabweichungen darbieten kann, die insoferne und dann einseitig zum Vorschein kommen können, wenn sie (die Haut) als Reizempfänger vorherrscht. Auch FINKELSTEIN kann sich eine „Anomalie der Haut nicht entstanden oder bestehend vorstellen ohne eine anlagemäßige innere Anomalie".

Nicht immer wird es in einschlägigen Erörterungen hinreichend klar, ob die sog. Reaktionslagen der Haut mehr an gewisse physiologische Entwicklungsstufen als solche geknüpfte Erscheinungen oder aber richtig pathologische Anlagen sind. Hier wäre an den unentbehrlichen und so aufschlußreichen Begriff der Alterskonstitution anzuknüpfen, der das „Pathologische" als etwas Relatives erscheinen läßt. Wenn die seborrhoische Reaktionslage — wie man durch Hauttest erweisen kann — während des ersten Lebensquartales im Gegensatz zu später bei völlig gesunden Kindern ziemlich gesetzmäßig vorliegt, dann ist *dieser* Grad bei jüngsten Kindern eben wohl physiologisch.

Das Wechselspiel Haut—Allgemeinorganismus ist nach dem Dermatologen FRIBOES für manche seiner Fachgenossen von heute ein „fast hundertprozentiges". Bei den allergischen Phänomenen wird eine spezifische Reaktionslage der Haut im Experimente nicht gestützt; denn in der Allergie treten neben lokalen cutanen Leitsymptomen immer noch mehr oder weniger generalisierte Begleiterscheinungen zutage (P. und L. KALLÓS).

2. Manifestationen der exsudativen Diathese an den Schleimhäuten.

Als solche wurden von jeher und ziemlich allgemein oft wiederkehrende Pharyngitiden, follikuläre und retronasale Anginen, Laryngitiden, diffuse Bronchitiden, Conjunctivitiden, Blepharitiden, Vulvovaginitiden, Balanitiden und Otitiden genannt; während man bezüglich der Lingua geographica und noch mehr der Phlyktänen[1] heute vorwiegend auf Ablehnung stößt. Später hinzugefügt wurden desquamativ-katarrhalische Affektionen der abführenden Harnwege und auch gewisse Formen von Darmkatarrhen, z. B. den eosinophilen Katarrhen, die von CZERNY ursprünglich abgelehnt, später von ihm (mit KELLER) auch aufgenommen wurden, obgleich sie anderen, nämlich allergischen Ursprunges sind.

Diese katarrhalisch entzündlichen Prozesse wären nach CZERNY Folgen von Infektionen, die auf dem Boden primär exsudativer Reizzustände erwachsen.

3. Neuropathische und vasoneurotische Manifestationen der exsudativen Diathese.

Nach C. KREIBICH ist das Ekzem eine vasomotorische Reflexneurose, ausgelöst durch Reize, die Endigungen der sensiblen Epidermisnerven treffen und zu einer entzündlichen Reaktion in der Cutis führen. Anhänger dieser (von der Schule JADASSOHNs bekämpften) Lehre werden einen Zustand von besonderer Ekzembereitschaft hiernach als Übererregbarkeit an irgendeiner Stelle des neurocapillaren Reflexbogens zu deuten geneigt sein. Das Wesen der angioneurotischen Reaktionslage der Haut, die bei der Entstehung der stark juckenden neurodermitischen Prozesse im Spiele ist, bezeichnet MORO (nach TACHAU ohne Berechtigung) in der Tat „als anlagebedingte hoch-

---

[1] Die Phlyktänen dürften gleich der Labilität der Eosinophilen des Blutes in den Kreis der allergischen Erscheinungen gehören und als solche mit exsudativen Kundgebungen s. str. in gewisser Korrelation stehen.

gradig gesteigerte Erregbarkeit des neurocapillaren und des die Juck-
empfindung vermittelnden nervösen Apparates" (ähnlich CZERNY).
Auf solcher Haut sehe man verstärkte Cutis anserina, also Muskel-
kontraktion auf sensiblen Reiz. Damit wäre eine Überleitung gegeben
zu anderen abnormen reflektorischen muskulären Beantwortungen
von Reizzuständen an den Körperintegumenten bei exsudativer Diathese, wovon besonders Spasmen an Speiseröhre, Pylorus, Darm (Erbrechen und Koliken), Kehlkopf (Pseudocroup, spastische Laryngitis),
Augenlidern, Rachen und Bronchien (Krampfhusten, Asthma), Schließ-
muskeln (Dysurie, Ischurie) usw. die bekanntesten sind.

EPPINGER und HESS haben die exsudative Diathese geradezu
als die „juvenile Vagotonie" bezeichnet. Dabei ist aber zu berücksichtigen, daß das Parasympathicussystem im frühen Kindesalter
schon ein *physiologisches* Übergewicht besitzt, ferner daß FERRERI
(zitiert nach KLOTZ) unter exsudativ-lymphatischen Individuen bei
pharmako-dynamischer Prüfung zehnmal mehr Sympathikotoniker und
dreimal mehr vegetativ Normale als Vagotoniker gefunden hat. RO-
MINGER lehnt gleich vielen anderen, besonders L. R. MÜLLER, die
Scheidung in Vagotonie und Sympathikotonie ab, weil er findet, daß
sich die vegetativ Stigmatisierten, die er zur Vermeidung eines Wert-
urteiles lieber die vegetativen Diathetiker nennen will, bei Prüfung
mit Adrenalin-Atropin usw. in *beiden* Teilsystemen übererregbar erweisen
(„Amphotonie" nach DANIELOPULO).

Die vegetative Diathese, die ohne Zweifel bei sehr vielen Exsudativen
besteht, ermöglicht und begünstigt das Auftreten vasomotorischer und
neurotischer Störungen unter dem Einflusse des das vegetative System
beherrschenden Seelenlebens. CZERNY sah z. B. bei solchen Kindern
durch psychische Erregung Hyperämie und Schwellung der Nasen-
schleimhaut und führt in solchem Zusammenhange nicht nur das
Asthma bronchiale und den Juckreiz, sondern auch den Strophulus an.
STRÜMPELL spricht von Nasen- und Darmasthma bei exsudativer
Diathese und meint mit letzterem die Schleim- und wohl auch die
Nabelkolik.

4. Lymphoidgewebsmanifestationen der exsudativen Diathese.

Hier handelt es sich klinisch vorwiegend um Hyperplasien im Bereiche
des WALDEYERschen Rachenringes, der Zungen-, Rachen-, Bindehaut-
und Darmfollikel („granuläre Katarrhe"), seltener (nur im frühesten
Alter) auch wohl der Milz und Leber in ihrem lymphoiden Anteile,
endlich der Lymphknoten. Die letzteren Schwellungen will CZERNY
von den übrigen deshalb abtrennen, weil sie im Gegensatz zu diesen
stets nur durch Infektionen, nicht aber durch alimentäre Schäden entstehen sollen und auch durch Heilkost nicht zu beeinflussen seien.

Dieses Kriterium wurde meines Erachtens überschätzt. Mit anderen Autoren, wie HEUBNER, SCHRIDDE usw., möchte ich an Hyperplasien der Lymphknoten festhalten, die den übrigen obengenannten koordiniert sind und gemäß den Lehren von PALTAUF und ESCHERICH zum Status lymphaticus als solchem gehören. Es gibt nämlich angeborene und frühauftretende Formen von mesenterialen, retroperitonealen und portalen Drüsen- und Zungenfollikelschwellungen ohne alle vorausgegangenen infektiösen Prozesse.

Den Status lymphaticus nennt CZERNY kein eigenes Krankheitsbild, sondern nur eine (schwerere) Form der exsudativen Diathese; ich möchte sagen: Ein dem großen Komplex fakultativ angegliedertes Element.

Der vielumstrittene Status thymicus ist wahrscheinlich (MORO), die isolierte Thymushyperplasie mit tumorartigen Druckwirkungen sicher abzutrennen.

Beim Lymphatismus bestehen nicht selten auch Lymphocytose im kreisenden Blute und pastöser Habitus (gelblichweißes, schlaffes, schwammiges Fettpolster. verminderter Turgor der Haut).

5. Dystrophische Manifestationen der exsudativen Diathese.

Zu einer Zeit, da die ganze exsudative Diathese noch auf Fettintoleranz zurückgeführt wurde, wollte man das Nichtgedeihen von jungen Brustkindern „nur dem hohen Fettgehalt der Frauenmilch zuschreiben" und aus einer verlangsamten Gewichtszunahme solcher Kinder allein schon auf besagte Krankheitsbereitschaft schließen. Als Belege dienten Fälle von unterernährten und überdies durch wiederholte grippale Hausinfektionen in der Entwicklung gehemmten Kindern ohne irgend ausreichend erwiesene entzündliche Krankheitsbereitschaft. Solche Diagnosen gehören heute der Vergangenheit an. Hingegen verknüpfen sich mit exsudativen Hautkundgebungen oft heterodystrophische Zustände, besonders solche in der Richtung des Milchnährschadens mit „grauer Obstipation".

Im französischen und englischen Schrifttum wird seit Jahrzehnten vielen Ortes angegeben, daß in der Aszendenz der heute als „exsudativ" bezeichneten Kinder Glieder von BOUCHARDs sog. bradytrophischer Krankheitsgruppe, namentlich Fettsucht, Steinkrankheiten, Diabetes, Gicht und Migräne auffallend oft angetroffen werden: Lehre vom Arthritismus und der Lithämie. Die viel zitierten Nachforschungen meiner früheren Mitarbeiter· MORO und KOLB hierüber brachten keine Bestätigung — wie man jetzt weiß, aber nur deshalb nicht, weil die Familien der Probanden zu 80% proletarischen Kreisen angehörten, in denen man über familiäre Erkrankungen zumeist nur äußerst lückenhafte Berichte erhält. Den Müttern der Patienten von MORO und KOLB waren bemerkenswerterweise sogar Begriffe wie „Zuckerkrankheit" usw. oft völlig unbekannt. Ähnliche Nachforschungen in meiner *Privat-*

kliehtel ergaben ganz anderes: Gicht, Fettsucht, Stein- und Zuckerkrankheit (zusammengenommen) waren bei den Eltern und Großeltern
von exsudativen Kindern fast um 40% häufiger als in einer Kontrollreihe.
Über die Fragen des Bestandes einer familiären arthritischen Diathese
wird noch weiter unten im bejahenden Sinne zurückgekommen werden.
Damit ist keineswegs behauptet, daß bei exsudativer Diathese etwa
Stoffwechselveränderungen bestehen, die der gichtischen oder der diabetischen gleichkommen.

Von den verschiedenen Möglichkeiten, durch *experimentelle Studien*
in das Wesen der exsudativen Diathese einzudringen, wurde frühzeitig
durch Äußerungen CZERNYs und seiner Schüler die

a) Stoffwechselforschung

besonders nahegelegt. Denn es war damals die Rede von abnormem Chemismus oder
angeborenem Defekt im Bau, im Körperbestande oder in bestimmten Geweben
und Depots, gewissermaßen von chemischen Mißbildungen, später — mit mehr
Zurückhaltung — von fehlerhaften Tendenzen im Stoffwechsel überhaupt oder
in An- und Abbau bestimmter Stoffe der Nahrung. Dabei hatte CZERNY ursprünglich das Fett (angeborener Bestand und Umsatz) ganz in den Vordergrund gerückt;
es wurde von Tiefstand der Assimilationsgrenze, unvollkommener Ausnützung
des Fettes von Kuhmilch und Frauenmilch gesprochen; doch mußte manche
dieser Vermutungen angesichts verschiedener negativ verlaufender oder wider-
sprechender Untersuchungen wieder fallen gelassen werden. Nach KLOTZ haben
sich die Annahmen nach solcher Richtung als irrtümlich erwiesen; den angeblichen
Schäden durch reichliches Fettangebot in der Nahrung exsudativer Kinder stellten
HEUBNER, auch MORO glänzende Erfolge einer Fettmast entgegen. In jüngster
Zeit noch berichtet DAMIANOVICH, er überzeuge sich zunehmend von der Unschäd-
lichkeit, ja von der Heilwirkung des (Kuhmilch-) Fettes in der Nahrung der exsudativen Kinder. Bei CZERNY-KELLER (Handbuch 2. Auflage) ist nur mehr nebenher
und in bezug auf die Subcutis von solchen Dingen die Rede. FINKELSTEIN schreibt
der Sondergruppe der Seborrhoide eine cutane Fettabbau- und Umsatzstörung zu.
Wenn deren Ursache — wie der Autor meint — in einem Übermaß von Nahrungs-
fett bei Flaschenkindern läge, dann hätte man es nicht mit einer primären Anomalie
des angeborenen (Fett-) Bestandes zu tun; hingegen könnte noch eine unzureichende
pränatale Speicherung oder vorzeitige Erschöpfung eines in den (Fett-) Stoffwechsel
eingreifenden besonderen Wirkstoffes in Betracht kommen (s. hierüber GYÖRGY,
MORO, S. 206).

Später hieß es, der konstitutionelle Defekt liege in jenen Geweben, die die
Schwankungen des Wasserhaushaltes vermitteln; ja das Wesen der exsudativen
Diathese wurde geradezu in einer Störung des Salz- und Wasserstoffwechsels erblickt, und zwar vermutete man zunächst einen höheren Wassergehalt von Blut
und Geweben, eine ,,hydropische Konstitution''. Die Meinung hatte vom klinischen
Standpunkte aus weit mehr für sich, doch sind die Versuche einer ziffernmäßigen
Stützung auch hier nicht recht befriedigend, weil sie keine einwandfreien Abweichungen von der Norm oder aber unter sich Widersprüche ergaben. Nur für die
ekzematöse *Kundgebung* der exsudativen Diathese lehrt FINKELSTEIN, daß eine
durch abwegige Quellungsverhältnisse der Kolloide verursachte abnorme Wasser-
und Salzretention die Entzündungsbereitschaft der Haut vermehre.

Eher als eine Bestandesanomalie könnte primär eine Regulationsanomalie, eine „hydrolabile Konstitution" nach LEDERER bei einer der an die exsudative Diathese angegliederten Teilbereitschaften vorliegen.

Um die These vom angeborenen Defekt zu verteidigen, erklärt LEDERER. darunter sei nicht ein Mangel an bestimmten Bausteinen des Körpergefüges zu verstehen, sondern ganz allgemein „ein von der Norm abwegiges Verhalten" betreffend die Reaktionsabläufe und die vorübergehende oder dauernde Steigerung oder Herabsetzung von Erregungsvorgängen. Solches wird wohl zutreffen, doch scheint dafür die Bezeichnung „Defekt" ungeeignet.

Eindeutig charakteristischen Energiebilanzstörungen bei exsudativer Diathese forschte NIEMANN vergeblich nach. Eine verlangsamte Cl- oder Na- und K-Ausscheidung bei exsudativer Diathese kann nach GYÖRGY *Folge* der Hauterkrankung sein. MORO weist auf die zumeist ablehnende Kritik hin, die auch LUITHLENS Studien über erhöhte Entzündungsbereitschaft der Haut durch Störung ihrer Kationenrelation gefunden habe. Ob beim kindlichen Ekzem basen- oder säureüberschüssige Kost, ob Alkalose oder Acidose einen günstigen Einfluß haben, der dann gegenteilige Stoffwechselrichtung der exsudativen Diathese als solcher wahrscheinlich machen würde, steht noch nicht fest (MORO, GYÖRGY).

Im Kindesalter fand UFFENHEIMER an der Münchener Klinik bei Lymphatikern, KERN bei Exsudativen, GÖPPERT bei Fettsüchtigen eine vermehrte bzw. verlangsamte Harnsäureausscheidung; LIEFMANN bezeichnete erhöhten Harnsäurespiegel im Blute nicht als „obligates Symptom" der exsudativen Diathese. In gewissen Phasen exsudativer Hauterkrankungen wäre nach HERLITZ die Blutzuckerkurve auf Überfütterung sowie auf subcutane Zufuhr von Glucose erhöht; ähnlich COBLINER. ASCHENHEIM erwähnt Melliturien bei herabgesetzter Kohlehydratassimilationsgrenze; NIEMANN dagegen konnte engere gesetzmäßige Beziehungen der exsudativen Diathese zum Blutzuckerspiegel, zur Zuckerassimilation und zum Purinstoffwechsel nicht nachweisen.

Daß dieser Forschungsrichtung bisher Erfolg versagt geblieben ist, wird fast einstimmig festgestellt. Die Ursache der stereotypen Unstimmigkeiten liegt namentlich daran, daß man Zustände von latenter Bereitschaft und solche von manifester Erkrankung zusammenwarf, auch die einzelnen Zeichenkreise nicht auseinanderhielt und gemeinsame Stoffwechselkriterien für *alle* suchte, die es nicht gibt.

b) *Vitaminforschung.*

Von Vitaminmangel war besonders in bezug auf die Erythrodermie schon vor langer Zeit die Rede: LEDERER zitiert dafür mehrere Autoren. Auch FINKELSTEIN und MORO bewegten sich in solchen Gedankengängen. GYÖRGY konnte dann bei Ratten durch eine bestimmte Mangelkost, ähnlich der pellagraerzeugenden Diät GOLDBERGERS einen Nährschaden hervorrufen, der sich an der Haut als Dermatitis seborrhoides mit allen Übergängen zur LEINERschen Erythrodermie darstellte. Auch andere Zeichen des kindlichen Status seborrhoides traten auf. Der fragliche, weder fett- noch wasserlösliche Wirkstoff, der besonders in Leber und Niere, Hefe, Kartoffel, Casein enthalten ist, dessen Fehlen (Nichtaufschließung durch proteolytische Verdauung oder Zerstörung im Körper?) bei stark fetthaltiger Kost solche Schäden herbeiführt, wurde mit dem Buchstaben H bezeichnet. Welche Bedeutung das Vitamin H für die Entstehung der spontanen kindlichen Seborrhoide hat, wird man namentlich aus der therapeutischen Wirksamkeit der Zufuhr dieses Stoffes erkennen, wobei natürlich seiner Leistung im Körper des Empfängers etwa entgegenstehende Einflüsse auch werden Berücksichtigung finden müssen.

Wie bei jeder anderen Avitaminose wird auch hier ein konstitutioneller Faktor wesentlich mit im Spiele sein. MORO erblickt diesen in einem verhältnismäßig großen Bedarf des Organismus an der spezifischen Minimalsubstanz.

c) Allergieforschung.

Der erste Versuch, gewisse allgemeine konstitutionelle Körperschäden des Kindesalters durch Anstellung von Hautproben nach dem Muster der PIRQUETschen auf allergische, und zwar nutritiv- oder „trophallergische" (MORO) Natur zu prüfen, ist jetzt gerade 30 Jahre alt, älter als die ersten Mitteilungen von FUNCK, der als Schöpfer des Begriffes der nutritiven Allergie bezeichnet wird. Dieser Versuch wurde auf meine Veranlassung unternommen von H. SCHMIDT, der seine Arbeit darüber wie folgt einleitet: „Das Studium der cutanen Allergie hat sich auf dem Gebiete einiger Infektionskrankheiten höchst fruchtbar erwiesen. Der Gedanke, daß gewisse allgemeine (konstitutionelle) Körperschäden durch Antigene verursacht sein könnten, die nicht bakterieller Natur sind, sondern sich von Nährstoffen herleiten (PFAUNDLER), zog die weitere Erwägung nach sich, ob sich Substanzen vom Nährstoffcharakter und deren Derivaten gegenüber bemerkenswerte Verschiedenheiten der Reaktion bei cutaner Einbringung ergeben." Damit war die Aufgabe klar umrissen.

An hundert Kindern wurden solche Proben teils mit „Puro"[1], teils mit vorverdauter Kuhmilch (Backhaus-Milch) angestellt. Die Ablesung der Reaktion erfolgte erst nach Stunden (papulöse- Spätreaktion[2] und wurde samt den Kontrollbohrungen durch 1—2 Tage verfolgt. Positive Ausfälle gegen Puro wurden in der Gruppe: Ekzem, exsudative Diathese, Skrofulose, Lymphatismus und Arthritismus in 67% der Fälle, bei anderen Kranken, wovon natürlich manche auch latent exsudativ gewesen sein können, nur in 51% der Fälle gefunden; die entsprechenden Ziffern lauten bei Kuhmilchimpfungen 47% bzw. 29%. Trotzdem die Differenzen einer strengen fehlerkritischen Prüfung nicht standhalten, erschienen sie dem Verfasser mit Recht „auffallend". Manche der damaligen Feststellungen kehren in der Folge wieder, so, daß hohe Konzentration der Antigene erforderlich ist, daß das Eiklar häufiger als die Kuhmilch zur Papelbildung führt, daß keineswegs alle der genannten Krankheitsgruppen zugehörigen Fälle positiv reagieren, dafür aber einige scheinbar oder wirklich außerhalb der Gruppe stehende; endlich, daß

---

[1] Das seinerzeit als „Fleischsaft" verbreitete Nährmittel enthält nicht etwa Fleischeiweiß, sondern neben Fleischextrakt *Eiweiß aus Eiklar*, und zwar anscheinend nicht, wie wir damals vermuteten, von Haushühnern, sondern von ausländischen Strandvögeln.

[2] In der Folge wurde neben dieser Spätreaktion auch und vorwiegend die Frühreaktion beachtet. Nach TEZNER fände jede der beiden Ablesungen ihre besondere Anzeige.

die Häufigkeit der positiven Reaktionen bis zu gewissem Grade eine Funktion des Alters ist, was allenfalls auf eine mit wachsendem Alter ansteigende Zahl durchgemachter Antigeneinbrüche hinweist.

Auf dem Gebiete waren in den folgenden Jahren dann hauptsächlich amerikanische Haut- und Kinderärzte mit verbesserter Methodik tätig und sehr erfolgreich, neuerdings von deutschen Pädiatern und Dermatologen, besonders ADELSBERGER, URBACH, MORO mit GYÖRGY und WITEBSKY. Die letzteren stellten bei der Ekzemgruppe im Kindesalter überdies mittels des PRAUSNITZ-KÜSTNER-Verfahrens die Übertragbarkeit der in 80% der Fälle positiven Eiklarallergie von Kranken auf Gesunde fest (mit Nah- und mit Fernauslösung, welch letztere früher WALZER sogar peroral gelungen war) und konnten im Serum von positiv Reagierenden auch komplementbindende Antikörper gegen Eiklar finden. Bei Seborrhoiden, wie auffälligerweise auch bei der Neurodermitis, blieben die Eiklarreaktionen zumeist negativ.

Die Heidelberger Schule machte sich nun folgende Vorstellung über die Entstehung der bei Ekzemkindern so häufig angetroffenen Eiklarallergie: Rohes Eiklar kann nach GYÖRGY u. a. diaplacentar und diamammär von der schwangeren bzw. der stillenden Mutter in einer zur Sensibilisierung ausreichenden Menge in den kindlichen Kreislauf übergehen. Wenn dieser Organismus nun — so dachte MORO weiter — die besondere Fähigkeit zur Bildung eines allergischen Antikörpers hat, d. h. wenn er die allergische Konstitution oder allergische Diathese (KÄMMERER) aufweist, dann kommt es nicht allein zum Kreisen allergischer Antikörper im Blute, sondern diese werden oder bleiben auch (nach der sehr ansprechenden Theorie von DOERR) in verschiedenen Körperzellbezirken, besonders in der Haut seßhaft, zellständig. Dadurch sind solche Bezirke als „Shockorgane“ nun instand gesetzt auf irgendwo weiter eingebrachtes oder eingedrungenes spezifisches Allergen lokal zu reagieren (urticarielle und ähnliche Veränderungen als positive Cutanprobe, als Shock in Miniatur). Angesichts der nach Meinung der Heidelberger Forscher starken Korrelation zwischen nachweisbarer Nährstoffallergie gegen Eiklar (weit seltener gegen Kuhmilch oder Mehle) einerseits und kindlichem Ekzem andererseits, wird weiter gefolgert: „Der Erkrankung ... liegt ein Sensibilisierungsvorgang im Sinne echter (Troph-) Allergie zugrunde.“ Auch FINKELSTEIN zweifelt (1935) im Gegensatze zu anderen namhaften Pädiatern und Dermatologen nicht an der wesentlichen Beteiligung alimentärer, nutritiver Allergie, betont aber (gleich MORO), daß die stoffwechselchemische Terrainbeschaffenheit eine weitere Grundbedingung für das Auftreten des kindlichen Ekzems sei. Es würde sich sonach bei diesem um mindestens zwei Determinanten handeln, über deren Rangordnung ein sicheres Urteil zu gewinnen noch nicht möglich ist.

Der Trophallergiegedanke wurde namentlich deshalb gerne aufgenommen, weil er mit den oft leidlich befriedigenden therapeutischen Erfolgen einer ei- und milchlosen oder -armen Ekzemheilkost gut vereinbar schien. Es hat sich aber herausgestellt, daß gar nicht so sehr der Entzug des jeweils an der Sensibilisierung beteiligt gewesenen Nahrungsstoffes die günstige Wirkung hat, als vielmehr andere und auch an anderer Stelle angreifende, hinsichtlich Allergie völlig indifferente unspezifische alimentäre Momente, besonders alle entwässernden, wie Salz- und Wasserarmut der Kost, Unterernährung, Schilddrüsensubstanz u. a. m. Auch weiteren Unstimmigkeiten auf dem Gebiete der trophallergischen Ekzemgenese begegnet man da und dort, die den oben zitierten Autoren keineswegs entgangen waren, so z. B. das Fehlen aller positiven Cutanproben bei so manchen klassischen infantilen Ekzemen, das Fehlen jeder Schadenwirkung von großen peroralen Dosen von Hühnerei, auch bei cutan positiv Reagierenden, andererseits das häufige, nach URBACH die Regel bildende Versagen von ei- und milchfreier Ernährung, der (beim Kinde) durchaus unekzematöse Charakter der positiven Cutan- und der PRAUSNITZ-KÜSTNER-Reaktionen, endlich die in manchen Erfahrungskreisen nur mäßige Korrelation zwischen Hautprobe und Ekzem oder gar der nahestehenden Neurodermitis. Man mußte daher zu allerhand mehr oder weniger ansprechenden, hier nicht weiter zu erörternden Hilfshypothesen greifen.

Heute gehen auch unter den Pädiatern die Meinungen über die Bedeutung der Eiklarreaktion der Haut im frühen Kindesalter noch stark auseinander. Nach ROSENBAUM (Klinik Bessau) und vielen anderen wäre sie „lediglich imstande, eine *allgemeine Reaktionsbereitschaft* anzuzeigen"; auch nach HANHART wäre sie in gewissem Sinne unspezifisch und nur Ausdruck einer gesteigerten Neigung zu entzündlicher Reizbeantwortung und *mehr als ein vegetatives Stigma zu werten.*

Sehr erfahrene amerikanische Autoren unterscheiden eine unspezifische und eine spezifische allergische Eiklarreaktion, wovon die erstere im Laufe des 4. bis 6. Lebensmonates an Häufigkeit ab-, die letztere zunimmt. Näheres darüber ist besonders auch als dem Ergebnis einer Rundfrage der Dermatologischen Wochenschrift und der Medizinischen Klinik, beide 1932, zu entnehmen.

Ein verdienter klinischer Allergieforscher, BLOCH, eiferte nach Feststellung von Allergien bei Ekzemkranken lebhaft gegen den Fortgebrauch der „mystischen, nebelhaften" Bezeichnung „Diathese" für die Ekzembereitschaft. Man tue wohl am besten, „wenn man diese vertrocknete Hülle, deren Inhalt längst in alle Winde verflogen ist, auch fallen lasse und durch lebendige Tatsachen ersetzt". Die lebendige Tatsache ist für ihn eben die Allergie. Dieser Auffassung muß mit Nachdruck entgegengetreten werden; denn unzweifelhaft entstehen die mit der Ekzemgenese vielleicht irgendwie zusammenhängenden Trophallergien nur bei Trägern von „antigenaffinen, reizempfindlichen, besonders eingestellten" Zellkomplexen; *es steckt also hinter der Allergie die abnorme Sensibilisierungsbereitschaft,* die man *sehr zutreffend* mit KÄMMERER als *allergische Diathese* bezeichnet hat, und diese stellt eine weitere Teilbereitschaft des exsudativen Blockes dar. Wäre der Begriff „Diathese" noch nicht längst richtig erfaßt, so hätte er gerade mit Rücksicht auf die Lehre von den Allergosen geschaffen werden müssen (MORO).

Die Zeichenkreise und deren Wechselbeziehungen.

Ein Rückblick auf das auszugsweise hier Vorgebrachte ergibt, daß führende Ärzte verschiedener Nationen und Generationen ziemlich übereinstimmend das Vorkommen eines *Blockes von angeborenen Störungsbereitschaften* bei Kindern erkannt haben. Innerhalb dieses Blockes, also zwischen den einzelnen Bereitschaften machen sich Syntropien[1] bemerkbar. Auf dem Boden der Einzelbereitschaften erwachsen unter dem Einfluß von mehr oder weniger deutlich erkennbaren verschiedenartigen Umwelteinflüssen gewisse Krankheitszeichen. Es sind die Manifestationen oder Kundgebungen, die — wie schon in der Einleitung erwähnt wurde — gruppiert zweckmäßig als „Zeichenkreise" geführt werden. Dem Blocke der kombinierten Teilbereitschaften oder Diathesen entspricht ein Block von manifesten Zeichenkreisen. Die entzündliche oder inflammatorische Diathese nach TH. WHITE und VIRCHOW, und CZERNYS exsudative Diathese sind im wesentlichen identische Bereitschaftsblocks, und die bei den so veranlagten Kindern auftretenden Krankheitserscheinungen stellen demgemäß und desgleichen syntropische Komplexe dar.

Gleichwie in der Chemie danach gestrebt werden mußte, in Verbindungen die sie zusammensetzenden Bestandteile zu erkennen, so mußte bei der gegebenen Sachlage durch klinische Analyse der besagte Block zunächst in die zugehörigen Teilbereitschaften bzw. Zeichenkreise aufgelöst werden (PFAUNDLER 1911[2]). Nur dadurch und ferner durch die bishin ausstehende *folgerichtige Auseinanderhaltung von Bereitschaftszustand und Krankheit* konnte ein Fortschreiten über intuitive ärztliche Erkenntnisse hinaus ermöglicht werden. Diese Auffassung hat sich denn auch im letzten Vierteljahrhundert fast allgemein Bahn gebrochen; ausdrücklich haben sich zu der Lehre bekannt unter anderem: FINKELSTEIN, FREUDENBERG, HUSLER, KLOTZ, ROMINGER, SAMELSON, SCHEER, TACHAU.

An der seinerzeitigen Aufstellung der im Rahmen der exsudativen Diathese liegenden kleineren Einheiten (s. Wiesbadener Internistenkongreß 1911[2]), die ausdrücklich als vorläufige bezeichnet worden ist, hat sich seither nicht sehr viel geändert. Das Wichtigste ist wohl die Einbeziehung der allergischen Diathese und die von FINKELSTEIN im Rahmen der Zeichenkreislehre schon früh angeregte weitergehende

---

[1] Diesen Ausdruck und Begriff einzuführen (PFAUNDLER und SEHT 1921) war deshalb nützlich, weil der nahe verwandte Begriff der „Korrelation" ein mehr naturwissenschaftlicher als ärztlicher war, auch weil der letztere nach F. N. EXNER (Monographie über Korrelationsmethoden) meist in einem etwas anderen, nämlich mehr dynamischen Sinne gebraucht wurde (s. darüber Z. Kinderheilk. 30, 102 [vgl. hier Nr. 3]). Die „Syntropie" hat denn auch in der medizinischen Fachliteratur Anklang gefunden und große Verbreitung gewonnen. Damit soll aber die Bezeichnung Korrelation auch im Rahmen dieser Erwägungen keineswegs abgelehnt sein.

[2] [Vgl. hier Nr. 1].

Gliederung der cutanen Kundgebungen. Darüber sowie über einige weitere Anregungen wurde schon im vorstehenden berichtet. Keineswegs soll behauptet werden, daß die jetzige Gliederung eine definitive sein müsse.

Man darf sich nicht vorstellen, daß jede der Teilbereitschaften sich ausschließlich und unbedingt nur auf den ihr nächststehenden Zeichenkreis auswirke. Die Bereitschaft zu der Gruppe der urticariellen Erscheinungen, die sicher im wesentlichen eine allergische ist, spielt z. B. nach Ansicht mehrerer Autoren, wie angeführt, eine allerdings noch keineswegs ganz geklärte Rolle in der Ekzementstehung. Bei dieser aber dürften auch Störungen vegetativen Ursprunges mit im Spiele sein; mit einem Worte: es handelt sich bei der Entstehung der Blocks keineswegs *nur* um Summation von Zeichengruppen, die bis in ihre letzten Wurzeln hinein strenge geschieden sein müßten; vielmehr bestehen — unbeschadet einer gewissen Selbständigkeit — zwischen manchen Zeichengruppen auch verbindende Wurzelfäden. Gewisse krankhafte Reaktionen mögen das Zusammenwirken von je zwei Teilbereitschaften fordern, so z. B. die asthmatische Reaktion. Nach HANHART bilden psycho- und ·neuropathische Momente, Neigung zu Spasmen usw. die Voraussetzung zur Entstehung des im übrigen allergisch bedingten Bronchialasthmas, was er mit dem in Idiosynkrasikerstammbäumen relativ seltenen Auftreten des genannten Zeichens in Zusammenhang bringt.

Daß manche Beziehungen zwischen den Manifestationen und ihren ursächlichen Gegebenheiten noch völlig unklar sind, ist im vorstehenden deutlich zum Ausdruck gebracht worden.

Vom rein ärztlichen Standpunkt aus mag man die auf tausendfältiger Erfahrung und den Berichten voneinander ganz unabhängiger Beobachter übereinstimmend sich ergebende Syntropie zwischen den einzelnen Gliedern der exsudativen Diathese ohne weiteres als etwas Feststehendes betrachten; vom *wissenschaftlichen* Standpunkt aus war der ziffernmäßige Nachweis dafür zu fordern. Hier ergeben sich nun einige Sonderfragen:

1. Ist es etwa só, daß die einzelnen Teilbereitschaften, wovon ja keine für sich eine Seltenheit ist, *sich rein zufallsgemäß bei gewissen Individuen zusammenfinden* und daß man eben dann von einer exsudativen Diathese spricht, wenn sich die Teilbereitschaften derart in gewissem Maße an einem Individuum gehäuft haben?

Eine analoge Meinung ist einmal hinsichtlich der mongoloiden Idiotie aufgetaucht. Es wurde gesagt, das Bild dieser Abartung komme dadurch und dann zustande, wenn verschiedene, auch isoliert bekannte degenerative Sonder- und Fehlbildungen wie etwa Brachycephalie, Schlitzaugen, Epikanthus usw. zufällig einmal einen gemeinsamen Träger fanden. Wie diese Auffassung des Mongoloids längst verlassen ist, so konnte sie auch bei der exsudativen Diathese widerlegt werden. Ich prüfte 1912 völlig wahllos hundert mir genauer bekannte, zumeist ältere Kinder meiner Privatklientel systematisch auf Zeichen besonderer hier einschlägiger Krankheitsdispositionen und fand deren insgesamt 111 vor. 53 der 100 Kinder waren frei von solchen Dispositionen, bei den übrigen 47 mußte der Bestand von je 1—5 Teilbereitschaften angenommen werden. Rund 86% dieser Teilbereitschaften wurden mehr oder weniger hoch kombiniert angetroffen, nur 14% isoliert. Wie würden sich diese Zahlen gestalten, muß nun weiter gefragt werden, wenn für das Zusammentreffen der Elemente bei den einzelnen Individuen nur der Zufall maßgebend wäre? Dies kann einerseits rechnerisch festgestellt werden, andererseits kann man auch den (mehrfach zu wiederholenden) Versuch mit einer Serie von lotterieartigen Ziehungen machen — hier 111 Ziehungen unter 100 Losen. Beides wurde durchgeführt mit folgendem Ergebnis:

Tabelle 2.

	Rechnerisch gefundene Wahrscheinlichkeit der Verteilung	Dieselbe Wahrscheinlichkeit nach dem Ergebnis mehrerer Ziehungen im Durchschnitt	Tatsächlich gefundene Verteilung	Standardfehler	Individuen betroffen, tatsächlich
	in Hundertsätzen der Individuen				
Es bleiben frei von Bereitschaften (keinmal gezogene Lose)	32,8	33,3	53	± 5	nicht
Es weisen nur je *eine* Teilbereitschaft auf (nur je einmal gezogen) . . . . je *zwei* Teilbereitsch.	36,8 20,4 } 57,2	36,0 21,0 } 57,0	16 12 } 28	± 3,7 ± 3,3 } ± 4,5	schwach
je *drei* ,, je *vier* ,, je *fünf* ,,	7,5 2,1 0,4 } 11,0	6,7 2,0 1,0 } 9,7	9 6 4 } 19	± 2,9 ± 2,4 ± 2,0 } ± 3,9	stark
	100,0	100,0	100		

Man erkennt deutliche und über den Fehler der kleinen Zahl hinausgehende Abweichungen der *wirklichen* von der *zufälligen* Verteilung. Rein zufallsmäßig wäre nur ein Drittel aller Individuen von Krankheitsdispositionen frei geblieben; in Wirklichkeit blieb es aber mehr als die Hälfte. Rein zufallsgemäß wären doppelt so viele Individuen schwach und halb so viele besonders stark betroffen worden als tatsächlich. So kommt also einerseits eine ganz zufallswidrige Verschonung und andererseits eine ebensolche überstarke Belastung mit Einzelbereitschaften und damit eine (allerdings nicht reine) Scheidung von Nichtdiathetikern und Diathetikern — gewissermaßen zweier Rassen zum Vorschein. Die Titelfrage kann somit verneint werden.

2. Welches ist der Grad der Syntropien zwischen den einzelnen Teilbereitschaften der exsudativen Diathese?

Das darüber vorliegende Zahlenmaterial läßt noch zu wünschen übrig. Die Daten aus den allgemeinen Syntropiearbeiten von PFAUNDLER-SEHT (1921 [hier Nr 3]) und von SCHEER-KOSS (1930) sind wenig brauchbar, und zwar im ersteren Falle aus den dort S. 74 angegebenen, im letzteren aus anderen Gründen. Hohe Syntropiewerte fand Koss nur zwischen einzelnen exsudativen Kundgebungen und der „exsudativen Diathese". Da auf letztere aber nur aus ihren Kundgebungen geschlossen werden konnte, liegt hier eine petitio principii vor.

Unter den Einzelmanifestationen sind in der Originalarbeit von Koss wohl etliche einschlägige Syntropien nachgewiesen, z. B. Gneis — Bronchiolitis und mukomembranöse Enteritis; Ekzem —Bronchiolitis, Vulvovaginitis und Blepharospasmus; Urticaria bzw. Lichen urticatus — Mandelhypertrophie, Pharyngitis, Blepharitis, Blepharospasmus und Krampfhusten; Angina und Pharyngitis — Bronchialasthma; Status lymphaticus —Laryngitis, Vulvovaginitis und Krampfhusten; doch handelt es sich zumeist nur um niedere Indexwerte bis etwa 2 oder 4 und in anderen Fällen, die hohe Werte vermuten ließen, liegen selbe sogar unter 1. Dies hängt einfach damit zusammen, daß Koss an seinem liegenden Abteilungsmaterial *nur Simultan-Syntropien* erheben konnte, die Vorgeschichte völlig ausschloß und Katamnesen nicht anstellte. Auch sind die Fehler der kleinen Zahl erhebliche.

Bessere Ausbeute ergeben die schon erwähnten Erhebungen von MORO und KOLB aus dem Ambulatorium der Münchener Kinderklinik 1910. Diese gingen von Probanden mit verschiedenen Typen von Säuglingsekzem aus und prüften rückblickend auf die dem Säuglingsalter folgenden 5—10 Lebensjahre der Probanden das Vorkommen zahlreicher auf exsudative Diathese mehr-weniger verdächtiger Erscheinungen. Ebensolche Katamnesen wurden dann in einer Kontrollreihe gleichartig bei stets Ekzem- und Nesselsucht-freien Kindern angestellt. Die mit besonderer Sorgfalt und Umsicht gewonnenen Zahlen eignen sich zwar nicht zur Errechnung der meist gebräuchlichen Indices von Syntropie oder Korrelation, bringen den gewünschten Aufschluß aber auf andere und durchsichtigere Weise. Die Differenz (Δ) zwischen der prozentualen Häufigkeit der fraglichen Kundgebungen in der Ekzemkinderreihe und in der Kontrollreihe gibt den gewünschten Maßstab, wobei allerdings noch der mittlere Fehler ($\varepsilon\Delta$) Berücksichtigung finden muß. Ich habe diesen nach den üblichen Formeln berechnet und teile im folgenden die so ergänzten Werte mit (s. Tabelle 3).

Man erkennt ohne weiteres, daß prominente Vertreter der seborrhoiden, der urticariell-allergischen, der katarrhalischen, der dystrophischen sowie der vegetativ-neurotischen Teilbereitschaft Syntropien mit dem Ekzem aufweisen. Diese Syntropien sind meist starke, den weitestgehenden Ansprüchen der Fehlerkritik genügende (Fettdruck!), in einigen Fällen geringere. Nur bei den lymphoiden Manifestationen ist die Differenz zwar positiv, erreicht aber nicht ganz den einfachen Fehlerwert. Das hängt offenbar damit zusammen, daß hier aus äußeren Gründen nur die Schwellung der Halslymphdrüsen und der Verdacht auf

Tabelle 3. *Maß der Syntropie zwischen Eczema infantum und anderen Störungen.*
(Nach dem Münchener Ambulanzmaterial.)

	$\Delta \pm \varepsilon(\Delta)$
Intertrigo	33 ± 6,0
Sehr starke Neigung zu Katarrhen der Luftwege	28 ± 5,9
Migräne und andere konstitutionelle Kopfschmerzen, Neigung zu Ohnmacht, Schwindel, Nasenbluten	31 ± 6,1
Frostbeulen, Nachtschweiße, plötzlicher Farbenwechsel	56 ± 5,7
Fraisen (Eklampsie)	23 ± 5,8
Stimmritzenkrämpfe	7 ± 2,6
Pavor nocturnus	11 ± 4,9
Obstipation im Säuglingsalter [1]	23 ± 5,0
Stark geschwellte Halslymphdrüsen	3 ± 3,4
Verdacht auf adenoide Vegetationen	4 ± 6,6
Idiosynkrasien	4,5 ± 2,0
Bronchialasthma	2,3 ± 1,5

Rachenmandelschwellungen protokolliert werden konnten und daß diese Erscheinungen, wie bekannt, sehr häufig auch ohne Beziehungen zur exsudativen Diathese und außerhalb ihres Rahmens zustande kommen. Bemerkenswert, weil der Kontrolle dienlich, ist, daß andere Krankheitszeichen, die mit exsudativer Diathese nichts zu tun haben, wie beispielsweise die Pertussis, keine Syntropie oder aber das Gegenteil aufweisen. Die einzige Ausnahme macht hier der Kropf.

Nach den Regeln der Kollektivmaßlehre angestellte ziffernmäßige Erhebungen bestätigen somit Eindrücke, die von den Ärzten übereinstimmend gewonnen und zum Ausdruck gebracht worden sind.

Es soll keineswegs behauptet werden, daß die oben gebrachten Daten etwa allgemein gültige Standardwerte darstellen, die bei jeder solchen Erhebung in gleicher Höhe wieder gefunden werden müßten. Es liegt vielmehr in der Natur des Gegenstandes, daß viele Besonderheiten im Material nach Stand und Alter, nach Umfang der Nachforschungen, nach Mentalität der befragten Personen, nach der Technik des Untersuchenden usw. eine sehr erhebliche Rolle spielen. Noch mehr als in anderen ärztlichen Statistiken können hier mancherlei das Ergebnis beeinflussende objektive und subjektive Umstände im Spiele sein.

Etliche einschlägige Syntropieindices hat SCHEER mitgeteilt: Exsudative Diathese — Vasomotorismus: 1,6; exsudative Diathese — Neuropathie: 1,4; Neuropathie — Vasomotorismus: 3,9; Vasomotorismus — Obstipation: 25,7; Bronchitis — Vasomotorismus: 1,5.

An vielen Stellen des Schrifttums werden Angaben über Syntropien zwischen einzelnen Gliedern (Elementen sowie Teilbereitschaften) des Diathesenblocks gemacht — gelegentlich auch unter Beibringung von Daten — beispielsweise von den im folgenden genannten, zumeist neueren Autoren.

Syntropien zwischen einerseits Hautkundgebungen der exsudativen Diathese,
andererseits *häufiger Wiederkehr von Katarrhen:* Zahlen bei KLEWITZ-WEITZ
und CURTIUS;

---

[1] Als Obstipation im Säuglingsalter wurde hier ohne Zweifel in der überwiegenden Zahl der Fälle die in der Vorkriegszeit noch so häufige graue Obstipation der Heterodystrophiker mit Milchnährschaden erfaßt.

andererseits *vasoneurotisch-vegetative Störungen:* Ebendieselben, BODDIN (alternieren!); DOXIADES (bei der Hälfte der vegetativ belasteten Säuglinge treten Haut- und Schleimhauterscheinungen auf), WITTGENSTEIN;

andererseits *Allergosen und Idiosynkrasien:* FEER, BLOCH, KÄMMERER, CURTIUS, LENZ; MORO (96% seiner Asthmakinder hatten Säuglingsekzem), WITTGENSTEIN;

andererseits *neuropathischen Zuständen:* CZERNY, FEER, HIS („Der Zusammenhang kann kaum in Abrede gestellt werden");

andererseits zu den *Bradytrophien:* STRÜMPELL, MENDELSOHN, BLOCH.
Syntropien zwischen einerseits gehäuften Katarrhen,

andererseits *Lymphoidgewebsschwellungen:* LEDERER, WEITZ, CLAUSSEN, HOFMEISTER („fast immer").
Syntropien zwischen einerseits Allergosen,

andererseits *vegetativen Störungen:* MORO (schon 1910), FEER, DOXIADES, HANHART, KÄMMERER;

andererseits *Bradytrophien:* KÄMMERER, WEITZ, BLOCH, KLINGE, GUTZENT, CLAUSSEN, HANGARTER, EPPINGER, F. LENZ, der gewiß nicht zu Phantasien neigt, prophezeit einigen oder allen jungen Leuten, die jetzt an Heuschnupfen leiden, später für die Gicht.

Auf mehrfache „Überschneidungen" der allergischen Kundgebungen mit lymphatischen und nervösen weist FREUDENBERG hin.

Die Beziehungen zwischen allergischer und exsudativer Diathese werden in besonderem Maße hervorgehoben, ja mitunter erscheinen die beiden einander geradezu gleichgestellt, so von BRAY, von ROST-MARCHIONINI („Status exsudativus"). Mit Recht wendet KÄMMERER dagegen ein, daß sich die beiden Bereitschaften nur teilweise überschneiden, daß insbesondere dem Kern der exsudativen Diathese Erscheinungen zugehören, die nichts mit Allergie zu tun haben. Dazu zählt insbesondere die wichtige Gruppe der Seborrhoide. Die seborrhoid erkrankten Kinder werden nach ROSENBAUM u. a. bei Hautproben sogar ausnahmslos eiklarnegativ gefunden.

Deshalb oder wegen ihrer angeblich nicht anlagemäßigen Bestimmtheit (?) die von allen Urhebern der Lehre von der exsudativen Diathese und nach ziemlich allgemeiner kinderärztlicher Auffassung von heute geradezu im Mittelpunkt stehenden Seborrhoide und Psoriasoride ausscheiden zu wollen, scheint mir ein verfehltes Unternehmen. Selbst Autoren, die dazu neigen, müssen zugeben, daß die Zeichenkreise des Lymphatismus und der Neuropathie nicht allergischer Natur sind. Ich bemerke hiezu, daß auch die Manifestationen der katarrhalischen Diathese im Gegensatz zu Heuschnupfen, Rhinopathia allergica, Bronchialasthma, eosinophilen Darmkrisen u. dgl. durchaus nicht die Allüren von allergischen Geschehnissen an sich tragen und zumeist ohne Schwierigkeit von solchen abgetrennt werden können. Auch die Zusammenhänge zwischen dem typischen konstitutionellen Kinderekzem mit Allergie sind meines Erachtens weniger direkt kausale als syntrope.

*Die allergische Diathese ist keineswegs der exsudativen Diathese über-
geordnet, sondern eine im Rahmen der letzteren fakultativ auftretende Teilbereitschaft* gleich den übrigen Teilbereitschaften. Das wahrhaft umfassende Moment ist ein anderes (s. darüber S. 241f.)[1].

Man wollte die allergische Diathese auch als Folgeerscheinung der
exsudativen Diathese auffassen, bei welch letzterer die Körperintegumente infolge abnormer Durchlässigkeit den Einbruch von Allergenen
und damit die Sensibilisierung ermöglichen. Die Sensibilisierung ist
aber etwas ganz anderes als die allergische Diathese selbst; ohne diese
letztere tritt die Sensibilisierung auf die in Frage kommenden Mikro-
dosen von Allergenen auch gar nicht ein; denn offenbar erfolgen auch
bei *normalen* künstlich genährten Neugeborenen und Säuglingen Ein-
brüche artfremden Materials aus dem Verdauungsschlauch (MORO und
SCHÜLER) — ohne Sensibilisierungsfolge. Abnorme Durchlässigkeit der
Darmschleimhaut (sowie Leberinsuffizienz) können der Manifestation
einer allergischen Diathese Vorschub leisten, die Bereitschaft zur Sensibilisierung selbst aber nicht herbeiführen.

3. Wie ist das Korrelationsfeld der exsudativen Diathese abzugrenzen?

Dies berührt einen Punkt, der in der Diathesenlehre seit langem
eine wichtige und wegen Verkennung der Sachlage eine verhängnisvolle
Rolle gespielt hat.

In der Zahlentabelle über die MORO-KOLBschen Daten (S. 214) stößt
man auch auf eine erhebliche Syntropie zwischen Ekzem und Kund-
gebungsformen der kindlichen Tetanie, nämlich „Fraisen" und Stimm-
ritzenkrämpfe. Da die Tetanie mit der Rachitis pathogenetisch zusammenhängt, entsteht die Frage, ob das Gebiet der exsudativen Diathese etwa auch die (latente) Spasmophilie und die Rachitisanlage mit
einschließt, was in der Tat z. B. von ESCHERICH gelehrt worden ist[2].
Es gibt aber noch weitere Anlagen, die — wenn auch ein strenger Nachweis vielfach noch aussteht — nach dem Urteile guter Beobachter mit
der exsudativen Diathese in Syntropie stehen. Wie schon erwähnt,

---

[1] Die bedeutsame Publikation von W. KELLER (Klin. Wschr. 1938 II), die sich
mit den Begriffen Allergie, Parallergie und Pathergie auseinandersetzt, kann leider
nicht mehr ausführlich berücksichtigt werden. Als allergische Ekzeme läßt KELLER
nur diejenigen gelten, bei denen die PRAUSNITZ-KÜSTNERsche oder die URBANsche
Reaktion unter dem Bilde des Ekzems gelingt — was ich bisher gleich vielen
anderen beim kindlichen Ekzem noch niemals gesehen habe. Das Gros der letzteren
Fälle rechnet KELLER zu den parallergischen, die mit Trophallergie nur in syn-
troper Verbindung stehen. Er meint weiter: „Als konstitutionelle oder diathetische
Ekzeme wären dann diejenigen anzusehen, bei denen die Entwicklung der Ekzem-
morphe auf banale Reize hin eine vorwiegend und ausgesprochene genotypische
Voraussetzung hat."

[2] Ziffernmäßiges über den Grundstock des „frühkindlichen Diathesenvierecks"
(exsudative, rachitische, tetanische und dystrophische Anlage) ist schon in der
ersten Mitteilung über Syntropie zu finden (Z. Kinderhk. 30 [hier S. 77]).

kommen weitere Zusammenhänge namentlich dann zum Vorschein, wenn man sich nicht mehr auf die jüngsten Altersstufen beschränkt (wie es bewußt bei der Rekonstruktion der exsudativen Diathese geschehen ist), sondern wenn man das Lebensschicksal des Individuums in das mittlere und höhere Alter hinein verfolgt. In der Gestalt von Stoffwechsel-, Ablagerungs-, Abnützungs- und Aufbrauchkrankheiten geben sich Neigungen kund, die mit der längst abgelaufenen, oft schon vergessenen exsudativ-lymphatischen Neigung des frühen Kindesalters in auffallender Häufigkeit zusammentreffen. Solche Sukzessivsyntropien haben in den achtziger Jahren des vorigen Jahrhunderts zu der mehrfach erwähnten Konzeption des Arthritismus und Herpetismus von BOUCHARD, BAZIN, LANCEREAUX und der Lithämie nach RACHFORD und MURCHISON geführt. Wohl mit Recht konnte STOELTZNER äußern, die exsudative Diathese sei nur ein dürftiger Ausschnitt aus dem Arthritismus. Der erstere Begriff gehe in dem letzteren restlos auf; ,,das liegt so klar auf der Hand, daß darüber kein Wort weiter zu verlieren ist".

Das Blickfeld des Pädiaters bleibt naturgemäß begrenzt, und er ist es nicht, der über den wahren Umfang dieses Riesenblockes angeborener Bereitschaften allein das letzte Wort sprechen wird.

Gemeinsam ist den angeführten Schöpfungen französischer und anglo-amerikanischer Schulen eine nicht sehr glückliche Benennung. Von einzelnen, fast immer erst in vorgeschrittenem Alter und nur in einem beschränkten Teil der Fälle auftretenden Kundgebungen (Gelenkprozesse[1], Hautblüten, Konkrementbildung) wurden Bezeichnungen abgeleitet, die auf das Gros der anderen, besonders der bei Kindern auftretenden Kundgebungen passen ,,wie die Faust aufs Auge" (STOELTZNER). Daher wurde von deutschen Autoren, die im Grunde jenen Lehren durchaus zustimmen, nach anderen Namen gesucht, nämlich nach solchen, die auf eine einheitliche Unterlage aller Störungen anspielen sollen. Von ,,Oxypathie" spricht STOELTZNER, der so eine Art chronischer Säurevergiftung bezeichnen will, sich damit freilich — gleich BOUCHARD vor ihm — auf den glatteren Boden von *Hypothesen* begibt.

---

[1] ,,Arthritique" heißt übrigens nicht etwa mit Arthritis, sondern ,,mit Gicht behaftet". Da das von Arthritis = Gelenkentzündung abgeleitete Eigenschaftswort ,,arthritisch" lautet, müßte man das von Arthritismus abgeleitete sprachlich richtig ,,arthriti(s)tisch" bilden. Wir folgen aber dementgegen dem allgemein bisherigen Sprachgebrauch. Unter Arthritismus verstehen wir mit J. BAUER jene vererbbare Körperverfassung, die man offenkundig zur Erklärung der unbestreitbaren Tatsache supponieren muß, daß gewisse Erkrankungen, wie Gicht, Fettsucht, Diabetes, Konkrementbildung in Gallen- und Harnwegen, Rheumatismus, Migräne, Asthma bronchiale, Ekzeme und andere Dermatosen einerseits bei einem und demselben Individuum mit einer gewissen Vorliebe (keineswegs zwangsläufig) in variabler Kombination teils simultan, teils sukzessiv aufzutreten und andererseits in mannigfacher Verteilung und Gruppierung die verschiedenen Mitglieder einer Familie heimzusuchen pflegen.

Etwas weniger präjudizierlich lautet der von BORCHARDT gewählte Ausdruck des Status irritabilis, der reizbaren Konstitution, auf den noch zurückzukommen sein wird. Aber nicht allein durch Angriffe auf solche hypothetische Grundlagen gelangten diese Konzeptionen in Gefahr oder Mißkredit, ja heute fast in Vergessenheit, sondern auch deshalb, weil durch die immer weitergehende Eingemeindung neuer Bezirke der Pathologie die kleineren, noch besser zu überblickenden Diathesengruppen an Prägnanz verloren, gewissermaßen verwässert wurden und in Mammutkomplexen, in Pandiathesen zu versinken drohten. Es folgte eine kräftige Reaktion, die nicht mehr solche Synthese, sondern Analyse verlangte, die Elemente samt *strikten Kriterien* genauer aufgezeigt wissen wollte. Solche Forderung ist heute hinsichtlich mancher

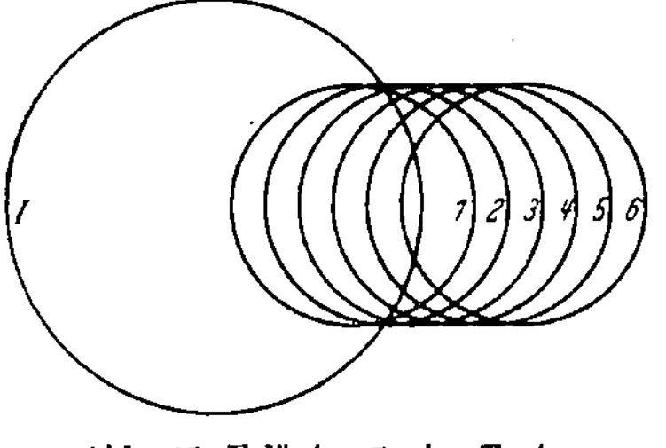

Abb. 15. Erläuterung im Text.

*Teil*bereitschaften erfüllt; es gibt mehr oder weniger bewährte Hautproben auf Reizwirkung, Ausschwitzung, Überempfindlichkeit, ferner pharmakodynamische Reaktionen, Capillarbilder, Blutproben auf eosinophile Labilität usw.[1]. Hingegen gibt es keine Kriterien für die großen Blocks der kombinierten Diathesen als solche. Das ist auch begreiflich. Die gemeinsame Grundidee des pathologischen Geschehens findet naturgemäß in sehr differenten Systemen und Leistungen Ausdruck in so wechselnder Form, daß sich *am Phänotypus* die provozierten Reizbeantwortungen auf keinen gemeinsamen Nenner mehr bringen lassen. Was den Komplex zusammenhält, das ist nebst der besagten, weiter unten näher zu erläuternden und in ihrem einheitlichen genotypischen Ursprung aufzuzeigenden „Grundidee" die Affinität, die Kuppelung der Elemente untereinander.

Diese Kuppelungen erscheinen teils recht innige feste, teils mehr lockere. Ein geeignetes Maß dafür könnten wohl die Koeffizienten der Syntropie oder Korrelation liefern. Solche müßten auf Grund richtiger ärztlicher und nach einheitlichen Gesichtspunkten unter Berücksichtigung von Rasse, Stand, Umwelt geführter Lebensgeschichten (und zwar nicht bloß über das Kindesalter reichender) ermittelt werden. Vielleicht wird ein brauchbares Material solcher Art in absehbarer Zeit durch die von den Kinderärzten seit Dezennien geforderten und entworfenen, neuerdings auch amtlich empfohlenen „Lebensbücher" zur Verfügung stehen. Zur Zeit klafft, wie schon erwähnt, hier noch manche Lücke.

---

[1] In dieser Richtung belehrendes Schrifttum bei KÄMMERER (S. 316), CURTIUS S. 192), FR. LENZ (S. 465, 475), HUSLER (S. 664), DOXIADES (S. 191) u. a.

Was aber die *Frage der Abgrenzung* des behandelten Gebietes betrifft, so kann man darüber folgende Erwägungen anstellen:

Gesetzt, es würde die Kreisfläche bei I des vorstehenden Diagramms den Umfang einer bestimmten Einzelbereitschaft in einer Population, das heißt die Zahl der Betroffenen, bedeuten und die Kreisflächen bei 1 bis 6 jenen von 6 bestimmten anderen Einzelbereitschaften, die sich teilweise mit der ersten decken, so zwar, daß sie verschieden große Anteile (die Linsenflächen) mit jener gemeinsam haben und daß sich demgemäß *Syntropien von absteigender Stärke* ergeben — wo müßte dann wohl die Grenze für die Einbeziehung der kleineren Teilbereitschaften in den Block gezogen werden? Müßte man etwa zwar die Bereitschaften 1—3 oder bis 4 dem Blocke angliedern, die Bereitschaften 4—5 oder 6 aber ausschalten? Es liegt auf der Hand, daß solches Vorgehen eine grobe und nicht zu rechtfertigende Willkür bedeuten würde. Das beleuchtet die „Abgrenzungsfrage".

In unabsehbaren Schriftenreihen hat man sozusagen bei jedem „Symptom" darüber gestritten, ob es zur exsudativen Diathese gehört oder nicht, ob es noch einzubeziehen oder auszuscheiden sei. Hinsichtlich der cutanen Elemente wurde über solche Meinungsverschiedenheiten oben (S. 197f.) berichtet. Aber sie bestehen auch hinsichtlich anderer Erscheinungen, wie beispielsweise Landkartenzunge, Phlyktäne, Urogenitalkatarrhe, Enteritiden, Pseudocroup, des FREUNDschen Haarschopfes, der zirkulären Zahncaries, Bluteosinophilie, ja selbst hinsichtlich alter Kernelemente nach WHITE, HUFELAND und CZERNY, bei denen noch die früher ungeklärte Frage der Skrofulose störend mit hereinspielte. Hinsichtlich der mehr den Internisten als den Kinderarzt beschäftigenden Gebiete stößt man zum Beispiel in bezug auf die Arteriosklerose, die Bindegewebsdiathese, die Heredodegenerationen, gewisse Psychosen und Endokrinosen auf verschleierte Grenzen. Wer sich über die auf dem Gebiete herrschende Verwirrung genauer informieren will, sei auf die von TACHAU mit großem Fleiße vor 12 Jahren verfaßte Übersicht hingewiesen, der heute noch manches in gleichem Sinne hinzuzufügen wäre. Man findet dort fast für jedes Element einige, ja mitunter ein Dutzend Autoren angeführt, die erklären, das sei „zugehörig", und andere, die den gegenteiligen Standpunkt vertreten. Hält man sich an die letzteren, dann würde die exsudative Diathese ungefähr zu einem Nichts zusammenschrumpfen, im anderen Falle würde sie schier uferlos. Dazu hat natürlich die bekannte Verwirrung in der dermatologischen Namengebung, und auch jene (heute überwundene) über das Wesen der exsudativen Diathese (Krankheit? Status? Bereitschaft?) beigetragen. Aber der wahre Hauptgrund ist ein anderer und tiefer liegender: In ein natürliches Kollektiv von koordinierten Gliedern, deren Verwandtschaft zu einem zentralen Gliede sich in fließenden Reihen gestaltet, kann man zwar allenfalls — soferne ein Übereinkommen erzielt würde — künstliche, konventionelle, aber *keine natürlichen* Grenzen und Marksteine hineinstellen. Somit ist die übliche Fragestellung zur „Abgrenzung der Diathesen" *an sich* verfehlt; sie entfacht nur immer neu einen unfruchtbaren Streit, der bei manchen schon das Vertrauen in die „verschwommene" Lehre erschüttert hat — ganz zu Unrecht: Die fließenden Grenzen müssen als naturgegeben hingenommen werden. Man wird für sie Verständnis gewinnen, wenn (unten) die mutmaßlichen Ursprünge der Diathesengruppen im Genotypus Erläuterungen gefunden haben.

Den hier vertretenen Standpunkt zu erläutern und zu rechtfertigen, wird zweckmäßig folgender Hinweis dienen:

Ähnliche Reihen syntropischer Glieder mit abnehmender Korrelation findet man auch unter den physiologischen körperlichen Merkmalen. Jedermann kennt die hohe Syntropie innerhalb der sog. Komplexion: Blaue Iris, blondes Haar, rosig-weiße Haut, weiß aber auch, daß es nicht selten Helläugige mit dunklem Haar gibt; die Bindung ist also häufig, aber nicht obligat, sondern fakultativ. Etwas oder aber erheblich weniger, ja schließlich überhaupt zweifelhaft syntrop sind andere Charaktere der Helläugigen: Lichtes, glattes, weitwelliges, dünnes, trockenes Haar, lineare Brauen, scharfes Philtrum, schmales Gesicht, gratige Nase, starker Arkus und Mastoid usw. Soll man vielleicht, weil diese Verknüpfungen zunehmend locker oder endlich strittig sind, also Abgrenzungsschwierigkeiten erwachsen und die Forderung nach einem scharfen gemeinsamen biochemischen Laboratoriumskriterium für die „nordische Rasse" unerfüllt bleibt, die ganze Lehre von diesen in der Erbmasse verankerten Zusammenhängen über Bord werfen: Niemand denkt daran und gleiche Existenzberechtigung darf die Lehre von der exsudativen Diathese beanspruchen.

4. Was liegt der Gruppierung der Einzelbereitschaften zugrunde?

Syntropie und Korrelation sind hinsichtlich der *Natur* der Beziehungen zwischen den zwei Zuständen durchaus unpräjudizierliche Begriffe. Als Ursache kommen auch bei den Teilbereitschaften einerseits kausale Subordination, andererseits Koordination, nämlich gemeinsame Abhängigkeit der beiden Zustände von einem übergeordneten dritten Moment in Frage.

Für manche *Kundgebungen* der Gruppe liegt die einfache Annahme nahe, daß die eine Manifestation die andere nach sich ziehe, wofür im einzelnen viele Wege in Betracht kommen. Durchsichtige Beispiele wären folgende: Unter einer Gneisplatte bildet sich durch Reizwirkung zersetzten Sekretes ein nässendes Ekzem. Im Bereiche eines ausgedehnten impetiginisierten Ekzems bilden sich zahlreiche Lymphknotenschwellungen. Weniger bekannt ist, daß Übertritt kleinster Mengen von Antigen in den Säftestrom allergischer Individuen eine allgemeine Fernreaktion in den Lymphknoten hervorrufen kann (Rössle-Grégoire). In den Krypten hypertrophischer Mandeln ablaufende bakteritische Prozesse wären nach Czerny-Keller die Urheber des Lichen urticatus. Wiederkehrende katarrhalische Erkrankungen bei Kindern führen auf dem Wege von Erziehungsfehlern zu neurotischen Zeichen, wie besonders Czerny sehr einleuchtend dargetan hat (dyspädeutische Neurosen nach Pfaundler).

Solche Zusammenhänge ließen sich noch viele anführen; es sind aber Zusammenhänge zwischen *manifesten Erscheinungen*; gefragt ist hier nach Zusammenhängen von *Teilbereitschaften* als solchen. Daß eine Teilbereitschaft eine andere ebensolche auslösen, herbeiführen, zur Folge haben könne, wird man mit dem Wesen einer „Bereitschaft" kaum vereinbar finden. Immerhin galt es, diese Frage zu prüfen.

Wenn von den an einer Patientenreihe angetroffenen Einzelbereitschaften A, B, C usw. zwei Bereitschaften, beispielsweise A und B miteinander direkt kausal verknüpft wären, dann müßte offenbar die Kombination A + B auch öfter auftreten, als dies bei bloß zufälligem Zusammentreffen der Fall wäre. Nun konnte gezeigt werden (Pfaundler 1912[1]), daß die tatsächliche Gruppierung von gegen dreihundert Teilbereitschaften bei hundert ausgesprochenen kindlichen Neuroarthritikern aus *verschiedenen* Sippen der nach den Regeln der Wahrscheinlichkeitsrechnung bei freiem Spiel des Zufalles ermittelten Gruppierung recht weitgehend entspricht. Wo Abweichungen bestehen, gehen sie vermutlich zumeist auf Irrtümer in der Erhebung zurück. Somit fehlt offenbar (bei nicht Blutsverwandten!) eine zwangsmäßige Paarung, also auch eine wechselseitige kausale Abhängigkeit.

Als Repräsentant der französischen Schule äußerte Mendelsohn auf dem Diathesenkongreß in Wiesbaden mit Bezug auf den Arthritismus, seine Kundgebungen seien keine „reziproken" oder „Fernwirkungen", sondern sog. Krankheitsverwandtschaften und einem gemeinsamen „terrain" entsprossen. Offenbar will er damit dasselbe sagen, was eben ausgeführt wurde.

Wenn die Glieder eines Diathesenblocks einander nicht *subordiniert* sind, dann können sie nur *koordiniert*, d. h. durch ein übergeordnetes Moment in überzufälliger Häufigkeit zusammengeführt sein.

Für die Manifestationen von kombinierten Diathesen hat man schon wiederholt bestimmte gemeinsame übergeordnete Ursachen gesucht und angenommen. 1905 wurde exsudative Diathese als ein „einheitliches Krankheitsbild" (!?) vorgestellt, das auf *Fehlernährung* zurückgeht. Eine klare Scheidung zwischen Krankheit und Krankheitsanlage wurde damals noch nicht vorgenommen; eher tritt eine solche in dem Handbuch von Czerny-Keller 1928 zutage, wo die ganze exsudative Diathese unter dem Titel „*Ernährungs*störungen *e constitutione*" abgehandelt ist. Von der Anlage heißt es zumeist nur, sie sei „angeboren"; die Kund-

---

[1] [Vgl. hier Nr. 2.]

gebungen werden hauptsächlich der Fehlernährung, und zwar vorwiegend der Mästung und Verabfolgung kräftiger Kost zugeschrieben (vgl. BOUCHARDs Ansicht über den Arthritismus). So wertvoll dieser Hinweis war, so kann die Lehre doch heute nicht mehr für alle Zeichenkreise der exsudativen Diathese gelten. Aber selbst wenn es so wäre, könnte man von diesem übergeordneten Momente bestenfalls eine Koordination der *Kundgebungen*, nicht jene der zugehörigen *Anlagen* herleiten. In letzterer Hinsicht sollte vielleicht der „chemische Defekt" des Organismus eine Rolle zugeteilt erhalten; er hat sich aber, wie erwähnt, nicht erweisen lassen. Meines Erachtens spricht alles dafür, daß die koordinierten Anlagen nicht ein gemeinsames *materielles* Substrat haben, sondern ein *funktionelles* — was selbstverständlich wird, sobald man die Erblichkeit klar anerkennt.

STOELTZNER wollte für seine Oxypathie die einheitliche Grundlage in einer Art von acidotischer Stoffwechselrichtung erblicken (also auch hier eine Anknüpfung an BOUCHARD), was ja mit Hinsicht auf gewisse von ihm einbezogene Zustände (Rachitis, Dystrophien) seither einige Rechtfertigung gefunden hat, für andere aber abzulehnen oder mindestens unbewiesen ist.

Ein einigendes Band für die Einzelbereitschaften als solche erblickte BORCHARDT in der ihnen allen zugrunde liegenden originär herabgesetzten Reizschwelle, also erhöhten Reaktionsfähigkeit der Receptoren: Status irritabilis. Dieser führe, wie BARTEL und STEIN hinsichtlich des lymphoiden Systems morphologisch schon aufgezeigt hatten, in späteren Phasen zu einer vorzeitigen Abnutzung. Auf solches Geschehen führt BORCHARDT die Abhängigkeit der Erscheinungsformen des Status irritabilis vom Lebensalter zurück; so trachtet er das Band zwischen der frühkindlichen exsudativen Diathese nach TH. WHITE mit BOUCHARDs „bradytrophischer" Krankheitsfamilie zu knüpfen. Es ist wohl unleugbar, daß diese Konzeption vieles für sich hat, daß sie zum mindesten einen Versuch darstellt, das Problem in seinem vollen Umfange zu erfassen. Keineswegs in der Lage BORCHARDT in allen Punkten Gefolgschaft zu leisten und in starken Zweifeln darüber, ob die Beziehungen zwischen exsudativer Diathese und „Bradytrophie" wirklich so einfach quasi auf die Formel: starke, anhaltende Reizung → Lähmung zurückzuführen sind, müssen wir doch das Eine erkennen, daß eine Senkung der Reizschwelle als weitausholendes übergeordnetes Moment für erhöhte Reaktionsbereitschaft, für katarrhalische und entzündliche Disposition an Haut- und Schleimhäuten, für erhöhte Neigung zu spezifischer Sensibilisierung, und Antikörperbildung, zu lymphoider Hyperplasie, zu neuromuskulären Erregungszuständen sehr wohl ins Auge gefaßt werden kann. Es wird darauf in nachfolgenden Kapiteln zurückgekommen werden. Schon TH. WHITE und HUFELAND haben bei der exsudativen Diathese von *reizbarer* Schwäche und Anlage gesprochen.

HAAG findet bei den Allergosen „die Reizschwelle *ganz allgemein* in mehr oder weniger erheblichem Grade herabgesetzt", der ganze Körper befindet sich im Zustande einer das übliche Maß überschreitenden Erregbarkeit" (auch die Sinnesorgane und noch wenig bekannte Receptoren für klimatisch-meteorologische Einflüsse betreffend). Man komme um die Annahme nicht herum, daß diese Körperverfassung die Grundbedingung für das Entstehen einer Allergose darstellt.

Über diesen Abschnitt wäre zusammenfassend zu sagen: Es handelt sich bei dem als exsudative Diathese sowie bei dem in noch weiterer Erfassung als Arthritismus bezeichneten Block keineswegs um ein Phantasiegebilde, sondern um eine ausgesprochen syntropische, aber nicht obligate, sondern fakultative Verknüpfung von koordinierten Teilbereitschaften. Während das *Mosaik der Glieder* im einzelnen (bei nicht Blutsverwandten) vom *Zufalle* beherrscht erscheint, ist die *Anhäufung der Teilbereitschaften* bei den betroffenen Individuen eine nachweislich *überzufällige*[1]. Es wird sich im folgenden hauptsächlich darum handeln, *die hier angeführten korrelationspathologischen oder syzygiologischen Grundtatsachen* vom Standpunkt der Vererbungslehre aus zu erläutern und tunlichst verständlich zu machen.

II. Erblichkeit der exsudativen Diathese.

Der Umstand, daß die exsudative Diathese keine Krankheit, sondern eine Krankheitsbereitschaft ist, legt an sich schon die Annahme der Erblichkeit recht nahe.

Es gibt allerdings noch erworbene Störungsbereitschaften; als solche pflegt man auf somatischem Gebiete besonders die allergischen namhaft zu machen; aber es hat sich, wie erwähnt, herausgestellt, daß auch hinter diesen fast immer eine erbkonstitutionelle Anomalie steckt.

Die Erblichkeit der exsudativen Diathese wurde von TH. WHITE noch abgelehnt[2], in der Folge aber so allgemein angenommen, daß die Aufzählung der bejahenden Stimmen entbehrlich scheint. Freilich läßt die Ausdrucksweise oft an Schärfe zu wünschen übrig; haben doch namhafte deutsche Pädiater noch vor 10—20 Jahren die Ausdrücke „angeboren" und „ererbt" so gebraucht, als wären es Synonyme. Für

---

[1] Vergleiche für solches Geschehen wären z. B.: ein Kaleidoskop (mit auswechselbarer Füllung) oder eine Eisenbahnzugsgarnitur (nach Bedarf von verschiedener Länge und Zusammensetzung) oder eine Reihe zwangloser Vereinsversammlungen. Mit solchen hinkenden Exempeln soll nur erläutert sein, daß die Kombination der Bereitschaften und demgemäß der Krankheitszeichen trotz gewisser innerer Gesetzmäßigkeiten doch ein buntes Bild liefern kann. Darin liegt der oft unverstandene Kernpunkt der ganzen Lehre.

[2] Vgl. den Untertitel seines Werkes (Literaturverzeichnis).

erblich gehalten wurde die exsudative Diathese zunächst wohl nur deshalb, weil sie sich früh und ohne erkennbaren Umweltschaden kundgab, ferner weil Hausärzte den Eindruck eines familiären Auftretens gewannen. Das sind aber noch keine Beweise. Ohne Zweifel ist eine einwandfreie Beweisführung trotz oder vielmehr gerade wegen der Häufigkeit des Übels und aus weiteren Gründen schwieriger, als in zahllosen anderen Fällen. Erstens erwachsen im Einzelfalle oft Zweifel hinsichtlich der Abgrenzung gegen die Norm; zweitens beweisen vorhandene Kundgebungen nicht ohne weiteres die erhöhte Bereitschaft; drittens schließen fehlende Manifestationen eine solche nicht aus — es muß also die Umwelt sorgfältig mitgewertet werden, und es bleibt trotzdem oft ein Faktor der Unsicherheit bestehen; viertens kann man über die „exsudative" Natur von Manifestationen im Zweifel sein und noch mehr darüber, wieweit man mit der Einbeziehung von Krankheitszuständen gehen soll, deren Syntropie zur Kernanlage eine geringe ist (s. Abgrenzungsschwierigkeiten); fünftens wird die Familiarität oft dadurch verschleiert, daß die Kundgebungen individuell und nach dem Alter des Trägers stark schwanken.

Die Frage nach der Erblichkeit der hierhergehörigen Störungen wird zweckmäßig so behandelt, daß unter A erst die *Familiarität*, das *Belastungsverhältnis*, die *Zwillingspathologie der Einzelbereitschaften* und hinterher dieselben Verhältnisse hinsichtlich des *Bereitschaftsblockes* angeführt werden. Dem wird sich in gleicher Anordnung unter B die Prüfung der Erbgänge anschließen.

A 1. Verhalten der Einzelbereitschaften.

Die Teilbereitschaft zu konstitutionellen Ekzemen und ekzemähnlichen Hauterkrankungen.

Bei Erhebungen über die *Familiarität* des konstitutionellen Kinderekzems und seiner Trabanten stößt man in besonderem Maße auf die schon angedeuteten störenden Umstände. Die oft eng zeitgebundenen Kundgebungen der Anlage aus dem ersten Lebensjahre sind den Trägern selbst, wenn sie nach Jahrzehnten als Eltern eines erkrankten Kindes über eigene Erkrankung Bescheid geben sollen, meist nicht mehr erinnerlich oder wohl überhaupt nie recht zum Bewußtsein gekommen. Die Sachlage ändert sich aber sogleich, wenn Großeltern, namentlich Großmütter oder andere Glieder ihrer Generation als Referenten in Betracht kommen. Eine strikt verneinende Antwort der Mutter wandelt sich da, wie schon CZERNY betont hat, gar oft in das Gegenteil. Anamnesen, die dieser Stütze entbehren, sind ungefähr so zu werten wie das stereotype „Infectio venerea negatur" in manchen klinischen Krankengeschichten; sie fälschen das Ergebnis. Weit eher als in Kreisen der

Armenbevölkerung läßt sich diese Stütze in der „besseren" Privat- und
Hauspraxis gewinnen. Freilich muß in beiden Reihen häufig die Fahn-
dung nach mitbetroffenen Geschwistern wegen der geringen Kinderzahl versagen. So kommt denn den positiven Angaben mehr Gewicht zu
als den negativen; doch wäre es ein wenig fruchtbares Unternehmen,
alle diese Angaben zu sammeln — besonders soweit ihnen ziffernmäßige
Unterlagen fehlen. Solche Unterlagen wurden meines Wissens erstmalig
auch wieder von Moro und Kolb an der Münchener Kinderklinik
gewonnen und 1910 veröffentlicht. In 40% der Fälle wurde bei den
Geschwistern von ekzemkranken Kindern über exsudative Hautkrankheiten (Ekzem, Urticaria, Strophulus usw.) Befund erhoben oder Bericht
gegeben, während nur 1% von den Geschwistern der Kontrollfälle betroffen waren. Ich berechne die Differenz mit ihrem mittleren Fehler
auf 39 ± 5%. In einem Herrn Prof. F. Lenz übergebenen, aus meiner
Privatklientel gesammelten Material kommt die Familiarität der exsudativen Hauterscheinungen deutlich zum Ausdruck (Referat des
Genannten auf der Leipziger Versammlung der Deutschen Gesellschaft
für Kinderheilkunde 1922 und Baur-Fischer-Lenz). E. Veiel konnte
bei 279 Fällen von chronischem Ekzem (wohl vorwiegend Erwachsene
aus gehobenen Ständen) 112mal direkte „Erbbedingtheit" feststellen:
40,1 ± 2,9%.

Beim infantilen Ekzem (und ihm nahestehenden, im Erbgang alter-
nierenden Zuständen) ergibt sich nach verschiedenen von Finkelstein
zitierten Gewährsmännern, daß die Kinder bei *einseitiger Belastung* in
etwa 60%, bei *doppelseitiger Belastung* in etwa 89% der Fälle erkranken.
Diese Daten bleiben von den Mendelzahlen 50% bzw. 75% (einfache
Dominanz, Eltern heterozygot) nicht weit entfernt — zumal wenn man
berücksichtigt, daß manche rein umweltlich bedingte Ekzeme und andere
Dermatosen, wie beispielsweise gewisse Fälle von Intertrigo, in solchen
Aufstellungen leicht mitgezählt werden und daß sich unter den Eltern
tatsächlich auch Homozygoten befunden haben können.

Die *Zwillingsbeobachtungen* über (exsudative) Ekzeme sind noch nicht
sehr zahlreich. Die Pyopagen von Booth hatten häufig Intertrigo und
Ekzem gemeinsam und gleichzeitig. Von Eineiern hatten nach Siemens
beide infolge Schnupfens ein Ekzem am Naseneingang, von Zweieiern
hingegen zwar beide Schnupfen, aber nur eines das Ekzem. Derselbe
Autor sah bei Eineiern beide Partner nach Pedikulose an einem Nacken-
ekzem und an aufgesprungenen Händen und Füßen erkranken, während
Intertrigo und lichenoide Ekzeme bei Zweieiern diskordant liefen. Von
Romingers Eineierpaar mit Ekzematoid und Leinerscher Krankheit
war schon oben (S. 200f.) die Rede. Bei zwei weiblichen Eineiern, über
die J. K. Mayr berichtet, verlief ein im 10. Lebensmonat einsetzendes,
bis zum 21. Lebensjahre mit Schwankungen fortdauerndes Ekzem gleich

in Lokalisation und Auftreten. MARIA SCHILLER fand unter den Stuttgarter Eineiern das konstitutionelle Ekzem stets bei beiden. Gleiches erhob SCHMIDT-KEHL an einem solchen Paare.

Zwei eineiige Knaben aus meiner Privatklientel, die auch fast alle anderen Gesundheitsstörungen gemeinsam und gleichzeitig aufgewiesen hatten, erkrankten im Alter von $1\frac{1}{2}$ Jahren an einem langwierigen konstitutionellen Wangenekzem von konkordantem Aussehen und Sitz, und zwar in so kurzen Abständen, daß die Mutter einen Kälteschaden an einem Frosttage als Ursache bei beiden Kindern ansprechen wollte.

Die über das konstitutionelle kindliche Ekzem hinsichtlich des *Geschlechtsverhältnisses* vorliegenden Angaben hat W. BONELL auf meine Veranlassung gesammelt und kritisch besprochen. D e Zahlen für γ^{K} [1] belaufen sich auf etwa 156—167. Aus neueren Münchener Journalen errechnete der Autor selbst ein Geschlechtsverhältnis von 132,3 ± 10,3; es würden also um etwa $\frac{1}{3}$—$\frac{2}{3}$ mehr Knaben als Mädchen erkranken; die Knabenwendigkeit oder Androtropie des Ekzems steht im frühen Kindesalter fest.

In gewissem Zusammenhang mit der Teilbereitschaft zu gewissen Hauterkrankungen der Ekzemgruppe und zu Katarrhen steht

die allergische Diathese.

Über die *Familiarität* und die *Belastungsverhältnisse*, auch die *Zwillingspathologie* bei der letzteren ist an anderen Stellen dieses Handbuches auf Grund von Schriften amerikanischer Autoren, dann von KÄMMERER, der Tübinger Schule unter WEITZ und insbesondere von HANHART ein großes Material vorgelegt, auf das hier hingewiesen werden kann. Die Zustimmung, die KÄMMERER allenthalben mit der Aufstellung des Begriffes der „allergischen Diathese" gefunden hat[2], ist im wesentlichen auf die überzeugende Kraft dieser Beobachtungen und Zahlen zurückzuführen.

Nur ganz vereinzelt werden andere Stimmen laut. Auf die Entgleisung, die in BLOCHS Ausfällen gegen die Lehre der allergischen Diathese vorliegt, wurde schon oben hingewiesen. HANSEN führt einige Allergene an, gegen die unter besonderen Bedingungen *jeder* menschliche Körper zur allergischen Reaktion gezwungen werden kann und meint dann: „Nur so wird es verstanden, warum trotz unzweifelhafter, zuweilen sogar recht deutlicher Ahnenbelastung eine klare Erbformel für Allergie nicht gegeben werden kann. Allergische Reaktionsbereitschaft ist eben kein ausgezeichnetes konstitutionelles Merkmal im Sinne einer Erbeinheit, sondern eine allgemeine, überall verbreitete Eigenschaft des menschlichen Organismus. Ob sie in die Erscheinung tritt, ist lediglich eine Frage der besonderen Berührungsbedingungen mit dem Allergen." Hierin liegt meines Erachtens eine Verkennung

---

[1] γ^{K} ist die einer Korrektur unterzogene Zahl der auf 100 weibliche Individuen treffenden männlichen Individuen (Z. Kinderhk. 57).

[2] In gewissem Sinne ein Vorläufer ist MORO mit seinem Hinweis auf eine konstitutionelle Vorbedingung der Pollenreaktion [Erg. path. Anat. 14, 164 (1910)].

der Sachlage bei den erblichen Diathesen. Deren Kundgebungen müssen keineswegs etwa qualitativ gröblich Abweichendes, Neues und Art- oder Ordnungswidriges sein, sondern — wie übrigens vielleicht alle Erbübel in ihren Anfängen — nur ein zu viel oder zu wenig, zu stark oder zu schwach, zu früh oder zu spät usw. Und diese quantitative Abweichung kann sehr wohl ein „ausgezeichnetes konstitutionelles Merkmal im Sinne einer (oder mehrerer) Erbeinheiten" werden. Spricht man kurzweg von Entzündungsbereitschaft, so meint man ja in der Diathesenlehre stets eine vermehrte, erhöhte Entzündungsbereitschaft. Blutungen auf Traumen sind gewiß eine „allgemein verbreitete Eigenschaft des menschlichen Organismus"; das hindert uns nicht, bestimmte hämorrhagische Diathesen mit ihren Blutungen auf Mikrotraumen als ein ausgezeichnetes konstitutionelles Merkmal im Sinne einer Erbeinheit anzusprechen. Hansen selbst hat auf die Bedeutung des quantitativen Momentes in der Frage hingewiesen und wertvolle Anregungen gegeben. Der von ihm vermißten klaren Erbformel für die Allergie wird man aber vielleicht auf dem weiter unten angeführten Wege allmählich doch näherkommen. Vergleiche zu dieser Frage auch jüngst Gottron, Weitz S. 159, Kallos S. 267 und Kämmerer.

Von einer der markantesten Allergosen, dem Heufieber, galt zumeist, daß die Anfälligkeit weit häufiger das männliche als das weibliche Geschlecht betreffe. In einer sorgfältigen Studie von Rehsteiner (unter Hanhart) wird darüber berichtet und dargetan, daß sich nach Ausschaltung gewisser Erhebungsfehler eine solche Männerwendigkeit des Heufiebers nicht aufrechterhalten lasse: Männer und Frauen werden nach dem Genannten in gleichem Ausmaße heimgesucht. Dies bezieht sich auf Individuen im Alter von über 10 Jahren. Für eine Feststellung des Geschlechtsverhältnisses in jüngerem Alter reicht das Schweizer Material angesichts der Seltenheit des Vorkommens nicht aus. Hingegen bringt Bonell Daten von Sticker und von Günther, wonach bei Kindern die Knaben stark überwiegen ($\gamma^{\mathrm{K}} = 180 \pm 8$ bzw. 143). Dasselbe gilt von dem verwandten Bronchialasthma, dem nach Hanhart eine Kombination von allergischer und vagotonischer Bereitschaft zugrunde liegt. Während sich dieses bei Kranken aller Altersstufen ungefähr gleichmäßig auf die Geschlechter verteilt, herrscht bis zum Alter von 12 Jahren das männliche vor (Coke). In Baagöes Statistik treffen von 150 Fällen, die vor dem 5. Lebensjahr eingesetzt haben, 90 auf männliche und 60 auf weibliche Individuen ($\gamma^{\mathrm{K}} = 150 \pm 24$), während jenseits dieser Altersperiode ein völliger Ausgleich statthat und erst vom 5. Jahrzehnt an wieder die Männer überwiegen. Dies entspricht einem von mir als *Poikilotropie oder Wechselwendigkeit* bezeichneten Verhalten, das man (namentlich in der Mortalität) bei den meisten Erkrankungen antrifft (s. Bonell) und dessen Gründe Gegenstand einer eigenen, noch nicht publizierten Arbeit sind. [Diese hier S. 255]. Die

Teilbereitschaft zu katarrhalischen Schleimhautprozessen
oder katarrhalische Diathese

betreffend liegen im Schrifttum zwar viele Behauptungen über *familiäres Auftreten* vor, aber keine sehr geeigneten und beweisenden Zahlenreihen.

15*

Aus Kreisen meiner früheren Privatpatienten und jenen mir persönlich nahestehender Sippschaften wurden 30 Familien, meist angehörig
den sozialen und intellektuellen Oberschichten, ausgesucht, und zwar
lediglich nach dem Gesichtspunkte einer mittleren Kinderzahl und der
Erlangbarkeit zuverlässiger Nachrichten über die Gesundheitsverhält-
nisse aller Glieder durch die Eltern und Großeltern[1]. Die Familien
bestanden aus dem Elternpaar und durchschnittlich 4 Kindern, im
ganzen also aus rund 180 Personen. Unter diesen Personen lag nach
meinen eigenen Feststellungen oder nach den mir auf Befragen erteilten
Auskünften in 47 Fällen — bei günstigen Umweltsverhältnissen — eine
ausgesprochene, teils perennierende, teils mehr episodische katarrhalische Krankheitsbereit-
schaft vor (und in 32
Fällen eine ebensolche
lymphatische; s. darüber
unten). Da die Abgren-
zung dieser krankhaften
Zustände gegen die Norm
eine fließende ist, mögen
am gleichen Material an-
dere Beobachter sie in
etwas größerer oder ge-
ringerer Zahl angenom-
men haben. Dies ist für
die gegenständliche Un-
tersuchung von keiner großen Bedeutung. Es wurde nun erhoben, wie
sich diese 47 katarrhalischen (und die 32 lymphatischen) Bereitschaften
auf die 30 Familien tatsächlich verteilten und welches ihre Verteilung
hätte sein müssen, wenn der bloße Zufall dafür maßgeblich gewesen
wäre. Es ergaben sich die nebenstehenden beiden Zahlenreihen.

An den über die einfachen mittleren Fehler weit hinausgehenden Abweichungen der Zahlenreihen untereinander erkennt man deutlich die
familiäre Anhäufung der katarrhalischen Diathese. Von ihr sind einerseits mehr Familien gänzlich frei, andererseits mehr Familien stark betroffen. Zufallsgemäß laufen die Zahlen der Familien mit je 0, 1, 2, 3 usw.
an und dann wieder absteigend nach einer GAUSS-Kurve, deren Gipfel
ungefähr auf den Durchschnittswert der Anfälligen je Familie fällt.
Die tatsächliche Verteilung verhält sich anders: sie läßt eine Scheidung
zwischen den (in dieser Hinsicht) erbgesunden und den Diathetiker-
familien erkennen. Damit ist der *Nachweis der Familiarität erbracht* (und

Tabelle 4. *Verteilung der katarrhalischen Diathese auf 30 Familien* (47 Fälle).

	Zuf. llsgemäß (errechnet)	Tat-sächlich
	Familien	
Kein Fall trifft auf . .	6,10 ± 2,20	11
1 Fall trifft auf	9,88 ± 2,57	2
2 Fälle treffen auf. . .	7,84 ± 2,42	3
3 Fälle treffen auf. . .	4,05 ± 1,87	7
4 Fälle treffen auf. . .	1,54 ± 1,20	4
5 Fälle treffen auf. . .	0,64 ± 0,68	2
6 u. m. Fälle treffen auf	0,13 ± 0,35	1
	30,00	30

[1] Die Großeltern selbst wurden ausgeschieden, weil über ihre Kindheit fast
nie etwas Sicheres zu erfahren war.

auch auf ein, soviel ich sehe, auf dem Gebiete noch kaum angewandtes
zweckdienliches Verfahren hingewiesen).

Familiarität muß natürlich nicht unbedingt auf Erblichkeit beruhen.
Es war daher zu prüfen, ob etwa besondere intrafamiliäre Umwelt-
verhältnisse für die Häufung maßgeblich gewesen sein konnten. In
Betracht kamen besonders Wohnung, Lebensweise und Ernährung.
Die Familien wohnten fast ausnahmslos in hygienisch einwandfreien
großstädtischen Quartieren. Ich schied sie in solche, bei denen mehr
Verzärtelung oder aber Abhärtung der Kinder, weiter in solche, bei denen
einseitige „kräftige" Kost oder aber stark vegetabiles Regime und Roh-
köstlerei im Schwange waren. Ausschläge, die man vielleicht hätte erwarten können, kamen dabei aber nicht oder kaum zum Vorschein — sei
es, daß hier störende Zufälle im Spiele waren oder daß der Einfluß
solcher Momente geringer ist, als vielfach vermutet wird. Letzteres
entspricht freilich hinsichtlich des Ernährungseinflusses mindestens
jenseits der ersten Lebensjahre seit langem meiner persönlichen Über-
zeugung.

Wertvolle *Zwillingsbeobachtungen* über die katarrhalische Diathese
stammen namentlich von CAMERER und SCHLEICHER: Von 39 EZ-Paaren
waren 32 konkordant, 7 diskordant, von 90 ZZ-Paaren hingegen, nur
22 konkordant und 68 diskordant, woraus ein sehr starker Erbeinfluß
ersichtlich wird[1]. Ganz ähnliche Zwillingszahlen bringt WEITZ über
die Neigung zu Anginen. MARIA SCHILLER fand die Eineier von rezidivierenden Blepharitiden stets gemeinsam betroffen.

ORGLER will bei drei EZ-Paaren eine deutliche Diskordanz im Verlauf der
„exsudativen Diathese", und zwar anscheinend wohl ihrer Schleimhautprozesse
festgestellt haben. Man erfährt aber von sicheren exsudativen Manifestationen
nichts, sondern nur, daß der Verlauf von grippalen Hausinfektionen (Anstaltsbeobachtung!) zwischen den Partnern in Einzelheiten kleinere oder größere Unterschiede aufwies, was sehr wohl auf die Zufälligkeiten rein peristatischer Umstände
(Art, Menge, Virulenz der Erreger, Kontakte usw.) zurückgehen kann. Eine Diskordanz hinsichtlich der vom Autor angenommenen exsudativen Diathese selbst

---

[1] Nach einer von F. LENZ unter der Voraussetzung binomischer Kombination
von Erb- und Umweltunterschieden mitgeteilten Formel würde der Erbmasse
mindestens das $\left[\left(\dfrac{u_2}{u_1}\right)^2 - 1\right]$ -fache des Einflusses der Umwelt zuzuschreiben sein
(zit. nach E. G. BECKER), wenn u_2 die relative Häufigkeit der Diskordanz unter ZZ,
u_1 dieselbe unter den EZ bedeutet. Diese Formel habe ich in eine logarithmische
umgerechnet: $p \leq \left(\dfrac{10\, d\,(e) \cdot Z}{d\,(z) \cdot E}\right)^2$, worin p den prozentischen Anteil der Umwelt
an dem Geschehen, $d\,(e)$ die absolute Zahl der diskordanten Eineierpaare, $d\,(z)$
jene der Zweieierpaare, E die Gesamtzahl der geprüften Eineierpaare, Z jene der
geprüften Zweieierpaare bedeutet. Hiernach würde der prozentuale Anteil der
Erbmasse bei der katarrhalischen Diathese nach den zitierten Erhebungen mindestens 94,4% betragen. (Die Formel ergibt allerdings in anderen von mir errechneten Beispielen auffallend hohe Werte für die Erbwelt-Anteile.)

kann meines Erachtens daraus nicht erschlossen werden. Niemand wird erwarten. daß Eineier in ungefähr gleicher Umwelt etwa von Schnaken gleich oft und an gleichen Körperstellen gestochen werden.

Ein sehr deutliches Überwiegen der Knaben unter den katarrhalisch anfälligen Kindern ist nicht zu bezweifeln.

Was die *Familiarität* und die *Erblichkeit* der

vasoneurotischen Diathese (Sympathicovagotonie,
vegetative Stigmatisierung)

angeht, so genügt hier der Hinweis, daß selbe von FRIEDRICH KRAUS, BERGMANN, O. MÜLLER, WEITZ, HANSEN, CURTIUS, VON VERSCHUER, HANHART und ungezählten anderen auf verschiedensten Wegen aufgezeigt und eine von niemandem mehr bezweifelte Tatsache ist.

MARIA SCHILLER fand an Stuttgarter *Zwillingen* hinsichtlich des Capillarbildes, das nach O. MÜLLER, DOXIADES u. a. als Kriterium für vegetative Anomalien sehr geeignet ist, ,,bei EZ absolute Konkordanz in allen Fällen, bei ZZ 27,7% relative Konkordanz und 72,3% Diskordanz. Demnach ist . . ., die erbkonstitutionelle Ätiologie des vegetativen Gefäßsyndroms noch einmal klar bewiesen und damit schon im voraus postuliert, daß vegetative Diathesen bei EZ immer bei beiden Partnern vorhanden sein müssen, wenn sie auch nicht zu gleicher Zeit manifest zu werden brauchen, ja eventuell im Leben eines einzelnen überhaupt nicht oder durch ein Äquivalent in die Erscheinung treten können.‘‘

Ziffernmäßige Angaben über *Familiarität* der

lymphatischen Teilbereitschaft

sind im ganzen spärlich. Aus der älteren Literatur findet man einige von FRIEDJUNG gesammelt. Ich habe unter diesen Umständen an demselben Material die Frage und mit derselben Methode geprüft wie bei der katarrhalischen Diathese (s. S. 227). Das Ergebnis ist wieder aus zwei Zahlenreihen zu ersehen [Tabelle 5].

Hiernach liegen grundsätzlich dieselben Verhältnisse vor wie bei der ka arrhalischen Bereitschaft: das Übel tritt familiär gehäuft auf. Solches würde auch in einigem Zusammenhang stehen mit der Angabe von F. LENZ, daß die nordische Rasse mehr als andere zum adenoiden Typus neigt. Wieder ließ sich ausschließen, daß familiäre Eß- und andere Lebensgewohnheiten den Ausschlag geben.

Eineier stimmen in bezug auf die Größe der Mandeln und das Vorhandensein von adenoiden Wucherungen nach SIEMENS sowie nach M. SCHILLER stets überein, nach WEITZ in oft überraschender Weise bis in alle Einzelheiten.

Daß die

dystrophische Diathese

im 1. Lebensjahr *familiär* auftritt, hat FRIEDJUNG schon 1913 wahrscheinlich gemacht. Aus dem Verhalten der Blutsverwandten von tropholabilen Säuglingen schloß er auf eine erbliche Fehlfunktion als Grundlage der Dystrophien. Teilweise einschlägig sind auch meine statistischen Untersuchungen (1936) über die „Erblichkeit der Säuglingssterblichkeit" die eine allerdings nicht hohe, positive Korrelation zwischen der durchschnittlichen Mortalität in einer Geschwisterreihe und jener von Geschwisterreihen aus der nächsten Blutsverwandtschaft ergaben. LEHMANN (bei VON VERSCHUER) wies sehr zutreffend auf die Schwierigkeiten der Familienforschungen bei dieser Erkrankungsform hin und wählte — gleich einigen Vorgängern — die *Zwillingsmethode* zur Prüfung, ob sich auf dem Gebiete Erblichkeit bemerkbar macht. Von 14 EZ-Paaren verhielten sich 10 konkordant, 4 diskordant, von 18 ZZ-Paaren 5 konkordant und 13 diskordant.

Tabelle 5. *Verteilung der lymphatischen Diathese auf 30 Familien* (32·Fälle).

	Zufallsgemäß (errechnet)	Tatsächlich
	Familien	
Kein Fall trifft auf . .	10,14	18
1 Fall trifft auf . . .	11,19	2
2 Fälle treffen auf . .	5,98	3
3 Fälle treffen auf . .	2,06	5
4 Fälle treffen auf . .	0,52	1
5 Fälle treffen auf . .	0,10	1
6 u. m. Fälle treffen auf	0,01	0
	30,00	30

Dies erlaubt, die Frage eindeutig zu bejahen. Die Formel von LENS (S. 229) würde ergeben: Einfluß der Erbmasse mindestens 98,2%. Gleich ROHR und LEHMANN haben wohl viele andere Kinderärzte gelegentlich die verblüffende Ähnlichkeit von Gewichtskurven bei Eineiern festgestellt, wie sie besonders hervortritt, wenn durch dys- und eutrophische Phasen Schwankungen eingetreten sind.

A 2. Verhalten der Diathesenblocks.

J. K. MAYR meinte in seiner Abhandlung über die Ekzemvererbung, daß man vielfach in solche Erhebungen dem Ekzem verwandte (allergische) Störungen einbezogen habe, um die Vererbbarkeit des Ekzems besser dartun zu können; je weiter man den Begriff dieser Verwandtschaftsgruppe abstecke, desto mehr Früchte würden die Stammbäume abwerfen. Wenn diese einerseits die Erblichkeit der ganzen Gruppe und andererseits die Zusammengehörigkeit ihrer einzelnen Glieder dartun sollen, so arbeite man mit zwei Unbekannten, die je nach Bedarf zum Ausgangs- oder Endpunkt werden.

Um solchen Einwänden zu begegnen, wurde die dem Verfasser gestellte Frage im vorstehenden gesondert für die Teilbereitschaften, im nachfolgenden für deren Blocks, nämlich die exsudative Diathese bzw. den Arthritismus behandelt, die durch nachweisliche Korrelation (s. o.) hinreichend legitimiert scheinen.

Auf der ersten Seite seiner Schriften über die exsudative Diathese berichtet CZERNY, daß davon „meist *alle Kinder einer Familie"* betroffen seien. In zahlreichen weiteren Schriften kann man lesen, daß es Sippen gibt, in denen einzelne oder mehrere Elemente des Blocks zwar in bunter Verwerfung, aber doch auffallend zahlreich angetroffen werden, und auch Stammbäume finden, die dies illustrieren. Der angestrebte objektive Nachweis ist aber damit noch nicht erbracht, und auf solche Weise überhaupt nicht zu erbringen; denn es könnte (und wird) sich ja um besonders ausgewählte Sippen handeln, in denen der Zufall jene Elemente angehäuft hat. Schlüsse aus Sippentafeln, die der Auswahl unterlagen, lehnt die Erbbiologie ab. Um zu prüfen, ob es eine große erbliche Diathesengruppe und davon betroffene Familien gibt, mußte anders vorgegangen werden. Ich wählte unter den in Betracht kommenden, durchweg auf Wahrscheinlichkeitsrechnung gestützten Verfahren dasjenige, das im Prinzip schon S. 228 erläutert wurde. Diesmal mußten zahlreiche, auf das Vorkommen der wichtigsten Elemente des Arthritismus in *jeder* Altersstufe geprüfte Familien, und zwar *ohne Auswahl der belasteten* herangezogen werden. Von besagten Elementen fanden namentlich Berücksichtigung: die konstitutionellen Ekzeme mit ihren Verwandten, die habituell gewordenen Katarrhe, das echte Bronchial-asthma, die Idiosynkrasien, die Mandelhyperplasien, ausgesprochene vegetative und dystrophische Störungen, die spastische Obstipation, die echte Migräne, gewisse Fälle von Gelenkrheumatismus (vgl. hierzu besonders CLAUSSEN), ferner Steinkrankheit, besonders Cholelithiasis endogener Fettsucht, Gicht und Diabetes — die letzteren aber alle mit Ausschluß der in hohem Alter erst entstehenden; ganz geringfügige Grade oder zweifelhafte Vorkommnisse wurden nicht mitgewertet.

Das Material stammt teils aus meiner Privatklientel (etwa 2 Jahrzehnte), aber ohne Bevorzugung verdächtiger Sippen, teils aus meinem Kollegen- und Bekannten-kreise. Es sollte das Verhalten einer *gemischten Population* von städtischen Mittel-stands- und sozial gehobenen Klassen repräsentieren. Persönlich untersucht habe ich die *erwachsenen* Personen nicht; von diesen ließ ich mir über das Urteil ihrer Ärzte Bericht geben. Nur in der großelterlichen Generation fehlen meist die Angaben über das Verhalten in der frühen Kindheit.

Ich stellte 100 Familien mit durchschnittlich je 10 (meist 10 $\pm$ 1) Gliedern aus 3, selten 4 Generationen zusammen und es ergab sich, daß bei diesen tausend Personen bis zum Abschluß der Erhebungen insgesamt 1560 Einzelkundgebungen [1] von Arthritismus zutage getreten

---

[1] Gemeint sind hier natürlich nicht etwa Einzelausbrüche von Katarrhen, Asthma, Ekzem, Migräne usw., sondern Gesamtheiten von solchen Kundgebungen, die auf je eine Teilbereitschaft hinweisen, also beispielsweise auf lymphoide, allergische, vegetative Hyperergie.

waren. Es wurde nun geprüft, wie sich diese 1560 (*n*) Einzelmanifestationen auf die 100 (*a*) Familien tatsächlich verteilt haben und wie sie sich bei freiem Zufallswalten hätten verteilen müssen. Das Ergebnis ist im Diagramm (Abb. 16) zur übersichtlichen, durch die Legende erläuterten Darstellung gebracht. Man erkennt, daß einerseits die Zahl der tatsächlich manifestationsfreien Familien größer ist, als sie zufallsgemäß hätte sein müssen, und daß das Variationspolygon für die betroffenen Familien gegenüber der berechneten GAUSS-Kurve stark nach rechts

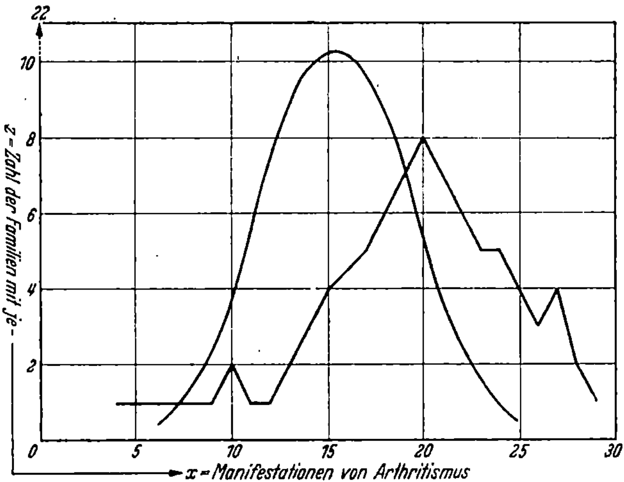

Abb. 16. Verteilung von 1560 Manifestationen von Arthritismus auf ein Material von 100 Familien mit durchschnittlich 10 Personen. Die zackige Kurve zeigt die tatsächlich gefundene Verteilung an. 22 Familien waren frei von Manifestationen. Die glockenförmig geschlungene (GAUSS-) Kurve zeigt die theoretische Verteilung an, errechnet unter der Annahme, daß die Manifestationen unter den 100 Familien dem Zufall gemäß verteilt seien, nach der RIEBESELLschen Formel:

$$z_x = a \left(\frac{1}{a}\right)^x \cdot \left(\frac{a-1}{a}\right)^{n-x} \cdot \frac{n!}{(n-x)!\,x!}$$

(*z* Zahl der Familien mit je *x* Manifestationen).

verschoben ist; d. h. es fanden sich in überzufallsmäßiger Häufigkeit 20—30 Kundgebungen in einer Sippe vereint; beispielsweise wären 24 und mehr Manifestationen kaum bei einer einzigen Familie zu erwarten gewesen, während sie in Wirklichkeit bei 19 Familien angetroffen wurden. Deutlich, wenn auch nicht ganz scharf, scheiden sich arthritische von (in dieser Richtung) erbgesunden Sippen. Die *familiäre Häufung dieses Diathesenblocks* scheint mir so erstmalig *einwandfrei erwiesen.* Daß dafür familiär gehäufte Umweltmomente den Ausschlag geben, ist mehr als unwahrscheinlich — auch wenn, wie namentlich früher betont wurde, bei der Gicht-Diabetesgruppe Luxuskonsumption im Spiele sein mag.

Die geniale Konzeption des erblichen Arthritismus, der man in Deutschland durch längere Zeit skeptisch gegenüberstand [1], findet dadurch eine Stütze. Man weiß, daß sich W. His durch zunehmende eigene und fremde Erfahrungen immer mehr zur Anerkennung des Begriffes Arthritismus gezwungen sah, man kennt die positive Einstellung von Friedrich v. Müller und erfuhr auch, daß sich von den jüngeren Internisten unter anderen J. Bauer, Eppinger und neuerdings Curtius dazu ausdrücklich bekannt haben. Für die Richtigkeit der Konzeption von Bouchard (Bradytrophie) ist jüngst Grote eingetreten [2].

B. Erbgangfragen.

Von erkrankten Probanden aus erhobene, also der Selektion unterlegene Stammbäume können für die im vorangegangenen Absatze behandelte grundsätzliche Frage nicht viel beitragen, wohl aber dann, wenn nun der Erbgang zu prüfen ist. Auch hier scheint wieder eine gesonderte Behandlung erst der einzelnen und dann der gruppierten Bereitschaften angezeigt.

B 1. Erbgang in den einzelnen Teilbereitschaften.

Trachtet man im dermatologischen Schrifttum Belege für Erblichkeit und Erbgang des konstitutionellen *Ekzems* zu finden, so bleibt die Ausbeute bescheiden; Siemens und J. K. Mayr haben schon darauf hingewiesen. Die Ursachen sind leicht einzusehen. Über sehr verbreitete Erkrankungen ist hinsichtlich des Erbganges viel schwerer ein klares Bild zu gewinnen als über prägnante Raritäten, die deshalb stets die Lieblinge der Genetiker waren. Es kommt dazu, daß es die Dermatologen überwiegend mit solchen Formen des Ekzems zu tun haben, bei denen Umweltmomente die Hauptrolle spielen (Berufsekzeme!). Anders stellen sich die Dinge dem Pädiater dar, von dem ja nach His u. a. aus eben diesem Grunde überhaupt die stärksten Impulse für die neuere Konstitutionslehre herrühren. Die von den Kinderärzten vorwiegend beobachteten, von den Hautärzten manchmal als Ekzematoide klassifizierten Zustände sind oftmals auf die ersten Lebensjahre beschränkt und verbleiben dadurch in der individuellen Anamnese oder kehren nur in larvierter Form später wieder. Dauern sie einmal fort, dann stößt auch der Hautfacharzt auf den erbkonstitutionellen Charakter, wie ein schon angezogenes Beispiel von J. K. Mayr lehrt.

---

[1] Vor längerer Zeit mußte ich einmal von einem Diskussionsredner hören: Wenn an dem Arthritismus etwas daran sei, so müßte er sich doch „durch einige Kjeldahls bekräftigen lassen". Siehe hiezu den Bericht über das Versagen der Stoffwechselforschungen nach dieser Richtung (S. 205f.).

[2] Grote: Arch. Gynäk. **168** (1938). Arbeit mir aus äußeren Gründen bisher nur im Referat bekannt geworden.

Überblickt man eine größere Anzahl von Sippentafeln über konstitutionelles Ekzem und verwandte Hauterscheinungen, wie ich sie namentlich aus Erhebungen von STOELTZNER, von HANHART und aus eigenen (1911 und 1922 — letztere teilweise mitgeteilt von F. LENZ — und in folgenden Jahren) erhalten konnte (s. Abb. 19—25), so gewinnt man zunächst den Eindruck, als wären recht verschiedene Erbgänge vertreten. Überwiegend aber stößt man auf Dominanz, die freilich oft einen ziemlich hohen Grad von Unregelmäßigkeit aufweist. Für Dominanz sprechen schon die im vorangehenden erwiesene starke familiäre Häufung, die nicht etwa vorwiegend in der Horizontalen, sondern auch in der Vertikalen der Sippentafeln deutlich zum Vorschein kommt. Für Dominanz spricht weiter das häufige Vorkommen

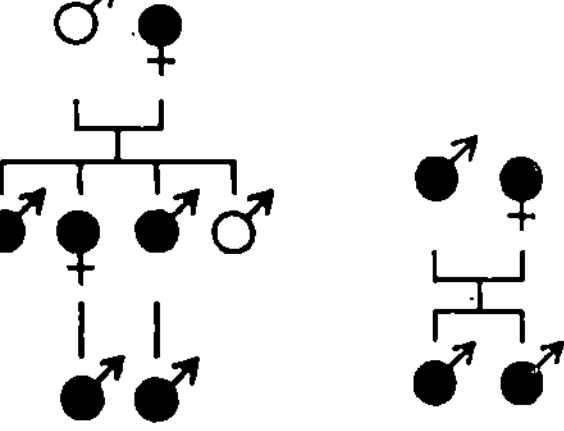

Abb. 17. Ekzem (PFAUNDLER).

Abb. 18. Ekzem, Neurodermitis Milchschorf (HANHART IV, S. 23).

der Übertragung vom Vater auf den Sohn. Auf Dominanz schlossen teilweise freilich nach Einbeziehung eines noch etwas erweiterten Kreises der Ekzembereitschaft — neben den bereits genannten Autoren auch SCHMIDT-KEHL, GÄNSSLEN, RICHARTZ. MAYRs Zwillingsfall imponiert

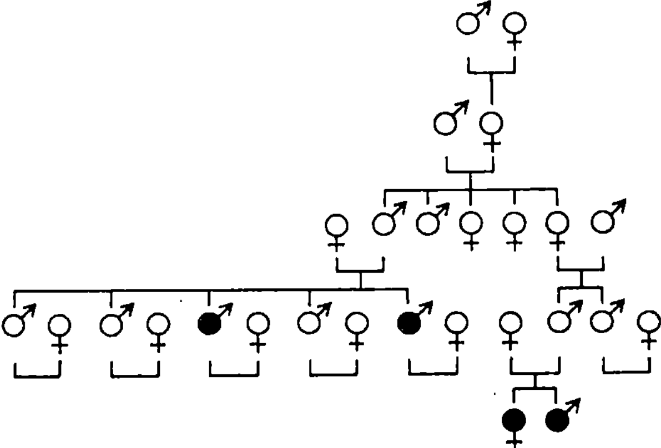

Abb. 19. Ekzem, Neurodermitis (HANHART IV, S. 11).

gewiß als recessiv; doch gibt der Autor mit Recht zu, daß auch Manifestationsschwankungen eines dominanten Typus oder Abortivformen oder ungenügende Durchforschung als irreführende Momente in Betracht kommen. Daß das völlige Fehlen von manifestierenden Umweltfaktoren gerade in dieser Gruppe eine erhebliche Rolle spiele, ist mir nach Beobachtungen an musterhaft gepflegten Säuglingen nicht wahrscheinlich.

Für Dominanz spricht der hohe Prozentsatz der konkordanten Paare unter den ZZ. Nach Lenz wären bei einfach recessivem Erbgang nur 14,3% solcher zu erwarten, tatsächlich sind es aber meist über 33%. Letztere Ziffer würde dem Verhalten bei einfach dominantem Gange entsprechen.

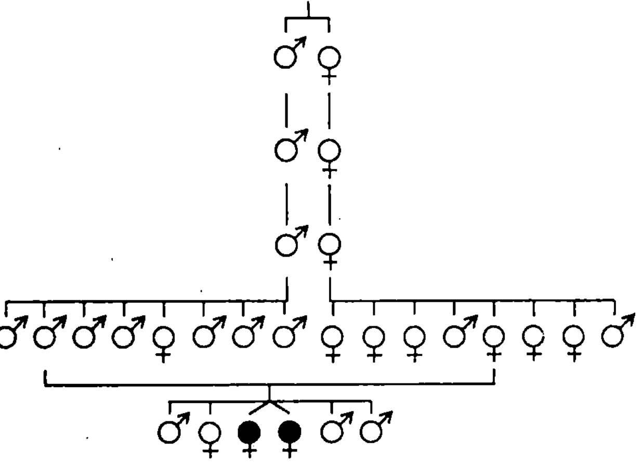

Abb. 20. Ekzem (Hanhart IV, S. 12).

Etwas ablenkend vom Gedanken an Dominanz hat das *Überwiegen der Knaben* unter den Betroffenen gewirkt, das fehlerkritisch geprüft und

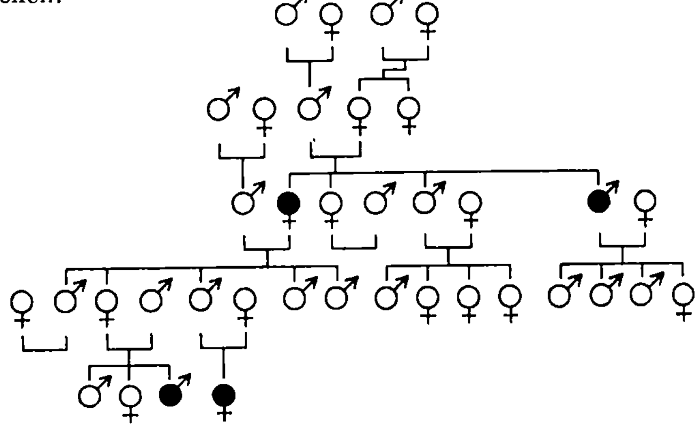

Abb. 21. Ekzem (J. K. Mayr).

sichergestellt wurde. Man meinte daraus auf ein häufigeres Vorkommen von recessiv geschlechtsgebundenem Erbgang schließen zu sollen. Diesen Standpunkt kann ich nicht teilen. An anderen Orten konnte ich zeigen, und werde ich demnächst noch in weit größerem Umfange dartun, daß das Überwiegen des männlichen Geschlechtes, das fast in der ganzen Pathologie des frühen Kindesalters zutage tritt, aller Wahrscheinlichkeit nach nicht auf Geschlechtsgebundenheit, sondern auf partieller Geschlechtsbegrenztheit von Anlagen beruht und somit an sich noch kein Argument für recessiven Erbgang darstellt. Näher kann hier auf diese Verhältnisse nicht eingegangen werden [vgl. dazu S. 255].

In der Literatur liegt weiter die Angabe vor, daß die Ekzemdiathese und deren Verwandte häufiger von den Müttern als von den Vätern her übertragen werde. Diesen Eindruck gewann CZERNY 1905 und auch mir schien es 1911 zuzutreffen. Über die Rachitisbereitschaft stammt die gleiche Angabe von SIEGERT schon aus dem Jahre 1903 und über jene zu Allergosen bzw. exsudativer Diathese von BRAY 1931. Hier sei erbliche Belastung von der mütterlichen Seite doppelt so oft als

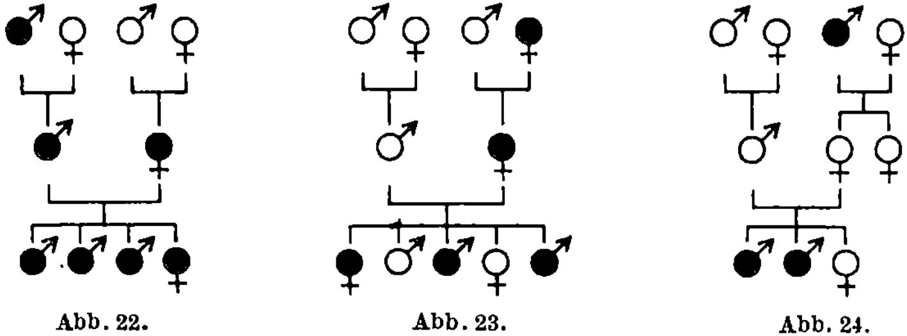

Abb. 22.   Abb. 23.   Abb. 24.

Abb. 22—24. Exsudative Hautmanifestationen (v. PFAUNDLER).

von der väterlichen anzutreffen. Ähnliches, aber noch ausgesprochener gelte von den Rheumatosen nach HAMMERSCHLAG und nach KRONER (zitiert nach WEITZ). Erfährt man dann weiter, daß bei gewissen Allergosen, z. B. der Rhinopathia allergica nach GRIEBEL u. a., die (erwachsenen) Frauen gegenüber den Männern stark überwiegen, dann könnte man die CZERNY-BRAYsche Beobachtung auf letzteres Moment zurückzuführen geneigt sein, nämlich meinen, es müßten naturgemäß mehr Überträger aufscheinen in *jenem* Geschlechte, in dem mehr Kranke vorhanden sind. Diese Erwägung ist aber nicht recht stichhaltig, weil ja nicht die Krankheit, sondern die Anlage übertragen wird; von der exsudativ-artbritischen Anlage ist aber bekannt, daß sie keinesfalls originär gynäkotrop ist — auch nicht die Anlage zu jenen Störungen, die im späteren Leben teils aus Gründen der Exposition (Beispiel: Berufsekzeme, Rheumatosen), teils wohl aus Gründen endokriner Beeinflussung der Disposition ausgesprochen frauenwendig erscheinen (Beispiel: Migräne, Obesität — im Gegensatz zu Gicht).

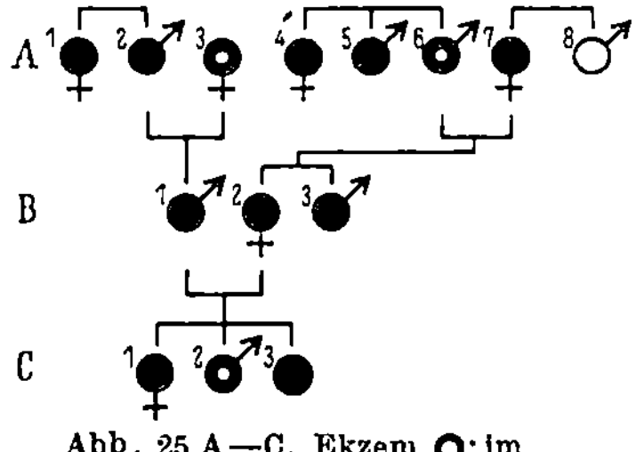

Abb. 25 A—C. Ekzem ○: im Arthritismus ● (STOELTZNER, S. 85).

Wenn bei Allergosen wirklich häufiger eine Konkordanz zwischen Mutter und Kind als zwischen Vater und Kind bestünde, dann könnte man diese darauf zurückführen wollen, daß eine geno- oder paratypische „erhöhte Darmwanddurchlässigkeit" oder aber Leberfunktionsstörung den Einbruch von Allergenen in die Blutbahn ermöglicht oder erleichtert und dadurch nicht nur die Mutter, sondern diaplacentar auch das Kind sensibilisiert werde, wozu bei fortgesetzter Einwirkung relativ großer Dosen evtl. nicht einmal irgendwelche besondere Anlage Voraussetzung wäre (vgl. die angebliche Priminwirkung bei jedermann). Trifft letzteres zu, dann handelt es sich aber nicht um eine Diathesenvererbung und trifft es nicht zu, dann liegt nicht eine erhöhte mütterliche Konkordanz hinsichtlich der Diathese, sondern nur hinsichtlich ihrer Kundgebungen vor.

HANHART, der auf dem Gebiete wohl die größte Erfahrung besitzt, entschied sich bekanntlich für *einfach dominanten Erbgang* der allergischen Bereitschaft, und zwar nicht zuletzt deshalb, weil er ebenso wie SCHMIDT-KEHL[1] die zugehörigen MENDEL-Zahlen gewann. Letztere schließen aber auch eine Paraphorie aus, an die man bei Überwiegen der mütterlichen Überträger denken könnte. Natürlich ließen sich noch weitere Gründe gegen die bevorzugte mütterliche Herkunft einer Allergiebereitschaft anführen. Was aber nun die exsudative Diathese und besonders die Anlage zu Ekzem betrifft, so habe ich neuerdings 63 Fälle auf Herkunft der Anlage geprüft und gefunden, daß 3mal weder Vater noch Mutter, 8mal Vater und Mutter, 24mal der Vater und 28mal die Mutter als Überträger (gleichgültig ob selbst gesund oder krank) in Betracht kamen. Das ergibt eine Beteiligung der Mütter in 28 von 52 Fällen, also in 53,8 $\pm$ 6,9%. Die Überschreitung der 50% liegt also weit innerhalb des einfachen Fehlers. Die Verhältnisse sollten tunlichst an einem größeren Material, als es mir verfügbar ist, nachgeprüft werden. Hierbei müßte auch eine besondere Quelle von Erhebungsfehlern Berücksichtigung finden: Für den Kinderarzt erscheint in der weit überwiegenden Mehrzahl der Fälle die Mutter als Auskunftsperson, die dadurch schon etwas einseitig in den Vordergrund geschoben ist — besonders dann, wenn auch noch ihre Mutter mitbefragt werden kann.

Bei der Rachitis ist es nicht selten der Geburtshelfer, der einseitig auf die überstandene Krankheit der Mutter hinweist (Becken!).

Die *katarrhalische Neigung* läuft nach WEITZ *einfach dominant*. Meine Sippentafeln, wovon F. LENZ zwei mitgeteilt hat (BAUR-FISCHER-LENZ, 4. Aufl., Abb. 129 und 132), weisen grundsätzlich genau dieselben Verhältnisse auf, wie sie hinsichtlich der Ekzemneigung dargelegt wurden. Für den Lymphatismus und die dystrophische Teilbereitschaft gilt Gleiches. Auch dafür findet man zwei Belege nach PFAUNDLERs Material bei LENZ (Abb. 131 und 132) und einen eigenen Stammbaum des letzteren über adenoide Konstitution durch vier Generationen (Abb. 133).

In manchen Sippentafeln macht sich eine Anhäufung von Kundgebungen der exsudativen Diathese in der jüngsten Generation bemerkbar. Vermutlich beruht dies großenteils auf Erhebungsfehlern oder auf mehr-weniger willkürlicher Auswahl. Die gegenwartsnahen Vorkommnisse werden eher erhoben als weit zurückliegende und locken die Aufmerksamkeit von Erbforschern stärker an.

Die Teilbereitschaften der exsudativen Diathese müssen bei einfacher Dominanz und Doppelbelastung natürlich auch *homozygot* vorkommen, soferne dies nicht letal wirkt. Jener appendektomierte Vater beispielsweise, von dem RITTER berichtet, es seien 8 von seinen 9 Kindern gleichfalls appendektomiert worden, kann in solcher Richtung verdächtig

---

[1] Dieser findet, daß ein von ADKINSON als Beleg für recessiven Lauf beigebrachtes Material in Wahrheit auch für Dominanz spreche.

erscheinen — soferne nicht einfach Appendikophobie im Spiele war und soferne man nach dem Vorschlag mancher die Krankheit zu den Kundgebungen der exsudativen Diathese rechnen will. Ein sicherer Nachweis solcher Homozygotie wird sich am Menschen nicht leicht erbringen lassen. SPAIN-COOKE meinen, daß sich homozygote allergische Diathesen schon besonders frühzeitig bemerkbar machen.

B 2. Erbgang im Block.

Die Sippentafeln über die einzelnen Zeichenkreise lassen, wie eben dargelegt, meist deutlich einen Lauf der Störung durch aufeinanderfolgende Generationen erkennen. Aber dieser Lauf zeigt oft Unterbrechungen; er gleicht jenem eines Karstflusses, der wiederholt von der Oberfläche verschwindet, unsichtbar wird, um später wieder zutage zu treten.

Solche Unregelmäßigkeiten im dominanten Erblauf ohne weiteres auf das gelegentliche Fehlen manifestierender Umweltmomente zurückzuführen, hieße den Tatsachen Zwang antun: denn diese Momente sind gerade im frühen Kindesalter oft so verbreitet, so unscheinbarer Art, ja vielfach noch so problematischer Natur, daß ihre (absichtliche) Meidung unmöglich ist. Auch die Erfahrungen aus der Zwillingspathologie sprechen entschieden dafür, daß die Ursachen für die Diskontinuität mindestens sehr häufig nicht in der Umwelt, sondern im Erbgut gelegen sind.

Anders wirkt der Anblick von Sippentafeln über die Gesamtheit der zugehörigen Krankheitselemente. Hier stößt man weniger auf Unterbrechungen als auf Vertretungen. SCHMIDT-KEHL sowie HANHART zeigen beispielsweise, daß es in ihren Familientafeln genügt, die Migräne den Allergosen zuzurechnen, um jedes „Überspringen von Generationen" verschwinden zu machen. Man gewinnt den Eindruck, daß der (dominante) Erbgang in seltsamer Weise durch die Proteusnatur der Zustände verdeckt wird oder richtiger gesagt: erst hinter diesen Tarnungen deutlich zum Vorschein kommt.

Als Belege dafür könnten ungefähr alle über die Diathesenblocks gewonnenen Stammbäume dienen. Ich verweise besonders auf die bekannten umfassenden Tafeln von HANHART, und ich setze aus meiner eigenen Beobachtung eine solche Tafel hierher [1] (Abb. 27) nebst zweien aus STOELTZNER (Abb. 28 und 29). Es ist zuzugeben, daß diese Sippentafeln nicht ganz so scharf bewertet werden können, wie etwa solche über Polydaktylie, Hämophilie u. dgl., weil die Feststellung oder Ablehnung des Bestandes einer Störungsbereitschaft naturgemäß in Einzelfällen eher Zweifeln Raum geben kann als der Befund einer groben Mißbildung.

---

[1] Nicht alle Glieder dieses Kreises habe ich persönlich untersucht. Eine solche Untersuchung hätte übrigens in dem besonderen Falle auch wenig Sinn gehabt, da es sich oft um Krankheitszustände handelt, die überhaupt kaum objektive Zeichen oder wenigstens keine Dauerzeichen bieten.

In den Sippentafeln Abb. 27—29 ist das Auftreten der einzelnen diathetischen Kundgebungen durch Schwärzung von einzelnen Sektoren der die Individuen bedeutenden Scheiben gekennzeichnet, und zwar gemäß dem Schema Abb, 26. Jeder Sektor soll einen besonderen Zeichenkreis bedeuten, dessen häufigste Glieder in der Abb. 26 benannt sind. Diese Glieder sind untereinander mehr oder weniger verwandt und mit Wahrscheinlichkeit irgendwie zusammenhängend. Die im 5. Sektor angeführte Obstipation ist eine spastische Form. Im 8. Sektor sind (aus Raumgründen) anlagemäßige Nährschäden des frühen Kindesalters, besonders Hetero-Dystrophie und sog. Bradytrophien des späteren Alters zusammengefaßt, die dadurch keineswegs etwa pathogenetisch gleichartig hingestellt sein sollen, die aber nach Beobachtungen und Berechnungen in Korrelation stehen.

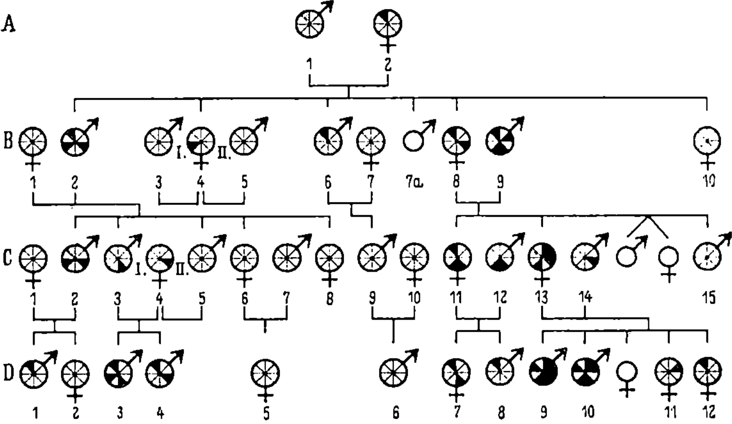

Abb. 26.
Zeichenerklärung zu Abb. 27—29.

Es handelt sich da, kurz gesagt, um klassische Bilder von *Heterophänie*. Das ist nach BREMER ein manchen Fachgenetikern „unbequemer"

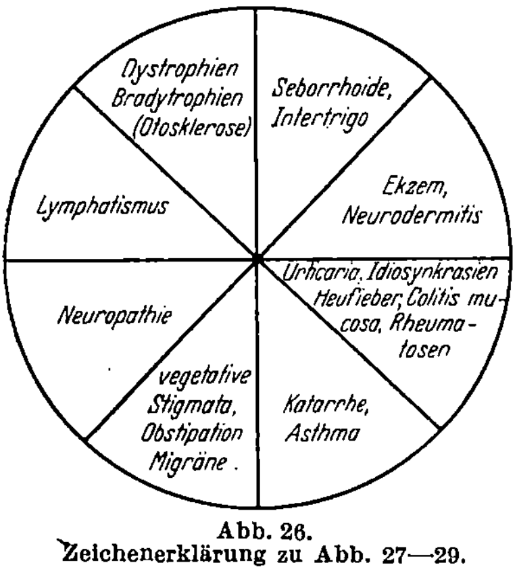

Abb. 27 A—D. A₁ Kaufmann, „magen- und leberleidend"; Näheres unbekannt; A₃ Gichthände „schon immer", † Ca.; B₁ „aus kerngesunder Familie"; B₂ Großkaufmann und Bankier, früher Gicht, Neurasthenie, Rheumatismus; B₄ Schauspielerin, „sehr nervös", erste Ehe geschieden; B₅ Kaufmann, „steinkrank" (Galle?); B₆ angeblich nach Vaccination im zweiten Jahr †; B₈ Diabetes, Gicht, Heufieber; B₉ Kaufmann, chronisches Ekzem, Fettsucht, Obstipation, Asthma, Migräne; B₁₀ wohl moralisch etwas defekt, in Amerika verschollen; C₁ aus gesunder Familie; C₂ Bankier, Tikkrank, Rheumatiker, wahrscheinlich Lithiasis; C₃ Arzt und Chemiker; Idiosynkrasie gegen Jod; † an Appendicitis; C₄ in zweiter Ehe mit dem Schwager verheiratet. Rheumatismus, Herzfehler; C₅ Chemiker und Fabrikant, Spekulant; C₆ Neuropathisch (leicht); C₇ Privatgelehrter; C₈ Malaria; C₉ Kaufmann; C₁₁ Gallenstein operiert, Schrifthaut ++, Erröten; C₁₂ Schriftsteller, mittelschweres Bronchialasthma, spastische Obstipation, Hämorrhoiden. Schleimkoliken; C₁₃ Milchschorf, Ekzem, Nesselsucht, Ohnmachten und Migräne; C₁₄ kaufmännischer Angestellter, Rheumatiker; C₁₄ frühverstorbene ZZ; C₁₅ ohne Beruf, durch katarrhalische Anfälligkeit und Kopfschmerzen dauernd schulbehindert; dann Fettsucht, früh Glatze; D₁ Heterodystrophiker; D₃ Katarrh, schwer aufzuziehen, nervöser Zappler; D₄ Lichen urticatus, Kuhmilchidiosynkrasiker? verträgt fast kein Medikament; D₇ katarrhalisches, heterodystrophisches Kind; D₈ fast in allem wie D₇; D₉ Milchschorf, Intertrigo, Ekzem, nervöses Erbrechen. Katarrhe, vegetative Stigmata, Lymphatiker, zweimal mandeloperiert; D₁₀ ähnlich wie D₉; dazu Schweißneigung, Ohnmacht auf Salbenprobe; D₁₀a Frühgeburt †; D₁₁ leichtes trockenes Ekzem, langdauernd; D₁₂ jede künstliche Ernährung im ersten Lebenshalbjahr scheitert.

Begriff; spricht der Kliniker davon, so begegnet er in jenen Kreisen leicht der Ablehnung oder dem Vorwurf, die Heterophänie „in dilettantischer Weise als bequeme Hilfshypothese zur Erklärung mangelhaft erforschter Erbverhältnisse heranzuziehen". Solche Einstellung hat ihren Grund wohl darin, daß die Heterophänie gewissermaßen die Nachfolgerin der sog. transformierenden Vererbung und daher mit Vorstellungen von qualitativer Wandlung der Gene verknüpft ist. Solche Wandlung widerspricht den Grundlagen der Lehre MENDELS und ist selbstverständlich abzulehnen. Neuerdings wird aber mehr und mehr anerkannt, daß die Heterophänie an sich auf dem Boden der heutigen Erblehre durchaus bestandesfähig ist.

Die Heterophänie in den Sippen der exsudativen Diathetiker und Arthritiker wird eine um so buntere, je weiter man in deren Verwandtschaftskreis herumgreift, je mehr getrennte Gruppen man heranzieht. Im engeren Kreise von Blutsverwandten erscheint die Heterophänie gehemmt, begrenzt, um bei Eineiern schließlich ihr Minimum zu erreichen. Die Heterophänie wurde in Arthritikerfamilien frühzeitig und oft schon aufgewiesen. J. BAUER zitiert dafür namentlich BROCQ, RAPIN, HIRSCHBERG.

Es ist hier nicht der Platz und nicht meine Aufgabe, auf alle ursächlichen Möglichkeiten der Heterophänie einzugehen. Meist handelt es sich ohne

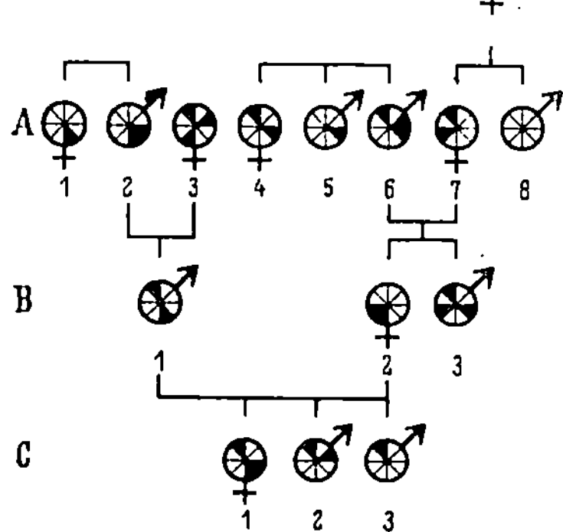

Abb. 28 A—C. Arthritismus (STOELTZNER, S. 85). A_1 Bronchialasthma; A_2 Bronchialasthma und Gelenkrheumatismus; A_3 Fettleibigkeit, Ekzem. Migräne; A_4 Rheumatismus, Ischias, Gallensteine; A_5 Rheumatismus. Schwerhörigkeit; A_6 Ekzem, Gallensteine, Fettleibigkeit, Rheumatismus: A_7 Fettleibigkeit, Schwerhörigkeit. sehr nervös; A_8 Katarakt; B_1 Diabetes. katarrhalische Anfälligkeit; B_2 Migräne, Schwerhörigkeit, sehr nervös; B_3 Fettleibigkeit, Schwerhörigkeit, Gelenkrheumatismus, nervös; C_1 katarrhalische Anfälligkeit, öfters Urticaria, Heterodystrophie; C_2 Ekzem, Pseudocroup, Heterodystrophie; C_3 Heterodystrophie.

Zweifel um Polymerie, d. h. um den (an anderen Objekten) experimentell sichergestellten Tatbestand, daß ein und dasselbe Gen[1] durch andere (nicht allele) Gene in seiner Auswirkung beeinflußt wird und daher als Glied verschiedenartiger Genotypen, also in verschiedene Gengesellschaft versetzt, auch abweichende Merkmale oder Phänotypen hervorrufen kann. Eine Vorstellung über die Sachlage, die auf dem hier behandelten Gebiete Beachtung beansprucht, muß naturgemäß mit den mannigfachen, im vorstehenden erbrachten statistischen Nachweisen und sonstigen Feststellungen vereinbar sein, *besonders mit den S. 223 angeführten korrelations-pathologischen Grundtatsachen.* Eine solche Vorstellung lehne ich an die neuerdings (1934) namentlich von

---

[1] Oder eine zusammenwirkende Gruppe von Genen.

TIMOFÉEFF-RESSOVSKY experimentell gestützte, im Grunde schon ältere Lehre von den *Modifikationsgenen* an. Der genannte Autor erforschte die vti-Mutation bei Drosophila funebris, versetzte dieses Gen durch Kreuzungen in verschiedene Genotypen und fand, daß es in seiner Manifestierung nicht allein durch Umwelteinflüsse, sondern auch und insbesondere durch gewisse Nachbargene auf mannigfaltige und charakteristische Weise modifiziert wird.

Von solchen Modifikationsgenen sind hemmende und fördernde Einflüsse auf die Auswirkung des jeweiligen Hauptgenes bekannt. F. LENZ hat nun (erstmalig in seinem gedankenreichen Leipziger Referat vor der Deutschen Gesellschaft für Kinderheilkunde am 16. September 1922) folgendes geäußert: „Man kann sich denken, daß es gewisse Erbanlagen gibt, die als Verstärker leichter — sonst unwirksamer — Reize wirken, derart, daß diese dann doch schon zu entzündlichen Reaktionen führen. Eine derartige Anlage wäre praktisch dann eine Anlage zu entzündlicher Diathese."

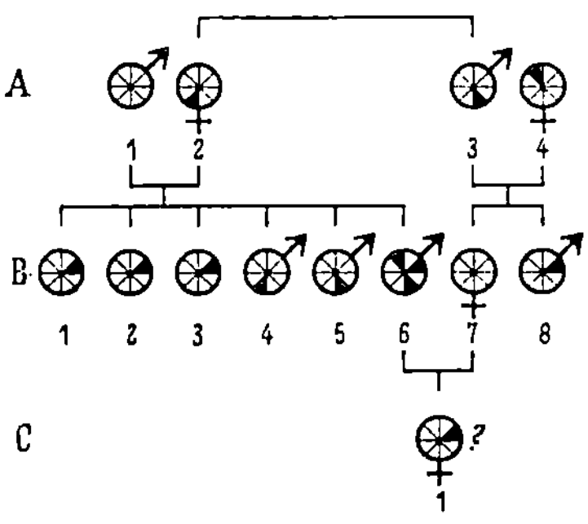

Der von LENZ gedachte Mechanismus weicht insoferne von dem erwähnten bei der Drosophila ab, als die Modifikation nicht an dem von einem bestimmten anderen mendelnden Gen eingeleiteten Vorgange angreift, sondern an der entzündlichen bzw. überhaupt an einer Reizreaktion. Nach der Lehre von CORRENS-WETTSTEIN verändern mendelnde Gene nur die Schnelligkeit, mit der die Entwicklung abläuft; für die eigentlichen Entwicklungs-, die grundlegenden in der organischen Welt allgemein verbreiteten Lebensvorgänge sei das Plasmon zuständig, also der extranucleare Teil des Idioplasmas, das Cytoidioplasma. Das ändert aber (wie weiter unten am Schema Abb. 32 gezeigt werden soll) nichts an der Zulässigkeit der entwickelten Vorstellung[1].

Es wäre also ein — soviel ich sehe wohl dominantes — mutiertes, mendelndes Gen jener im Erbgute steckende Aktivator oder quasi *Lautsprecher*, der die so weit verbreitete pathologische Rasse der exsudativen Diathetiker und der Arthritiker von einer maximal angepaßten Rasse unterscheidet.

Abb. 29 A—C. Arthritismus (STOELTZNER, S. 85). A 2 Schwere Migräne; 3 Bronchialasthma; 4 Schwerhörigkeit; B 1—3 Ekzem; 4 Bronchialasthma; 5 Migräne; 6 Bronchialasthma, Infant. Ekzem, Heterodystrophie; 8 Ekzem; C 1 Psoriasis (LITTLE).

---

[1] Hier weiche ich ein wenig von HANHART ab, der ausführt: „Die Bereitschaft zu Idiosynkrasien ist . . . als krankhafte Steigerung physiologischer Anlagen zur Sensibilisierung gegen gewebsfremde Stoffe aufzufassen. Eine Mutation kann ihr deshalb wohl kaum zugrunde liegen."

Die Scheidung ist keine ganz scharfe; vielmehr treten fließende Übergänge zur Norm in Erscheinung. Dies läßt daran denken, daß es sich teilweise um intermediäre Vererbung oder aber um multiple Allelie handeln könnte. Diese Frage weiter zu prüfen bin ich hier nicht in der Lage. Siehe hierzu die Ausführungen von FLEISCHHACKER und von HAAG, ferner von JUST: „Das Auftreten *inter*familiär differenter, *intra*familiär aber spezifischer Krankheitsbilder ... legt den Gedanken an multiple Allelie nahe" (Z. Abstammgslehre 67, 285).

Die Auswirkung des Lautsprechers könnte unter Umständen eine sehr umfassende werden; ich denke dabei nicht nur an eine erhöhte Entzündungs- oder Exsudationsbereitschaft, sondern an eine *allgemein vermehrte Irritabilität*, die einschließt: Bildung von sessilen Receptoren auf geringe, in der Norm unterschwellige Allergenangriffe [1], von Hypoplasien lymphoider Organe auf infektiöse und nutritive Reize, diverse, überstarke Reaktionen im vegetativen Nervensystem mit mannigfachen Folgeerscheinungen — worunter vielleicht, wie BORCHARDT annahm, auch vorzeitige Aufbrauchserscheinungen. Das fragliche Gen wäre dann der Urheber dessen, was in der französischen Literatur allgemein als das „Terrain" beim Arthritismus bezeichnet wird. Es bekundet sich so eine gewisse genetische Einheitlichkeit, die HANHART an der exsudativen Diathese vermißt, die aber auch beim Asthma bronchiale (Schleimhautempfindlichkeit plus Krampfneigung der Bronchialmuskulatur) fehlen würde, wenn man nicht den eben vertretenen Standpunkt einnimmt.

Die qualitativ verschiedene Auswirkung des Aktivators bei verschiedenen Individuen, die „Dissoziation der Kundgebungen" nach BLOCH oder die Heterophänie ist meines Erachtens teils auf verschiedene Konstellation im übrigen Genotypus, teils auf wechselnde Umwelteinflüsse zurückzuführen. Daß die erstere im Spiele ist, erkennt man daran, daß sich oft *spezielle Familientypen des Krankheitsbildes* innerhalb der kombinierten Kundgebungen ausprägen. CURTIUS stellt *intra*familiäre Ähnlichkeit bei *inter*familiärer Variabilität fest. v. VERSCHUER spricht vom Auftreten verschiedener Biotypen für eine nosologische Einheit. Zahlreiche Belege dafür findet man besonders in HANHARTs Sippentafeln, auch in der von mir S. 240 dargestellten. Die Familientypen verwischen sich mit abnehmender Erbgutgemeinschaft und verschwinden völlig, wenn man den Kreis der Blutsverwandtschaft sehr weit oder mehrere solche Kreise zusammenzieht. Dann kann der von mir 1912 behandelte, S. 221· erwähnte Fall eintreten, daß sich die

---

[1] P. und L. KALLOS wenden sich gegen die Auffassung allergischer Prozesse als „Überempfindlichkeitserscheinungen", weil die bei der Wiedereinbringung von Allergen in den sensibilisierten Körper am cellulären Sitz sich abspielende Antigen-Antikörperreaktion auch eine *normal* empfindliche Zelle reize. Damit ist aber die Überempfindlichkeit meines Erachtens nur um eine Etappe nach hinten verschoben, wie es auch der obige Text andeutet. Nach W. KELLER könnte die allergische Diathese auch nur „in der größeren Neigung zur Manifestation klinischer Symptome bei vorhandener Allergie" gelegen sein.

einzelnen Zeichenkreise beim Individuum völlig nach dem Zufallsgesetz zusammenfinden bzw. versprengen. Die Mixovariation steht eben unter dem Zeichen des zufälligen Geschehens [vgl. S. 49].

Ein genaueres Maß für den Anteil der Erbwelt an der verschiedenen Auswirkung des Lautsprechers gewinnt man natürlich auch hier durch die Zwillingspathologie. Aus den wertvollen Mitteilungen von SPAICH-OSTERTAG über die Allergosengruppe Heuschnupfen-Nesselsucht-Migräne berechne ich folgende Daten:

Die Diskordanz:	Bei EZ.	Bei ZZ.
hinsichtlich Allergose überhaupt beträgt . . .	3,7± 3,6%	35,7 ± 12,8%
hinsichtlich der besonderen Form der Allergose	32,1± 8,8%	69,5 ± 9,6%

Die Diskordanz unter den ZZ. ist in ersterer Hinsicht fast zehnmal so groß als unter den EZ., in letzterer Hinsicht nur etwa doppelt so groß. Sowohl für das Auftreten von Allergosen überhaupt als auch für deren besondere Erscheinungsform hat sonach der Genotypus die größte Bedeutung. Bei der letzteren spielen Umweltmomente stärker mit, doch sitzen auch hier modifizierende Faktoren in der Gengemeinschaft.

Nach den S. 229 angeführten Formeln errechnet sich aus obigen Daten bei den Allergosen überhaupt eine Erbmassenbeteiligung von 91,6%, bei den besonderen Formen der Allergosen eine solche von nur 78,7%.

Wenn die diskordanten Eineier bei den Diathetikern häufiger sind als etwa bei der Zuckerkrankheit, so kann dies nicht nur auf stärkeren Umwelteinflüssen beruhen, sondern auch darauf, daß bei den ersteren keine so bewährten Proben der Aufdeckung latenter Zustände verfügbar sind, wie es beispielsweise die Zucker-belastungsprobe beim Diabetes ist. Nur mit Hilfe der letzteren konnte H. THEN BERGH den Einfluß des Erbgutes hier als hundertprozentigen erweisen.

Welches sind nun die Momente, die außerhalb oder innerhalb der Gengemeinschaft den Auswirkungen des Aktivators Richtung geben ? Hinsichtlich der außerhalb gelegenen Momente konnten sich bei den Allergosen DOERR und das Ehepaar KALLOS auf Experimentalforschung stützen: ,,Die Art der beim Rekontakt mit dem Antigen entstehenden allergischen Krankheiten wird durch die Art des Antigens, durch den Weg der Allergisierung, ferner durch den Einwirkungsweg beim Re-kontakt mitbedingt.'' Außerdem spielen wahrscheinlich organspezifische Autoantikörper und vorausgegangene örtlich-allergische Vorgänge eine Rolle. Mehr vom klinischen Standpunkte aus, aber gleichfalls auf Ex-perimenten fußend, erörterte HANSEN die Frage der sog. Organwahl. SEEGALL und RIEHM haben gefunden, daß allergische Reaktionen im Körper nicht nur an Orte hingeleitet werden, die früher Schauplatz spezifischer Reaktionen gewesen sind, sondern auch an solche, an denen sich unspezifische bakterielle oder aber traumatische Entzündungs-prozesse abgespielt haben. Ähnliches erörtert auch MORO unter Hin-weis auf DOERR-AUER und L. ADELSBERGER. Man hätte es da gewisser-maßen mit einer örtlich gebundenen erworbenen allergischen Bereit-

schaft zu tun [1]. Eine solche fällt aus dem Rahmen dieses Aufsatzes —
im Gegensatze zu den innerhalb der Gengemeinschaften dem Lautsprecher Richtung gebenden, also den Erbmomenten.

Die einfachste Vorstellung hierüber ist die von den *erblichen Organ-
und Systemminderwertigkeiten* — allerdings nicht in der seinerzeit von
ADLER gebrachten, allzu primitiven Fassung, wohl aber in jener von
CURTIUS, der ältere Gedankengänge von KEHRER, HAECKER, RÖSSLE u. a.
aufgenommen und fortgeführt hat. Bestünde diese Lehre aber nicht,
dann müßte sie meines Erachtens im Hinblick auf die bei den Erb-
diathesen gemachten, heute statistisch hinreichend belegten Erfahrungen (Familientypen! Eineier!) geschaffen werden. Auf diesem und

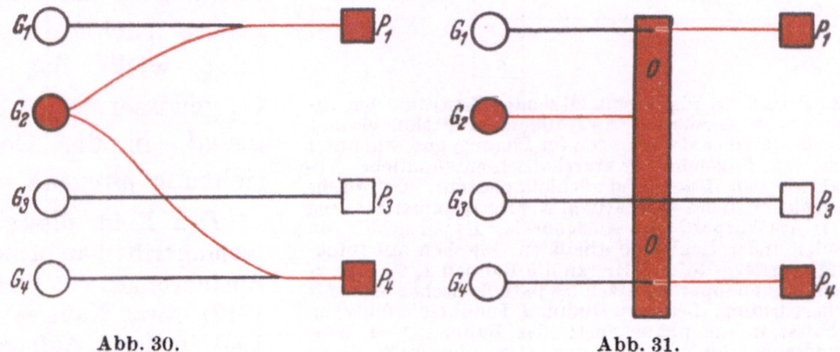

Abb. 30.Abb. 31.

anderen Gebieten bekannte sich auch der internistische Erbforscher
WEITZ zu ihr (vgl. seine Ausführungen zur Mumps-Meningitis, zur
Pneumonie, Glomerulonephritis, Coronarsklerose usw.). Ob die vermeinte erbliche Organminderwertigkeit eine polyvalente, d. h. vielen
oder allen Einflüssen gegenüber zum Ausdruck kommende oder aber
eine monovalente ist, kann hier dahingestellt bleiben. In letzterem
Falle wäre wohl auch die Zustimmung von F. LENZ gegeben. Es würde
sich dann um eine Reaktionsbereitschaft oder *besondere Aufgeschlossen-
heit bestimmter Organgene [2] oder ihrer phänogenetischen Bahnen an irgend-
einem Orte für die Einflußnahme des vermeinten Verstärkers* (Aktivators,
Sensibilisators) *handeln.* Das in dem Ausdruck „Minderwertigkeit"
enthaltene Werturteil ist besser zu vermeiden. Schematisch könnte man

---

[1] Neben solchen Ortsgebundenheiten und über sie hinweg machen sich bekanntlich gewisse Altersgebundenheiten der Kundgebungen besonders bei der exsudativen Diathese bemerkbar (Beispiel: beim Säugling Seborrhoide mit nachfolgenden
Ekzemen, beim Kleinkind: Lichen urticatus, beim Schulkind: Polykatarrhe und
Bronchialasthma, beim Erwachsenen, Heuschnupfen, Schleimkolik, Steinkrankheit
usw.). Hier gibt sich die (im Genotypus verankerte) wechselnde Alterskonstitution
zu erkennen.

[2] v. VERSCHUER spricht von „lokaler Disposition", die bei Polydaktylie höchstwahrscheinlich durch Nebengene geschaffen wird und Familientypen des durch
ein autosomales Hauptgen verursachten Bildungsfeblers zur Ausbildung bringt.

die Verhältnisse der vermeinten Dimerie oder Polymerie[1] gemäß den Abb. 30 und 31 darstellen. G_2 wäre das Verstärkergen; G_1 und G_4 sind — im Gegensatze zu G_3 — für die Beeinflussung durch G_2 aufgeschlossene Faktoren. P_1 und P_4 wären phänotypische Auswirkungen, die unter dem Einfluß des Verstärkers zustande kamen, P_3 ein in dieser Hinsicht refraktäres Merkmal. O wäre ein Induktionszentrum[2], eine Art von Umschaltestelle, ein Relais in der phänogenetischen Bahn. In bezug auf Einzelabweichungen im Phänotypus oder, wenn man die Phänogenese rückläufig verfolgt, wirkt das Gen G_2 gewissermaßen *sammelnd*, in der Gegenrichtung *streuend*.

Den Keim dieser Auffassung trifft man in meinen Ausführungen von 1911 und 1912; etwas Näheres dazu 1931 in der 4. Auflage des Handbuches der Kinderheilkunde, Bd. 1, S. 645[3].

Bemerkenswerterweise ist WEITZ (mit LENZ?) seinerseits angesichts gewisser Unstimmigkeiten im Erbgang der Zuckerharnruhr auch zur Annahme einer in gewisser Hinsicht ähnlichen Dimerie gelangt. Man könnte, heißt es, in dem Buche über die Vererbung innerer Krankheiten, S. 131 annehmen, daß die Hauptanlage (zum Diabetes) so schwach ist, daß sie einer Förderung durch eine Nebenanlage bedarf, also eines Verstärkers. „Als solche könnte, wie wir aus bekannten klinischen Erfahrungen schließen, die dominante Anlage zum Arthritismus angesehen werden." (Die Bezeichnungen Haupt- und Nebengen sind natürlich nur als relative zu verstehen.)

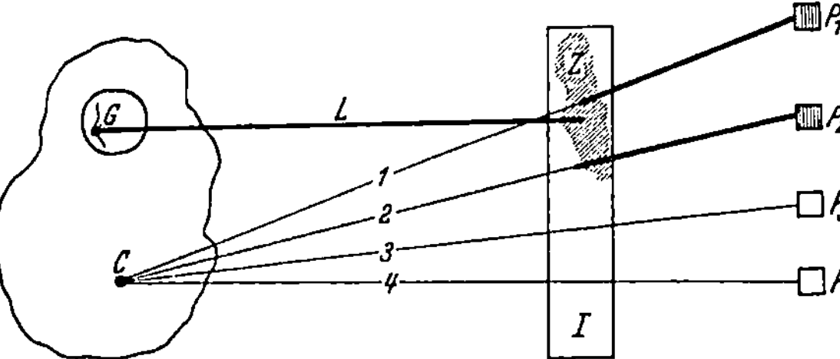

Abb. 32. C im Cyto-Idioplasma sitzendes Zentrum, der Ursprungsort von normalen bzw. allgemein pathologischen Reaktionen, Reizbeantwortungen im Phänotypus, wie unter anderem den folgenden: Katarrhalisch-entzündliche Abwehrreaktion an Haut und Schleimhäuten; motorische Abwehrreaktionen des vegetativen Nervensystems: Bildung (sessiler) Antikörper auf Antigenreiz; Hyperplasie von lymphoiden und reticulo-endothelialen Geweben auf infektiöse und nutritive Reize. (Hierzu die Bahnen *1, 2, 3, 4*) G im Chromosomenapparat sitzendes pathologisches Gen mit Verstärkerwirkung. L dessen Bahn. I Induktionszentrum, eingeschaltet in die phänogenetischen Bahnen *1—4* usw. Z Wirkungszone des verstärkenden Gens innerhalb dieses Zentrums. In dem angenommenen besonderen Falle werden die Bahnen *1* und *2* von der Verstärkerwirkung ereilt. (In anderen Fällen kann je nach der Sachlage im gesamten Idioplasma und in diesem Induktionszentrum die Zone enger begrenzt oder umfassender sein und derart weniger oder mehr der durchlaufenden Bahnen beeinflussen.) P_1 bis P_4: Die phänotypischen Realisationen. Da in dem gedachten Falle die Bahnen *1* und *2* in das Kraftfeld des Verstärkers gelangt sind, wird phänotypisch eine (erhöhte) entzündlich-exsudative Teilbereitschaft anden Körperintegumenten, verbunden mit verstärkter vegetativ-neurotischer Reagibilität vorliegen. In anderen Fällen mögen diese oder andere Teilbereitschaften isoliert oder in wechselvoller Kombination zustande-kommen. Es wäre auch die Auffassung zulässig, daß die einzelnen vom Plasmon ausstrahlenden Einflüsse in individuell verschiedenem Maße der Modifikation durch den Verstärker offen sind.

---

[1] Den Fall der Abhängigkeit eines Merkmals von Haupt- und-Nebengenen bezeichnet v. VERSCHUER als einen Grenzfall zwischen Monomerie und Polymerie. Echte Polymerie sei nur dann gegeben, wenn zwei Gene von *hauptsächlicher* Bedeutung für ein Merkmal sind. Für das (wohl überaus verbreitete) Zusammenwirken von Faktoren des Cytoidioplasmas mit chromosomalen Genen ist mir eine besondere Bezeichnung nicht bekannt geworden.

[2] Herrn Prof. JUST verdanke ich den Hinweis, daß dieser Ausdruck dem von mir früher (nach TIMOFÉEFF) gebrauchten „Organisationszentrum" vorzuziehen ist.

[3] [vgl. hier Nr. 1, 2 und S. 180.]

Wer (wie Verf.) auf dem Boden der oben (S. 242) erwähnten Lehre von CORRENS WETTSTEIN steht und wer Geschehnisse wie Abwehr durch katarrhalisch-entzündliche, motorische und vasomotorische, pathergische Reaktionen usw. zu den „grundlegenden, in der organischen Welt allgemein verbreiteten Lebensvorgängen" zählt, wird sich die Phänogenese beim exsudativen Block etwa nach dem Schema auf Abb. 32 und die zugehörige Legende vorstellen.

Wenn die Ausprägung der verstärkten Reaktionen, die krankhafte Irritabilität auf bestimmten Gebieten in den einzelnen Phänotypen keineswegs entweder gegeben ist oder gänzlich fehlt, sondern sich abstuft, so kann dies unter anderem auch daran liegen, daß die betreffenden Bahnen im Induktionszentrum von der Verstärkerwirkung in wechselndem Ausmaße (nicht bloß in wechselndem Umfange) erfaßt werden.

Daß in einzelnen Sippen die Zeichenkreise des Arthritismus nicht *alle* vertreten sind, daß beispielsweise die allergische Gruppe auch gelegentlich ohne die bradytrophische in Erscheinung treten kann, ist mir wohlbekannt. Auch HANHART teilt in diesem Werke solche Fälle mit. Das Vorkommnis kann viele verschiedene Gründe haben, die — soweit sie nicht bloß in der Erhebungsweise liegen — sich aus dem Vorgesagten ohne weiteres ergeben. Es spricht nicht nur nicht gegen die hier vertretene Auffassung, sondern stützt sie. Ein Blick auf die Abb. 31 und 32 läßt es ersehen.

CLAUSSEN hält es 1937 zwar noch nicht für erwiesen, glaubt aber doch, daß für den Arthritismus „eine tiefere gemeinsame Wurzel vorhanden ist; sie ist am ehesten in einem übergeordneten Gen, das die Reaktionsbereitschaft einstellt, zu vermuten".

Der Lehre, daß durch bestimmte abnorme Faktoren ein Terrain geschaffen werde, dem dann scheinbar verschiedene phänotypische Merkmale entsprießen, waren die Vererbungstheoretiker zumeist ziemlich abgeneigt. Eine Ausnahme in dieser Hinsicht macht VALENTIN HAECKER, der schon vor 20 Jahren folgendes schrieb: „Man kann sich sehr gut denken . . . , daß bei Krankheiten, die auf dem Boden einer $\frac{\text{neuropathischen}}{[\text{irritativen}]}$ Konstitutionsanomalie entstehen, neben einer die $\frac{\text{Schwäche des gesamten nervösen}}{[\text{Reizbarkeit des gesamten Receptoren-}]}$ Apparates bedingenden Erbeinheit, [unserem Aktivator], andere in der betreffenden Familie mitgeführte selbständige Erbeinheiten die besondere $\frac{\text{Schwäche}}{[\text{Reizbarkeit}]}$ bestimmter Teile des $\frac{\text{Nervensystems}}{[\text{Receptorenapparates}]}$ bedingen und daß nun, je nach den Kombinationen, in welche die verschiedenen selbständigen Anlagen durch Amphimixis zusammengeführt werden, wechselnde Krankheitsformen und Symptomgruppen zustande kommen. So würde dann unter gleichzeitiger Wirkung der $\frac{\text{konditionellen}}{[\text{Umwelt-}]}$ Faktoren . . . das Bild einer unregelmäßigen $\frac{\text{heterologen}}{[\text{heterophänen}]}$ Vererbung zutage treten." Dem Originaltext, auf den ich gleich CURTIUS erst lange nach Bildung eigener

Ansichten gestoßen bin, habe ich unter der Zeile in eckigen Klammern (nebst den heute gebräuchlicheren Fachausdrücken) die Varianten eingefügt, die die Sachlage bei der exsudativen Bereitschaft fordert und man erkennt, daß so eigentlich alles Wesentliche von meinen Ausführungen schon gesagt wäre.

Neuerdings hat sich auch ein anderer hervorragender Vertreter des Faches darüber vernehmen lassen. E. FISCHER, demzufolge „der Ausbau der Erblehre des Menschen zum großen Teil am Krankenbett und in der Klinik erfolgt", hat in seinem Wiesbadener Vortrag 1934 geäußert: „CURTIUS weist . . . mit Stammbäumen auf Familien hin, bei denen gewisse Geistes- oder Nervenstörungen und Degenerationen so gehäuft auftreten und untereinander im Erbgang sich so stark vertreten, daß man an ein gemeinschaftliches, sie alle beherrschendes Gen denken kann, dessen phänotypische Manifestation dann umweltbedingt ist. Allerdings ist auch komplizierte Polymerie denkbar, wie der Verfasser auch selbst hinzufügt." Was der erbbedingten Schwäche des gesamten nervösen Apparates, der neuropathischen Familie recht ist, muß meines Erachtens der exsudativen Familie (mit ihren ebenso stichhaltigen Belegen) wohl billig sein. Daß es FISCHER an Zustimmung nicht gefehlt hat, bezeugt JUST in seiner Einführung der „Zeitschrift für menschliche Vererbungs- und Konstitutionslehre" 1935: „An dieser Stelle . . . mag es genügen, darauf hinzuweisen, daß im Lichte einer physiologischen Theorie der Vererbung, im Lichte von EUGEN FISCHERs Vorstellungen *übergeordneter Gene* — bzw. sammelnder Gene im Sinne PFAUNDLERs, der auf konstitutionspathologischem Gebiete Gedankengängen verwandter Art wie FISCHER nachgegangen ist — die Tatbestände konstitutionsbiologischer Typologie eine bedeutungsvolle Erhellung erfahren."

Zusammenfassend möchte ich das Ergebnis etwa wie folgt formulieren: Ein dominant laufendes, mutiertes, autosomales Gen wirkt bei Erbdiathetikern in einer relaisartigen Etappe der phänogenetischen Bahn, einem Induktionszentrum, pathologisch verstärkend auf gewisse im Organismus des Gesunden ablaufende reaktive Geschehnisse (als da unter anderen wären: katarrhalische und entzündliche, motorische, vaso-vegetative, immunologische Reizbeantwortungen) und kann derart in Summa eine Neigung zu mehrfachen Hyperergien setzen. Ob die Verstärkerwirkung sich auf viele oder nur auf vereinzelte Reaktionen erstreckt, auf welche und in welchem Ausmaße, hängt teilweise von der Umwelt, vorwiegend aber wohl von der sonstigen Gesamtkonstellation in der Erbmasse ab. Diese Hypothese erklärt: 1. Die *Erblichkeit* der Diathese (unregelmäßige Dominanz); 2. das überzufällige Zusammentreffen von Teilbereitschaften bei Trägern des Verstärkers, die *Blockbildung*; 3. die *Heterophänie* in den Sippentafeln; 4. Das *Zufallsmosaik* der Teilbereitschaften in einer gemischten Population (Mixovariation!);

5. die Ausbildung von *Familientypen* bei Blutsverwandten, bis zur Konkordanz unter Eineiern; 6. die (unscharfe) Scheidung der Population in eine normale und eine diathetische Rasse (Gruppe).

Vielleicht kann die Hyperergie im Laufe der Ontogenese zu Aufbrauchs- oder Erschöpfungszuständen führen wie sie früher (und neuerdings von Grote) als „bradytrophische" bezeichnet wurden.

Das bei der exsudativen Diathese angetroffene Verhalten ist offenbar keineswegs ein nur einmaliges. Analoges kommt auch bei anderen Anlagefehlern vor, namentlich solchen, die sich nicht bloß in funktionellen, sondern schließlich auch in mehr-minder groben substantiellen Störungen kundgeben. Daß diese sich gerne häufen, ist eine alte Erfahrung — besonders jener Autoren, die nicht — wie es Curtius als Brauch mancher Erbforscher beklagte — stur bloß auf ein einziges Merkmal in der Generationsfolge achten. Wer solche Scheuklappen ablegt, hat Mühe Bildungsfehler zu finden, die ohne (fakultative!) Begleiter durch den Stamm laufen. *Überall tauchen Trabanten auf;* sie nehmen anscheinend die Stelle der bei der exsudativen Diathese um deren Kern gruppierten, koordinierten Teilbereitschaften ein. Es handelt sich um Fälle, die insoferne analog erscheinen, als ein Gen störend eingreift in ein näher oder ferner gelegenes Induktionszentrum, von dem aus Streuungen in den Phänotypen erfolgen, so koordinierte, aber wechselvolle Zeichen verursachend[1]. Multiple erbliche Abartungen, Blocks von Fehlbildungen, sind nicht nur viele bekannt, sondern die Korrelation ihrer Glieder ist auch vielfach schon einwandfrei erwiesen. Im einschlägigen Schrifttum begegnet man ihnen auf Schritt und Tritt — so beispielsweise in J. Bauers groß angelegtem Werke, in den Monographien, die den Erbverhältnissen im Rahmen der einzelnen klinischen Fächer gewidmet sind (Weitz, Hofmeier, Franceschetti, Siemens, B. Aschner — letztere mit genetischen Erklärungsversuchen) und in vielen Sonderschriften. Die Aufklärung über die Zusammenhänge ist bei den einzelnen Blocks teils noch recht dunkel, teils schon einigermaßen vorgeschritten. Zu ihr gehören folgende Punkte: 1. Die Kenntnis des konstruktiven oder übergeordneten Genes nach Sitz und weiteren Eigenschaften. 2. Die Kenntnis des Induktionszentrums oder Relais, an dem das Gen angreift. 3. Die Richtung, in die der entwicklungsphysiologische Gang hier von der Norm abgelenkt wird. 4. Die Ausstrahlung nach dem Phänotypus und ihr Effekt dortselbst. 5. Die für letzteren maßgebenden anderen geno- (und evtl. die para-) typischen Einflüsse, die Ausbildung von Familientypen.

Einige Beispiele: Der v. Recklinghausen-Block (unregelmäßig dominant, autosomal — neurofibromatöse Wucherung mit Pigmentanomalien, Haut und Gehirn). Der v. d. Hoeve-Block (dominant, und zwar um so regelmäßiger, je besser man das Gesamtbild umfaßt — Mesenchymschwäche, periostale Knochenbildung, Sklera, Otosklerose usw., Familientypen von Geipert u. a. festgestellt).

---

[1] Man kann da freilich gelegentlich Gefahr des Irrtums laufen. Bei der Marmorknochenkrankheit zum Beispiel laufen — Familientypen formend — nebenher Blutungsbereitschaft und Sehstörungen. Diese beiden haben sich aber als einfach *subordiniert,* nämlich als ziemlich durchsichtige *Folgen* der Skeleterkrankung selbst herausgestellt. Ferner kann es sich gelegentlich um ein rein additives Zusammentreffen zweier in der Aszendenz getrennt laufender Erbfehler handeln, eine Überpfropfung, wofür Weidenmüller ein Exempel bringt. Die Häufigkeit von degenerativen Erbübeln im „Bodensatz der Bevölkerung" begünstigt nach F. Lenz solches Vorkommen. Der Arthritismus liegt hinsichtlich des Milieus eher in der entgegengesetzten Richtung.

Der *Status dysraphicus* BREMER (Hemmung im Verschluß des Medullarohres und andere Dysplasien. Die ungewöhnlich starke Ausstreuung läßt vielleicht einen weit zurückliegenden Sitz der Entwicklungsstörung vermuten[1]). Der Block des *angeborenen Schulterblatt-Hochstandes* nach SCHWARZWELLER. Der TAY-SACHS-Block (SJÖGRENS einfach recessives Gen, das nach SPIELMEYER in den Phosphatidstoffwechsel eingreift. Ausstrahlung in Richtung der amaurotischen Idiotie und der NIEMANN-PICKschen Krankheit). Der *Anodontiekomplex nach* v. KNORRE (ein wahrscheinlich dominantes Hauptgen stört die Ektodermentwicklung mit Ausstrahlung: Unterzahl der Zähne und Haare, mangelhafte Schweißbildung, Ozaena).

Hingewiesen sei noch auf die Riesenkomplexe. die sich nach GÄNSSLEN u. a. um die Kugelzellenanämie (mit Familientypen!), nach CURTIUS um die multiple Sklerose gruppieren und die beide stellenweise auch in das Gebiet der exsudativen Diathese übergreifen.

Im Jahre 1911 (Wiesbaden) habe ich darauf hingewiesen, daß der gemeinsame Hauptsitz der Störungen bei der exsudativen Diathese die Mesenchymabkömmlinge seien. „Es liegt auf der Hand, daß fast alle für die entzündlich-lymphatisch-arthritische Diathesengruppe charakteristischen Erscheinungen auf eine angeborene ... Reizbarkeit, Abnutzbarkeit der Mesenchymderivate zurückgeführt werden können." Später sind dann besonders von K. H. BAUER und von SCHAFFER Angaben aufgetaucht, wonach verschiedene erbliche gruppierte Bildungs- oder Funktionsfehler durch Angriffe von Erbeinheiten auf bestimmte Keimblätter verursacht wären; unter den mutierten Genen befänden sich gewissermaßen Keimblattspezialisten, und man war bemüht, vom Standpunkt der Keimblattlehre aus solche Blocks systematisch zu ordnen. Bestimmte Keimblätter würden danach die Rolle der Angriffspunkte und der Umschaltestellen für Hauptgenwirkung spielen. Daran ist sicher etwas Richtiges. Dennoch waren meine seinerzeitigen Bedenken (1911, S. 85 [hier S. 47]) gegen eine scharfe Abgrenzung dieser Relais nach Keimblättern wohl nicht unberechtigt. Ganz lehrreich ist hier z. B. LAND-AUERS Erfahrung am Krüperhuhn; das dominante Gen dieser Chondrodystrophie greift bei heterozygotem Auftreten am Mesoderm an, beim homozygoten Auftreten aber auf das Ektoderm über.

Während in den meisten Fällen von multipler erblicher Abartung Einzelheiten über die Phänogenese noch unbekannt sind, liegt in *einem* Falle eine ebenso überraschende wie überzeugende Aufklärung vor, die der Forschungsarbeit von KRISTINE BONNEVIE (1930), ihrer Vorläufer BAGG und LITTLE (1924), sowie auch ihrer Nachfolger WAARDEN-BURG (1934), G. B. GRUBER („Dysencephalia splanchnocystica dysopica polydactylica"!), O. ULLRICH (1936) und H. SCHADE (1937) zu danken ist. Den Pädiater verweise ich namentlich auf ULLRICHs letzte klinische Publikation über den Gegenstand [2]. Hier liegt die Kenntnis eines Hauptgens vor (das recessive BAGG-LITTLEsche Gen könnte freilich nach ULLRICH *beim Menschen* durch ein ähnlich wirkendes anderes ersetzt sein),

---

[1] Es wird oft gefragt, ob diese und andere solche Blocks „genetisch einheitlich" sind oder nicht. Wenn man berücksichtigt, daß es sich da letzten Endes immer um Zusammenspiel von ein (oder mehreren) regierenden und von zahlreichen weiteren und wechselnden Genen handelt, wird man die Fragestellung nicht sehr glücklich finden.

[2] Klin. Wschr. 1938 I, 185.

ferner seines Angriffspunktes und seiner Angriffsrichtung (embryonaler Ventrikelhydrops mit Austritt und Blasenbildung) und der Ausstrahlung nach verschiedenen Richtungen durch Blasenwanderung. Namentlich für Wege und Endpunkte dieser Wanderung und damit für das phänotypische Erscheinungsbild werden unzweifelhaft sowohl genotypische Modifikationen (SCHADE betont intrafamiliäre Konstanz!) als auch Umwelteinflüsse den Ausschlag geben. Somit läuft im Grunde alles nach dem bei den Diathesenblocks erläuterten Typus. Die Ausstreuung setzt hier nur verhältnismäßig spät in der Ontogenese ein.

Neben dem bisher in den Vordergrund gerückten Mechanismus können auch wohl andere Mechanismen für gewisse Formen von erblichen Blocks verantwortlich gemacht werden. E. BAUER, auch B. ASCHNER waren geneigt anzunehmen, daß es sich bei der Bildung solcher wechselnder Gruppen um Auswirkung von gekoppelten Faktoren handelt, die dem Austausch mit Allelen bei der Syndese unterliegen. Es kommt auch das Vorkommen von simultan entstehenden multiplen Mutationen ohne Koppelung in Frage, die gleichwohl mehr oder weniger gruppiert in der Erbfolge weiterlaufen können. Hier scheint es freilich — gar bei etwaigen selten auftretenden recessiven Faktoren — wenig wahrscheinlich, daß nach einigen Generationen noch größere Erscheinungskomplexe in der ursprünglichen Form wiederkehren.

Rassenhygienische Fragen.

1. Auf dem Gebiete der exsudativen Diathese kann eine spontane Auslesewirkung dadurch eintreten, daß gewisse Manifestationen mit erhöhter Sterblichkeit einhergehen. Die der exsudativen Diathese pauschaliter zugeschriebene Erhöhung der Letalität an gewissen akuten Infektionskrankheiten, wie besonders Scharlach und Diphtherie, fällt anscheinend vorwiegend auf die lymphatische Teilbereitschaft (ESCHERICH, CZERNY, FEER). Einwandfreies, fehlerkritisch geprüftes statistisches Material liegt darüber freilich meines Wissens noch kaum vor. Teilweise einschlägig sind hier die Erhebungen STICKLERs an der Münchener Kinderklinik, die den Einfluß der Körperfülle auf die Letalität zum Gegenstande haben; denn die pastös-lymphatischen und obeshydropischen Individuen sind hauptsächlich unter den Kindern mit *über*durchschnittlicher Körperfülle zu suchen. Die Letalität betrug unter den letzteren bei Scharlach 5,0 ± 2,2 %, bei Diphtherie mit Verbreitung nach den Luftwegen 9,0 ± 2,9 %, bei lokalisierter Rachendiphtherie 1,3 ± 0,9 %. Die entsprechenden Zahlen bei den Kindern von *unter*durchschnittlicher Fülle sind: 1,0 ± 1,0 %, 3,0 ± 1,7 % und 1,3 ± 0,9 %. Gegen Tuberkulose hingegen scheinen Lymphatiker eher eine erhöhte Resistenz zu haben.

Den Allergikern schreibt BALYEAT eine den Durchschnitt weit übertreffende Widerstandsfähigkeit gegen Infekte zu und bringt dafür auch eine ziemlich naheliegende Begründung.

Nicht zu bezweifeln ist die erhöhte Sterblichkeit der heterodystrophischen und der hydrolabilen Säuglinge.

2. Eugenische Maßnahmen, die auf eine Ausmerzung der exsudativen Diathese abzielen, dürften aus verschiedenen Gründen nicht in Frage kommen. TACHAU meint, daß von allen 1—2jährigen Kindern etwa 75 % einschlägige Kundgebungen aufweisen. Dazu kommt, daß die exsudativ-arthritischen Individuen keineswegs pauschaliter als Minusvarianten oder schlechtweg als minderwertig angesprochen werden dürfen. Seit langem steht fest, daß man die Spätkundgebungen mehr in der wohlsituierten städtischen Bevölkerung antrifft. Dies hat dazu Anlaß. gegeben, daß Luxuskonsumption und andere mit Wohlstand zusammenhängende Umweltschäden unter den Ursachen über Gebühr in den Vordergrund geschoben wurde. Dahinter dürften aber andere Zusammenhänge stecken, nämlich die Korrelation zwischen Wohlstand einerseits, höherer geistiger Begabung und besserer ärztlicher Information andererseits. Namentlich BALYEAT fand, daß die exsudative Diathese durchschnittlich mit höherer Intelligenz, ich möchte sagen, mindestens mit höherer Liquidität des Wissens und geistiger Beweglichkeit verknüpft ist, was auch dem wahren Wesen des Zustandes entspricht (s. hierzu PANNHORST).

In der Eheberatung wird man unter Umständen sehr wohl auf höhere Grade von exsudativer Diathese Rücksicht nehmen — ob sehr erfolgreich, bleibt dahingestellt.

Literatur.

Die mit (*) bezeichneten Arbeiten enthalten reichliche weitere Zitate.

*BAUER, E., E. FISCHER, F. LENZ: Menschliche Erblehre, 2. Aufl. München: J. F. Lehmann 1936. — *CZERNY, A. u. A. KELLER: Des Kindes Ernährung usw., 2. Aufl. Leipzig u. Wien: Franz Deuticke 1923. — *DOERR, R.: BETHES Handbuch der normalen und pathologischen Physiologie. Berlin: Springer 1925. — KOLLE und WASSERMANNs Handbuch der pathogenen Mikroorganismen, 2. Aufl., Bd. 2. Jena: Gustav Fischer. — *FINKELSTEIN, H.: Ekzem und ekzemähnliche Dermatosen. Handbuch der Kinderheilkunde (Hautkrankheiten des Kindesalters), Bd. 10. Berlin: F. C. W. Vogel 1935. — *HOFMEIER, K.: Die Bedeutung der Erbanlagen für die Kinderheilkunde. Stuttgart: Ferdinand Enke 1938. — *HUSLER, J.: Exsudative Diathese, Lymphatismus, Status thymico-lymphaticus, Arthritismus. PFAUNDLER-SCHLOSSMANNs Handbuch der Kinderheilkunde, 4. Aufl., Bd. 1. Berlin: F. C. W. Vogel 1931. — *KÄMMERER, H.: Allergische Diathese. München: J. F. Bergmann 1934. — *KLOTZ, M.: Exsudative Diathese. BERGMANN-STAEHELINs Handbuch der inneren Medizin, 2. Aufl., Bd. 4/1. Berlin: Springer 1926. — *LEDERER, R.: Konstitutionspathologie. Kinderheilkunde. Berlin: Springer 1924. — *MORO, E.: Ekzema infantum und Dermatitis seborrhoides. Berlin: Springer 1932. — * SAMELSON, S.: Die exsudative Diathese. Berlin: Springer 1914. — * SCHEER, K.: Zbl. Hautkrkh. 22, H. 3/4. — *TACHAU, P.: Zbl. Hautkrkh. 20.

ADELSBERGER, L.: Z. Kinderhk. 43, H. 4/5 (1927). — Verdgs- u. Stoffw.krkh. 12, H. 5 (1934). — BAAGÖE, K. H.: Klin. Wschr. 1931 II. — BALYEAT: Zit. nach

KÄMMERER. Amer. J. med. Sci. **176** (1928). — BAUER, J.: Konstitutionelle Disposition zu inneren Krankheiten, 3. Aufl. Berlin: Springer 1924. — BAUER, K. H.: Klin. Wschr. **1936 I**. — BAUER, K. H. u. J. GÖTTIG: Z. menschl. Vererbgslehre **19** (1936). — BECKER, E. G.: Z. menschl. Vererbgslehre **22** (1938). — BLOCH: 14. Kongr. dtsch. dermat. Ges. Dresden 1925. — BODDIN, M.: Med. Klin. **1930 I**. — BONELL, W.: Z. Kinderhk. **57** (1935). — BORCHARDT, L.: Erg. inn. Med. **21** (1922). — BRAY: Zit. nach GRIEBEL. — CAMERER, J. W. u. R. SCHLEICHER: Z. menschl. Vererbgslehre **19** (1936). — CATEL, W.: Klin. Wschr. **1938** !. — CLAUSSEN, F.: Z. Abstammgslehre **73**, H. 3/4. — Zbl. inn. Med. **58**, Nr 46 (1937). — CURTIUS, F.: Klin. Wschr. **1932 I**. — Die neuropathische Familie. Das kommende Geschlecht, Bd. 7. — Multiple Sklerose und Erbanlage. Leipzig: Georg Thieme 1933. — Die Erbkrankheiten des Nervensystems. Stuttgart: Ferdinand Enke 1935. — CZERNY, AD.: Jb. Kinderhk. **61** (1905). — Mschr. Kinderhk. (1. Mitt.) **4**, Nr 1 (1905); (2. Mitt.) **6** (1907); (3. Mitt.); **7** (1908). — DAMIANOVICH, J.: Semaine méd. **1938**. Ref. Zbl. Kinderhk. **35** (1939). — DOXIADES: Die Bedeutung der vasoneurotischen Konstitution in den verschiedenen Lebensaltern. Konstitutions- und Vererbungsbiologie. Leipzig: Johann Ambrosius Barth 1934. — EPPINGER, H. u. L. HESS: Slg klin. Abh. **1910**. — FINKELSTEIN, H.: Med. Klin. **1932**. — FISCHER, E.: Verh. dtsch. Ges. inn. Med. Wiesbaden 1934. — FRIBOES, W.: Gedanken zu Konstitution und Dermatologie. Konstitution und Erbbiologie. Leipzig: Johann Ambrosius Barth 1934. — FRIEDJUNG, J. K.: Zbl. Grenzgeb. Med. u. Chir. **3**, H. 12 (1900). — GÄNSSLEN: Dtsch. Arch. klin. Med. **140** (1922); **146** (1925). — GOTTRON, H.: Ausgewählte Kapitel zur Frage von Konstitution und Hautkrankheiten. Konstitution und Erbbiologie. Leipzig: Johann Ambrosius Barth 1934. — GRÉGOIRE, CH.: Krkh.forsch. **9** (1931). — GRIEBEL, C. R.: Klin. Wschr. **1938 I**. — GRUBER, G. B.: Med. Klin. **1934 I**. — GYÖRGY, P.: Stoffwechsel und Immunologie der Haut. Handbuch der Kinderheilkunde, Bd. 10 (Hautkrankheiten des Kindesalters.) Berlin: F. C. W. Vogel 1935. — HAAG, FR. E.: Klin. Wschr. **1932 II**. — HAECKER, V.: Med. Klin. **1918 II**. — HANHART, E.: Körperliche Entwicklung und Vererbung. Vererbung und Erziehung. Berlin: Springer 1930. — Verh. dtsch. Ges. inn. Med. Wiesbaden 1934. — Dtsch. med. Wschr. **1934 II** (3 Arbeiten); **1936 II**; **1937 II**. — HANSEN, K.: Diskussion. Verh. dtsch. pharmak. Ge. 1930. — Ther. Gegenw. **1932**. — Angew. Chem. **45** (1932). — HIS, W.: Kongr. inn. Med. Wiesbaden 1911. — JUST, G.: Arch. Rassenbiol. **24**. — Z. menschl. Vererbgslehre **19** (1936). — KALLÓS, P. u. L. KALLÓS-DEFFNER: Erg. Hyg. **19** (1937). — KLINGE, FR.: S.ber. klin. Wschr. **1931 II**. — KNORRE, G. O.: Z. menschl. Vererbgslehre **20** (1937). — KOSS, A.: Die Beziehungen der exsudativen Diathese usw. Inaug.-Diss. Frankfurt a. M. 1927. — LEERS, H.: Z. menschl. Vererbgslehre **19** (1936). — LEHMANN, W.: Z. Abstammgslehre **70**. — LENZ, F.: Erblichkeitslehre im allgemeinen und beim Menschen im besonderen. BETHES Handbuch der normalen und pathologischen Physiologie, Bd. 17. Berlin: Springer 1925. — MAYR, J. K.: Arch. Derm. (D.) **171** (1934). — MENDELSOHN, M.: Kongr. inn. Med. Wiesbaden 1911. — MORO, E. u. L. KOLB: Mschr. Kinderhk. **9** (1910). — MÜLLER, F. V.: Über die uretische Diathese. Wien. klin. Wschr. **1937 II**. — ORGLER, A.: Med. Klin. **1935 I**. — PANNHORST, R.: Verh. dtsch. Ges. inn. Med. Wiesbaden 1934. — PETOW: Allergische Krankheiten und Konstitution. W. JAENISCH, Konstitutions- und Vererbungsbiologie. Leipzig: Johann Ambrosius Barth 1934. — PFAUNDLER, M. V.: Verh. dtsch. Kongr. inn. Med. Wiesbaden 1911. — Z. Kinderhk. **4** (1912). — Konstitution und Konstitutionsanomalien. PFAUNDLER-SCHLOSSMANNS Handbuch der Kinderheilkunde, 4. Aufl., Bd. 1. Berlin: F. C. W. Vogel 1931. — Münch. med. Wschr. **1936**. — Pathologie der Konstitution. FEERS Lehrbuch der Kinderheilkunde, 12. Aufl. Jena: Gustav Fischer 1938. — Z. menschl. Vererbgslehre **22** (1938). — PFAUNDLER, M. V. u. L. V. SEHT: Z. Kinderhk. **30**, H. 1/2 (1921). —

REHSTEINER, R.: Beiträge zur Kenntnis der Verbreitung des Heufiebers. Inaug.-Diss. Zürich 1926 (GUTZVILLER). — ROMINGER, E.: Arch. Kinderhk. 89 (1930). — ROMINGER, E. u. R. GANTHER: Z. Kinderhk. 36 (1923). — ROSENBAUM, S.: Derm. Wschr. 1932 II . — ROST, G. A. u. A. MARCHIONINI: Würzb. Abh. 27, H. 10 (1932).— SCHADE, H.: Z. Morph. u. Anthrop. 36, H. 3 (1937). — SCHEER, K.: Z. Kinderhk. 49 (1930). — SCHILLER, M.: Z. menschl. Vererbgslehre 20 (1937). — SCHMIDT, H.: Arch. Kinderhk. 53 (1910). — SCHMIDT-KEHL, L.: Arch. Rassenbiol. 27 (1933). — SCHWARZWELLER, F.: Z. menschl. Vererbgslehre 20 (1937). — SIEMENS, H. W.: Die Zwillingspathologie. Berlin: Springer 1924. — Die Vererbung in der Ätiologie der Hautkrankheiten. JADASSOHNs Handbuch der Haut- und Geschlechtskrankheiten, Bd. 3. Berlin 1929. — SPAICH, D. u. M. OSTERTAG: Z. menschl. Vererbgslehre 19 (1936). — SPAIN and COOKE: J. Immunol. (Am.) 9 (1924). — STICKLER, FR.: Arch. Kinderhk. 67 (1919). — STOELTZNER, W.: Oxypathie. Berlin: S. Karger 1911. — STRÜMPELL, A. v.: Med. Klin. 1910 I. — TACHAU, P.: Klin. Wschr. 1926 II.—TEZNER: Jb. Kinderhk. 142; 145.—TIMOFÉEFF-RESSOVSKY: Nachr. Ges. Wiss. Göttingen, Fachgr. VI, N. F. 1, Nr 6 (1934).— ULLRICH, O.: Klin. Wschr. 1938 I. — URBACH, E.: Med. Klin. 1932. — VERSCHUER, O. v.: Verh. Ges. phys. Anthrop. 11. — Klin. Wschr. 1929 I. — Erg. Path. 26 (1932). — Verh. dtsch. Ges. inn. Med. Wiesbaden 1934. — Med. Prax. 1934. — WEITZ, W.: Die Vererbung innerer Krankheiten. Stuttgart: Ferdinand Enke 1936. — WHITE, TH.: Über Skropheln und Kröpfe. Aus dem Englischen mit einem Anhang des Übersetzers. Offenbach a. M.: U. Weiß u. C. L. Brede 1788. — A Treatise on struma or scrophula, in which the impropriety of considering it as an hereditary disease is printed out. London 1784. — WITTGENSTEIN, H.: Wien. Arch. inn. Med. 11 (1925).

10. Über das Geschlechtsverhältnis in der kindlichen Pathologie, besonders beim Frühtod [1].

Mit 22 Abbildungen.

Inhalt.

Einleitung.

Das Geschlechtsverhältnis (G.V.) ist ein statistischer Begriff, sein Wesen die ziffernmäßige Relation zwischen männlichen und weiblichen Individuen eines Kollektivs. Es kann verschiedenen rechnerischen Ausdruck finden, z. B. in Prozentziffern oder in (Sexual-).Quotienten (M. I[2], S. 189). Weitaus am meisten verbreitet aber und namentlich in der internationalen amtlichen Statistik seit Jahrzehnten durchweg angewandt ist für das G.V. die Ziffer, die angibt, wieviel männliche Individuen in dem betreffenden Kollektiv auf je 100 weibliche entfallen. Diese Ziffer (die „sex ratio" der angloamerikanischen Autoren) benützen wir auch hier zum Ausdruck des G.V. und bezeichnen sie als „Männerziffer", in der Pädiatrie als „*Knabenziffer*".

Wenn in der Medizin das G.V. betont wird, dann handelt es sich fast stets darum, daß das Vorkommen einer bestimmten Krankheit oder Todesart in beiden Geschlechtern verschiedene Häufigkeit aufweist. Das trifft natürlich am meisten dann zu, wenn das Übel an einem Organ angreift, das nur dem männlichen oder nur dem weiblichen

---

[1] In Fachkreisen ist mehrfach der Wunsch nach einer zusammenfassenden Darstellung dieses jüngst von namhaften Autoren und auch vom Verf. bearbeiteten Gebietes geäußert worden — um so mehr als nicht allein die ausländische Literatur, sondern auch die „Zeitschrift für Kinderheilkunde", in der seit 1935 fünf ausführliche Mitteilungen dazu veröffentlicht wurden, manchen Interessenten schwer zugänglich geworden und die Sonderabdrucke vergriffen sind.

Leider machten es aber äußere Umstände unmöglich, die Behandlung des Themas so umfassend zu gestalten und das ganze Schrifttum anzuführen, wie dies sonst wohl vielfach planmäßig geschehen ist. Die Darstellung mußte sich vielmehr im wesentlichen auf die knappe Wiedergabe der für besonders wichtig erachteten Ergebnisse beschränken.

[2] Als M. I bis M. V werden die 5 Mitteilungen des Verf. in der Z. Kinderhk. bezeichnet, die im Literaturverzeichnis zitiert sind.

Geschlechte eigen oder von Bedeutung ist — man denke an die gynäkologische und geburtshilfliche Pathologie einerseits, an Erkrankungen der männlichen Keimdrüse und ihrer Anhänge andererseits —; solche Sachlagen bedürfen keiner besonderen Feststellung oder Begründung und scheiden deshalb aus. Dann gibt es sehr viele Fälle, in denen Krankheit und Tod mit einem bestimmten gefahrenbringenden Berufe verknüpft sind und dieser wieder mehr oder weniger enge mit dem Geschlechte (Grobschmiede, Metzgerei — Säuglingspflege, Handstickerei). Das sind Fragen, die den Gewerbehygieniker und den Betriebsarzt beschäftigen und die im folgenden schon deshalb ganz außer Betracht bleiben, weil hier *nur von frühen Altersperioden* die Rede geht. Um was es sich da hauptsächlich handelt, werden am besten einige Beispiele erläutern.

An Wundstarrkrampf erkrankten und starben auch in Friedenszeiten mindestens doppelt so viel Männer wie Frauen, was nicht verwunderlich ist, weil dasselbe Verhältnis für die Todesfolgen von Verletzungen, Unfällen usw. gilt. Nun besteht aber auch bei *Neugeborenen* eine Knabenübersterblichkeit an Tetanus von 30, 40 oder mehr Prozent! In deutschen Großstädten erkranken und sterben unter den Erwachsenen an Lues weit mehr Männer als Frauen, was offenbar mit abweichender Lebensführung zusammenhängt. Aber auch im Mutterleib werden mehr Knaben infiziert und in der ersten Lebenszeit weit mehr Tote an angeborener Syphilis gezählt als bei Mädchen. Hier stecken offenbar biologische Rätsel, die der Lösung zum Teil noch harren. Dazu berufen erscheint aber besonders der Pädiater, und zwar aus dem Grunde, weil in seinem Krankengute die oben erwähnten Berufsschäden, das sind also *einseitig wirksame*, ausgesprochen *expositionelle Momente*, gänzlich fehlen oder keine große Rolle spielen — um so weniger, je weiter in der Entwicklung zurückgegriffen wird. Die erste auf dem umrissenen Gebiete zu stellende Frage, ob für eine ungleichmäßige Verteilung bestimmter Übel außerhalb oder innerhalb des Körpers gelegene, sog. exogene oder endogene Umstände verantwortlich zu machen sind, beantwortet sich für die Periode der noch nicht bis zur Reife gediehenen Entwicklung angesichts der einheitlichen Umweltgestaltung fast von selbst. Männliche und weibliche Embryonen und Feten sind im Mutterleibe gleichgebettet[1], desgleichen später in der Wiege, Knaben und Mädchen als

---

[1] Es erwächst hier freilich die Frage, ob sich die Symbiose zwischen Mutter und Frucht nicht doch je nach dem Geschlechte der letzteren etwas verschieden gestaltet. Man hat erwogen, daß im Säfteaustausch männliche Keime als dem mütterlichen Organismus „geschlechtsfremde" benachteiligt werden könnten durch Vermittlung von Abwehrfermenten, heterosexuellen Hormonen oder anderen Stoffen. Derartiges ließ sich bisher weder erweisen noch völlig ausschließen. Manches spricht dagegen (M. I, S. 210).

Kleinkinder im ganzen gleich betreut, als Schulrekruten gleich beansprucht. Zeigen sich in dieser Frühzeit Ungleichmäßigkeiten bei pathologischen Geschehnissen nach Geschlecht, dann müssen dafür wohl innere, *dispositionelle, also konstitutionelle* Gründe vorliegen und damit gewinnt die Frage allgemeineres Interesse[1]. Man sieht sich einem Sondergebiete der allgemeinen Pathologie gegenüber, das noch verhältnismäßig wenig beackert wurde und als solches einige Fruchtbarkeit verspricht.

Fachausdrücke. Rechnerische Symbole.

Wenn von einer Krankheit oder Todesart einwandfrei das männliche Geschlecht stärker betroffen wird als das weibliche, dann sprechen wir von *Männer-* oder *Knabenwendigkeit* des Übels und nennen dieses ein *androtropes*; im entgegengesetzten Falle handelt es sich um *Weiber-* oder *Mädchenwendigkeit, Gynäkotropie*; tritt aber solche Geschlechtsauslese nicht in Erscheinung, so bleibt das Verhalten ein *isotropes* oder *sexoneutrales.* Bei dem häufigen Vorkommnis, daß sich das G.V. eines bestimmten Schadens mit zunehmendem Alter der Betroffenen gesetzmäßig vermindert oder erhöht, dann sind die Ausdrücke *Regression* bzw. *Progression* am Platze; ändert sich der Wert jedoch bis zum völligen Umschlag, dann sprechen wir das Übel als ein *wechselwendiges* oder *poikilotropes* an.

Für rechnerische Zwecke können folgende Symbole dienen:
Geschlechtsverhältnis unter Lebenden: γ;

,,   ,,   Erkrankten: γ^K.

,,   ,,   Gestorbenen: $\gamma^\dagger$ oder γ'.

Absolute Zahl der zur Ermittlung des G.V. herangezogenen lebenden, erkrankten, gestorbenen männlichen bzw. weiblichen Individuen:

M bzw. W, M^K und W^K, M' und W'. Dann ist allgemein:

$$\gamma = \frac{100\,M}{W}, \qquad \gamma' = \frac{100\,M'}{W'} \text{ usw.}$$

Die Altersstufe der Probanden kann durch Anfügung des Alterswertes (vor und nach der Geburt in Monaten, später in Jahren ausgedrückt) angedeutet werden. γ_n und γ_n bedeuten dann das G.V. im Alter von n intra- oder extrauterinen Monaten, γ_0 demgemäß das G.V. zur Zeit der Befruchtung (,,primäres oder genetisches" G.V.), γ_P jenes zur Zeit der Geburt (Partus), also das ,,natale" G.V.

Weichen die Werte M und W (erheblich) voneinander ab, dann geben obige Formeln für γ^K und γ' nur den sog. *Rohwert* des G.V. an, der unter

---

[1] Das G.V. bedeutet dann arithmetisch das Verhältnis: $\dfrac{\text{männliche Disposition}}{\text{weibliche Disposition}}$ (zur Erkrankung, zum Tode); ob seine Schwankung durch Erhöhung (bzw. Senkung) des Wertes im Zähler oder im Nenner zustande kommt, vermag die Ziffer selbst nicht auszusagen.

Umständen (gemäß dem Texte S. 258) erst in den *Reinwert* verwandelt werden muß, dessen Symbole durch *Unterstreichung* gekennzeichnet werden; die Verwandlung erfolgt nach: $\underline{\gamma}' = \gamma' : \dfrac{\gamma}{100} = 100\,\dfrac{\gamma'}{\gamma}$.

Die von mir angegebene und meist angewandte Formel für den mittleren quadratischen Fehler des γ' lautet $\varepsilon = \pm\,100\sqrt[1]{\dfrac{M'\,(M'+W')}{W'^{\,3}}}$.
Über ihre Aufstellung und Kritik siehe namentlich PFAUNDLER, KOLLER, H. GÜNTHER. Der letztere hat verschiedene andere Fehlerformeln angegeben und begründet.

Das Geschlechtsverhältnis im Schrifttum.

Die allermeisten in der Literatur verstreuten Angaben über das G.V. in Krankheit und Tod bieten an sich leider keine brauchbare Unterlage für sichere Schlüsse, und zwar wegen Nichtberücksichtigung: 1. des G.V. im Ausgangsmaterial, 2. des Fehlers der kleinen Zahl und 3. der Altersschwankungen.

ad 1. Eine Geschlechtswendigkeit von Krankheit und Tod kann dadurch *vorgetäuscht* werden, daß in der jeweils herangezogenen Bevölkerungs- oder Personengruppe die beiden Geschlechter *ungleich stark vertreten* sind ($\gamma \gtrless 100$). Dieser Fall ist besonders in den Anfängen der Ontogenese vor und auch noch mehrere Monate nach der Geburt fast stets gegeben und bedeutsam; denn es werden allenthalben nicht nur mehr männliche als weibliche Individuen gezeugt, sondern auch geboren. In solchen Fällen muß der zunächst aus den absoluten Werten der Kranken oder Toten erhaltene *Rohwert* des G.V. in der S.258 angegebenen Weise korrigiert, nämlich in den *Reinwert* verwandelt werden[1]. Der dazu dienliche Faktor ($\gamma/100$) steht zur Zeit der Geburt zumeist auf etwa 1,05 bis 1,06, da das natale G.V. 105—106 zu betragen pflegt; er sinkt durch das Mehrsterben männlicher Neugeborener und Säuglinge im Laufe des ersten Lebensjahres auf etwa 1,02 und kann weiterhin (im Spielalter) wegen Annäherung an den Wert 1 meist praktisch außer Betracht bleiben — nicht aber für die intrauterine Lebensspanne. Wo nichts anderes ausdrücklich gesagt ist, sind die hier mitzuteilenden G.V.-Werte *Reinwerte* ($\underline{\gamma}^{K}$ und $\underline{\gamma}'$), d. h. jene, die sich ergeben hätten, wenn die beiden Geschlechter im Ausgangsmaterial gleich stark vertreten gewesen wären.

ad 2. Tausendfältig stößt man in der Literatur auf die Angabe, daß von einem bestimmten Schaden (Krankheit, Tod) unter ein paar Dutzend

---

[1] Dieselbe Korrektur wäre nach KOLLER auch an der oben angegebenen Fehlerformel anzubringen, kann aber bei den meisten der im folgenden zitierten ε-Werte ebenso wie eine von H. GÜNTHER geforderte Verbesserung praktisch unterlassen werden, weil die Erhebungsfehler einer höheren Größenordnung angehören.

Individuen (oder auch noch weit wenigeren) mehr männliche oder mehr weibliche, z. B. unter 50 insgesamt 30 des ersteren und 20 des letzteren Geschlechtes angetroffen wurden und viele Autoren neigen dazu, einem solchen Befunde bezüglich Sexotropie des betreffenden Übels Bedeutung zuzuschreiben. An sich berechtigen derartige Daten aber in solcher Richtung ebensowenig zu irgendwelchen Schlüssen wie das Ergebnis etlicher Ziehungen aus einer Lotterie hinsichtlich der Gewinnchancen des Spieles. Solche Splitter einer G.V.-Erhebung könnten höchstens dann Wert gewinnen, wenn sich jemand die Mühe machen würde, deren sehr viele zu sammeln und kritisch zusammenzufügen. In dieser Richtung liegt eines der vielen Verdienste, die sich seit Jahrzehnten H. GÜNTHER auf dem Gebiete erworben hat — freilich weniger mit Bezug auf die ganz frühen Altersstufen, von denen die vorliegende Mitteilung handelt, als mit Bezug auf internistische Fragen.

Die besagte Sammlung und Zusammenziehung verstreuter G.V.-Daten kann aber auch nur in beschränktem Maße ohne Bedenken durchgeführt werden, weil das G.V. nach Ort und Zeit und anderen Umständen Schwankungen aufweist.

Der mittlere Fehler der kleinen Zahl wurde und wird in den meisten Fällen überhaupt nicht berücksichtigt oder sehr unterschätzt oder aber gröblich falsch berechnet. Er ist weit größer, als man zunächst annehmen möchte, weil es sich beim G.V. um einen Bruch handelt, dessen Zähler und Nenner ungleichsinnig variieren können. Zur Erläuterung diene ein Beispiel: Es wären in einem gewissen Zeitraum und Bezirke (worin gleich viel Kinder beiderlei Geschlechtes lebten) an einer bestimmten Krankheit, sagen wir an Masern, 535 Knaben, aber nur 465 Mädchen gestorben, zusammen also 1000 Kinder. Das G.V. unter den Toten beträgt demnach $\gamma' = 115$, woraus ersichtlich ist, daß die Knabensterblichkeit um 15% die Mädchensterblichkeit übertraf und man wird hiernach den Tod an Masern für ausgesprochen *androtrop* halten. Aus der S. 258 angegebenen Formel ergibt sich in dem Falle aber ein mittlerer, quadratischer oder Standard-Fehler von $\varepsilon = \pm 7{,}3$ Einheiten. Rechnet man sicherheitshalber (wie üblich) mit dem doppelten Fehlerwerte, setzt man nun also $\gamma' = 115 \pm 2 \cdot 7{,}3$, so ersieht man, daß die vermeinte Knabenwendigkeit des Maserntodes statistisch trotz des recht stattlichen Materiales an diesem noch nicht gesichert ist. Ich habe an anderem Orte (M. IV, S. 49) gezeigt, daß zur Darstellung des Laufes des G.V. über die Neugeburtsperiode allein (trotz der hohen Sterblichkeit in dieser Periode) ein nach Geschlecht und Todestermin (Lebenstage) gegliedertes Material erforderlich wäre, das nach Millionen von Geburten zählt, wenn man ohne Gefahr gröberer Zufallsstörungen vorgehen will.

Bei Werten von $M + W < 500$ ist überhaupt keine korrekte Fehlerberechnung möglich. Wegen weiterer, zum Teil auch unter Fachleuten noch strittiger einschlägiger Fragen muß wieder verwiesen werden auf Sonderarbeiten des Verf. (Arch. Rassenbiol. 29, 384), von KOLLER ebenda) und von H. GÜNTHER (1943), sowie auf M. IV, S. 48. Mindestens für die überwiegende Mehrzahl der im folgenden behandelten Fälle ist mit praktisch ausreichender Genauigkeit die zitierte Formel verwendbar; nach ihr wurde auch in M. V, S. 70 eine Tabelle ausgearbeitet, aus der der Standardfehler für G.V.-Werte von 90—140 und für $M + W$-Werte von 500—1000 000 direkt abgelesen werden kann.

ad 3. Von seltenen Ausnahmen (z. B. H. GÜNTHER) abgesehen hat bis vor kurzem kein Autor bei seinen Angaben über das G.V. hinreichend berücksichtigt, daß dieser Wert starken Altersschwankungen ausgesetzt ist. Ein Schaden, der im 1. Lebensjahr weit mehr Knaben als Mädchen erkranken oder sterben läßt, kann sich im späteren Alter gerade umgekehrt verhalten; mit anderen Worten ausgesprochene Androtropie kann sich in Gynäkotropie wandeln; es kann also im Laufe der Entwicklung ein Umschwung eintreten; ja, es stellt sich heraus, daß solche Wechselwendigkeit in der kindlichen Pathologie sehr verbreitet ist; sie tritt demgemäß auch in Erscheinung, wenn man sämtliche vorkommenden Todesfälle zusammenfaßt (s. Abb. 41, S. 277). Von Werten um 130 herum im 1. Lebensjahre kann man eine solche G.V.-Kurve über der Altersabszisse sich auf Werte bis unter 100 (etwa um die Reifezeit) senken sehen (um sich jenseits der Pubertät bis in das Greisenalter in ungefähr gleichem Maße wieder zu erheben). Aber auch jähe Schwankungen kommen innerhalb gewisser Entwicklungsabschnitte vor. Unter diesen Umständen haben Angaben über das G.V. bei nach Alter wahllos gemischten Gruppen von Individuen oder solche ohne Hinweis auf die Altersstufe der Probanden wenig Wert, kaum viel mehr als solche über kindliche Körpermaße ohne Alterspräzision. Der Umstand erklärt auch viele Widersprüche über das G.V. bei bestimmten Schäden unter Autoren, deren Krankengut altersverschieden war.

Nicht nur Morbidität und Mortalität können Geschlechtsverschiedenheiten aufweisen, sondern auch die Letalität. Letztere errechnet sich aus $\dfrac{\text{Mortalität}}{\text{Morbidität}}$ und ihr G.V. aus $\dfrac{\text{G. V. der Mortalität}}{\text{G. V. der Morbidität}}$. Der geschlechtsverschiedenen *Anfälligkeit* (bei gleicher Exposition) ist demnach eine geschlechtsverschiedene *Hinfälligkeit* gegenüberzustellen. Leider ist über letzteren Wert mangels ausreichender statistischer Unterlagen bisher noch wenig Ziffernmäßiges erhoben (s. M. IV, S. 87).

Aus diesem Grunde wird im folgenden vorwiegend von *Mortalität*, und zwar zunächst von den Verhältnissen beim *Frühtod* die Rede sein, der sich in der Spanne zwischen den Anfängen des individuellen Daseins und dem Ende des ersten extrauterinen Lebensjahres ereignet.

Das Verhalten des G.V. beim Frühtod kann aber nur dadurch dem Verständnis nahe gebracht werden, daß man zunächst erst einmal über diesen Tod selbst nach verschiedenen Richtungen möglichste Klarheit schafft. Hinsichtlich des G.V. aber müssen zunächst die *Tatbestände* erhoben werden, ehe man versucht, diesen eine *Deutung* zu geben. Daraus ergibt sich die Gliederung der folgenden drei Abschnitte dieser Mitteilung.

Erster Abschnitt. Der Frühtod in beiden Geschlechtern. Sein Wesen, seine Ursachen, sein Umfang unter wechselnden Verhältnissen.

Um den wahren Umfang des intrauterinen Frühtodes zu erkennen, genügt natürlich keineswegs die Summierung der amtsbekannten Fälle von Fehl- und Totgeburten. Es müßte mindestens miterfaßt werden das sog. „prästatistische" Absterben im ersten intrauterinen Trimenon mit nachfolgendem Abgange, der aber nicht einmal der Frau selbst als solcher bewußt werden muß — weiter sogar das (nach Meinung mancher Fachleute, wie STORCH und A. W. MEYER beim Menschen allerdings im ganzen seltenere) Vorkommen, daß befruchtete Eier nach kurzem Anlauf der Entwicklung (oder ohne solchen) zugrunde gehen und restloser Auflösung verfallen. Es liegt auf der Hand, daß man beim Menschen die Gesamtheit dieser „Kyemtode"[1] auf *direktem* Wege niemals wird erfassen können. Man ist hier auf Analogieschlüsse von Säugetiererfahrungen her angewiesen oder aber auf ein in den exakten Wissenschaften (unter allerdings wohl günstigeren Bedingungen) angewandtes, gleich zu bezeichnendes Verfahren.

Auf der anderen Seite müssen aus den von Hebammen, Ärzten und Ämtern registrierten Fehl- (und Tot-) geburten die *künstlich herbei geführten*, also namentlich die kriminellen ausgeschieden werden, da es sich hier ja um die Feststellung spontanen, natürlichen Geschehens handelt, das nicht menschlichen Willkürakten ausgesetzt ist.

Der Petersburger Statistiker AL. A. TSCHUPROW hat 1915 in einer durch Sorgfalt und Kritik ausgezeichneten Arbeit ein offenbar so gut wie abtreibungsfreies, ziemlich umfangreiches, nach Geschlecht und Absterbetermin gegliedertes Material über Fehl- und Totgeburten vom 4. Schwangerschaftsmonate ab mitgeteilt (eheliche Zeugungen der Wiener und Budapester Stadtbevölkerung 1906—1910). Stellt man diese Ziffern graphisch dar (Alter der Früchte als Abszisse, Zahl der abgestorbenen als Ordinate), so gewinnt man eine nach dem Schwangerschaftsbeginne (links) hin ansteigende Kurve, deren fehlender Anfangsteil (über das erste intrauterine Trimenon) durch Extrapolation unschwer ergänzt werden kann. Dadurch gewinnt man eine Gesamtübersicht der intrauterinen Todesfälle, ein angenähertes Bild der natürlichen

---

[1] „Kyem" nach A. W. MEYER (Carnegie-Institut) Dachname für: Frucht + Embryo + befruchtete Eizelle.

Verhältnisse — freilich nur unter der Voraussetzung, daß bei der rückläufigen Verfolgung des Absterbens im Mutterleib nicht etwa vom 3. Monat ab ganz andere Gesetze maßgebend werden als bishin, d. h. in der relativ leicht direkt zu kontrollierenden Periode. Nur auf solche Weise, also unter einem gewissen, meines Erachtens freilich nicht übergroßen, aber doch stets im Auge zu behaltenden Risiko, konnte man sich erstmalig einem längst ersehnten Ziele, nämlich einer *kompletten intrauterinen*

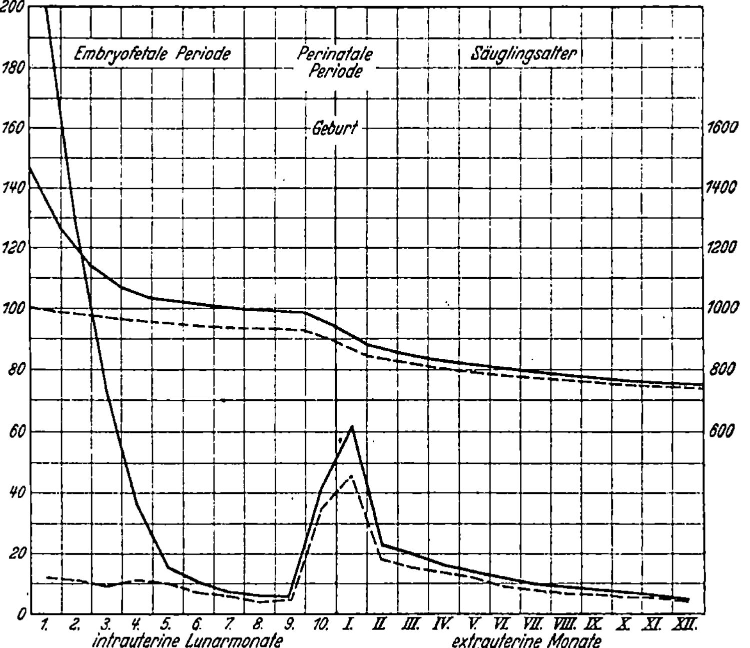

Abb. 33. Absolute Sterblichkeit in den einzelnen Monaten, wenn gezeugt wurden 1000 weibliche, 1462 männliche Individuen (untere Kurven, Maßstab links). Zahl der von ebensoviel weiblichen bzw. männlichen Zeugungen nach Ablauf jeden Monats noch lebenden weiblichen, bzw. männlichen Individuen (obere Kurven, Maßstab rechts).

Absterbeordnung für männliche und für weibliche Keime nähern, der natürlich keine allgemeine Gültigkeit zugeschrieben werden kann, die aber immerhin manche instruktive Einblicke ermöglicht. Über das Vorgehen im einzelnen hierbei muß auf die Originalmitteilung (M. I, S. 199ff.) verwiesen werden.

Das Ergebnis ist ziffernmäßig auf Tabellen (M. I, S. 204 und 206), graphisch auch hier auf den Abb. 33 und 34 wiedergegeben. Angeschlossen wurde stets die Darstellung der Sterblichkeitsverhältnisse im 1. Lebensjahr (bürgerlich) nach deutschen Ziffern aus der Zeit um die Jahrhundertwende (RÖSLE, PRINZING). Man erkennt an diesen Diagrammen zwei Erhebungen der Sterblichkeitskurven ($\delta + \varphi$), und zwar einen sehr hohen **embryofetalen Gipfel** und einen weniger hohen um die

Geburtszeit herum, den man zweckmäßig als den perinatalen bezeichnen wird. Gegenüber der durchschnittlichen Monatssterblichkeit ($\male + \female$) in der zweiten Hälfte der Säuglingsperiode würde jene des ersten intrauterinen Monats fast das Zehnfache, jene der Perinatalzeit etwa das

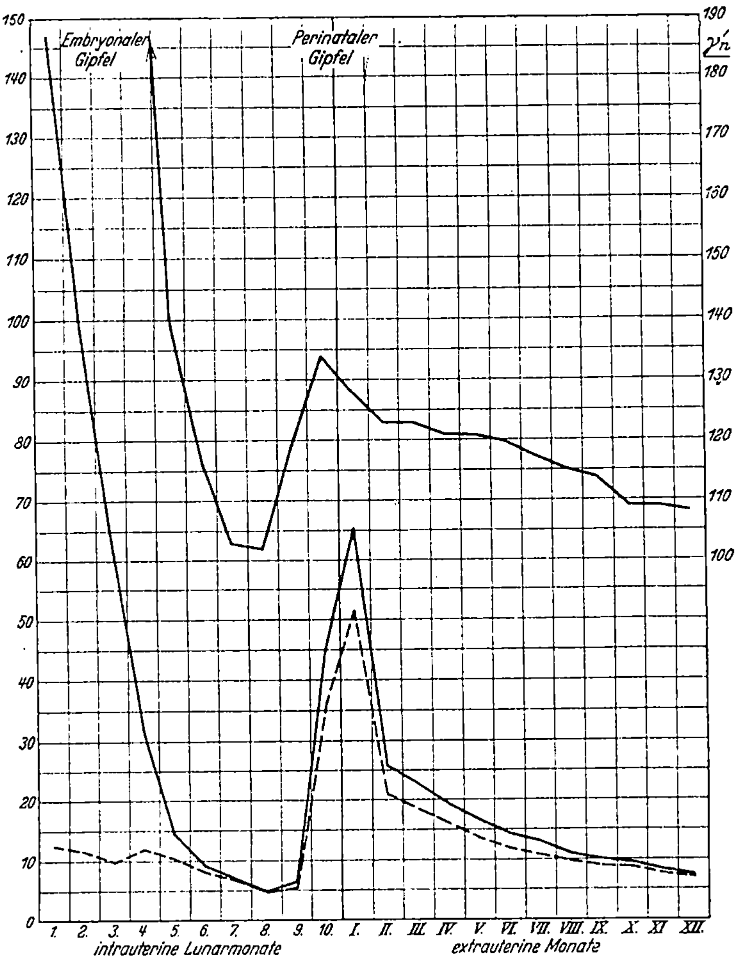

Abb. 34. Sterblichkeit in den einzelnen Lebensmonaten, berechnet auf 1000 in den betreffenden Monat eintretende männliche bzw. weibliche Individuen (untere Kurven, Maßstab links). Geschlechtsverhältnis unter den Absterbenden für jeden Monat (Reinwert): obere Kurve, Maßstab rechts.

Sechsfache betragen. Ganz eigenartig werden die Ergebnisse aber, wenn man die Mortalität der beiden Geschlechter gesondert betrachtet[1].

---

[1] Hierbei muß man sich freilich bewußt bleiben, daß bei der Feststellung des Geschlechtes nach dem makroskopischen Befunde an den äußeren Genitalien von Früchten aus dem 1. intrauterinen Trimenon Irrtümer in beiderlei Richtung unterlaufen können (M. I, S. 191ff.).

Beim weiblichen Geschlechte scheint (am angezogenen Material) die Sterblichkeit in der Fehlgeburtsperiode relativ wenig zu schwanken und in der Zeiteinheit nicht viel mehr zu betragen als etwa im zweiten Halbjahre nach der Geburt. Beim männlichen Geschlechte aber beträgt sie zuerst ein Vielfaches von diesem Werte und sinkt dann steil ab, um im 6.—9. Lunarmonate die weibliche Mortalität dieser Entwicklungsperiode ungefähr zu erreichen. Den embryofetalen Sterblichkeitsgipfel trägt also, wenigstens vorwiegend, das männliche Geschlecht.

In der Zeit vor, während und gleich nach der Geburt (8.—10. Lunarmonat und Neugeburtsperiode) erhebt sich sowohl die weibliche als auch (und noch etwas mehr) die männliche Mortalität erneut. Diesen perinatalen Gipfel tragen also beide Geschlechter. In der Folgezeit tritt im Säuglingsalter (und darüber hinaus bis gegen die Pubertät zu) eine ziemlich gleichmäßige allmähliche Senkung der Mortalität bei Knaben wie bei Mädchen ein und gleichzeitig eine Annäherung der Werte für beide Geschlechter.

Was die *Todesursachen in der ersten intrauterinen Periode* angeht, so ist ihre Feststellung naturgemäß eine schwierige, das Wissen um die embryonale Pathologie demgemäß noch dürftig; immerhin hat sich hier neuerdings ein bedeutsamer Wandel angebahnt. Man ist nämlich heute nicht mehr (wie früher fast allgemein) der Ansicht, daß die Hauptursache des spontanen Keimtodes und damit der Fehlgeburten Ernährungsstörungen infolge Einbettung in eine krankhaft veränderte mütterliche Schleimhaut seien, sondern man sucht auf Grund wichtiger Erhebungen an Säugetieren (CORNER u. a.) und der Feststellung von über 50% Mißbildungen an menschlichen Eiern und Keimlingen (SCHULTZE, BEYER) die *Todesursache mehr im Keim selbst* (ohne zu verkennen, daß Bildungsfehler jederzeit auch umweltbedingt sein können, z. B. mit hormonalen oder avitaminotischen Schäden zusammenhängend). Eine große Rolle spielt nach eingehenden Forschungen von O. GROSSER namentlich in den Fällen, in denen die Entwicklung überhaupt nicht recht in Gang gekommen ist, die unzeitgemäße Befruchtung, d. h. die Imprägnation zu einem Zeitpunkte, in dem Ei- oder Samenzelle noch nicht oder nicht mehr die optimale Lebensfähigkeit besitzen. Bei anderen frühen Entwicklungsfehlern und bei Mißbildungen aber scheinen doch *„vielleicht die größte Rolle"* Erbfaktoren zu spielen, und zwar recessive wie dominante Letal- und Subletalfaktoren. Neben sinnfälligen äußeren Bildungsfehlern, die an und für sich die Fortdauer des intrauterinen Lebens oft nicht ausschließen, kommen als Folge solcher genotypischer Fehler auch Funktionsstörungen an verschiedenen Organen und Systemen in Betracht, die Ernährung, Stoffwechsel, Kreislauf, Abwehr usw. bedrohen. Diese Lehren sind für das Verständnis des pränatalen G.V. (s. S. 275) von Bedeutung.

Ganz andere Verhältnisse trifft man beim *zweiten Mortalitätsanstieg*, *dem perinatalen* an, den die Abb. 33 und 34 in groben Umrissen sehen lassen. Die ihnen zugrunde gelegte Gliederung des Absterbens nach Monaten gibt aber kein hinreichend scharfes Bild von dem Geschehen. In Abb. 35 ist der *Versuch* einer genaueren Analyse unternommen. Bei solchem Vorgehen schiebt sich die Sterblichkeitsacme enger, nämlich auf das sog. „*Trihemeron*", das sind die ersten drei Tage jenseits der Geburt zusammen und die perinatale Zacke erscheint noch weit steiler.

Was hier das perinatale Sterben genannt wird, umfaßt zwei nach bisherigem Brauche und System voneinander streng geschiedene und abweichende Mortalitätsgruppen, nämlich die *Totgeburtlichkeit* einerseits und die *Neugeborenensterblichkeit* (auch Frühsterblichkeit genannt) andererseits. Es ist bezeichnend, daß es vor 1931 (Handbuch der Kinderheilkunde, 4. Aufl. Bd. 1, S. 46 [hier S. 146]) niemand unternommen hat, das perinatale Sterben zusammenfassend und fortlaufend zahlenmäßig oder graphisch darzustellen. Die Scheidung von Totgeborenen und toten Neugeborenen mag in verwaltungstechnischer oder ähnlicher Hinsicht bequem und zweckmäßig sein; sie ist aber in ziemlich vielen Einzelfällen praktisch gar nicht sicher möglich, der Willkür unterworfen (s. M. II, S. 470), und wenn man den Dingen auf den Grund geht, nicht bloß entbehrlich, sondern wenig berechtigt. Sie trennt voneinander nämlich Vorkommnisse, die ihrem ursächlichen Wesen, ihrer Wurzel nach in der Hauptsache durchaus zusammengehören, sich vielfach nur durch nebensächliche, äußere und formale Umstände unterscheiden.

Biologisch und pathologisch gesehen erscheint nämlich die Geburt nicht so sehr als große Zäsur, denn als Mittlerin eines gefahrbringenden Schadens, der seine Schatten eine Strecke weit nach vorne sowie nach hinten wirft. In der Tat steht nicht bloß zeitlich, sondern auch ursächlich im Mittelpunkte des perinatalen Sterbens die Geburt, oder richtiger ausgedrückt der *Übergang* (die *Metabasis*) von der intra- in die extrauterine Daseinsform in seinen verschiedenen Etappen, mit all seinen Vorbereitungen, Begleitumständen und Folgen — soferne nämlich in dem Geschehen, das als „Kunststück der Natur" bezeichnet wurde, ein Versagen, Mißlingen unterläuft — welcher Art und welchen Ursprunges immer. Es würde sich in diesem Falle also um ein *Übergangs-* oder *metabasisches Sterben* handeln, und das trifft in der Tat meist, aber nicht immer zu. Die Abgrenzung des perinatalen Todes ist ja, wie der Name sagt, zunächst eine rein terminmäßige und muß sich als solche keineswegs ohne weiteres mit einer ursächlichen decken. Sorgfältige klinische und anatomische Prüfung der Einzelfälle ergibt in der Tat, daß in der geburtsnahen Zeit das Leben der Frucht auch durch Schäden bedroht werden kann, die mit dem „Übergang" nichts zu tun haben,

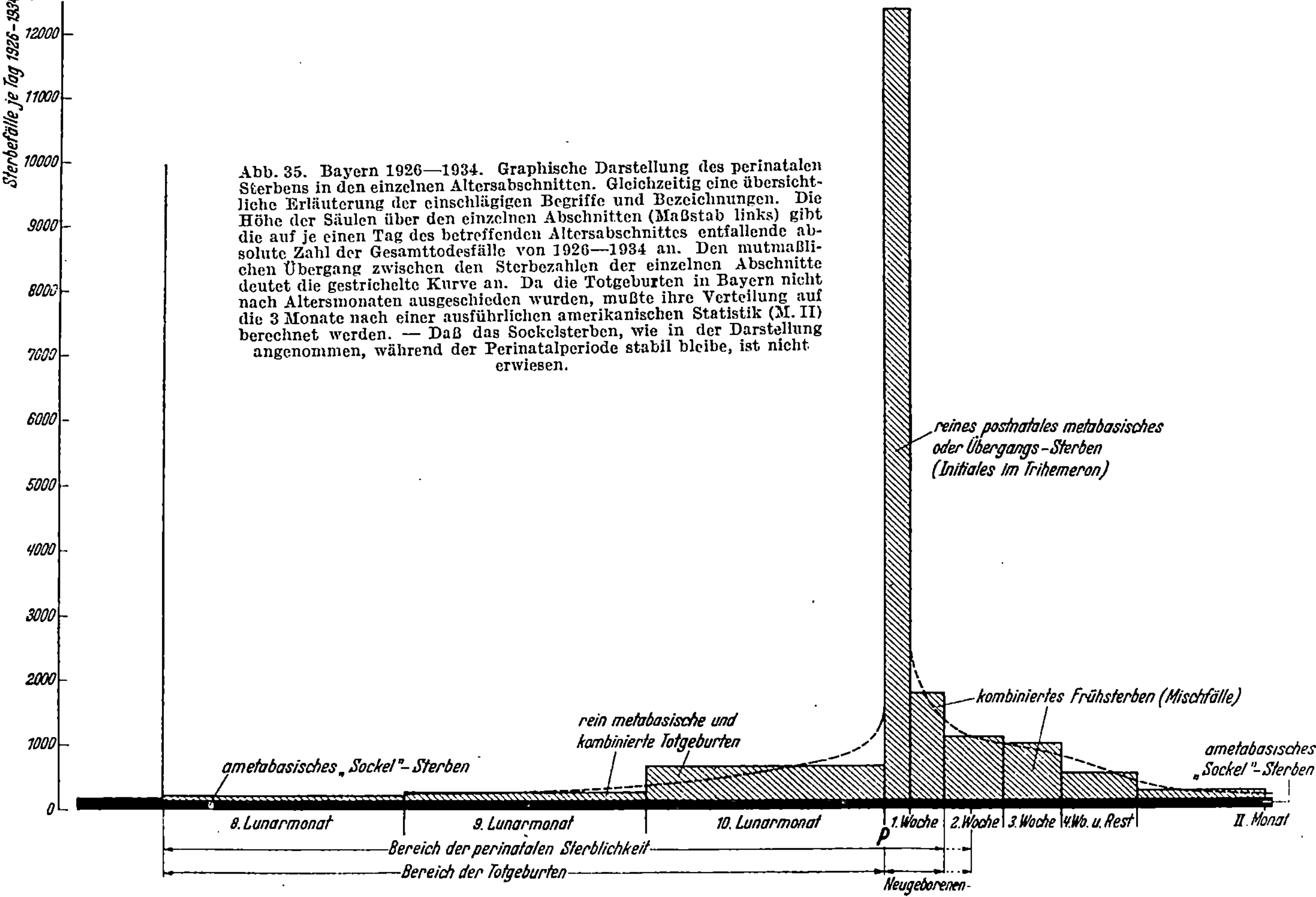

Abb. 35. Bayern 1926—1934. Graphische Darstellung des perinatalen Sterbens in den einzelnen Altersabschnitten. Gleichzeitig eine übersichtliche Erläuterung der einschlägigen Begriffe und Bezeichnungen. Die Höhe der Säulen über den einzelnen Abschnitten (Maßstab links) gibt die auf je einen Tag des betreffenden Altersabschnittes entfallende absolute Zahl der Gesamttodesfälle von 1926—1934 an. Den mutmaßlichen Übergang zwischen den Sterbezahlen der einzelnen Abschnitte deutet die gestrichelte Kurve an. Da die Totgeburten in Bayern nicht nach Altersmonaten ausgeschieden wurden, mußte ihre Verteilung auf die 3 Monate nach einer ausführlichen amerikanischen Statistik (M. II) berechnet werden. — Daß das Sockelsterben, wie in der Darstellung angenommen, während der Perinatalperiode stabil bleibe, ist nicht erwiesen.

die sich oft auch in anderen Entwicklungsphasen einstellen und gewissermaßen nur durch zufällige zeitliche Koinzidenz hier beigesellen. Man hat beispielsweise Neugeborene wenige Stunden nach der Geburt an eitriger Meningitis sterben gesehen, einer Infektion, die von der pyämisch erkrankten Mutter her ante partum diaplacentar übertragen worden war. Das sind perinatale, aber nicht Übergangs-, sondern *ametabasische Todesfälle.* Um den wahren Kern des perinatalen Sterbens rein herausgeschält zu erhalten, muß man es von solchen Schlacken befreien; die Ausscheidung der Mitläufer erst läßt Wesen und Umfang des Übergangstodes richtig erkennen; jene aber sind nicht an bestimmte Etappen der Entwicklung gebunden, laufen daher, einem Sockel vergleichbar, ohne besonderen Bezug auf den jeweiligen Aufbau der Mortalitätsfassade durch verschiedene Phasen weiter („Sockelsterben"). Wenn es auch nach dem heutigen Stande des Wissens zweifelhaft bleibende Einzelfälle gibt, man da und dort einer undurchsichtigen Konkurrenz von Todesursachen (M. II, S. 472), einem Zusammenspiel heterogener Schäden, also Mischfällen begegnet (M. III, S. 473f.), kann man an hinreichend sorgfältig geprüftem Krankengute doch meist zum Ziele kommen und wird jedenfalls an der grundsätzlichen Scheidung von metabasischem und ametabasischem Tode festhalten.

Zur *ersteren Gruppe* gehören bei den Totgeburten (im bisherigen Sinne) jene Fälle, die infolge ihrer engen Beziehungen zu zentralen Problemen der geburtshilflichen Disziplin als *obstetrikale* bezeichnet werden können. Krankhafte Abweichungen im Bereiche von Ei (Lage, Größe, Gestalt, Zahl; Eihautbeschaffenheit) oder von Gebärorganen (Uterus, Becken, Geburtswege), oder von Placenta und Nabelschnur führen an sich und meist jäh zu einem mehr-weniger unfallartigen Kindstode oder machen Eingriffe erforderlich, die ungünstigenfalls den gleichen Ausgang haben. Unmittelbare Todesursachen sind da neben groben äußeren Gewalteinwirkungen (Perforation, Zerstückelung, Frakturen, Quetschungen, Zerreißungen) Blutungen in lebenswichtige Organe, Fruchtwasseraspiration, Erstickung u. ä. Zur *zweiten Gruppe,* der ametabasischen, gehören Fälle aus dem 8.—10. Lunarmonat von mehr *internistischem* Einschlage, verursacht durch Störungen allgemein infektiöser toxischer, dyshormonaler, alimentärer, stoffwechselpathologischer Natur.

Die Scheidung der beiden Gruppen gewinnt an Gewicht, wenn man sich den Hergang des Geschehens klarzumachen sucht — besonders in der Richtung von Ursache und Wirkung. Im einen Falle, für den der Ausdruck „Totgeburt" im *engeren* Sinne am Platze erscheint, ist der Tod das Primäre, die Geburt (die Ausstoßung) das Sekundäre, die Verunmöglichung eines Weiterlebens im Mutterleibe das Entscheidende (ametabasisches Sockelsterben); im anderen Falle, in dem man besser von „Geburtstod" sprechen würde, zieht die Geburt oder die Metabasis Todesfolge nach sich; es entscheidet der nachteilige. Vollzug der Trennung vom mütterlichen Organismus. Grobschematisch könnte man vielleicht sagen: Die einen Früchte werden ausgestoßen, weil sie abgestorben oder abzusterben im Begriffe sind, die anderen sterben ab, weil (und während) sie (in nicht gehöriger Weise) ausgestoßen, von der Mutter getrennt werden oder sich zu trennen versuchen.

Die Scheidung von metabasischen und ametabasischen Fällen gewinnt hier dadurch an Bedeutung, daß sich zwischen beiden Gruppen hinsichtlich des G.V. bemerkenswerte Unterschiede ergeben (s. S. 281). Wegen der Zuteilung der mit Verkürzung der Schwangerschaftsdauer verknüpften Fälle von Totgeburt, ferner der tot zur Welt gebrachten Mißbildungen, die eine Sonderstellung einnehmen, und des ziffernmäßigen Nachweises, daß die Hauptmasse der einschlägigen Todesfälle der Übergangsgruppe angehörte, muß auf die Originalmitteilung (M. I! S. 475—482) verwiesen werden.

Auch bei dem als „*Neugeborenensterben*" numerisch überwiegenden Teile der perinatalen Mortalität sind metabasische und ametabasische, mehr obstetrikale und mehr internistisch gerichtete, sowie Mischfälle unterscheidbar, doch überwiegen hier die ersteren stark und um so mehr, je näher der Todestermin an den der Geburt herangerückt ist. Das jähe postnatale Schwinden der (reinen) Übergangstodesfälle ist es, das die Gesamtmortalität jenseits des 3. Lebenstages so rasch absinken läßt.

Als häufigste Todesursachen der Neugeburtsperiode werden zumeist genannt: Geburtstraumen, angeborene Lebensschwäche (zumeist verbunden mit Unreife), Asphyxie, Aspiration, Dystelektasen, Mißbildungen und connatale Lues (s. hierzu M. III, Tabelle 14). Die relative Häufigkeit dieser Schäden schwankt nach Ort (z. B. Lues *viel* häufiger in romanischen Ländern) und Zeit (früher spielten andere angeborene und namentlich früh erworbene Infektionskrankheiten in Anstalten eine große Rolle: s. M. III, Tabelle 16) und wird auch von den Vertretern der hauptsächlich zuständigen drei ärztlichen Fachgruppen: Geburtshelfer, Pädiater und Pathologen oft abweichend begutachtet. Besonders auf dem Gebiete des traumatischen Todes ist noch manches strittig (so etwa zwischen A. YLPPOE, PH. SCHWARTZ, KEHRER-BENEKE, KERMAUNER, HEIDLER, v. REUSS, HAUSBRANDT-MEIER, A. PEIPER, CATEL), um nur die wichtigsten Namen aus dem deutschen Schrifttum zu nennen (s. besonders M. III, Kapitel 9). Dies hängt damit zusammen, daß von manchen nur die direkte, von anderen auch manche wieder sinnfällige, indirekte und Fernwirkung des Traumas berücksichtigt und in der Konkurrenz der Todesursachen ein abweichender Standpunkt eingenommen wurde, daß das Durchschnittsalter und die Herkunft des Krankengutes, die Technik und Sorgfalt der Untersuchung verschieden waren. Namentlich über die wichtigen Beziehungen zwischen traumatischen Schäden und Lebensschwäche, Unreife und Frühgeburt (über diese Begriffe s. M. III, Kapitel 8a) liegen gewisse Widersprüche vor, die sich meines Erachtens aber doch überbrücken lassen (M. III, S. 443). Im ganzen wird die früher wohl teilweise überschätzte Rolle des Geburtstraumas neuerdings vielleicht eher unterschätzt.

Daß es sich nicht nur beim letzteren, sondern auch bei der Gruppe der Asphyxie, Aspiration und Dystelektase fast durchaus um echte Übergangsschäden handelt, steht fest. Auch bei den Todesfällen der Debilitasgruppe fällt der Metabasis die entscheidende Rolle zu, insoferne sich der unreife oder lebensschwache Organismus zwar noch den Anforderungen des unter dem mütterlichen Schutze stehenden intrauterinen, nicht aber jenen des extrauterinen Daseins gewachsen zeigte, ihm daher der Übergang in letzteres zum Verhängnis werden mußte. Auch der Tod Neugeborener an Mißbildungen ist in einer großen Zahl der Fälle metabasischer Natur — sowohl dann, wenn grobe Gestalts- und Größenveränderungen zum traumatischen Geburtstode geführt haben, als auch, wenn der Bildungsfehler die Leistung solcher Organe schwer beeinträchtigte, die dank besonderen maternalen Schutzes zwar nicht vor, wohl aber nach der Geburt lebenswichtig sind.

Bei den oben an erster Stelle genannten Schäden haben wir es mit einem großen Block[1] untereinander vielfach verfilzter, ausgesprochen metabasischer Todesursachen zu tun, auf deren Rechnung in der Neugeburtsperiode die allermeisten, durchschnittlich wohl gegen 90%, in den ersten drei Lebenstagen sogar fast sämtliche Sterbefälle überhaupt zu setzen sind.

Trachtet man eine kurze pathogenetische Übersicht der vielköpfigen Hydra des Übergangsschadens zu gewinnen, so gestaltet sich das Ergebnis etwa wie folgt:

1. Am sinnfälligsten wirkt die Metabasis beim Geburtsunfall im engen Sinne des Wortes, sei er *traumatisch* (gewaltsame „Konfiguration der Fruchtwalze" durch die Dynamik der Geburt, schwere geburtshilfliche Eingriffe mechanischer Art bei abnormer Größe, Lage, Gestalt des kindlichen Körpers, bei Anomalien der mütterlichen Geburtswege usw.), sei er *suffokatorisch* (bei Verlegung von Blut- oder Luftwegen der Frucht).

2. Die Metabasis kann ferner töten durch Übermaß der Herausforderung und der Belastung kindlicher Organleistungen — sei sie eine *absolute* (etwa durch verlängerte, verstärkte Wirkung angreifender Kräfte, z. B. bei gewissen Wehenanomalien), sei sie eine *relative* bei unzureichend organisiertem Widerstande, mangelhafter Anpassung und

---

[1] Hierher gehören u. a. höchstwahrscheinlich auch die Gruppe der Erythroblastosen und jene vieler Blutungsübel.

Vorbereitung der geforderten plötzlichen Umschaltung aller Organfunktionen (exhaustiver[1] oder Erschöpfungstod).

3. Die Metabasis bringt, wie schon erwähnt, für die Frucht den plötzlichen Ausfall von zum Teil durchsichtiger, zum Teil noch kaum erforschter mütterlicher Protektion. Die Mutter ist ja für die Leibesfrucht gewissermaßen nicht bloß der Hauswirt, Heizer, Koch und Mundschenk, sondern auch der Arzt, Apotheker, Wärter und Schutzmann.

Das metabasische Sterben ist *an einen Vorgang der Entwicklung selbst* gebunden, an eine Phase der Ontogenese, also etwa vergleichbar den Pubertäts-, den Altersschäden, diesen gegenüber allerdings durch zeitliche Raffung, Ruptizität ausgezeichnet.

Freilich darf die Frage, ob der unzweifelhaft „im Plane der Natur" gelegene Geburtsvorgang auch beim heutigen Kulturmenschen wirklich noch in durchaus natürlichen Bahnen läuft, nicht ohne weiteres bejaht werden. Denn gleich manchen domestizierten Säugetieren, z. B. den seit Jahrhunderten künstlich auf Fleisch- bzw. Fettlieferung gezüchteten Rinderrassen bzw. Schweinen steht auch der Mensch unter dem Einfluß einer einseitigen (natürlichen) Zuchtwahl, und zwar auf Hirn, deren Ergebnis die „Kephalisation" ist. Da eine dem vergrößerten Schädel entsprechende Ausweitung des weiblichen Beckens aus bestimmten Gründen (Erwerbung des aufrechten Ganges u. a.) offenbar nicht tunlich, d. h. nach anderer Richtung anpassungswidrig war, mußte (nach SELLHEIM) die Ossifikation des Fruchtschädels zur Zeit der Geburt gegenüber jener bei Säugetieren stark zurückgehalten werden, was zwar seine „Konfiguration" und damit seine Passage durch die Geburtswege erleichtert, aber unter sonst ungünstigen Bedingungen schwere Gefahren für das nervöse Zentralorgan mit sich bringt. Die Geburt kann beim rezenten Kulturmenschen hiernach kaum mehr als ein im originären Sinne streng natürliches Geschehen betrachtet werden. Beim metabasischen Sterben des Kindes erfolgt der Untergang somit durch einen unter nachteiligen Umständen und Einflüssen sich vollziehenden, an sich wohl natürlichen, aber modifizierten und jähen Entwicklungsvorgang.

Ein wichtiges Kriterium der Übergangssterblichkeit liegt in ihrem Beharrungsvermögen, der „*Tenazität*". Während nämlich in allen späteren, mehr und mehr von *ametabasischen* Todesarten beherrschten Phasen des Frühtodes (1. Lebensjahr) allenthalben die Mortalität besonders seit der Jahrhundertwende in den Kulturstaaten sehr beträchtlich gesunken ist — offenbar unter dem Einfluß der Hebung des kulturellen, wirtschaftlichen, sozialen und Bildungsniveaus in breiten Bevölkerungskreisen, der zunehmenden Leistung der organisierten Säug-

---

[1] Hierher gehört der „Zerfall des Atemzentrums" bei Unreifen — im Sinne von A. PEIPER.

lingsfürsorge und der gesenkten Geburtenziffer, somit durchaus peristatisch bedingt — hat sich das trihemerale, also das reine Übergangssterben fast überall resistent, der steigenden Gunst dieser Umstände widerstrebend erwiesen, was ja nach dem über sein Wesen Angeführten zu erwarten war.

Vielen Ortes ist das metabasische Dreitagssterben nicht nur nicht abgesunken, sondern in den ersten Dezennien des 20. Jahrhunderts sogar deutlich angestiegen (HOFFA, SCHLOSSMANN, ROTT u. a., s. Abb. 36—38 und M. III, Kap. 7). Über die Ursachen dieser seltsamen Erscheinung wurden zahlreiche Vermutungen aufgestellt. Eine Nachprüfung dieser Hypothesen (M. IV, Kap. 1) führte jedoch zu einer mehr-weniger abweichenden Auffassung. Es handelt sich meines Erachtens darum, daß an der Gesamtgebärleistung in zunehmendem Maße Bevölkerungsgruppen Anteil nahmen, deren körperlicher oder seelischer Verfassungszustand dem metabasischen Untergang des Kindes Vorschub leistet, und zwar auf verschiedenen Wegen, besonders dem der komplizierten und der Frühgeburt. (Näheres hiezu M. IV, S. 46.)

Die Tenazität des trihemeralen, metabasischen Sterbens gegenüber den auf dem Gebiete der Säuglings- oder Nachsterblichkeit bewährten fürsorgerischen Bestrebungen

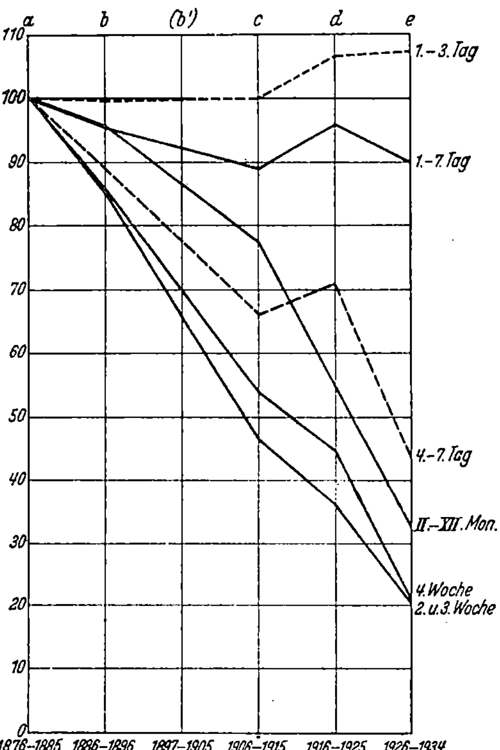

Abb. 36. Bayern. Relative Sterblichkeit in verschiedenen Altersabschnitten des ersten Lebensjahres zu verschiedenen Zeiten. Die Sterblichkeit von 1876 bis 1885 ist für jeden Altersabschnitt gleich 100 gesetzt.

hat dazu geführt, daß man die letztere als eine „ektogen bedingte", dem ersteren als einem mindestens vorwiegend „endogen bedingten" gegenüberstellte (A. MEYER u. a.). Für „ektogen" wurde dann auch wohl der Ausdruck „umwelt- oder milieubedingt" verwendet. Der Gegensatz dazu aber ist in der Genetik: erbweltlich oder genotypisch. So tauchte denn die Meinung auf, es sei die Übergangssterblichkeit im wesentlichen auf Erbeinflüsse zurückzuführen und ihre Resistenz gegen Fürsorgebestrebungen darauf, daß man hier quasi einem härteren Feinde, dem Erbbilde gegenüberstehe — wofür auch die beim Initialtode stark abweichenden G.V.-Ziffern (s. u. S. 278) zu sprechen schienen.

Diese Meinung ist aber verfehlt. Von der Leibesfrucht aus gesehen ist jeder Teil und jede Leistung des mütterlichen Organismus peristatisch — auch wenn dahinter, wie bei allen physiologischen oder pathologischen Gegebenheiten, letzten Endes Erbgut stecken mag. Die prägnanteste Übergangs - Todesursache, nämlich der Geburtstod ist geradezu der Prototyp einer umweltbedingten.

Der *Gesamtumfang* des metabasischen Sterbens in der ganzen perinatalen Periode berechnet sich für Deutschland 1936 auf *etwa* 3,4%, für Bayern 1926—1934 auf etwa 4,5% der Lebendgeborenen (M. III, S. 476).

Über *besondere Umstände*, die auf das metabasische Sterben Einfluß nehmen (M. III, Kapitel 7) folgen hier kurze Angaben.

Rassische Einflüsse machen sich wohl am meisten da geltend, wo erhebliche Verschiedenheiten in den Beckenmaßen vorliegen. Bei den skandinavischen Völkern sind höhere Grade von Beckenenge (verschiedener Art) viel seltener als bei den meisten anderen europäischen Stämmen und die Ziffern der trihemeralen Kindersterblichkeit auffallend niedrig. Sonst wird man mit Schlüssen in dieser Richtung vorsichtig sein müssen angesichts der mit der Rassenverschiedenheit konkurrierenden anderen Differenzen (s. z. B. die nachfolgend erwähnten, ferner die Geburtshilfe, Schwangerenpflege).

Der *Familienstand* der Mutter beeinflußt schon das initiale Sterben der Neugeborenen; ja die Übersterblichkeit der illegitim geborenen Kinder gegenüber den legitimen ist manchenorts in keiner Lebensperiode so groß wie am ersten Tage (bis 300% !). Hier spielen fahrlässige und absichtliche Tötungen des Kindes (bei Hausgeburten) wahrscheinlich eine weit größere Rolle, als man vermuten möchte und sicher nachzuweisen imstande ist (s. dazu M. III, S. 386, 395, 457). Sonst entscheidet

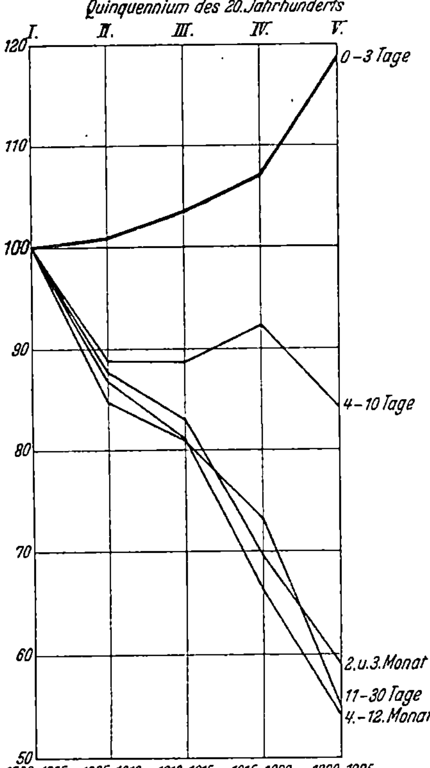

Abb. 37. Preußen. Relative Sterblichkeit in verschiedenen Altersabschnitten des ersten Lebensjahres nach Quinquennien des laufenden Jahrhunderts. In jeder Altersgruppe ist die Sterblichkeit von 1900—1905 gleich 100 gesetzt.

da die erhöhte Frühgeburtenziffer bei den Illegitimen und indirekt die größere Häufigkeit vorausgegangener Geschlechtskrankheiten, vollzogener oder versuchter Abtreibungen und anderer Mängel und Schäden körperlicher wie psychischer Art bei den Müttern.

Die metabasische Sterblichkeit ist bei *Anstaltsgeburten* teils höher, teils niedriger gefunden worden als bei vergleichbaren *Hausgeburten*, ersteres besonders bei Legitimen, letzteres bei Illegitimen. Hier erschweren aber verschiedene Momente, namentlich die Auslese unter den in die Gebäranstalten verbrachten Schwangeren, also die Ungunst des Muttermaterials dort, die unterschiedliche Frühgeburtenziffer und besagte im vollen Ausmaße nicht faßbare Kindestötung (daheim) den Einblick. In einer sorgfältigen Erhebung von E. Meier über Preußen und Bayern 1932 überwiegt bei den Anstaltskindern bis zum 2. Lebenstag die Ungunst des Krankengutes, am 2.—10. Tage aber die Gunst der durchschnittlich höheren ärztlichen und pflegerischen Leistung. Manche Gebäranstalten pflegen übrigens Neugeborene gleich beim Auftreten ernster Krankheitszeichen in Kinderspitäler zu entlassen; in anderen machen sich (später) hospitalistische Schäden bemerkbar.

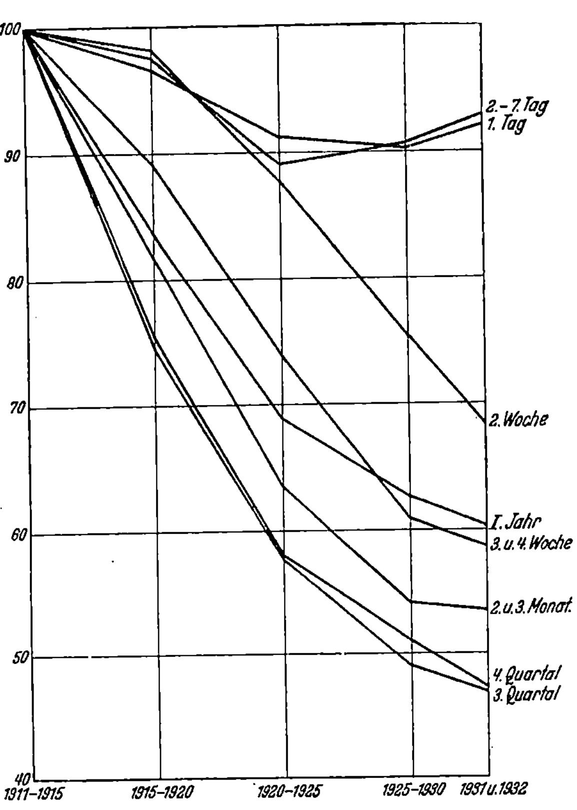

Abb. 38. England und Wales. Relative Sterblichkeit in verschiedenen Altersgruppen des ersten Lebensjahres durch 5 Quinquennien ab 1911. Die Sterblichkeit des ersten Quinquenniums ist gleich 100 gesetzt.

Jahreszeitliche Einflüsse auf die Übergangsmortalität machen sich bemerkenswerterweise schon in den ersten Lebenstagen, ja in der ersten halben Stunde nach der Geburt geltend, und zwar in gleichem Sinne, aber in geringerem Ausmaße als bei der Säuglingssterblichkeit. Von den vier Quartalen des Jahres bringt der Sommer (in Mitteleuropa) die optimalen Verhältnisse, der Winter die ungünstigsten. Ursächlich möchte ich saisonale Schwankungen im Tonus des vegetativen Nervensystem eher in Betracht ziehen als solche im Vitaminbestande von Mutter und Kind.

Die Einflüsse der *Geburtsordnungsnummer* auf die Übergangssterblichkeit ist noch keineswegs statistisch hinreichend sichergestellt. Die namentlich von Geburtshelfern meist angenommene allgemeine Mehrbedrohung, von Erstgeborenen fand noch jüngst teils Bestätigung, teils Ablehnung. Nach großem nordamerikanischem Material scheint es, als gelte sie wohl für reife Kinder, nicht aber für unreife. Ordnungsnummer der Geburt und Alter der Mutter müssen anscheinend gegeneinander richtig abgestimmt sein, wenn sie die Frühsterblichkeit im günstigen Sinne beeinflussen sollen.

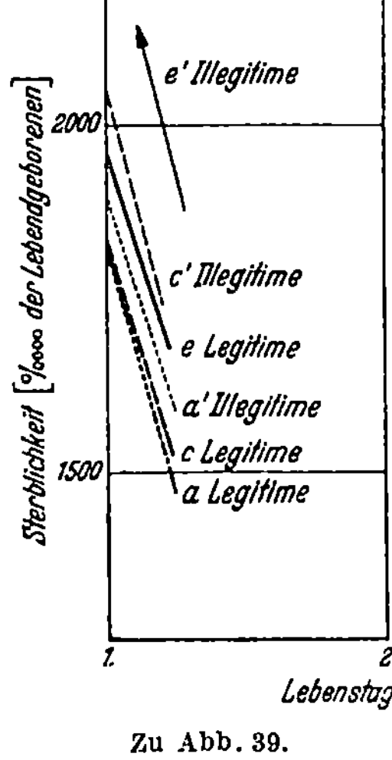

Zu Abb. 39.

Vielfach überschätzt wurde der nachteilige *Einfluß wirtschaftlicher und sozialer Ungunst* als solcher auf die initiale Sterblichkeit. Schon der Statistiker ROESLE ist dem entgegengetreten — und zwar sogar noch hinsichtlich der Mortalität des ganzen ersten Lebensmonats. Ähnliches gilt von der körperlichen Erwerbs-, besonders Fabrikarbeit der Mütter. Meist hat man dieser *als solcher* Schäden zugeschrieben, die wohl mehr im Zusammenwirken von körperlichen und seelischen Minusvarianten unter Fabrikarbeiterinnen mit Milieuschäden ihre wahren Wurzeln haben.

Die zwischen dem Trihemeron und dem Ende der 2. Lebenswoche herrschenden besonderen Mortalitätsverhältnisse geben die D agramme auf Abb. 39 und 40 wieder[1]. Während sich die allgemeine Sterblichkeit vormals (bis in die Anfänge des 20. Jahrhunderts) nach einem Tiefstande zwischen der 1. und 2. Lebenswoche wieder erhob (entsprechend dem Einsetzen des ametabasischen Säuglingssterbens nach Erschöpfung des Übergangssterbens), sinken in neuerer Zeit die Ziffern infolge Eindämmung des ersteren, zumeist vom Geburtstermin ohne deutliche Unterbrechung asymptotisch ab.

Hinsichtlich des Umfanges und der Ursachen der eigentlichen Säuglings- oder Nachsterblichkeit im weiteren 1. Lebensjahr wurden angesichts ihrer seit langer Zeit nach allen Richtungen erfolgten Durchforschung neue Erhebungen nicht mehr gepflogen, wohl aber hinsichtlich des G.V., worüber unten Bericht folgt.

---

[1] Die sog. ENGELsche Zacke ist wahrscheinlich nur ein durch ungenaue Erhebung des Sterbetermins verursachtes Truggebilde.

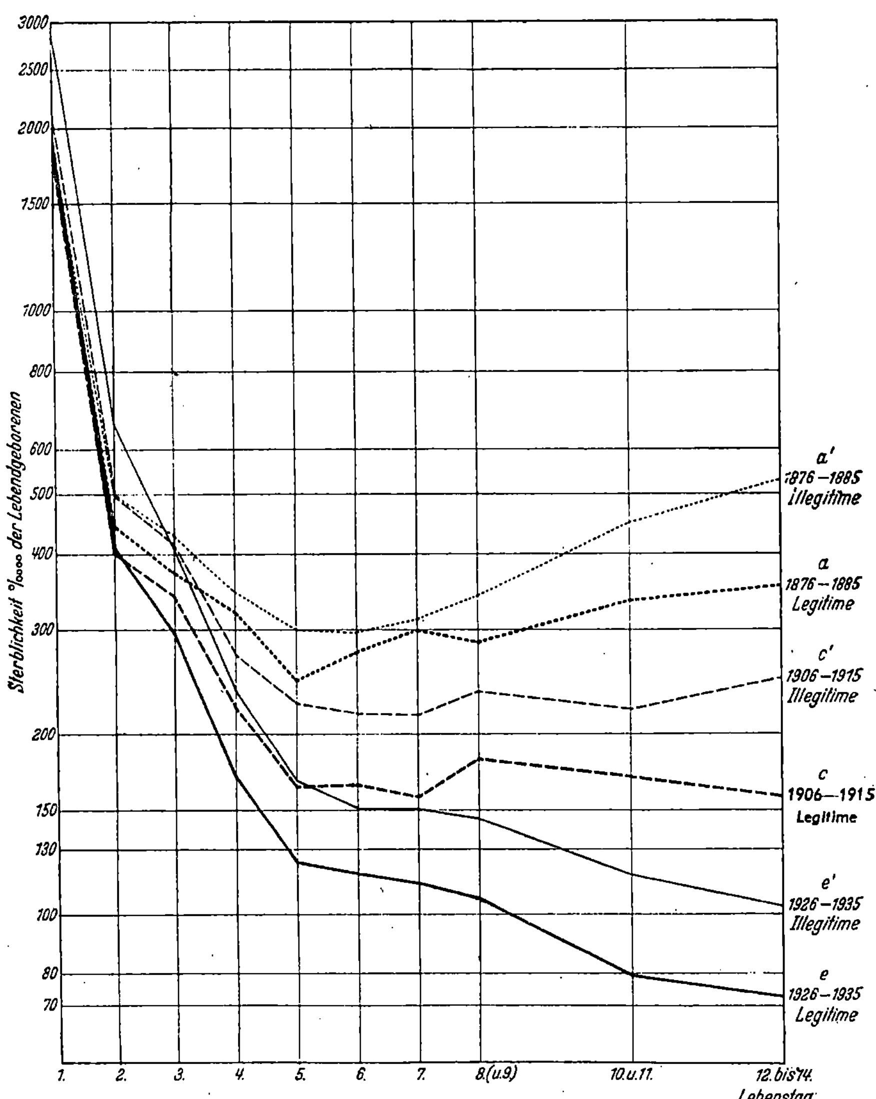

Abb. 39. Bayern. Verlauf der Sterblichkeitsziffern (jeweils bezogen auf 100000 Lebendgeborene derselben Kategorie) in den ersten beiden Lebenswochen bei legitimen und bei illegitimen
Kindern während 3 verschiedenen Jahrzehnten a, c und e. Ordinatenmaßstab nach oben
logarithmisch verkürzt. Auf S. 274 Detail zum Diagramm: Lauf der Kurven im Beginn ver-
deutlicht durch etwa dreifache Vergrößerung des Maßstabes im Bereich der Mortalität von
1500—2000 °/oooo.

Zweiter Abschnitt. Tatbestände zum G.V. beim Frühtod.

Das Verhalten des (reinen) G.V. unter den Toten im Ablauf der Entwicklung erläutert die Abb. 41[1]. Man erkennt auch hier (wie bei der

---

[1] Der Altersmaßstab an der Grundlinie mußte zwecks Verdeutlichung von
Details in den einzelnen Altersabschnitten verschieden groß gewählt werden.

18*

Gesamtmortalität, s. o.) einen hohen embryofetalen und einen perinatalen Gipfel mit tiefer Senkung zwischen beiden, dann — jenseits der Neugeburtsperiode — eine (streckenweise unterbrochene) allmähliche Abminderung des Wertes (γ') bis zum Reifealter und jenseits von

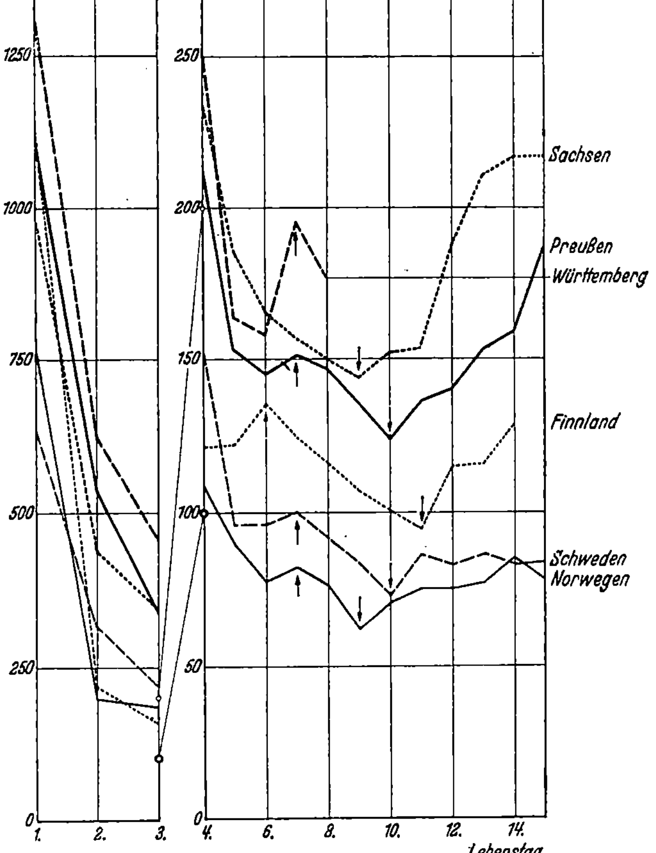

Abb. 40. Sterblichkeit in den ersten 15 Lebenstagen je 100000 Lebendgeborene in verschiedenen Ländern 1901—1905 (Ziffern nach Rösle). Die aufwärts weisenden Pfeile zeigen auf „Engelsche Zacken", die abwärtsweisenden auf die tiefste Senkung.

diesem einen Wiederanstieg. Grundsätzlich analog verhält sich, wie im ersten Abschnitt gezeigt wurde, die allgemeine Mortalität. Das bedeutet also, daß *im Laufe der Ontogenese* Sterblichkeit und Knabenübersterblichkeit zumeist ähnliche Verlaufstendenz haben.

Schon im vorigen Jahrhundert wurde von verschiedener Seite (Bernoulli, Lexis, Rauber) berichtet, daß der Knabenüberschuß, der bei Lebendgeborenen bekanntlich vielenorts meist nur wenig um 5—6%

schwankt, weit übertroffen wird vom Knabenüberschuß der Fehl-
geborenen. TSCHUPROW hat dann in der schon erwähnten Arbeit festgestellt: „Es darf somit als sicher gelten, daß das G.V. der Fehl- und
Totgeburten im 7. und 8. Schwangerschaftsmonat ein Minimum aufweist und von da ab sowohl mit steigendem, wie namentlich besonders
schnell mit abnehmendem Fruchtalter zunimmt. Im 5. Schwangerschaftsmonat hält sich das G.V. zwischen 140 und 150, im 4. erreicht
es 200—300, um dann in den ersten Monaten der Schwangerschaft auf

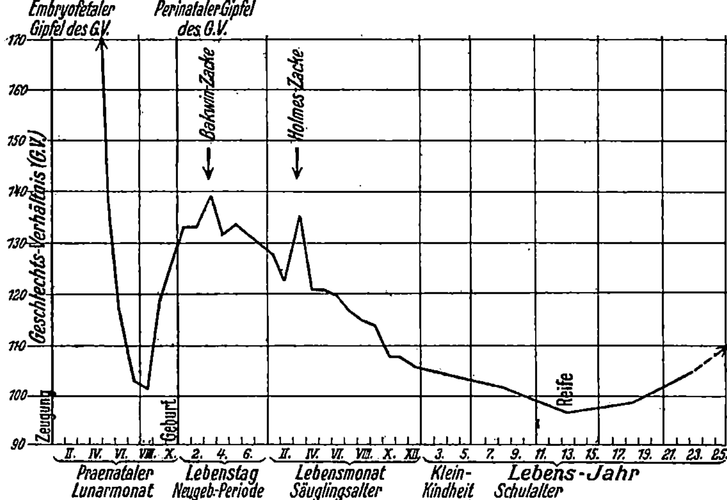

Abb. 41. Verlauf der Kurve des reinen Geschlechtsverhältnisses unter den Toten ansteigender
Altersstufen. Kombinierte jüngere Daten.

die Höhe von 6 Knaben und mehr auf 1 Mädchen zu steigen." Diese
TSCHUPROWsche Regel wurde auch von den amerikanischen Forschern
HOLMES sowie PARKES ausdrücklich[1] bestätigt. Aus TSCHUPROWs
Zahlengut konnte ich durch Extrapolation mutmaßliche[2] G.V.-Werte
für die Kyemtode der Entwicklungsanfänge gewinnen und damit die
für die S. 262 erwähnte intrauterine natürliche männliche und weibliche
Absterbeordnung erforderlichen Daten. Diese ermöglichte (nebenbei)
erstmals eine rechnerische Ermittlung des (bisher auf 100—160 ge-
schätzten) genetischen G.V. (γ_0), und zwar auf den Wert 146,2; d. h.:
Zur Zeit der Imprägnation fallen auf 100 Befruchtungen mit Gynäkospermien etwa 146 Befruchtungen mit Androspermien. Von letzteren
Eiern scheinen aber bis zum 8. Schwangerschaftsmonat etwa 32%, von
ersteren nur etwa 7% abzusterben.

---

[1] Über Einwendungen dagegen s. M. I, S. 192ff.
[2] Voraussetzungen für annähernde Richtigkeit s. M. I, S. 200.

In der Senke zwischen embryofetalem und perinatalem Gipfel erreicht das G.V. unter den Toten Werte, die nur wenig über 100 liegen. Es handelt sich da wohl vorwiegend um sog. Sockelsterben (s. S. 267), das sich der Sexoneutralität nähert.

Dem perinatalen Mortalitätsanstieg entspricht ein perinataler Gipfel des G.V. (s. Abb. 34), dessen Gestalt etwas veränderlich, dessen Abfall aber stets minder steil ist und sekundäre Erhebungen aufweisen kann. Die pauschalen Spitzenwerte (von γ') mögen etwa 130—140 erreichen. Zusammenfassung weiterer Altersstufen (etwa nach Monaten) und jene aller in solcher Zeitspanne vorgekommenen Todesfälle erlaubt jedoch keinen genaueren Einblick in die wahre Sachlage.

1. Totgeburtsperiode. Daß in dieser insgesamt (8.—10. Lunarmonat) Androtropie des Todes besteht, ist seit langem bekannt; doch werden dafür vielfach, so auch in der amtlichen Reichsstatistik, Ziffern angegeben, die wegen großer Standardfehler wenig Wert haben. An repräsentativem und dabei hinreichend gegliedertem Zahlenmaterial besteht noch Mangel. Es muß hier nach dem S. 267 f. Gesagten vor allem berücksichtigt werden, daß die Totgeburten der Statistik ihrem ursächlichen Wesen nach völlig heterogen sind. Man muß eine Gliederung nach den beiden Hauptgruppen: mechanisch-obstetrikal und internistisch anstreben, die teilweise in Deckung steht mit: Spät- oder Reif- und Früh- oder Unreiftotgeburten, metabasische und ametabasische. Das G.V. in beiden Gruppen ist erheblich abweichend gefunden worden: Die Fälle der ersten Gruppe, id est die wahren Geburtstode sind stark androtrop, bei Knaben bis zu eineinhalbmal häufiger als bei Mädchen; die Fälle der letzteren (im wesentlichen Sockelsterben) sind es viel weniger; das G.V. sinkt hier auf Werte, die sich nach Abzug des 1- bis 3fachen Fehlers kaum über 100 erheben. In der geburtsnahen Zeit kann die Knabenübersterblichkeit Werte erreichen, die sich jenen vom 5. bis 6. Lunarmonat nähern (s. M. II, S. 484).

Die Todesfälle an *Mißbildungen* nehmen auf dieser Entwicklungsstufe eine sehr auffallende Sonderstellung ein, insoferne sie, besonders nach einer größeren amerikanischen Erhebung, vom 7.—10. Lunarmonat ausgesprochene Gynäkotropie aufweisen mit G.V.-Werten von ungefähr 60—70. Daß darin etwa nur eine mädchenwendige *Letalität* zum Ausdruck komme, ist unwahrscheinlich; es wird sich wohl um *Morbiditäts*-unterschiede handeln.

2. Neugeburtsperiode. Auch jenseits der Geburt fordert die Analyse der perinatalen G.V.-Erhebung stärkere Gliederung des Materials nach verschiedener Richtung — zunächst nach *Todestermin.* Die hohe Sterblichkeit erlaubt hier in einzelnen Fällen (z. B. Bayern 1876—1934, England-Wales 1931—1934, USA. 1918—1934) im Trihemeron eine Gliederung nach einzelnen Tagen, weiterhin nach Gruppen von Tagen

oder Wochen, ohne daß der Standardfehler der G.V.-Ziffer viel über 1 bis
3 Einheiten ansteigt. Die Gesamtzahl der dabei einbezogenen Todes-

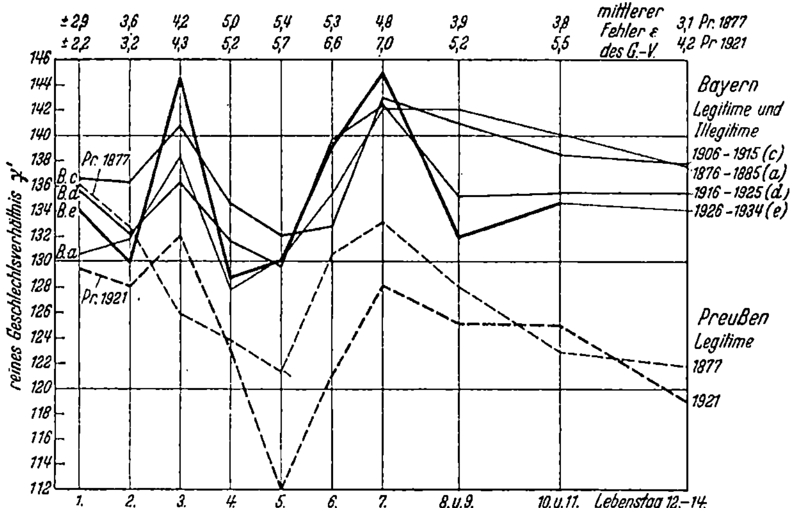

Abb. 42. Reines Geschlechtsverhältnis der Toten während der beiden ersten Lebenswochen in
Bayern (Jahrzehnte a, c, d und e; alle Lebendgeborenen) und in Preußen (Jahre 1877 und 1921;
Legitimgeborene).

fälle beläuft sich in jeder solchen Erhebung auf mehrere Hundert-
tausend, die Zahl der zugehörigen Geburten auf etliche Millionen. Das

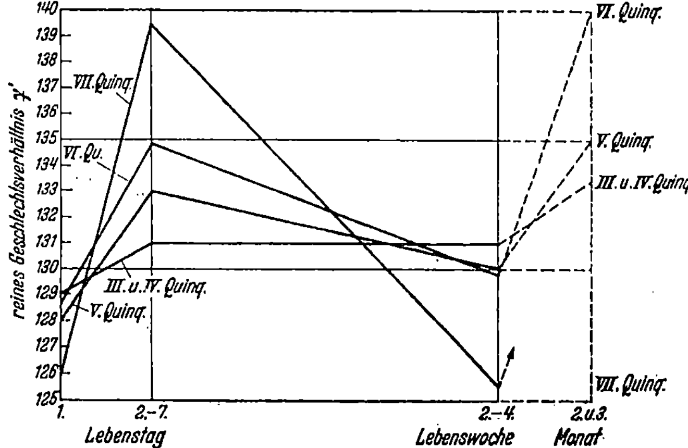

Abb. 43. England und Wales. Reines Geschlechtsverhältnis unter den Toten des ersten Jahres-
quartals in 5 Quinquennien des laufenden Jahrhunderts (III. plus IV. Jahrfünft 1911—1920,
V: 1921—1925, VI: 1926—1930, VII: 1931—1934).

Ergebnis solcher Erhebungen ist ziffernmäßig in M. IV, Tabelle 5, graphisch hier teilweise in den Abb. 42 und 43 wiedergegeben. Man erkennt,
daß das G.V. unter den Toten vom 1. zum 2. Lebenstage auf einer

Höhe von etwa 130 ± 5 ungefähr horizontal läuft, dann aber zum 3. Lebenstage meist plötzlich und sehr erheblich ansteigt und nach mehr-weniger starkem Abfall einen zweiten Gipfel am 6.—8. Lebenstag erreicht. Jenseits sinken die Werte weiter, und zwar öfters mit Unterbrechung durch eine dritte Zacke im 2.—3. Lebensmonat (s. Abb. 41) und ferner bis gegen die Pubertät, woselbst Werte von rund 100 oder auch unter 100 zu erscheinen pflegen. In der Neugeburts- und Säuglingsperiode haben wir es im ganzen also mit einem Rückgang der Knabenübersterblichkeit zu tun; doch sind in gewissen Entwicklungsphasen Anstiege der Androtropie eingeschaltet, die im Diagramm als spitze Zacken oder auch etwas flachere Buckel erscheinen. Davon wurden bisher drei etwas näher studiert, nämlich die besagte Dritt-Tageszacke, zweckmäßig nach ihrem Entdecker, dem New Yorker Kinderarzte H. BAKWIN zu benennen, dann die „Wochenend-Zacke" am Ende der ersten Lebenswoche und — schon jenseits der Neugeburtsperiode — die vom amerikanischen Biologen S. I. HOLMES (und ungefähr gleichzeitig und unabhängig auch von T. H. C. STEVENSON in England) aufgefundene, nach ersterem zu bezeichnende Erhebung aus der etwa 6.—10. Lebenswoche.

Keine dieser drei Zacken ist absolut konstant, nämlich in jeder bezüglichen Erhebung sicher und typisch anzutreffen, aber es steckt hinter allem doch ohne Zweifel eine gewisse Gesetzmäßigkeit. Am ehesten scheint die BAKWIN-Zacke in älteren Statistiken zu fehlen; auch die HOLMES-Zacke wird anscheinend mit sinkender Säuglingssterblichkeit deutlicher.

Nur zwei größere Erhebungen (England-Wales ab 1928 und Baden nach 1910), wurden mir bekannt, worin die Sterblichkeit in der ersten halben oder ersten ganzen Stunde nach der Geburt gesondert ausgewiesen ist. Hier errechnen sich erstaunlich niedere G.V.-Werte, die gegenüber jenen für den Rest des ersten Tages um fast 20 Einheiten zurückbleiben (s. hierzu unten S. 301).

In der Neugeburtsperiode haben verschiedene *besondere Umstände Einfluß* auf das G.V. Im *Wandel der Zeiten* seit 1880 wurden in Bayern und in England-Wales keine erheblichen und gesetzmäßigen Pauschalveränderungen angetroffen — vielleicht aber, wie schon angedeutet — bei den besagten Zackenbildungen; doch läßt sich darüber mangels ausreichenden Materials noch nichts Bestimmtes aussagen. Auf *Rasseneinflüsse* wollten HOLMES-MENTZER in den USA. die Senkung der Knabenziffer bei verstorbenen farbigen gegenüber weißen Kindern zurückführen. BAKWIN stieß an angloamerikanischem Material auf *jahreszeitliche Schwankungen*, die sich besonders an der Dritt-Tageszacke der Knabenübersterblichkeit in den heißen Sommermonaten als Acme bemerkbar machten. Die BAKWIN-Zacke ist dort also eine Sommerzacke. Sehr konstant erscheint eine beträchtliche Minderung des G.V.

beim Absterben von *illegitim geborenen gegenüber jenem von legitim geborenen Kindern* schon vom ersten Tage ab (s. Abb. 44).

Erhebliche Abweichungen zeigt das G.V. in der Neugeburtsperiode auch nach *Todesursachen* (s. M. IV, Tabelle 9). Hierüber konnte namentlich folgendes erhoben werden:

a) Der Tod an *Geburtseinwirkungen* ergibt die weitaus höchsten, von anderen Schäden nicht erreichten Knabenziffern, die sich auf mehr als 140, ja auf 150 belaufen. Schon HOLMES hat diese Ziffern als „bemerkenswert hoch" bezeichnet.

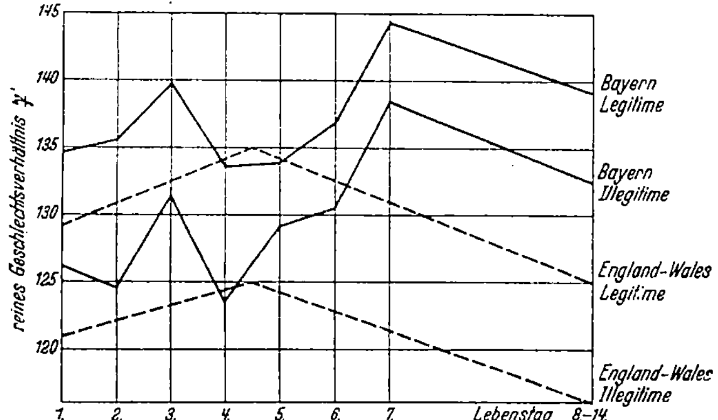

Abb. 44. Bayern 1876—1934 und England-Wales 1926—1934. Reines Geschlechtsverhältnis unter den Toten der Neugeburtsperiode bei ehelich und bei unehelich Geborenen.

b) Der Tod an *Frühgeburt* ergibt für die erste Lebenszeit relativ niedere Knabenziffern[1].

c) Auch die ausgesprochen *ametabasischen Todesfälle* in der Neugeburtsperiode, wie etwa Lues und andere Infektionskrankheiten scheinen ein niederes G. V. zu ergeben.

d) Dasselbe gilt hier (ebenso wie bei der Mortalität) vom Tode an *angeborenen Mißbildungen* (mit Ausschluß jener am Herzen).

Das erhebliche und — abgesehen von einer allfälligen HOLMES-Zacke — im ganzen stetige Absinken der Knabenübersterblichkeit im Ablauf des ersten Lebensjahres[2] wurde schon erwähnt. Will man diese

---

[1] Für Neugeborenen- und für Säuglingssterblichkeit werden sonst auch die Bezeichnungen Früh- und Nachsterblichkeit verwendet. Beide zusammen bilden die Erstjahrssterblichkeit. Wegen der in den meisten Statistiken getroffenen Anordnung mußten im folgenden vielfach für die letztere angegebene Werte an Stelle jener für die nicht besonders ausgeschiedene Säuglingssterblichkeit (im engeren Sinne) verwendet werden.

[2] Als Fehlerquelle kann hier in Betracht kommen, daß bei manchen Gruppen von Frühgeburten die Knabenziffer unter den Lebenden und damit der Divisor zur Berechnung des Reinwertes von $\underline{\gamma}'$ abnorm nieder liegt, kleiner ist als jener, den man in der Neugeburtsperiode sonst zu verwenden pflegt.

große Regression (auf ein Drittel oder ein Viertel des Ausgangswertes) von Monat zu Monat verfolgen, so muß angesichts der rasch abnehmenden Mortalität zur Vermeidung störender Standardfehler ein umfangreiches Material Verwendung finden. Die Abb. 45 und 46 erläutern die Ergebnisse. Meist ist die oben erwähnte Holmes-Zacke zu erkennen, deren Lage und Gestalt variiert, was angesichts der Verschiedenheit des Krankengutes nach Zeit und Ort nicht befremden kann (s. S. 284).

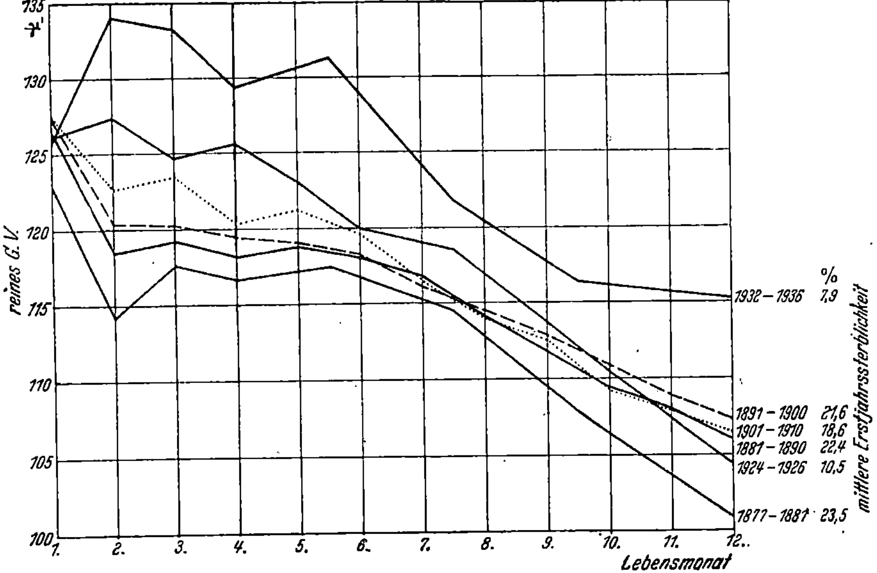

Abb. 45. Deutsches Reich. Verlauf des reinen Geschlechtsverhältnisses unter den Toten über die 12 Monate des ersten Lebensjahres in 6 verschiedenen Zeitperioden.

Über besondere auf das G.V. beim Säuglingstode einflußnehmende Umstände ist namentlich folgendes anzuführen:

1. *Das G.V. unter den Toten steht zur allgemeinen Mortalitätsziffer in negativer Korrelation.* Der Münchener Statistiker G. v. Mayr hat diese nach ihm zu benennende Regel im Jahre 1870 erstmals aufgestellt und sich dabei folgender Ausdrucksweise bedient: „Die Knabensterblichkeit übertrifft überall da verhältnismäßig die Mädchensterblichkeit am meisten, wo die ... Sterblichkeit gering ist ... Eine im allgemeinen bedeutende Kindersterblichkeit verwischt die Unterschiede beider Geschlechter einigermaßen ..." Diese Regel, die man auch als das *Reziprozitätsgesetz*[1] bezeichnen kann, gilt, wie wir heute wissen, für verschiedene Fälle, nämlich:

---

[1] Reziprozität im mathematischen Sinne liegt nicht vor; denn nicht das Produkt, sondern die Summe der Werte für Sterblichkeit und Übersterblichkeit (z) ist annähernd konstant (s. M. V, S. 18f. und hier Abb. 47).

a) *in räumlicher Fassung* beim Vergleich der Sterblichkeitsverhältnisse, die zu einer gegebenen Zeit in verschiedenen darauf geprüften Becken (Ländern usw.) vorliegen (v. MAYR).

b) *in zeitlicher Fassung* beim Vergleich der Sterblichkeitsverhältnisse, die in einem bestimmten Becken zu verschiedenen Zeitepochen bestehen (SUNDBÄRG u. a.).

c) *in soziologischer Fassung,* nämlich beim Vergleich der Sterblichkeitsverhältnisse verschiedener Bevölkerungsgruppen in einem bestimmten Becken und zu bestimmter Zeit (v. FIRKS u. a.).

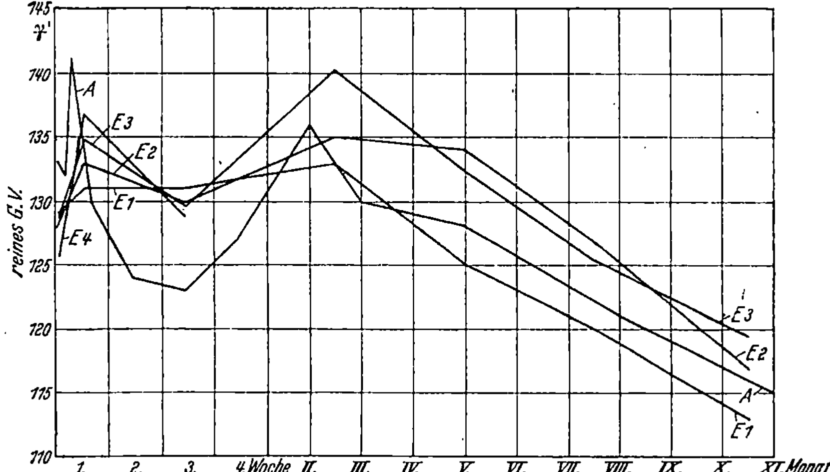

Abb. 46. Verlauf des reinen Geschlechtsverhältnisses unter den Toten über das erste Lebensjahr. Der Maßstab an der Grundlinie ist für die ersten Lebenswochen größer, um hier Einzelheiten deutlicher werden zu lassen. Es bezieht sich E 1 auf England-Wales III. und IV. Quinquennium des 20. Jahrhunderts (1911—1920), E 2 auf dasselbe Land V. Quinquennium (1921—1925), E 3 auf dasselbe Land VI. Quinquennium (1926—1930), E 4 wieder auf England-Wales VII. Quinquennium ab 1931. Werte nach der amtlichen englischen Statistik, Bd. 1932 ff. A bezieht sich auf den Erhebungsbezirk der USA. 1918—1924. Rohwerte entnommen 2 Diagrammen der Publikation von BAKWIN, in Reinwerte umgerechnet vom Verf. Die Erstjahressterblichkeit betrug für E 1 bis E 4: 10,0, 7,6, 6,8, bzw. 6,2 % der Lebendgeborenen, für A 8,2 %.

Besonders FR. LENZ und seine Schüler haben die Regel (ohne Bezugnahme auf v. MAYR) in den Fassungen a) und b) durch zahlreiche Beispiele eindrucksvoll bestätigt und fehlerkritisch durch Berechnung von Korrelationskoeffizienten gesichert. In M. V, Kapitel 2 sind weitere überzeugende Belege gebracht worden. Die zeitliche Fassung erläutert unsere Abb. 47, an der nicht nur die allgemeine gegenläufige Tendenz der beiden Kurven (Sterblichkeit und Knabenübersterblichkeit) durch fast ein ganzes Jahrhundert zu verfolgen ist, sondern auch die oft gegeneinander gerichteten einzelnen Zacken in bestimmten Jahren, wie z. B. 1911, Beachtung verdienen.

Am wenigsten fügt sich in der Regel von allen Lebensmonaten der erste (RÖSLE), wo die metabasische Sterblichkeit dominiert und andere

Einflüsse im Spiele sind. Besonders muß betont werden, daß es eine allgemeine „ontogenetische Fassung" der v. MAYRschen Regel nicht gibt, mit anderen Worten, daß bei der Verfolgung von Sterblichkeit und Knabenübersterblichkeit im Ablaufe der natürlichen Entwicklung durchaus keine reziproken Beziehungen beider Werte zum Ausdruck kommen, vielmehr im Gegenteil gleichsinnige Tendenzen (s. darüber unten S. 294).

1. Die Erstjahressterblichkeit nimmt auch Einfluß auf die Bildung der HOLMES-Zacke. In den Jahren von etwa 1929—1936 (s. M. V, Tabelle 7) lassen von 30 Ländern der alten und neuen Welt jene mit

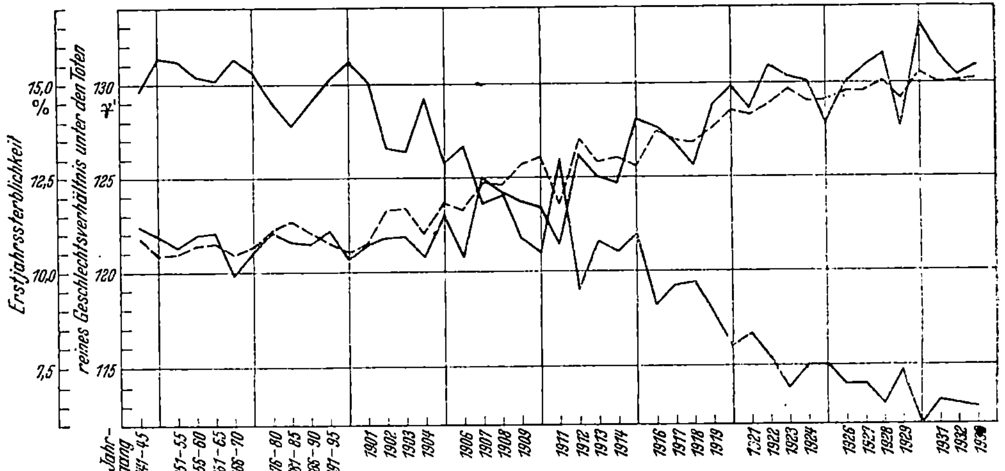

Abb. 47. England-Wales. Erstjahressterblichkeit (absteigende Kurve) und reines Geschlechts-verhältnis unter den Toten (aufsteigende Kurve) von 1841—1926. Daten nach BAKWIN. Die gestrichelte Kurve zeigt den Verlauf des Wertes z an, der der Summe der Erstjahressterblichkeit und des Geschlechtsverhältnisses entspricht. (Siehe darüber M. V, S. 18.)

einer Säuglingssterblichkeit von über 10% eine HOLMES-Zacke fast durchaus vermissen, jene aber mit einer Säuglingssterblichkeit von über 10% eine solche deutlich erkennen.

2. Der *Wandel der Zeit* macht sich am G.V. unter den Toten des ersten Lebensjahres namentlich dann bemerkbar, wenn er eine Änderung der Erstjahressterblichkeit mit sich bringt. Diese beeinflußt dann das G.V., und zwar im Sinne des v. MAYRschen Gesetzes in seiner zeitlichen Fassung (s. Abb. 47).

3. Daß *spezifische Rasseneinflüsse* als solche und direkt auf das G.V. der Säuglingssterblichkeit wirken (an Negern, Mongolen und Semiten geprüft), wurde wohl vermutet, aber bisher nicht sicher erwiesen (M. V, S. 22ff.).

4. Hingegen trifft dies offenbar zu für gewisse *klimatische Einflüsse* auch bei gleicher Erstjahressterblichkeit, also unter Ausschaltung des v. MAYRschen Momentes. An großem Material (etwa 8¹/₃ Millionen

Sterbefälle aus dem ersten Lebensjahre) ergibt sich, daß das G.V. in gewissen, auf alle Weltteile verteilten Ländern auffallend nieder ist, und zwar offenbar durch einen ortsgebundenen ,besonderen Faktor

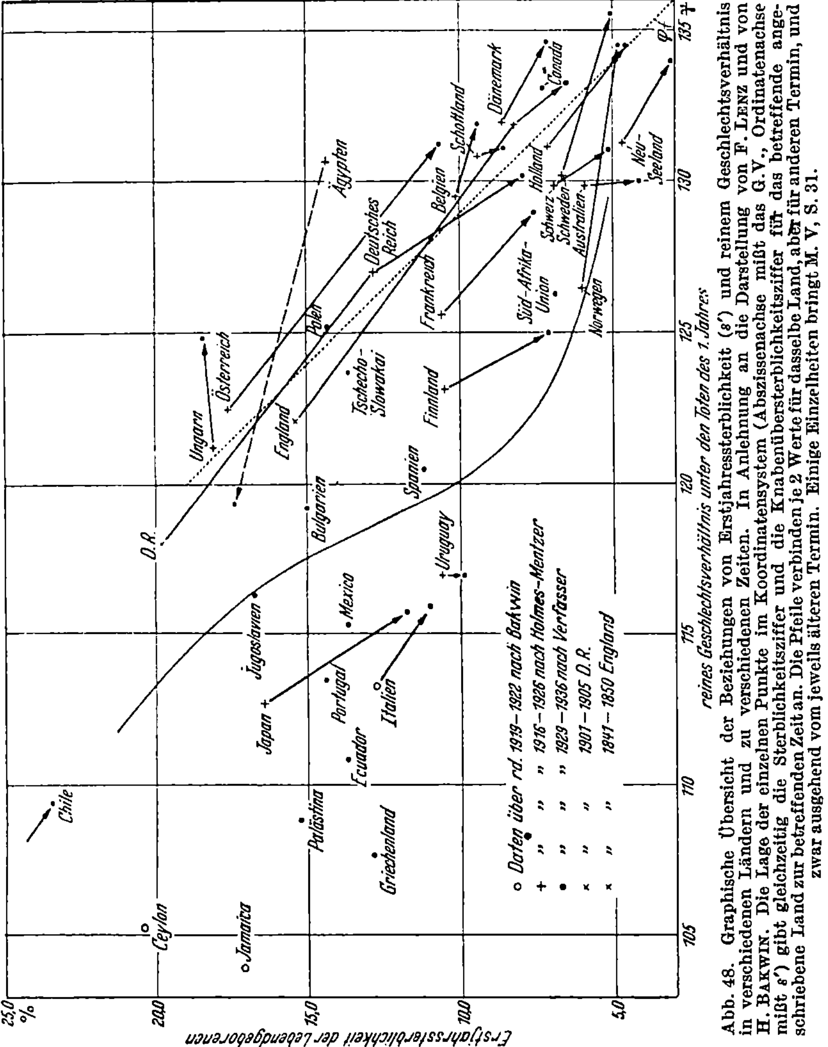

Abb. 48. Graphische Übersicht der Beziehungen von Erstjahressterblichkeit ($8'$) und reinem Geschlechtsverhältnis in verschiedenen Ländern und zu verschiedenen Zeiten. In Anlehnung an die Darstellung von F. Lenz und von H. Bakwin. Die Lage der einzelnen Punkte im Koordinatensystem (Abszissenachse mißt das G.V., Ordinatenachse mißt $8'$) gibt gleichzeitig die Sterblichkeitsziffer und die Knabenübersterblichkeitsziffer für das betreffende angeschriebene Land zur betreffenden Zeit an. Die Pfeile verbinden je 2 Werte für dasselbe Land, aber für anderen Termin, und zwar ausgehend vom jeweils älteren Termin. Einige Einzelheiten bringt M. V, S. 31.

gedrückt wird. Ein Blick auf Abb. 48 läßt erkennen, daß diese Länder zwar hinsichtlich anderer klimatischer Bedingungen voneinander abweichen, aber durchweg ausgesprochene *Sonnenländer* sind (Bakwin).

5. Ein Einfluß der *Siedlungsform* auf das G.V. bei der Säuglingssterblichkeit würde nach amerikanischen Daten in dem Sinne bestehen,

daß die Knabenziffer bei Landkindern niederer ist als bei Stadt-
kindern. Hierzulande scheint das Verhalten inkonstant zu sein (M. V,
S. 41).

6. *Jahreszeitliche* Einflüsse machen sich nach Daten aus der englischen Statistik insoferne bemerkbar, als jenseits des ersten Monats das
G.V. unter den an den häufigsten Krankheiten gestorbenen Säuglingen
einen Wintergipfel aufweist bzw. eine sommerliche Depression (siehe
Abb. 49).

7. Was den *mütterlichen Familienstand* betrifft, so weisen illegitim
Geborene auch bei der Säuglings- oder Nachsterblichkeit fast stets eine
deutliche Senkung des G.V. auf, was sicher im Sinne des Reziprozitäts-
gesetzes mit ihrer erhöhten Mortalität zusammenhängt.

8. Um über den Einfluß der *Todesursache* auf die G.V.-Ziffer etwas
zu erfahren, wurden an einem Material von über 10 Millionen aus dem
ersten Lebensjahr in verschiedenen Ländern neue Werte samt ihrem
mittleren Fehler berechnet, und zwar ausgeschieden nach etwa 70
diversen Todesursachen oder Todesursachen-Gruppen, wie sie in einer
für die vorliegenden Zwecke freilich nicht glücklichen Anordnung die amtlichen Statistiken bringen. Die eingeklammerten Ziffern dieser Tabelle,
wie auch einige andere sind wegen der Unmöglichkeit, ausreichende
Grundzahlen zu erlangen, mit größeren Standardfehlern behaftet und
daher im Folgenden nicht oder nur mit Vorbehalt berücksichtigt (s. M. V,
Tabelle 16a); wo die Grundzahlen einigermaßen ausreichend erschienen,
erfolgte auch noch Gliederung nach dem Alter (M. V., Tabelle 16b).
Aus der auf den ersten Blick regellos erscheinenden Fülle dieser Daten
läßt sich Folgendes erkennen:

A. In der *Mehrzahl der nach Todesursache* bezeichneten Rubriken
werden für den Tod im ersten Lebensjahr Ziffern angetroffen, die um den
Wert von etwa 125 mit Abweichungen von $\pm$ 5—10 Einheiten schwanken,
und zwar letzteres je nach durchschnittlichem Sterbealter, nach Ort
(Land), nach Zeit und Mortalitätshöhe im Sinne des über die Beeinflussung durch solche Momente oben Vorgebrachten.

Einige Beispiele werden dies erläutern: Erkrankung und Tod an Scharlach
treten — wenn überhaupt im ersten Lebensjahre — doch meist erst in seinen
späteren Abschnitten auf, stehen daher unter dem Zeichen der vorgeschrittenen
allgemeinen Regression der Knabenübersterblichkeit; demgemäß erreichen die
Ziffern beim Scharlach fast durchweg höchstens den Wert von 120. Ähnlich liegen
die Verhältnisse bei den Masern, gegen die fast alle Säuglinge bis zum fünften
Lebensmonat geschützt sind. Bei der connatalen Syphilis ist die Knabenübersterblichkeit relativ gering, was mit der sehr hohen Illegitimen-Ziffer und der G.V.-
Depression bei dieser Klasse zusammenhängen kann. Auf niedere Werte stößt
man auch bei der Enteritis für Italien; die Mortalität daran ist dort sehr hoch
(v. MAYRsche Regel!) und überdies handelt es sich um ein „Sonnenland". Bei der
Gesamtheit der Sterbefälle steigt für das Deutsche Reich die Übersterblichkeit der

männlichen Säuglinge in drei einander folgenden Erhebungsperioden von 124 auf
128 und 137 — entsprechend der starken sukzessiven Senkung der Gesamtmortalität (Reziprozitätsregel).

In anderen Fällen ist allerdings die Sachlage bezüglich der Abweichung des
G.V. von dem Mittel- und Ausgangswert weniger durchsichtig. Es können mehrere

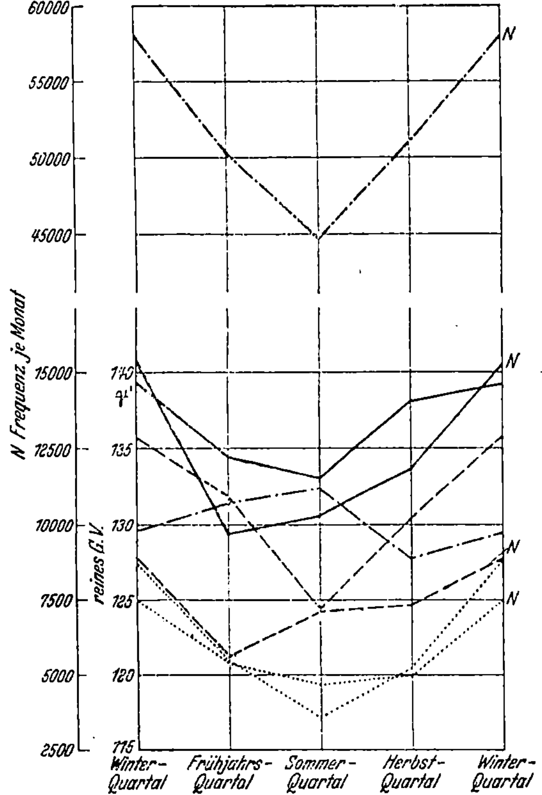

Abb. 49. England-Wales 1914—1920. Jahreszeitliche Verteilung der gesamten Todesfälle aus
dem ersten Lebensjahr und Geschlechtsverhältnis. Grundzahlen nach BARWIN. *N* Absolute Zahl
der Todesfälle je Lebensmonat im Durchschnitt. Die nicht mit *N* bezeichneten Kurven beziehen
sich auf das Geschlechtsverhältnis. Vier Altersstufen sind unterschieden durch die Kurven-
strichelung: —.—.— 1. Monat, ——— 2. plus 3. Monat — — — 4. bis 6. Monat,
.... 7. bis 12. Monat.

der genannten Einflüsse durch- und gegeneinander wirken oder auch noch un-
erforschte Momente im Spiele sein.

B. Einer *anderen, zweiten Gruppe* zugehörig erscheinen einige weitere
Krankheiten und Todesursachen. Hier weichen — wie namentlich bei
Einbeziehung höherer Altersstufen deutlich wird — die Knabenziffern
von dem allgemeinen Mittel meist *stärker* und namentlich *konstanter* ab.
Ein Einfluß von Lebensalter, Ort, Zeit und Mortalitätshöhe ist hier

weniger erkennbar, weil *relativ* gering. Man hat es da offenbar mit Besonderheiten zu tun, die *im Wesen der Erkrankung* selbst ihre Wurzeln haben. Es sind nämlich pathologische Geschehnisse, die sich in mehr oder weniger offenkundiger Weise an gröbere sexuelle Dimorphismen (oder Diergismen) knüpfen, d. h. an morphologische oder funktionelle Merkmale, Eigenschaften, die zwischen beiden Geschlechtern als solche und artgemäß verschieden sind, also an sog. sekundäre und tertiäre Geschlechtscharaktere.

Die Harnröhre ist beispielsweise beim weiblichen Geschlecht viel kürzer und weiter als beim männlichen und erlaubt so unter gewissen Bedingungen weit eher aufsteigende Infektionen der abführenden Harnwege, was offenbar die wichtigste Ursache für eine ausgesprochene, schon lange bekannte stabile Mädchenwendigkeit der als Pyurien zusammengefaßten Erkrankungen ist. Ähnlich und noch offenkundiger liegen die Verhältnisse bei der gonorrhoischen Infektion der äußeren Genitalien, auch bei der Pneumokokkenperitonitis, bei welchen Zuständen man einer G.V.-Ziffer um 75 und auch weit darunter begegnet. Andererseits liegen bezüglich des Beckens und des Bauchdeckenverschlusses, vermutlich auch bezüglich Mesenterium und Darm Dimorphismen vor, die die Entstehung von Hernien, aber auch von Darmverschlüssen und gewissen entzündlichen Darmerkrankungen bei Knaben begünstigen, so daß diese Zustände in Krankheit und Tod hohe Grade von Androtropie erreichen (γ' bis zu 400). Weniger durchsichtig, aber wohl im Grunde ähnlich liegen die Dinge bei gewissen Erkrankungen des Lymphoidsystems, einschließlich des Thymus und weiter der Schilddrüse. Die Sexotropie, die man in diesen Fällen oft in der Morbidität noch deutlicher als in der Mortalität erkennt, hängt an dem auf notorisch geschlechtsverschiedenem Boden verschieden ablaufenden pathologischen Vorgange selbst, ist also eine richtig *pathospezifische.*

Anhang.

Um die in diesem Abschnitt dargelegten Tatbestände beim Frühtod eher deuten zu können, muß hier ergänzend einiges über das G.V. bei Krankheit und Tod im *Spiel- und Schulalter* berichtet werden. Es ist dabei nicht etwa beabsichtigt alle jene kindlichen Krankheitszustände anzuführen, denen auf Grund mehr oder weniger ausreichenden Materials eine Geschlechtswendigkeit zugeschrieben wurde. Darüber findet man in Lehr- und Handbüchern Angaben — wenn auch nicht durchwegs sehr verläßliche (s. S. 258). Hingegen muß wegen der grundsätzlichen Bedeutung des Geschehens für das Verständnis dieser Fragen namentlich hingewiesen werden auf die *Altersregression* des G.V. in Krankheit und Tod, d. h. auf den Rückgang der Knabenziffer im Ablaufe der

Kindheit. Die Abb. 50 bis 53 geben diese Erscheinung graphisch wieder und man erkennt, wie verbreitet und wie erheblich der Rückgang

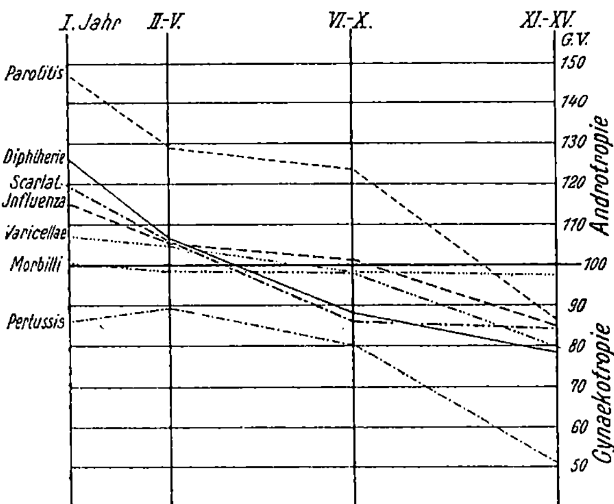

Abb. 50[1]. Basel, Berlin und Wien 1875—1914. Geschlechtsverhältnis bei der Morbidität in verschiedenen Lebensaltern.

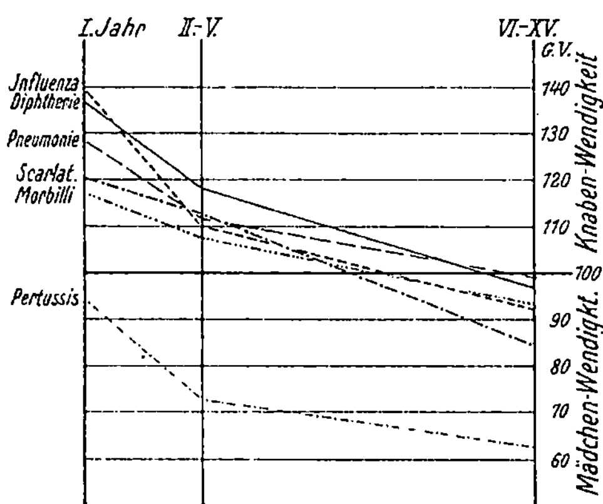

Abb. 51. Deutsches Reich 1922—1931. Geschlechtsverhältnis bei der Mortalität.

ist. Er wird deutlich an der Morbidität wie an der Mortalität der wichtigsten akuten und chronischen Infektionskrankheiten, aber auch bei der Sterblichkeit an vielen anderen Erkrankungen, die zur

---

[1] Die Druckstöcke für die Abb. 50—54, sowie 41 wurden dem Verf. in dankenswerter Weise vom Verlag J. F. Lehmann zur Verfügung gestellt. Von Abb. 54 wurde ein neuer Druckstock angefertigt.

Gewinnung ausreichender Grundzahlen freilich nicht nach ihrem wahren Wesen, sondern nach Organsystemen (wie in den öffentlichen Statistiken)

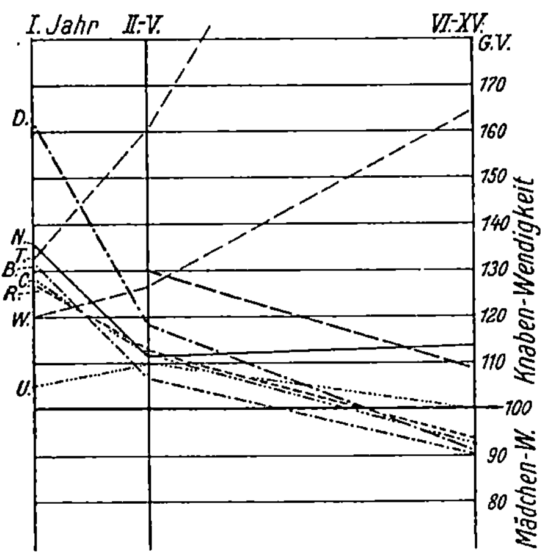

Abb. 52. Deutsches Reich 1922—1931 und England (s. Text). Geschlechtsverhältnis bei der Mortalität.

zusammengefaßt werden müssen. Die Abb. 52 bringt u. a. auch nach einer fast ein Jahrhundert umfassenden englischen Riesenstatistik für die Gesamtmortalität eine solche absteigende Kurve (in Abb. 52 als „Gesamt-†" bezeichnet), wie sie ähnlich schon in Abb. 41 gebracht wurde; sie bezeugt, daß dieses Verhalten in der ganzen kindlichen Pathologie durchaus das vorherrschende, das regelmäßige ist. Fast alle Kurven sieht man gegen das Reifealter zu die Horizontale von G.V. = 100, die die Grenze zwischen Androtropie und Gynäkotropie bildet, unterschreiten, also jenen Umschlag bewirken, der oben als *Wechselwendigkeit* oder *Poikilotropie* bezeichnet wurde.

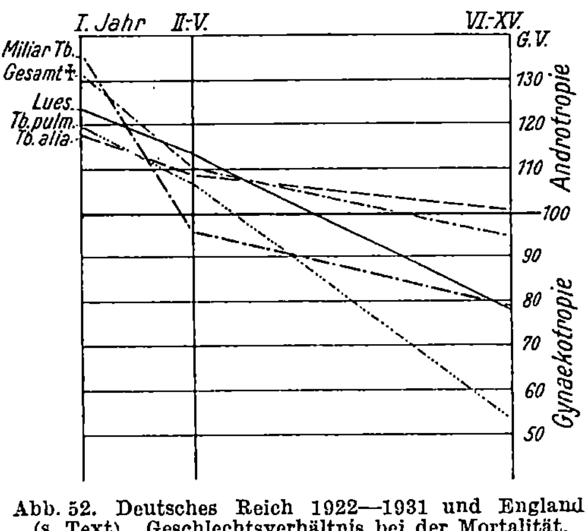

Abb. 53. Deutsches Reich 1922 — 1931. Geschlechtsverhältnis bei der Mortalität. *C* Krankheiten des Zirkulationssystems, *B* Krankheiten des Digestionssystems, *N* Krankheiten des Nervensystems, *R* Krankheiten des Respirationssystems, *U* Krankheiten des uropoetischen Systems, *B* Brechdurchfall, *T* Traumen, *W* Wundinfektionen.

Nur ganz wenige Kurven zeigen Abweichungen vom typischen Verlauf und sind auch ihrerseits recht lehrreich. Im Gegensatz zum Verhalten bei allen übrigen akuten Infekten steigt in Abb. 53 die Kurve für die tödlichen Wundinfektionen mit zunehmendem Alter steil an, was durch den ähnlichen und gleichfalls ganz atypischen Verlauf des G.V. beim traumatischen Tode erläutert wird. Dieser ist bei Knaben offenbar in dem (bemerkenswerterweise schon etwa vom 5. Lebensjahre ab sich deutlich bekundenden) lebhafteren Temperament und größeren Wagemut begründet. So kommt auf diesem Sondergebiete also ausnahmsweise eine sehr frühzeitige Expositionsverschiedenheit der beiden Geschlechter zustande, die freilich ihrerseits doch in Abweichungen der seelischen Sexualkonstitution ihre Wurzel hat.

Die Kurven für den Keuchhusten (Abb. 50 und 51) sieht man gewissermaßen um eine Oktave nach unten transponiert, und zwar in ihrem ganzen Verlaufe. Entgegengesetzt verhält sich anscheinend die Parotitis.

Nicht aufgenommen werden konnte in diese Darstellungen ein in jeder Hinsicht hochbedeutsamer Fall, nämlich der der echten Hämophilie, bei der bekanntlich die Knabenwendigkeit in jedem Lebensalter den maximalen Wert erreicht.

Dritter Abschnitt. Deutungsversuche zum Verhalten des G.V.

1. Bei der eben erwähnten familiären Bluterkrankheit, die dem Arzte überhaupt nur im männlichen Geschlecht begegnet, ist das Geschehen durch genetische Forschung völlig aufgeklärt und gesichert: es handelt sich da um die *Wirkung eines mutierten recessiven, geschlechtsgebundenen Gens*, das wegen fehlender Allelwirkung nur im heterozygoten männlichen Organismus den Schaden anrichten kann. Bei einigen anderen androtropen, hereditär-degenerativen Prozessen und angeborenen Bildungsfehlern mag es sich um ähnliche Vorkommnisse handeln. Diese Zustände sind aber alle ziemlich selten und deshalb für Erkranken und Sterben im Kindesalter als Massenphänomen von geringer Bedeutung. Sehr wichtig hingegen ist hier die von F. Lenz aufgestellte Hypothese, daß die Sachlage beim elektiven Massensterben männlicher Keime in den ersten Schwangerschaftsmonaten, also beim embryo-fetalen Gipfel der Mortalität und bei dessen G.V. im Grunde dieselbe sei. Hier würde es sich dann um die *Wirkung recessiver, geschlechtsgebundener Letalfaktoren* (von überraschender Verbreitung!) handeln, die, Zeitzündern vergleichbar, den Untergang der Träger in bestimmten Entwicklungsphasen herbeiführen. Die Hypothese von Lenz könnte den hohen Stand der G.V.-Kurve in den ersten Entwicklungsanfängen und ihren steilen Abfall durch Erschöpfung des im besagten Sinne erbkranken Keimgutes erklären.

Diese Lehre könnte ferner unsere Klage über die immensen Verluste an Menschenleben verstummen machen; denn es würde sich dann ja hier handeln um einen vom rassenhygienischen Standpunkte zu begrüßenden, großstiligen Selbstreinigungsprozeß des Gesamt-Erbgutes von Krankheitsanlagen, zu dem bei ihrem Auftreten im männlichen Genom Gelegenheit geboten ist und zwar noch ehe hohe Investierungen an Material, Leistung, Mühe und Sorgen in dem ausscheidenden Keim stattgefunden haben.

Fortgesetzter Ausmerzung muß wohl die Entstehung neuer Mutationen der vermeinten Art entgegenwirken, und es mag etwas auffallend erscheinen, daß sich die beiden Vorgänge offenbar andauernd eben die Waage halten; als Zünglein an dieser Waage kann das G.V. unter den Lebendgeborenen insgesamt gelten, das im allgemeinen von bemerkenswerter Konstanz ist, dessen geringe zeitliche Schwankungen überdies neuerdings mehr auf Umweltmomente bezogen werden (Ludwig und Boos).

Gewisse Bedenken erwachsen aus dem Umstande, daß anscheinend auch bei Tierarten mit weiblicher Heterozygotie, wie z. B. bei Vögeln, nicht die weibliche, sondern die männliche Frühsterblichkeit überwiegt. Weiter Einschlägiges siehe M. I, S. 215ff. Manches könnte meines Erachtens den Gedanken nahelegen, daß neben geschlechtsgebundenen auch *geschlechtsbegrenzte Erbfaktoren* im Spiele seien, oder mit anderen Worten, daß in Autosomen gelegene pathologische Gene mehr im Milieu des männlichen Genotypus und Phänotypus als in dem des weiblichen oder nur in ersterem zur deletären Wirkung gelangen können. Auch v. VERSCHUER wählt 1926 eine vorsichtige Fassung; er sieht die Ursache der pränatalen männlichen Übersterblichkeit „in Veränderungen im Erbgefüge, welche eine Störung lebenswichtiger Entwicklungsstufen zur Folge haben“.

2. Nach LENZ wäre auch die Knabenübersterblichkeit im Neugeburts- und Säuglingsalter auf das Vorkommen von recessiven geschlechtsgebundenen Schadensfaktoren (Letal- und Subletalfaktoren) zurückzuführen, und überdies verantwortlich zu machen für die Androtropie zahlreicher Schäden auch im späteren Kindesalter, einschließlich idiodispositioneller Zustände, wie etwa der kindlichen Diathesen.

Mit dieser Hypothese konkurriert die Annahme, daß es sich im Kindesalter um eine *allgemein erhöhte Anfälligkeit des männlichen Geschlechtes an sich* handelt. Eine solche macht sich dem Arzte bemerkbar bei Schäden, die nach Angriffspunkt und Wirkungsweise grundverschieden sind, bei Infektionen (selbst schon bei der Besiedlung der Körperoberflächen, nämlich Keimträgerschaft), bei Intoxikationen, Ernährungs- und Stoffwechselstörungen, bei traumatischen Insulten. usw. Sie ist also von *erstaunlicher Universalität*. So faßten seit BERNOULLI auch die meisten Forscher den Sachverhalt auf, besonders nachdrücklich der Biologe HOLMES ("the inherently weaker sex").

Allerdings konnte LENZ auf eine von MORGAN experimentell sichergestellte erbliche Variante (weißäugige Taufliegen) hinweisen, die mit einer Resistenzverminderung gegen einen bestimmten äußeren Schaden, nämlich den einer minder sorgsamen Massenpflege verbunden ist. Doch scheint mir bei der Taufliege der Nachweis völliger Universalität der Resistenzschwäche und beim Menschen jener eines auf Knaben beschränkten, der Weißäugigkeit entsprechenden Merkmals zu fehlen.

Die Folge der angenommenen *diffusen Resistenzschwäche* gegen Umwelt- (und andere) Schäden machen sich jenseits der tiefen Sterblichkeitszäsur im 6.—8. Schwangerschaftsmonat geltend durch den Anstieg der G.V.-Kurve zum perinatalen Gipfel, dann durch eine bei den meisten Todesursachen (Gruppe A, S. 286) für das erste Lebensjahr (alle Monate zusammengenommen) etwa 25% betragende Übersterblichkeit der Knaben.

Es ließen sich mannigfache Mechanismen denken, die diese Resistenzschwäche verursachen. Fest steht ja, daß nicht nur die Erbmasse der befruchteten Eizelle, sondern auch jene jeder einzelnen Körperzelle im männlichen Geschlechte anders beschaffen ist als im weiblichen. In ersterer haben wir die Konstellation XY und FMM, in letzterer XX und FFMM. Bei der ersteren könnten auf verschiedene Weise, z. B. durch Ausfall eines mehr-weniger bedeutsamen Gliedes in der Kette primitiver und vielseitiger Abwehrleistungen oder durch Hemmung solcher, Nachteile erwachsen. Ohne sich da in weiteren, einstweilen unfruchtbaren Vermutungen zu ergehen, kann man vielleicht einfach sagen, daß sich die männliche Resistenzschwäche an mehr weniger insensible Geschlechtscharaktere knüpfe, an feine, sexuelle Dimorphismen oder Diergismen. Nach LUBOSCH „durchzieht wahrscheinlich der Sexualdualismus den ganzen Körper mit allen seinen Organen bis in die feinsten Elemente". Ähnlich und weiteres hierüber bei GÜNTHER.

3. Die Annahme einer primordialen Resistenzschwäche der Knaben scheint mir das Verständnis für manche der im 2. Abschnitt angeführten Wahrnehmungen hinsichtlich der Knabenziffer in Krankheit und Tod und der aus diesen Wahrnehmungen ableitbaren *allgemeineren Regeln* zu erläutern, von welch letzteren hier zunächst die Rede sein wird.

a) Die Knabenziffer steigt gesetzmäßig gegen Ende der Schwangerschaft an und erreicht bald nach der Geburt besonders' hohe Werte, also in einer Zeit, in der sich den fortlaufenden Gefahren des intra- und extrauterinen Lebens eine Gruppe neu auftauchender Klippen gesellt, nämlich die mit dem Übergang in die selbständige Daseinsform verbundenen, also die metabasischen. Eine weitere Erhöhung der Knabenziffer, nämlich die HOLMES-Zacke, ist oft erkennbar in der Zeit, in der nach Erschöpfung des Übergangsschadens für viele Säuglinge ein anderes Gefahrenmoment eben auf die Mortalität Einfluß zu nehmen beginnt, nämlich die widernatürliche Ernährung, öfters auch verbunden mit widernatürlicher Pflege. Wer besagte, vielseitige, diffuse Resistenzschwäche des männlichen Geschlechtes anerkennt, wird sich die Wirkung derartiger mehr-weniger jäher Offensiven auf das G.V. unschwer erklären können: Gleichwie bei Herbstwinden zunächst mehr schon vergilbtes, in der Stielfuge gelockertes Laub von den Bäumen geweht wird, dem sich aber bei länger anhaltender Luftbewegung zunehmend auch noch ziemlich grüne Blätter beimengen, so sind bei neu einsetzenden allgemeinen Gefahren die ersten Opfer etwas mehr die durchschnittlich hinfälligeren Knaben als die Mädchen, welch letztere allmählich nachfolgen, und zwar auch schon deshalb, weil das selektive Wegsterben der männlichen Kinder das G.V. unter den Überlebenden gesenkt hat. Eine auf solchem Wege zustande kommende Zacke der Knabenziffer unter den Toten kann man vielleicht als *Angriffs- oder Aggressionszacke* bezeichnen *(Aggressionsregel)*.

Auch die BAKWIN-Zacke ist vielleicht als Aggressionszacke zu deuten. Der metabasische Schaden bricht nämlich in mehreren sukzessiven Angriffswellen ein; während die Hauptwucht des Geburtsunfalles mehr den ersten und zweiten Tag trifft, kommen gewisse postponierende, besonders „aphylaktische" Übergangstode mehr für die Zeit der BAKWIN-Zacke in Betracht (s. M. III, S. 470 und M. IV, S. 83). Vielleicht tritt diese Zacke deshalb im Sommer stärker in Erscheinung, weil hier die Übergangssterblichkeit gesenkt ist. Angesichts des bisher unzureichen, den Zahlenmaterials läßt sich hier aber Bestimmtes nicht aussagen.

„Irrig wäre die Meinung, daß Aggressionszacken nur dann zustande kommen könnten, wenn gleichzeitig ein Anstieg der Gesamtmortalität vorliegt" (hierüber M. IV, S. 83).

Hier ist noch anzufügen, daß die seit SÜSSMILCH 1761 verbreitete, von vielen geteilte Meinung, die starke Knabenübersterblichkeit in der Natalitätsperiode gehe auf die durchschnittlich höheren Körper- und namentlich Kopfmaße zurück, nicht haltbar ist; namentlich Feststellungen an sog. Riesenkindern lassen dies ersehen (M. IV, S. 70ff.)

b) Eine zweite hier maßgebende Regel ist die schon mehrfach angeführte, die v. MAYR aufgestellt hat und die durch Erfahrung seither hundertfältig bestätigt wurde. Bei flüchtiger Betrachtung könnte es scheinen, als stünde sie in Widerspruch zur Aggressionsregel; doch ist dies durchaus nicht der Fall; letztere bezieht sich auf momentane Wirkung neu einbrechender Schäden im *Entwicklungsablauf*, erstere auf jene abgeschlossener Dauerwirkungen. Die eine Regel hat im dynamischen, die andere im statischen Geschehen Geltung.

c) Als dritte ist die *Regressionsregel* anzuführen: bei mehr gleichmäßigem Fortwirken von Schäden durch längere Zeit, etwa bei einer durch mehrere Altersjahre bestehen bleibenden fortgesetzten Exposition gegenüber Ansteckungen sinkt in steigenden Altersklassen das G.V. unter den Erkrankten wie unter den Toten ab, so daß die Knabenziffern fallen. Dieses Fallen kann sich bis unter die Schwelle der Parität, der Neutrotropie (G.V. = 100 fortsetzen), so daß sich Androtropie in Gynäkotropie wandelt, im ganzen gesehen also *Wechselwendigkeit* zutage tritt (s. Abb. 41).

Für die Gesamtmorbidität im Kindesalter läßt sich nach Daten von SYDENSTRICKER (USA.) und von KURKIN (Moskau-Land) der Wendepunkt etwa in das 6. bzw. 8. Lebensjahr verlegen (W. BONELL).

Eine *Deutung dieser drei Regeln* wurde, wie folgt, versucht: Die Resistenz gegen Erkrankung sowie jene gegen Tod sind individuell variable Eigenschaften; da sehr viele voneinander auch ganz unabhängige Faktoren sie beeinflussen, ist mit größter Wahrscheinlichkeit anzunehmen, daß sie sich in einer gemischten Population *binomial*, also dem Gaussschen Gesetze gemäß verteilen[1].

Es wurden hiernach in Abb. 54 zwei symmetrische Gausssche Kurven von gleichem Parameter für eine Population (oder bestimmte Altersgruppen einer solchen) entworfen, die aus 10 000 männlichen (untere Kurve) und aus ebensoviel weiblichen Individuen (obere Kurve) besteht[2]. In der Originalgröße (die Abbildung ist hier etwa im Verhältnis von 10 : 4 verkleinert) beträgt der Flächenraum unter jeder der beiden Kurven 10 000 qmm, entsprechend 10 000 Individuen. Auf der gemeinsamen Abszissenachse ist eine willkürliche Graduierung von A_1 bis A_{24} angebracht als Maß für die steigende und fallende, pauschal gedachte, individuelle Resistenz, aber auch als Maß für den angreifenden Schaden nach Intensität, Verbreitung oder Dauer. Bei der Knabenkurve trifft der am häufigsten gegebene mittlere Resistenzgrad, das ist die größte Ordinate, mit ihrem Fußpunkte auf A_{12}. Da von der Annahme ausgegangen wird, daß die weiblichen Individuen im ganzen eine höhere Resistenz haben als die männlichen, so ist die Kurve für die Mädchen gegenüber der Knabenkurve auf der gemeinsamen Grundlinie in toto etwas nach rechts, d. h. in der Richtung der steigenden Resistenz (um $\varDelta$) verschoben.

ad a) Angenommen wird nun, daß ein neu einbrechender krankmachender oder aber tötender Schaden zunächst vom kurzen Zeitausmaße A_5 die Population trifft; dann müssen von den Knaben erkranken bzw. sterben so viele, als dem Flächenraume links von der Ordinate über A_5 unter der Gauss-Kurve, also dem Integrale entspricht. Wegen der Rechtsverschiebung der Mädchenkurve ist die Integralfläche hier, wie man schon an der Abbildung erkennen kann, kleiner, so zwar, daß sich unter den Erkrankten oder Toten ein G.V. von 129,2 ergeben würde[3]. Dauert der gleiche Schaden aber fort, etwa bis zum Zeitpunkte A_7, dann sind die Räume zwischen A_5 und A_7 bei Knaben und Mädchen untereinander nicht mehr so stark abweichend, und es ergibt sich ein G.V. von nur mehr 120,0 (bei A_9 nur mehr 113,7). Die Knabenziffer

---

[1] Auf weitere hier anknüpfende geistvolle Erwägungen DE RUDDERS (Naturw. 1943, S. 577) sei hingewiesen.

[2] Nach den bekannten Formeln:

$$y = \frac{h}{\sqrt{\pi}} \cdot e^{-h^2 x^2} \qquad \text{Hier: } y_0 = 100 \text{ mm}$$

$$\varPhi(\gamma) = \frac{2}{\sqrt{\pi}} \int_0^{\gamma} e^{-h^2 x^2} \cdot dt \qquad \begin{aligned} h &= y_0 \sqrt{\pi} = 177{,}245 \\ \varDelta &= 5 \text{ mm} \\ \varPhi(2{,}8) &= 10\,000 \text{ qmm.} \end{aligned}$$

$$h = y_0 \cdot \sqrt{\pi} \qquad \gamma = h \cdot x$$

[3] Rechnerische Einzelheiten s. Münch. med. Wschr. 1942, S. 115.

hat also den beim Einbruch des Schadens erreichten hohen Stand nicht beibehalten, *wie es der Aggressionsregel entspricht.*

ad b) Es wird nun weiter angenommen, daß ein Schaden oder eine Summe zusammenwirkender Schäden auf eine bestimmte Population bzw. auf einen Ausschnitt dieser, hier etwa auf die Säuglinge einwirke und unter letzteren in der ganzen Dauer seines Bestandes bestimmte

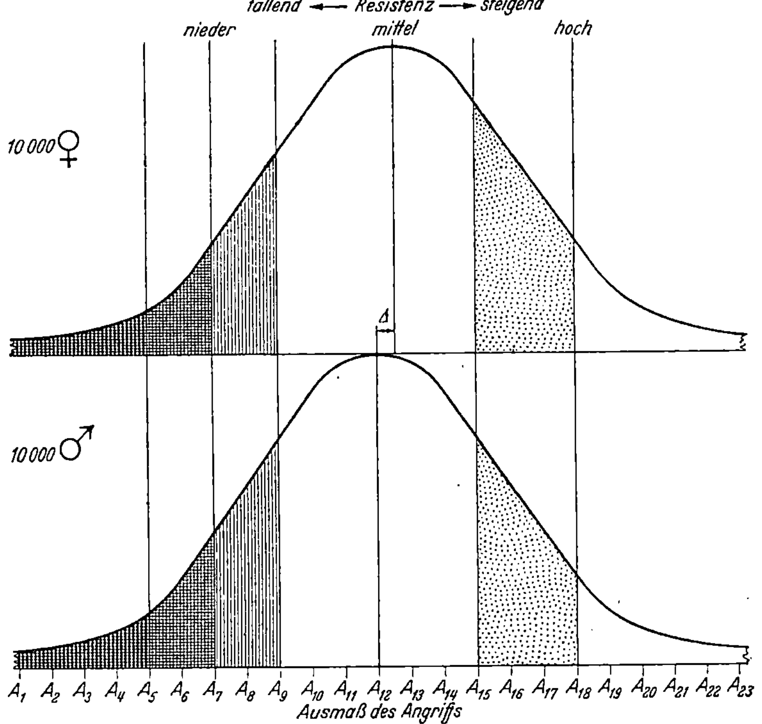

Abb. 54. Schema zu der im Text erläuterten Deutung der drei G.V.-Regeln (Aggressionsregel, Reziprozitätsregel, Regressionsregel evtl. mit Poikilotropie) aus der Vorstellung von der binominalen Verteilung aller Resistenz.

Opfer fordere. In einer anderen Zeitepoche, etwa Dezennien später, wird das Verhalten erneut geprüft; unterdessen hätte aber die Intensität des Schadens abgenommen. Dieser würde beispielsweise um die letzte Jahrhundertwende noch die hohe Intensität von A_9 gehabt haben, so daß ihm alle Individuen erliegen mußten, deren Resistenz nur den Grad A_9 erreicht hat, während er ein Vierteljahrhundert später nur mehr mit der Intensität A_7 aufgetreten ist und damit nur den Individuen bis zum Resistenzgrade A_7 zum tödlichen Verhängnis werden konnte. Es ergibt sich dann für die frühere Epoche eine Erstjahressterblichkeit von 20,8% mit einem G.V. = 117,9, für die spätere Epoche eine Sterb-

lichkeit von 9,4% mit G.V. = 123,2 — ganz *entsprechend der* v. MAYR-
schen Regel. Die gewonnenen Zahlenwerte aber stimmen mit den für
das Deutsche Reich um 1901 bzw. 1925 erhobenen weitgehend überein.

ad c) Es wird endlich angenommen, daß eine Gesamtpopulation
während des ganzen Kindesalters im natürlichen Ausmaße fortgesetzt
einem bestimmten infektiösen Schaden, etwa einer Diphtherieanstek-
kung ausgesetzt ist, die — wo sie nicht zum Tode führt — im allgemeinen
schützende Immunität hinterläßt. Es sollen die Morbiditätsverhältnisse,
gegliedert nach Altersgruppen und Geschlecht, geprüft werden. Die Annahme geht dahin, daß im Laufe des ersten Lebensjahres gegen 7%, im
Laufe der Kleinkindheit weitere etwa 65%, im Laufe der folgenden
5 Jahre noch weitere 16% der Individuen angesteckt werden, was den
tatsächlichen Verhältnissen nahekommen dürfte. Das würde in unserem
Schema einem Verbreitungsausmaß des Schadens von etwa A_6 bzw. A_{15}
und A_{18} entsprechen. Da die im vorausgegangenen Zeitabschnitt Infizierten für die Erkrankungsmöglichkeit praktisch ausscheiden, so
würde nach unserem Schema das G.V. unter den Infizierten für das
Säuglingsalter jenem entsprechen, das sich aus den beiden Kurvenflächen links von A_6, für das Kleinkindesalter jenem, das sich für die
beiden Kurvenflächen zwischen A_6 und A_{15}, für das weitere Jahrfünft
des kindlichen Lebensganzen, das sich für die Kurvenflächen zwischen
A_{15} und A_{18} ergibt. Das wären rund 129, 103 und 88. Wie ersichtlich
führt die eigenartige Gestalt der GAUSS-Kurven und deren Interferenz
auf der Abszissenachse dazu, daß das G.V. der Infizierten mit steigendem Alter sinkt *(Altersregression!)* und von Werten über 100 (Androtropie) auf solche unter 100 (Gynäkotropie) herabgeht, somit *Wechselwendigkeit* in Erscheinung tritt, und zwar so, wie es auch den tatsächlichen Verhältnissen ungefähr entspricht.

Die letzteren hat bereits unsere Abb. 50 zum Ausdruck gebracht,
auf der man für die Diphtheriemorbidität in den drei Altersstufen den
aufeinanderfolgenden Werten des G.V. von rund 126, 106 und 88 begegnet.

Bei anderen Infektionskrankheiten mögen die beobachteten Werte der Knabenziffer von den aus der Abb. 54 berechneten abweichen, was keineswegs überraschen
würde, weil die hier gewählten Parameter- und Interferenzwerte der GAUSS-Kurven
für verschiedene Krankheitsprozesse und somit auch die Gestalt dieser Kurven
und ihre Lage zueinander verschieden sein können. Das Schema soll ja auch
keineswegs der Gewinnung für die verschiedensten Fälle zutreffender Ziffern
dienen, *sondern nur zur Erläuterung gewisser Prinzipien.*

Wechselwendigkeit wird auch bei manchen Krankheitszuständen angetroffen,
bei denen die Verhältnisse bezüglich Dauerfeiung und Ausscheiden durch Tod
ganz anders liegen wie bei Diphtherie. Hier ist zu erwägen, daß manchen äußeren
Schäden gegenüber aus konstitutionellen Gründen in manchen Fällen von vornherein nur eine beschränkte Zahl von Individuen überhaupt angreifbar sein mag,
ferner daß im Laufe der Zeit andere Krankheiten unter den durchschnittlich

anfälligeren Knaben die am wenigsten resistenten ausgemerzt haben können, was bei den Mädchen weniger der Fall war, so daß die letzteren quasi von Minusvarianten weniger gereinigten dem übrig gebliebenen Rest der Knaben hinsichtlich Resistenz nicht mehr überlegen sind.

H. GÜNTHER, der, wenn ich ihn recht verstehe, sich dem hier Gesagten grundsätzlich in manchen Punkten anschließt, wählt dafür eine rein ziffernmäßige Darstellung, die ihm einfacher erscheint, mir freilich etwas weniger eindrucksvoll. Er setzt an Stelle der Integrale gewissermaßen das Variationspolygon.

Wenn auch mit diesen Ausführungen sicher die Regeln für die G.V.-Gestaltung im Kindesalter und deren Unterlagen keineswegs erschöpft sein dürften, so erkennt man daraus doch mit Sicherheit, was bisher zumeist ganz übersehen wurde, daß die Veränderung und damit *die jeweilige Gestaltung von kindlichen Sexotropien vielfach weder etwas zu tun haben mit Besonderheiten der Krankheitsvorgänge noch mit abweichender Konstitution oder Disposition der beiden Geschlechter, sondern mit Veränderungen und Gestaltungen des Kollektivs* an Gesunden, Kranken oder Toten, das zur Ermittlung des G.V. gedient hat. *Solche Sexotropien müssen als bloß situationsbedingte und irreale den konstitutionell und dispositionell bedingten, das ist den realen,* auch pathospezifisch genannten *gegenübergestellt werden.* So manche der ersteren würden verschwinden, wenn man die Grundzahlen zu ihrer Berechnung nur von den noch oder überhaupt erkrankungsfähigen Individuen gewinnen würde.

Bei den oben (S. 286) als Gruppe *A* geführten Todesursachen werden zumeist Abweichungen des G.V., die sich an offenkundige ätiologische Beziehungen zu speziellen Eigenarten des männlichen oder weiblichen Geschlechtes knüpfen würden, gänzlich vermißt. Wenn ihnen im ersten Lebensjahre etwa um ein Viertel mehr Knaben als Mädchen erliegen, so ist dies meines Erachtens die Folge der diffusen, primordialen Resistenzschwäche der ersteren. Im besonderen und weiterhin wird dann der G.V.-Wert modifiziert nach den oben angeführten Regeln, die, wie ersichtlich, *mehr arithmetrische als biologische Unterlagen* haben, oder aber (Aggressionsregel) sich von besagter allgemeiner Resistenzschwäche selbst ableiten.

Erscheinungen, wie etwa die Altersregression können nebenbei natürlich auch bei Schäden zutage treten, die sonst unter dem Zeichen einer sicher realen Sexotropie stehen; darüber läßt sich schwer ganz Sicheres aussagen, weil es sich da meist nicht um so häufige Leiden handelt, daß ihre Morbiditäts- oder Mortalitätsstatistik eine stärkere Gliederung nach Alter und Geschlecht verträgt; wenigstens konnte ich bisher darüber kein wirklich ausreichendes Material erlangen[1].

Vielleicht hierhergehörig ist aber der *Keuchhusten.* Bei ihm erscheint in Krankheit und Tod das Überwiegen weiblicher Spiel- und besonders

---

[1] Es ist natürlich nicht ausgeschlossen, daß unter den in die Gruppe A eingereihten Schäden, namentlich da, wo aus Materialgründen Erkrankungen ganzer Organsysteme zusammengefaßt werden mußten, auch real sexotrope enthalten oder verborgen sind; doch dürfte bei ihnen dann der Ausschlag nach Knaben- oder Mädchenwendigkeit kein sehr großer sein.

Schulkinder so ausgesprochen, daß es schon vor Jahrzehnten Ärzten, Hygienikern und Statistikern aufgefallen ist und viel diskutiert wurde: im „diametralen Gegensatz" zu allen anderen akuten infektiösen Kinderkrankheiten sei der Keuchhusten überall und jederzeit gynäkotrop. Die Gründe, die für dieses „Paradoxon" bisher angeführt wurden, sind zumeist a limine abzulehnen oder widerlegt (M. V, S. 81). Vielleicht liegt eine reale Sexotropie vor, die auf bessere Entfaltbarkeit histogener Abwehr in den empfangenden Zellbezirken bei der Genkonstellation *FMM* beruht? Bisher unberücksichtigt und wichtig ist aber auf jeden Fall die Feststellung, daß im Ablauf der G.V.-Kurve (wie Abb. 50 und 51 zeigen) durchaus kein Gegensatz zu anderen akuten Infektionen zutage tritt, sondern vielmehr eine weitgehende Ähnlichkeit. Diese Kurve ist beim Keuchhusten nur im ganzen Verlauf heruntergerückt und das kann den Gedanken nahelegen, daß sich die Krankheit deshalb so abweichend verhält, weil bei ihr die zur Altersregression führenden Vorgänge schon früher eingesetzt haben als bei anderen; der Wendepunkt der Poikilotropie wäre dann schon überschritten in jener Entwicklungsphase, in der man die ersten verläßlichen und ausreichenden Grundzahlen über Morbidität und Mortalität der beiden Geschlechter erlangen kann. Hier wie in vielen anderen Fällen müßten, damit man weiterkomme, aus klinisch geführten Anstalten und aus Infektionsanzeigen Daten über die erstere zusammengetragen und kritisch verwertet werden.

Ähnlich wie bei Keuchhusten, doch wohl nicht so ausgesprochen, verhält sich vielleicht der kindliche Rotlauf, während die Mumpskrankheit möglicherweise ein Gegenstück dazu darstellt.

4. Um über die *Entstehungsweise realer Sexotropien* eine *Übersicht* zu gewinnen, wird man (nach Ausschaltung von expositionell bedingten) zweckmäßig zwei Hauptgruppen unterscheiden: erstens nämlich jene, die ihre Wurzeln in der *physiologischen Sexualkonstitution* als solcher, und zweitens jene, die sie in *krankhaften Abweichungen der Erbmasse* haben, zur *ersten Gruppe.* Vom geschlechtsverschiedenen Genotypus der Eizellen gehen „geschlechtsdifferenzierende Stoffe 1. Ordnung" aus, die hauptsächlich die unterschiedliche Ausbildung der Gonaden mit Mark und Rinde und weiterhin aus diesen Anteilen durch „geschlechtsdifferenzierende Stoffe 2. Ordnung" die Entwicklung von Hoden und Ovarien bewirken. Wenn letztere Organe selbst Sitz krankhafter Vorgänge werden (Ia), so entstehen naturgemäß extreme Grade von (absoluter) Knaben- oder Mädchenwendigkeit, die hier keiner weiteren Erläuterung bedürfen — zumal sie im frühen Kindesalter auch wegen ihrer Seltenheit eine sehr geringe Rolle spielen. Die männliche wie auch die weibliche Keimdrüse führen weiter durch „geschlechtsdifferenzierende Stoffe 3. Ordnung" zur unterschiedlichen Ausbildung von

Anhangs- und Zubehörorganen, Ausführungswegen usw. sowie von äußeren Merkmalen, die als *sekundäre Geschlechtscharaktere* zusammengefaßt werden. Diese Differenzierung bringt weit häufiger geschlechtsverschiedene Bedingungen für Entstehung und Verlauf von Krankheiten mit sich (I b), wozu als wichtiges Beispiel die kindlichen Pyurien bereits angeführt wurden. Vielleicht gehört hierher als stark androtropes Gegenstück die angeborene Pylorusstenose, wenn nämlich STOLTEs Hypothese zu Recht besteht, daß der infantile Uterus aus dem mütterlichen in den kindlichen Kreislauf verirrte muskelhypertrophierende Hormone bindet und so von der Pförtnermuskulatur des neugeborenen Mädchens ablenkt.

Die spezifischen Sexualhormone (Ic) nehmen auf Bau und Leistung verschiedener Organe Einfluß und können so ihrerseits nach Geschlecht modifizierte Krankheitsabläufe, also Sexotropien zur Folge haben, die freilich für das frühe Kindesalter vermutlich wenig Bedeutung haben, aber in der Pubertätsperiode hervortreten (z. B. Schilddrüsenstörungen, Chlorose).

Diese experimentell erfaßbaren humoralen Fernwirkungen geschlechtsverschiedener endokriner Organe bedeuten aber wohl nur einen Sonderfall neben anderen noch kaum erforschten, minder hoch differenzierten, primitiven und mehr unmittelbaren, örtlichen Beeinflussungen des Geschehens in Zellen, Geweben und Organen, die auch ihrerseits unter dem Einfluß des in jedem Elementarteile enthaltenen Erbgutes stehen und daher geschlechtsverschieden sind. In solchen Wirkungen kann die primordiale diffuse Resistenzverschiedenheit zwischen beiden Geschlechtern ihren Ursprung haben.

Zur zweiten Gruppe. Hier kommt nicht allein der mehrfach erwähnte Fall von mutierten geschlechts*gebundenen* Genen in Betracht, der nach LENZ für das pränatale wie für das postnatale Dasein so ungemein bedeutsam wäre, sondern auch ein anderer Fall. Die Genetik lehrt, daß mutierte Gene, die ihren Sitz in Autosomen, und zwar in beiden Geschlechtern gleichmäßig haben, sich häufig aus Gründen der geschlechtsverschiedenen Differenzierung des Somas nur in einem Geschlecht überhaupt oder doch deutlich wahrnehmbar manifestieren können. Man spricht dann von der schon mehrfach erwähnten geschlechts*begrenzten* Vererbung. Der Fall scheint namentlich bei wichtigen Bildungsfehlern öfters gegeben zu sein, teils zum Schaden des männlichen Geschlechtes (erblicher Klumpfuß), teils zum Schaden des weiblichen (Hüftgelenksdysplasie, sporadischer Erbkropf).

Hier liegt vielleicht auch der Angriffspunkt für die geschlechtsverschiedene Wirkung, die BAKWIN aus dem Verhalten des G.V. unter verschiedenen klimatischen Bedingungen (Sonnenländer, Sommer, Landleben) erschlossen hat, und die er der ultravioletten Strahlung zuschreibt. Es scheint, als würde diese in frühen Altersstufen die Abwehr gegen verschiedene Krankheitsschäden *bei Knaben mehr als bei Mädchen* begünstigen, da sie die Knabenziffer unter den Toten absinken läßt. Damit könnte zusammenhängen, daß sich die Rachitis in Krankheit und Tod stark androtrop verhält, worüber W. BONELL Daten und mancherlei Erwägungen gebracht hat. (Siehe auch M. V, S. 52.)

5. Eine für die Neugeburtsperiode sehr auffallende Erscheinung ist die Gynäkotropie bei der absichtlichen oder fahrlässigen Kindestötung. Mit ihr hängt höchstwahrscheinlich auch eine starke Senkung des G.V. bei Todesfällen in der ersten halben Stunde des Lebens zusammen (s. M. IV, S. 55). Man wird kaum fehl gehen, wenn man darin den Ausdruck einer verbreiteten Minderwertung des Lebens weiblicher gegenüber männlichen Kindern erblickt. Dann hätte diese seltsame Sonderform von Sexotropie mit physischen Eigenarten des Neugeborenen nichts zu tun, sondern nur mit 'psychischen' seiner Umgebung.

Noch vieles bedarf auf dem Gebiete einer Klärung oder Sicherung. Man erkennt aber immerhin gewisse Fortschritte, wenn man sich vergegenwärtigt, welche Ansichten noch jüngst über die Entstehung und über den Wandel von Sexotropien im Schwange waren, wie z. B. die Disposition zu Keuchhusten gehe bei Knaben durch die Pubertätsentfaltung des Kehlkopfes zurück; die Mädchen infizieren sich im Schulalter häufiger als die Knaben mit Diphtherie, weil sie mehr singen und küssen; der Rotlauf sei deshalb bei weiblichen Kindern häufiger, weil diese öfter am äußeren Genitale Wunden tragen; die Parotitis sei androtrop, weil der Sport die Knaben mehr zusammenführe (HIPPOKRATES), weil die Ausführungsgänge der Drüse bei ihnen weiter, die Mundhöhlenflüssigkeit weniger sauer sei usw.

Mehr-minder systematische Zusammenstellungen über Geschlechtswendigkeit (kindlicher) Erkrankungen findet man bei PELLER, WENDT, P. GROSSER und bei SCHIFF (zitiert nach W. BONELL). Was die Ausführungen der beiden letztgenannten Autoren betrifft, so kann ich mich weder mit den gebrachten Ziffern (Zusammenziehung aller Altersstufen unter 15 Jahren ergibt ein falsches Bild), noch mit den ursächlichen Erwägungen befreunden.

Anhangsweise führe ich noch zwei Bemerkungen über das G.V. unter *Lebenden* an.

1. Das genetische G.V. von etwa 146 (s. S. 277), d. h. die starke Mehr-Zeugung männlicher Keime, deren Mechanismus über Resistenzverschiedenheiten zwischen Androspermien und Gynäkospermien gehen soll, darf wohl als eine durch natür liche Zuchtwahl in langer Generationenfolge erworbene Anpassung an das embryofetale Mehrsterben der männlichen Keime angesprochen werden; denn nur durch jene Mehr-Zeugung kann die stamm- und arterhaltende annähernde numerische

Parität der beiden Geschlechter um die Reifezeit herum erreicht werden (hinreichend Wehr- und werkfähige Männer zum Schutz der übrigen Stammesangehörigen!).

2. Nach Daten aus Gebäranstalten (siehe auch GUMMER und M. IV, 4. Kap.) die allerdings zu definitiven Schlüssen noch kaum ausreichen, scheint es, daß bei leichten Graden von Verkürzung der Schwangerschaft, aber auch noch bei eben rechtzeitig lebend geborenen Kindern die Knabenziffer (γp) unter der sonst als normal geltenden von (hierzulande) etwa 105—106 liegt. Diese letztere „klassische" Ziffer könnte dann nur dadurch zustande kommen, daß sie stets unter Einbeziehung noch kürzer getragener oder übertragener lebender Kinder errechnet wurde. Dann müßte aber die „massenphysiologische Konstante" von LEXIS (1876), deren „Immutabilität" oft hervorgehoben wurde, sich doch abhängig erweisen von den mannigfachen Umständen, die für eine Verkürzung oder Verlängerung der normalen Schwangerschaftsdauer maßgeblich sind, was bisher in den breiten Erörterungen über das natàle G.V. meines Wissens noch kaum berücksichtigt wurde.

[Soweit nach dem Originalmanuskript dieser Abhandlung. Der Herausgeber fügt abschließend aus dem Endteil der BOLLINGER-Vorlesung (vgl. Anmerkung S. 306) jene drei Abschnitte an, in denen der Problemkreis der *„geschlechtsverschiedenen Disposition"* nochmals in allgemeinbiologischer Sicht zusammengefaßt wird:]

Unsere fast einzige Voraussetzung beim Versuche, Regeln zur (irrealen) Geschlechtswendigkeit zu deuten, ist eine primäre, relative Resistenzschwäche gegen Erkrankung beim Durchschnitt des männlichen Geschlechtes als solchen. Diese Schwäche scheint sehr universell zu sein. Sie macht sich nämlich geltend in der Morbidität wie in der Mortalität — über die Letalität läßt sich noch zu wenig Sicheres sagen —, bei akuten und chronischen Infektionskrankheiten, anscheinend sogar schon bei der Beherbergung von Krankheitskeimen und der klinisch unterschwelligen Reaktion auf solche, aber auch bei vielen anderen Schäden bis zu den mechanisch-traumatischen, bei vorwiegend erb- wie umweltbedingten, vor wie nach der Geburt, beim Menschen und auch bei manchen Tieren. Solche Universalität läßt schließen, daß im Vergleich zum Verhalten des weiblichen Geschlechtes beim männlichen durchschnittlich etwas häufiger und eher gewisse primitive, in der Onto- wie in der Phylogenese weit zurückreichende und weit verzweigte Abwehr- und Schutzeinrichtungen versagen, die ihre Wurzeln in der männlichen Erbkonstitution haben.

Die Aufgabe des Arztes, der sich hier stark an die medizinische Statistik wird anlehnen müssen, ist es, die geschlechtsverschiedenen Reaktionen in der Pathologie auf möglichst breiter Basis zu erforschen, was besonders auf den früheren Entwicklungsstufen Erfolg verspricht, ihre Gesetze festzulegen und dem Verständnis näherzurücken. Man wird dabei wieder erkennen, daß sich die in mancher Art geistigen Schaffens und in mechanischen Leistungen, etwa bei körperlicher Arbeit und Sport zutage tretende Stärke des männlichen Geschlechtes vom biologischen und pathologischen Standpunkte aus gesehen, vielfach ins Gegenteil verwandelt — was irgendwie auch mit der besonderen Aufgabe zusammenhängen mag, die den weiblichen Wesen bei der Erhaltung der Art zugefallen ist.

Erscheinen auch manche Geschlechtswendigkeiten in der Krankheitslehre als altbekannte, mehr-weniger banale Tatsachen, so führt tieferes Eindringen in den Gegenstand doch alsbald auf Neuland, von dém aus man manche bemerkenswerte Beziehung knüpfen und allgemein pathologische Fragen ins Licht rücken kann. Engere Zusammenarbeit von Klinikern und Pathologen mit Biologen, Genetikern und Statistikern verspricht Gewinn.

Literatur.

Bakwin, H.: Hum. Biol. (Am.) 1 (1929). — Bayer, R.: Arch. Gynäk. 172 (1941). — Beneke, R.: Z. Geburtsh. 120 (1940). — Bernoulli, Chr.: Handbuch der Populationsstatistik. Ulm 1840/41. — Bonell, W.: Z. Kinderheilk. 57 (1935). — Catel, W.: Mschr. Kinderhk. 52 (1932). — Jkurse ärztl. Fortbild. 24 (1933). — Corner: Zit. nach O. Grosser. — Firks, v.: Preuß. Statistik 48a. 1876. — Grosser, O.: Arch. Gynäk. 1944. — Z. mikrosk.-anat. Forsch. 5 (1926). — Günther, H.: Z. Sex.wiss. (Leipz.) 12 (1925). — Z. menschl. Vererb.- u. Konstit.-lehre 27 (1943). Hier zitiert zahlreiche ándere Arbeiten des Autors. — Gummer, H.: Inaug.-Diss. München 1934. — Hausbrandt, F. u. A. Meier: Frankf. Z. Path. 49 (1935). — Heidler, H.: Fortbild.kurse Wien 1925. — Wien. klin. Wschr. 1928 II; 1930 I; 1935 I. — Hoffa, Th.: Z. Säugl.schutz 6 (1914). — Holmes, S. I.: Univ. Calif. Publ. Zool. 29 (1926). — Holmes, S. I. and V. P. Mentzer: Hum Biol. (Am.) 3 (1931). — Kehrer, E.: Die intrakraniellen Blutungen bei Neugeborenen. Stuttgart: Ferdinand Enke 1939. — Koller, S.: Arch. Rassenbiol. 30 (1936). — Lenz, Fr.: Über die krankhaften Erbanlagen des Mannes usw. Jena: Gustav Fischer 1912. — Arch. Hyg. (D.) 93 (1923). — Verh. Ges. Kinderhk. 1922. — Lexis, W.: Jb. Nation. Ökon. u. Stat. 27 (1876). — Ludwig, W. u. Chr. Boost: Klin. Wschr. 1943 I. — Mayr, G. v.: Z. kgl. bayer. Statist. Bureau (München) 1871. — Meier, E.: Arch. soz. Hyg. 7 (1932); 8 (1933). — Gesdh.fürs. Kindesalt. 3 (1928). — Arch. Kinderhk. 121 (1940). — Meyer, A.: Die Frühsterblichkeit in der Stadt Zürich. Zürich: Seemann & Co. 1935. — Meyer, A. W.: Carnegie Inst. Washington 1921, No 275. — Parkes, A. S.: Eugen. Rev. 1924. — J. Genet. 14 (1924). — Biol. Rev. Cambridge philos. Soc. 2 (1926). — Peiper, A.: Unreife und Lebensschwäche. Leipzig: Georg Thieme 1937. — Erg. inn. Med. 40 (1931). — Peller, S.: Der Geburtstod. Wien u. Leipzig: Franz Deuticke 1936. — Dtsch. med. Wschr. 1924. — Wien. klin. Wschr. 1923/24. — Pfaundler, M.: Münch. med. Wschr. 1942 I. — Z. Kinderhk., I.—V. Mitt. 57, 60, 62, 63, 64 (1935—1943). Im Texte zitert als MI bis MV. — Arch. Rassenbiol. 29 (1936). — Prinzing, Fr.: Handbuch der Medizinalstatistik, 2. Aufl. Jena: Gustav Fischer 1931. — Rauber, A.: Der Überschuß an Knabengeburten. Leipzig 1900. — Reuss, A. v.: Mschr. Kinderhk. 69 (1937) und zahlreiche andere Arbeiten. — Rösle, E.: Z. soz. Med. 5 (1910). — Rott, F.: Die Sterblichkeit in den ersten 7 Lebenstagen. Berlin-Charlottenburg 1925. — Die Bedeutung der Frühsterblichkeit. Hamburg 1928. —

Arch. soz. Hyg. 5 (1930). — Grundriß der Hygiene, 11. Aufl. Berlin: Springer 1940. — Schiff: Handbuch der Biologie der Person. Berlin: Urban & Schwarzenberg 1926. — Schlossmann, A.: Klin. Wschr. 1927 I. — Schultze, K. W.: Z. Geburtsh. 121 (1941). — Zbl. ges. Gynäk. 1941. — Schwartz, Ph.: Erg. inn. Med. 31 (1927). — Sellheim, H.: Zbl. ges. Gynäk. 1932. — Stevenson: Zit. nach Holmes. — Süssmilch, J. P.: Göttliche Ordnung, 2. Aufl. Berlin 1761/62. — Sundbärg: 14. internat. Kongr. Hyg. Berlin. Stockholm 1907. — Tschuprow, A.: Bull. Inst. intern. Stat. 20 (1915). — Verschuer, O. v.: Erg. inn. Med. 31 (1927). — Jber. Kinderhk. 1926 und andere Schriften. — Wendt, H.: Arch. Frauenk. u. Konstit.forsch. 14 (1928). — Ylppoe, A.: Z. Kinderhk. 20 (1919); 38 (1924) und zahlreiche andere Arbeiten.

Fehlende Literaturnachweisungen findet man namentlich in den hier aufgeführten Veröffentlichungen von Prinzing, Peiper 1931, Rott 1928 u. 1940, Schwartz 1927 und Pfaundler 1935—1943. Die letztgenannten bringen auch die Zifferntabellen zu den Abbildungen und den Nachweis über die statistischen Quellenwerke.

Anmerkungen des Herausgebers.

Seitenhinweise des Autors im Text wurden nach der vorliegenden Ausgabe abgeändert, Seitenhinweise auf weitere, in diesem Bande enthaltene Arbeiten mehrfach in *Eck*-Klammern vom Herausgeber in den Text oder in Anmerkungen eingefügt. Auch einzelne sonstige Hinweise des Herausgebers sind durch Eckklammern kenntlich gemacht. Marginalien (an Arbeit 6 und 7 vorhanden) wurden aus Gründen der Einheitlichkeit des Satzbildes als Spitzmarken vor die jeweiligen Absätze gesetzt. Am Text der Arbeiten selbst erfolgten selbstverständlich keine Abänderungen. Nur die in Jahrzehnten wechselnde Schreibweise von Fremdwörtern wurde einheitlich nach den im Verlag üblichen Richtlinien durchgeführt.

Die dem Bande beigegebene *Porträtaufnahme* M. v. PFAUNDLERS stammt aus dem Jahre 1932. Das angefügte Unterschrift-Faksimile entspricht der auch in vielen Veröffentlichungen und Literaturzitaten gewählten Namensform, die daher in der *Einführung* ebenfalls beibehalten wurde.

Zu den einzelnen Arbeiten ist noch folgendes zu vermerken:

Nr. 1: Referat auf dem Kongreß der Deutschen Gesellschaft für innere Medizin Wiesbaden 1911 zum Verhandlungsthema „Diathesen", zu dem neben v. PFAUND-LER noch HIS und BLOCH sprachen. Erschienen in Verh. dtsch. Kongr. inn. Med. Wiesbaden 1911, 36—85. Die im Original in Buntdruck wiedergegebenen Tafeln I und II wurden in eine Schwarzweiß-Technik übertragen und als Abbildungen dem Text (S. 21 und S. 24) eingefügt.

Nr. 2: Erschienen in Z. Kinderhk. 4, 175—186 (1912).

Nr. 3: Erschienen in Z. Kinderhk. 30, 100—120 (1921) gemeinsam mit L. v. SEHT (vgl. dazu Anm. S. 63).

Nr. 4: Vortrag, der vor dem kleinen Kreise der Mitarbeiter der Klinik einige Referierabende einleitete. Erschienen in Klin. Wschr. 1922 I, 817—822.

Nr. 5: Vortrag auf der Tagung der Dtsch. Ges. f. Kinderheilkunde (im Rahmen der Tagung der Ges. Dtsch. Naturforscher u. Ärzte) Leipzig 1922. Erschienen in Mschr. Kinderhk. 24, 623—628 (1923). Das hier behandelte Thema der Alterskonstitution nochmals gekürzt wiedergegeben in beiden Fassungen der Abhandlung Nr. 6, hier S. 112ff. Der S. 98 angedeutete Hinweis auf die „an anderem Ort" über „die vermeinte Zartheit des Kindes" angestellte Betrachtung bezieht sich auf die 1923 erschienene *erste* Fassung dieser Abhandlung Nr. 6.

Nr. 6.: Einleitende Abhandlung des Handbuches der Kinderheilkunde von PFAUNDLER-SCHLOSSMANN, 4. Aufl., Bd. 1. S. 10—68. 1931. In erster Fassung bereits in der 3. Auflage des Handbuches (Leipzig 1923) enthalten. Der in den Beitrag eingebaute Abschnitt über die Grundtatsachen der Vererbungslehre (S. 148—160) — seinerzeit von A. SCHLOSSMANN angeregt (vgl. Fußnote S. 148) — wurde auch hier wiedergegeben, und zwar nicht nur wegen seiner klassisch klaren Formulierung und seines inneren Zusammenhanges mit dem übrigen Text, sondern auch mit Rücksicht auf die in übrigen Beiträgen vorkommenden zahlreichen erbbiologischen Fragen.

Nr. 7: Aus Handbuch der Kinderheilkunde von PFAUNDLER-SCHLOSSMANN, Bd. 1, S. 637—650. 1931. Unmittelbar auf dem Vortrag Nr. 4 fußend erfolgte die Wiedergabe dieser Darstellung wegen der hier enthaltenen Erweiterung nach vielen speziellen Fragen hin. Nur die aus Beitrag 4 zu wiederholende Abbildung des „Orbis morborum" wurde S. 174 weggelassen und auf deren ersten Standort verwiesen (s. auch Fußnote 1 S. 176).

Nr. 8: Erschienen in Z. menschl. Vererbgslehre **22**, 129—135 (1938).

Nr. 9: Aus Handbuch der Erbbiologie des Menschen von G. JUST, Bd. 2, S. 640—684. Berlin: Springer 1940. Die Abhandlung bildet in genanntem Handbuch den „Zweiten Teil" des Abschnittes „Allgemeine und besondere Bereitschaften", dessen 1. Teil („Erbpathologie der sog. Entartungszeichen, der allergischen Diathese und der rheumatischen Erkrankungen") von E. HANHART-Zürich bearbeitet ist.

Nr. 10: Nach einem im März 1945 abgeschlossenen Manuskript hier erstmalig veröffentlicht.

Zugleich Abschluß der S. 5 genannten „Studien über Frühtod, Geschlechtsverhältnis und Selektion" [Z. Kinderhk. **57**, 185 (1935); **60**, 467 (1939); **62**, 351 (1941); **63**, 1 (1942); **64**, 1 (1943)]. Grundsätzliches zu dem Thema fand eine erste Fassung in der am 10. Dezember 1941 im ärztlichen Verein München gehaltenen 12. BOLLINGER-Gedächtnisvorlesung „Über das Geschlechtsverhältnis bei frühem Erkranken und Sterben" (erschienen Münch. med. Wschr. 1942, 115).

Sachverzeichnis von Problemen, Fachausdrücken und Definitionen: Das nachfolgende Register verfolgt lediglich das Ziel, ein Auffinden wichtiger Problemkreise und in den behandelten Forschungsgebieten gebräuchlicher Begriffe zu erleichtern, nicht aber auf die zahlreichen im Text gestreiften und oft nur beispielhaft genannten Krankheitsbilder, deren Einzelsymptome u. ä. hinzuweisen.

Nachwort des Herausgebers.

Zu der hier vorgelegten Auswahl von Vorträgen und Abhandlungen
M. v. PFAUNDLERS gab den äußeren Anstoß die hier erstmalig veröffentlichte Arbeit, deren Drucklegung zunächst durch die Zeitverhält-
nisse verzögert, dann aus gesundheitlichen Gründen „als eine Art von
Vermächtnis" dem Unterzeichneten zur Herausgabe anvertraut worden
war. Langjährige Untersuchungen zu einem biologischen Allgemein-
problem der Medizin fanden darin abschließende Formulierung. Da
eine Publikation in v. PFAUNDLERS 75. Lebensjahre möglich wurde,
schien es in unserer buchverarmten Zeit, in der die Erreichbarkeit von
Originalliteratur selbst für den Wissenschaftler auf ein Mindestmaß
beschränkt ist, dem Herausgeber eine schöne Aufgabe mit dieser letzten
Veröffentlichung eine Sammlung jener verstreuten Arbeiten seines
Lehrers zu verbinden, die sich sämtlich in einer wohl von kaum einem
Lebenden mehr erreichten tiefen Sachkenntnis und Gründlichkeit um
einen zentralen Problemkreis der Medizin bemühen.

Zu danken hat der Herausgeber auch an dieser Stelle seinem Freunde
Professor Dr. BAMBERGER-Heidelberg sowie Fräulein M. HAMMER-
München für ihre Hilfe bei der Beschaffung mehrerer, für ihn sonst
nicht mehr erreichbarer Originalien, Herrn Dr. FERDINAND SPRINGER
für seine so oft bewährte verlegerische Obhut, die er dem Bande trotz
aller zeitbedingten Erschwernisse angedeihen ließ.

Der bescheidene Versuch, in einer kurzen Einführung die Persönlichkeit v. PFAUNDLERS zu zeichnen, erwuchs aus dem Bedürfnis, ein Bild
des Autors dieser klassischen Arbeiten jenen Lesern zu vermitteln, die
nicht aus eigenem Erinnern ein solches bewahren.

Frankfurt a. M., zum 7. Juni 1947.

B. DE RUDDER.

P.S. Der Band, von dessen Inhalt der Jubilar noch erfahren, befand sich eben
im Reindruck, als die Nachricht eintraf, daß Geheimrat v. PFAUNDLER am
20. Juli 1947 verschieden. So mögen diese Seiten schon beim Erscheinen
wenigstens ausschnittweise von einem Lebenswerk zeugen, das den überdauert,
der es geschaffen.

Sachverzeichnis

von Problemen, Fachausdrücken und Definitionen.